Alimentación en Perros

La Ciencia Tras el Debate Entre Una Dieta Seca y una Dieta Cruda

Dr. Conor Brady

978-1-9162340-7-9

2022 por Dr. Conor Brady. Todos los derechos reservados.

Todos los derechos de propiedad intelectual, incluidos los derechos de autor, de diseño y de publicación, corresponden al autor. Ninguna parte de este libro puede ser copiada, reproducida, almacenada o transmitida de ninguna manera, ya sea escrita, electrónica, grabada o fotocopiada, sin el permiso escrito del autor. Aunque se han tomado todas las precauciones para verificar la exactitud de la información contenida en este libro, el autor y el editor no asumen ninguna responsabilidad por los errores u omisiones. No se asume ninguna responsabilidad por los daños y perjuicios que puedan derivarse del uso de la información contenida. Esta publicación está destinada únicamente a fines informativos. Haga sus propias averiguaciones. Crédito de la imagen de portada: Merran Kavanagh de Mkaotearoa Photography.

Diseño y composición tipográfica: Orla Kelly

Edición por Red Pen Edits

Publicado por Farrow Road Publishing

Traducción: Christian Vergara P.

Dedicado a las cuatro grandes mujeres de mi vida - mi madre Joan por alimentar primero mi pasión en el tema y la ética de trabajo que me sostiene hasta el día de hoy; mi adorada perra Meg que me mostró que todo lo que estaba haciendo estaba mal; mi siempre paciente esposa Elaine, mi aliada, no podría haberlo hecho sin su amor y apoyo; y finalmente a mi hija Holly - nunca dejes de hacer preguntas.

Sobre el Autor

Después de la universidad, pasé cinco años trabajando en perros de asistencia como supervisor de cachorros y entrenador de perros guía. Fue hace catorce años, mientras trabajaba en Guide Dogs en Australia cuando salieron a la luz los verdaderos poderes de la alimentación cruda. Desde entonces, salvo un par de años que fui productor, me he dedicado a tiempo completo a escribir, dar conferencias y defender la salud y la alimentación canina natural, y mucho de ello lo puedes encontrar en mi sitio web www.dogsfirst.ie. Como amante de los perros y gran investigador, el tema me fascina y me consume, proporcionándome pozos casi sin fondo que exigen ser explorados. Vivo con mi mujer y mi hija en Wicklow, Irlanda, y estoy orgulloso de tener un raro blue roan Cocker llamado Dudley. Lo que le falta de cerebro y delicadeza lo compensa con una determinación absoluta, aunque esta afirmación es igualmente cierta para nosotros dos.

Dr. Conor Brady, BSc. PhD.

Contenidos

Introducción 1

Sección Uno: ¿Carnívoro u Omnívoro? 13

Capítulo 1: ¿Qué es un Omnívoro? 15

Capítulo 2: Ancestros 19

Capítulo 3: Selección de la Dieta en Perros Asilvestrados y
    Domésticos en Libertad 32

Capítulo 4: Anatomía y Fisiología Digestiva del Perro Doméstico 47

Sección Dos: Los Problemas de la Croqueta 59

Capítulo 5: Introducción a la Comida Seca para Mascotas 61

Capítulo 6: Carbohidratos 65

Capítulo 7: Gluten de Trigo 126

Capítulo 8: Proteínas 144

Capítulo 9: Vitaminas y Minerales 180

Capítulo 10: Grasas 219

Capítulo 11: Dientes 235

Capítulo 12: Químicos 245

Capítulo 13: Contaminación Microbiológica Peligrosa 255

Capítulo 14: El Argumento de la Dieta Cruda 276

Sección Tres: ¿Por qué tanta confusión? 297

Capítulo 15: Formación Nutricional Veterinaria 299

Capítulo 16: La Ciencia de la Industria de Alimentos y Fármacos
    Para Humanos 316
Capítulo 17: La Influencia Empresarial en el Sector Veterinario 336
Capítulo 18: ¿Qué Significa *Científicamente Comprobado?* 360
Capítulo 19: ¿Dónde está la Policía de los Alimentos para Mascotas? 384

Sección Cuatro: Alimentar Especies Adecuadamente 419

Capítulo 20: El Mercado de la Dieta Cruda 421
Capítulo 21: ¿Una Dieta de Carne les Proporcionará Todo lo
    que Necesitan? 428
Capítulo 22: ¿Cómo Sería la Dieta Cruda Ideal para Perros? 441
Capítulo 23: Prepara una Dieta Cruda para Perros 470
Capítulo 24: Preguntas Frecuentes 475
Abbreviations 514
Agradecimientos 518

Introducción

Todo iba bien hasta que me mudé a Perth, Australia Occidental. Antes de eso era adiestrador de perros en el sector de la discapacidad, y estaba feliz de haber cumplido mi aspiración de toda la vida: trabajar a tiempo completo con perros, algo que me encantaba. Entonces, mientras trabajaba en Australia en 2009, me llamaron la atención dos cuestiones que me obligaron a volver al despacho. Tuve que volver al portátil, a la investigación y a los días sin fin en los que no trabajaba con perros y me pasaba las horas rebuscando en bibliotecas y revistas veterinarias. Parecía que mi carrera había terminado nada más empezar.

Antes de entrar en esas dos cuestiones, será mejor ponernos en situación. He estado obsesionado con los perros desde que tengo uso de razón, como os habrá pasado a casi todos, seguro. En nuestra familia somos siete, pero todos y cada uno de nuestros perros, cuatro en total desde el mismo día en que nací, han estado muy unidos a mí. Y tampoco es tan raro, ya que a sus ojos yo les proporcionaba todo lo que necesitaban. Yo me encargaba de alimentarlos y pasearlos.

Pero, más que eso, les prodigaba atenciones. Iban conmigo a todas partes, tanto si quería que me acompañaran como si no. Existen innumerables historias sobre mi primer perro, Prince, que se escapaba del jardín de casa para sentarse a esperarme con paciencia en la puerta del colegio durante todo el día, con las orejas erguidas y la cabeza ladeada. Si entraba por una puerta de un supermercado y salía por otra, se quedaba esperándome en la primera todo el día y a veces hasta entrada la noche antes de que lo encontráramos.

Una vez, el amigo de mi padre se escondió detrás de una pared para asustarme. Cuando pasé por la pared, salió de un brinco y me dio un susto de muerte. Di un grito, y el amigo de mi padre estaba encantado; pero lo que no había previsto era mi pequeño guardaespaldas pelirrojo, Prince. Vino hacia nosotros a toda velocidad y le dio el típico mordisco en el trasero. Verlo correr por el patio gritando y agitando los brazos con el perro colgando del trasero hizo que el susto valiera la pena. Supongo que los lazos más fuertes se forjan en estos actos intrépidos de devoción. Ay, cómo adoraba a ese perro.

Según parece, el tiempo que pasaron mis padres todos los sábados por la mañana durante tres años en el refugio de animales —con el viaje de una hora y la espera en el coche a que su hijo adolescente saliera— valió la pena. Continué alimentando mi interés por los animales, me licencié en Zoología y, al fin, logré terminar un doctorado en Comportamiento Animal, gracias al cual pude investigar sobre el efecto de la nutrición tanto en el comportamiento como en la morfología digestiva de los mamíferos.

En 2006, al acabar mi periodo universitario, me aceptaron en Irish Guide Dogs y me formé como adiestrador de perros. Para mí, eso fue cumplir mi sueño. Mi papel como adiestrador de perros guía y, en última instancia, supervisor de cachorros me garantizaba poder dedicarme de lleno a los cachorros de nueve de la mañana a cinco de la tarde, un trabajo inigualable para los entusiastas de los perros

Los supervisores de cachorros tienen que visitar a cada uno de sus 40 cachorros dos veces al mes durante su primer año, educar a los dueños, adiestrar a los perros y vigilar su desarrollo general. Desde el punto de vista del comportamiento, fue una oportunidad fascinante para ver cómo iban creciendo y madurando los cachorros. Tomé notas detalladas de todos los aspectos de su vida, tanto mentales como físicos. Documenté los cambios que podían producirse a partir de las modificaciones más ínfimas en su entorno. Hoy en día, pocas personas tienen acceso a animales en su entorno natural, es decir, animales no enjaulados, no de laboratorio, animales que están en su entorno pero al mismo tiempo bajo un control relativamente estricto, sobre todo en cuanto a la dieta. La curva de aprendizaje fue muy pronunciada.

Dejé Irish Guide Dogs en 2009 y me marché a Perth, Australia Occidental, para ayudar a desarrollar un programa de adiestramiento de cachorros, ya que pasear a los perros bajo el sol era bastante más atractivo que hacerlo bajo la lluvia torrencial en mi país. Fue durante mi estancia en Perth cuando me enfrenté a las dos constataciones que me cambiaron la vida, una relacionada con el mundo canino y otra con el mío propio, que al final me obligaron a volver a sumergirme en los solitarios y sombríos reinos de la laboriosa investigación.

La primera se produjo mientras llevaba a cabo un trabajo complementario, como hacen la mayoría de los adiestradores. Empecé a darme cuenta de que un número excesivamente alto de perros de Perth recibían dosis prolongadas de medicamentos muy fuertes: esteroides, antiinflamatorios no esteroideos (AINE), antibióticos y antihistamínicos. En su mayor parte, esos perros sufrían afecciones cutáneas e intestinales recurrentes. Y recibían medicamentos en forma de pastillas potentes, inyecciones potentes, cremas y gotas para los oídos. De hecho, de los dieciocho perros que empecé a ver con regularidad, la friolera de siete recibieron esteroides o AINE a largo plazo. ¡Siete de dieciocho perros! ¿Os imagináis una muestra aleatoria de 18 niños en una escuela?

Y no es que estuviera tratándolos a todos a un único veterinario de Perth fraudulento. Se trataba de una epidemia que todo el mundo aceptaba como si nada de perros enfermos o, como se les suele llamar (aunque de manera incorrecta), perros alérgicos: perros con irritaciones o afecciones cutáneas, picazón y dolor en las patas, ojos llorosos, orejas sucias…, y casi siempre acompañados de algún tipo de diarrea recurrente, mala forma o pérdida de peso. Todas las pastillas y remedios que se utilizaban por

INTRODUCCIÓN

entonces eran, en esencia, un intento de aliviar los síntomas del perro. Cuando los síntomas desaparecían, los medicamentos se consideraban un éxito. Cuando sus efectos desaparecían, se administraban más fármacos, y así sucesivamente.

Aquello no me parecía nada bien, habiendo visto los efectos de esos medicamentos inmunosupresores durante el tiempo que estuve trabajando con los perros guía. Los esteroides y los AINE son un avance increíble en la medicina. Los esteroides pueden hacer que dejen de funcionar varias partes del sistema inmunitario, con lo que se puede eliminar de inmediato los síntomas resultantes de un sistema inmunitario que está trabajando en exceso, como las erupciones, el picor y la hinchazón. Por su parte, los AINE no actúan tanto sobre el sistema inmunitario en sí, sino que inhiben la producción de prostaglandinas, que son las sustancias químicas que favorecen la inflamación. Para muchas personas enfermas, incluidos los pacientes de trasplantes y cualquiera que padezca una enfermedad autoinmune (en la que el sistema inmunitario se altera y comienza a atacar al cuerpo), estos medicamentos son una salvación.

Sin embargo, como dice el refrán, con algunos de los medicamentos más impresionantes ocurre que «cuando la limosna es grande, hasta el santo desconfía», lo que en este caso significa que cuanto más sorprendentes son los resultados, mayor es el potencial de producir efectos secundarios. En el caso de los esteroides o los AINE, además de impedir que el sistema inmunitario haga su trabajo como debe, pueden afectar gravemente a varios órganos, en concreto el hígado y los riñones. Se sabe que provocan un efecto negativo sobre la integridad articular y debilitan las conexiones con el paso del tiempo. Alteran la forma en que el cuerpo gestiona la grasa, por lo que se puede aumentar de peso, y eso agrava el problema. Luego está el comportamiento. Sería injusto pedir que un perro de trabajo bajo los efectos de esteroides realice labores complicadas con normalidad. Lo normal es que se muestren algo irritables y no se concentren, aunque también es posible que lo que veamos sean los efectos secundarios de la enfermedad subyacente. Sea cual sea la razón, esto hace que los esteroides sean un fármaco inadecuado para su uso a largo plazo, en especial con animales jóvenes.

Yendo al grano, los medicamentos como los esteroides, los AINE y los analgésicos no proporcionan al paciente ninguna cura; a diferencia de los antibióticos, que sí sirven para eliminar las infecciones, estos fármacos no están diseñados para remediar el problema subyacente. Tan solo sirven para enmascarar los síntomas, un vendaje a corto plazo para reducir el malestar, lo que nos ofrece tiempo para pensar y actuar. ¿Te has roto el tobillo? Tómate un analgésico con antiinflamatorio y deja que se recupere el hueso. ¿Has sufrido un ataque al corazón? Tómate estos medicamentos, pero para evitar que se repita debes comer bien, perder peso, dejar de estresarte y hacer ejercicio.

En lugar de luchar contra los síntomas extraños, como un sarpullido o un malestar intestinal constante, hay que saber que a menudo sirven como algo parecido a un detector de humo: nos alertan de un problema mayor que se esconde por detrás. Es como quien le pone una tirita nueva cada semana a alguien con gangrena;

si no se aborda la causa subyacente, es probable que el problema siga sin haberse solucionado bajo la superficie. Los síntomas volverán a aparecer, y a menudo incluso afectarán a otros sistemas y se materializarán en una variedad de formas cada vez mayor. Con el tiempo, la tirita se hará cada vez más grande y habrá que cambiarla con más frecuencia. Cada vez se necesitarán más medicamentos hasta que, al final, la enfermedad subyacente te acabe matando, o tu sistema inmunitario, agotado, te deje morir por alguna otra causa.

Así es como se hacen las cosas hoy en día. Desde el descubrimiento accidental de la penicilina hace cien años (a partir de un simple hongo), nuestro sistema sanitario se ha volcado de lleno en la química. Hoy, el enfoque de la mayoría de los médicos respecto a la salud es: «Cuando aparecen los síntomas, tenemos pastillas maravillosas para deshacernos de ellos». Vemos un enfoque similar aplicado en especial a los pacientes con cáncer.

La tasa de supervivencia de los pacientes con cáncer ha mejorado mucho hoy en día, pero parece que ignoramos el hecho de que la incidencia de casos de cáncer sigue aumentando en la población general. Hoy, por increíble que parezca, una de cada dos personas puede sufrirlo. Dado que la diabetes y las enfermedades cardíacas muestran tendencias similares, es evidente que no estamos adoptando el enfoque adecuado.

¿Sabías que antes pagábamos a los médicos para que nos mantuvieran sanos? Tiene sentido, ¿no? Ahora parece que solo les pagamos cuando estamos enfermos. Pero ¿por qué íbamos a seguir pagándole a un mecánico por un coche que no termina de arreglar? ¿El motor hace ruidos extraños? Toma, ponte estas orejeras. ¿Emite un olor extraño? Aquí tienes una pinza para la nariz. Impulsada por los enormes beneficios de las multinacionales farmacéuticas, la atención sanitaria se ha convertido en un servicio de atención a los enfermos. Y, mientras tanto, ignoramos el hecho de que los medicamentos recetados por los médicos son ahora la segunda causa de muerte en los Estados Unidos.

El verdadero camino hacia la salud no consiste en tratar la enfermedad, sino en evitarla. Si tienes la mala suerte de contraer una enfermedad, debes encontrar la causa de los síntomas que padeces, lo que se conoce como la etiología de la enfermedad.

Esta cuestión por sí sola es quizás el quid de todo este libro.

Quería conocer la etiología de la enfermedad que afectaba a mis perros de Perth, pero justo ahí fue donde las cosas parecieron volverse algo turbias. Todo el mundo tenía una respuesta, y, por desgracia, todas las respuestas eran diferentes. Por lo visto Perth es la capital mundial de las alergias para los perros. Se sospechaba que los antígenos (sustancias que provocan una reacción negativa en el cuerpo) podían ser todo tipo de cosas: desde la hierba y las alfombras en las que se tumbaban, hasta el aire que respiraban, los alimentos que comían, los ácaros del

INTRODUCCIÓN

polvo que les picaban, las pulgas de la arena y, por extraño que parezca para unos animales carnívoros, la carne de vacuno y de pollo de su dieta.

Como todo el mundo sabe, en Australia hay peligros por todas partes. De modo que no es de extrañar que haya toda una serie de alérgenos potenciales que afectan a los perros. A las diez arañas y serpientes más venenosas del mundo, los tiburones devoradores de hombres y el clima mortal, ahora podemos añadir el polen y las pulgas despiadadas.

De modo que las afecciones cutáneas e intestinales recurrentes se han convertido en la norma, aceptada como si nada, para muchos perros de Perth hoy en día, una parte irritante de la vida diaria en un desierto reconvertido. Pero yo no estaba tan convencido. No le encontraba el sentido. No solo sabía que a los humanos no les afectaba en el mismo grado, sino que además veía a los perros reaccionar de forma exagerada (a veces con bastante violencia) ante una picadura de pulga o cosas por el estilo. Dos de ellos incluso sufrieron brotes de sarna, algo que no veía desde mis días en el refugio, y solo en los peores casos. La sarna (en concreto la sarna demodécica, el primo más común y menos peligroso de la sarna sarcóptica) solo puede apoderarse de animales muy enfermos, estresados o debilitados. El ácaro que causa la sarna se instala constantemente en la piel de los perros a lo largo de su vida. Al igual que las pulgas, estos bichos se suelen mantener a raya si el perro tiene un cuerpo sano y equilibrado y un sistema inmunitario fuerte. Para un perro bien cuidado, la sarna no debería ser más común que el escorbuto para un humano bien alimentado. Por lo tanto, si un perro presenta un cuadro de sarna, el enfoque de un veterinario con una mentalidad más holística no se centraría solo en los ácaros o las pulgas que campan a sus anchas en la piel del perro, sino en lo que le ocurre a dicho perro bajo el capó. ¿Por qué no puede su sistema inmunitario mantener a raya a esos enemigos? ¿Estará enfermo? ¿Estará estresado? ¿O estará sufriendo alguna enfermedad insidiosa que acecha bajo la superficie y lo debilita? Pero aquellos perros de Perth tan mimados no parecían padecer ninguna de estas afecciones. Eran mascotas jóvenes, fuertes y bien alimentadas y cuidadas.

Aparte de que era evidente que esos perros estaban angustiados, algo que nos preocupaba a todos, a mí me desconcertaba que las pruebas caras e invasivas a las que se sometían no ofrecieran ninguna clase de explicación veterinaria. Los dueños de los perros afectados me entregaban un extenso informe con un «no sé» a modo de disculpa, como si fuera algo que pudieran estar haciendo mal.

Los informes eran siempre del mismo tipo. O bien se hacía una referencia poco clara a una misteriosa alergia inexplicable y recurrente, como la dermatitis atópica (un trastorno de la piel sin causa conocida), o bien se acompañaba de una vertiginosa lista de posibles alérgenos, entre los que siempre se encontraban problemas cotidianos como el polen y los ácaros del polvo. Como si los perros de Perth fueran los animales más débiles del mundo.

Fuera cual fuera la causa, la solución era siempre la misma: algún tipo de alimento para mascotas increíblemente científico y con un precio desorbitado y un aluvión de medicamentos sintéticos caros y potentes para mantener los síntomas del perro bajo control, a menudo administrados cada mes.

Todo aquello me dejó muy preocupado. Era evidente que había una causa, solo que aún no la habíamos identificado. Y no podía dejar de pensar en ello.

Lo segundo que me sucedió en Perth ocurrió más o menos al mismo tiempo. Y gracias a esa experiencia viví mi propio momento de «¡Eureka!». Tal vez no fuera tan importante como el de sir Isaac Newton, pero para mí fue similar al descubrimiento de la gravedad, ya que cambió el curso de mi carrera y de mi vida para siempre. Comenzó cuando mi mujer empezó a quejarse de mis ronquidos. Una queja más con la que lidiar. Me quedé horrorizado cuando las personas con las que compartía casa, que en realidad dormían a cierta distancia, al final del pasillo, me lo confirmaron, a pesar de que estábamos separados por una habitación desocupada, un cuarto de baño y un ropero. En lugar de darles tiempo a los propietarios para que sopesaran su nueva vida con un hipopótamo, pasé a la acción y empecé a pedir consejo por ahí. Tras agotar algunas de las ideas y remedios más populares, llegué hasta la puerta de una especialista en nutrición holística.

Cualquiera que me conozca sabrá que aquello fue algo fuera de lo común. Tras haber estado inmerso en la ciencia durante años en la universidad, mi postura sobre ese tipo de medicina alternativa era evidente. No me gustaba nada. Las innumerables historias de sus fracasos bajo el escrutinio científico eran suficientes para que tildara a todos los expertos holísticos, homeopáticos, adivinos del agua, psíquicos y astrólogos como chiflados, gente que se ha quedado en los 60 y que se gana la vida en tiendas de campaña lúgubres en carnavales.

La mujer, una señora vestida con ropa común y corriente, me sentó en su despacho, decorado de forma común y corriente también, frente a una máquina que, para mi sorpresa, ya nos resultaba familiar a la mayoría de nosotros. A diferencia de la prueba de punción epidérmica (lo que conocemos como pinchazo en la piel), que resulta más incómoda, la prueba de Vega es una técnica rápida y no invasiva que se utiliza para comprobar la reacción del cuerpo a diversas proteínas.

Consiste en sostener dos pequeñas varillas que, mediante una corriente inofensiva, detectan la reacción del cuerpo a varios grupos de alimentos. La señora iba a poner a prueba mi reacción a más de 200 alimentos, así que nos pusimos a charlar y al momento resultó evidente que la mujer sabía lo que hacía. Era científica. Tenía la misma titulación que yo, iba a sacarse un máster en nutrición y después iba a trabajar como nutricionista en un hospital antes de especializarse en alergias alimentarias a tiempo completo. Empecé a relajarme y a responder a sus preguntas.

«¿Cuándo le ocurre esto? ¿Tiene otros síntomas? ¿Qué comía antes de que aparecieran los problemas? ¿Qué tal va al baño?». Ay, eso me echó para atrás. Soy

INTRODUCCIÓN

irlandés; los irlandeses somos muy reacios a mantener una conversación seria sobre cualquier cosa que tenga que ver con los órganos reproductores o con el culo. Pero durante todo ese rato, la maquinita no dejaba de emitir chirridos, lo cual me tomé como algo bueno.

En cuanto supo que los ronquidos empeoraban después de las noches de póquer y las fiestas, mencionó la posibilidad de que fuera intolerante al gluten, momento en el que su máquina emitió obedientemente un lamento electrónico bastante exagerado que interpreté como algo malo.

Y sí que era malo. Al poner a prueba su diagnóstico, verificamos que, en efecto, los ronquidos (y los mocos que no me permitían respirar, la abundante cera en los oídos y los dolores de cabeza) empeoraban después de las noches de póquer. Y eso se debía en gran medida al consumo de cerveza. Como todas las cosas buenas, la cerveza está hecha, por supuesto, a base de trigo (al igual que el pan, los pasteles, las galletas, las pizzas, las magdalenas, los rebozados, las galletitas saladas y todo lo sabroso del mundo). Enterarme de eso me sentó como un tiro. El trigo y yo habíamos pasado momentos muy buenos. No me había dado cuenta de lo amigos que nos habíamos hecho ni de lo difícil que sería decirle adiós.

La sensibilidad alimentaria es un ámbito científico muy reciente, que solo ha ganado popularidad en las dos últimas décadas. Todas las ciencias nuevas causan mucha confusión al principio. En el mejor de los casos, la gente se burla del tema, como ocurre con la percepción general en los medios sociales: «¡Ah, claro, ahora todo el mundo es intolerante al trigo!». Pero además también suele haber cierto escepticismo sobre sus efectos; incluso su existencia es objeto de burla cada dos por tres por parte de profesionales de la medicina ignorantes. El problema es que la sensibilidad a los alimentos es un problema muy muy difícil de captar. Cuando se ve desde fuera, manifiesta muchos síntomas diferentes, desde muy leves a muy graves, y sin pruebas adicionales, al médico le puede resultar muy difícil emitir un diagnóstico.

Además, los médicos no tienen modo de saber exactamente lo que has comido una semana antes, y el paciente tampoco suele recordarlo de forma fiable. De modo que muchos intolerantes al gluten (hasta el 30 % de los europeos, aunque resulte difícil de creer) ni siquiera se enteran de que lo son. Y van por ahí amargados y sufriendo cada poco tiempo brotes de enfermedades inflamatorias no diagnosticadas: desde molestias gastrointestinales, dolores de cabeza, acné, asma y cambios de humor hasta malformación de las articulaciones y artritis, todo derivado del consumo de gluten. Por increíble que parezca, los celíacos, que sufren unos efectos mucho más exagerados e incluso mortales al consumir gluten, esperan una media de 10 años antes de que se les diagnostique.

Los síntomas que manifiesta cada uno dependen de su composición genética. Cuando yo como gluten, sufro de mucosidad e inflamación, sobre todo en la zona nasal. Unas horas más tarde hago que retumben los cristales con unos ronquidos mortales con los que aspiro todo lo que me rodea como un agujero negro. Por cierto, mi mujer y yo seguimos juntos. Aunque respirar por la noche no sea mi punto fuerte, según me dicen, cocinar no se me da nada mal.

Tenía 30 años cuando me diagnosticaron esta intolerancia al gluten. En mi infancia, habría sido algo insólito. Si alguien mencionaba algo relacionado con la intolerancia a los alimentos, todos lo miraban mal; esa manera tan irlandesa de tratar los sucesos inusuales. Al igual que ocurría con la gente que lleva gafas de sol, la intolerancia a los alimentos era algo de lo que había que sospechar y burlarse, tal vez incluso algo por lo que rezar, pero desde luego no había que investigarlo. A lo largo de los años, nadie le había prestado mayor atención al hecho de que me pasara la vida congestionado. Era el mocoso con el pañuelo pegado a la mano, al igual que mi padre y probablemente su padre (o madre) antes que él.

A menudo oía a mi madre decir: «Cuando yo era pequeña, las alergias no existían; te daban un coscorrón, te decían que te comieras el almuerzo y asunto solucionado». Me decía aquello mientras me ponía unos bollos calentitos, deliciosos y repletos de gluten por delante. Para ser justos, eso lo decía de la mayoría de los problemas que se habían ido descubriendo en los últimos 50 años, pero ahora es cuando me estoy dando cuenta de cuánta verdad había en esa afirmación. Por aquel entonces, la sensibilidad a los alimentos, al igual que otro montón de otros problemas de salud, como el asma, la diabetes y los cánceres infantiles, estaba mucho menos extendida en la población general. Ahora sabemos que eran menos frecuentes, lo que nos permite estar más concienciados y emitir mejores diagnósticos hoy en día. Es fascinante. ¿Por qué aumentan todas esas enfermedades crónicas año tras año?

Así que, mamá, no es que sea un blanducho ni un rarito. Soy un hombre adulto con sensibilidades que me hacen moquear.

Bueno, llegados a este punto seguro que ya estarás pensando: «¿adónde quiere llegar este hombre con todo esto?». Una pregunta muy razonable, teniendo en cuenta que acabas de desembolsar un dinero que te has ganado con todo tu esfuerzo para comprar otro de los cientos de libros de nutrición canina (cada vez hay más) y hasta ahora solo me has oído hablar de mis vacaciones, mis hábitos de sueño y, de vez en cuando, de mi relación con mi mujer y mi madre y nuestras tiranteces. Bueno, pues aquí está el momento «¡Eureka!» que te contaba, si es que aún no has llegado a él por ti mismo.

Después de darme golpes contra la pared del veterinario durante meses, y sin avanzar nada a la hora de encontrar una solución para todas las enfermedades que veía en los perros que me rodeaban, tuve una idea. O, bueno, un comienzo de idea. Si al 30 % de los seres humanos europeos no les sienta bien el gluten, y a nosotros se nos da bastante bien descomponer la materia vegetal, ¿cómo les sentará a los perros, que son carnívoros? Después de todo, hoy en día, el pilar fundamental de su dieta es el trigo, y aproximadamente el 50 o 60 % del trigo es gluten. Además,

INTRODUCCIÓN

todos los perros que estaban enfermos comían trigo. ¿Cómo era posible que los perros desarrollaran sistemas que tolerasen el gluten mejor que yo?

Me pareció una pregunta bastante obvia, teniendo en cuenta que la capacidad de digerir la materia vegetal, y desde luego el gluten del trigo, disminuye a medida que se pasa de herbívoro a omnívoro y a carnívoro. Se sabe que los perros divergieron de los lobos hace unos 30 000 años (aunque depende de quién te lo cuente). Los lobos son carnívoros totales desde hace al menos 5 millones de años, por lo que suelen consumir una dieta solo de materia animal. Así que, si se necesita mucho tiempo y miles de generaciones para desarrollar un sistema que pueda hacer frente a un nuevo grupo de alimentos, ¿cómo era posible que a los perros de hoy en día les hubiera llevado solo cinco décadas en desarrollar un sistema capaz de tolerar el gluten de trigo?

La respuesta es que no se sabe. Y es comprensible hasta cierto punto porque la intolerancia al gluten en los seres humanos es todavía un tema muy reciente, de las últimas décadas. ¡Pero a mí me gusta saberlo todo! Equipado con mi experiencia en investigación y la posibilidad de tratar con los cachorros en persona, empecé a leer todo lo que escribían los dos expertos en ese campo por entonces. Ambos eran veterinarios australianos, Ian Billinghurst (autor de *Give a Dog a Bone*) y Tom Lonsdale (*Raw Meaty Bones*).

Entonces, algo más versado, empecé a llevar a cabo algunas pruebas. En primer lugar, cambié a tres de los perros que estaban peor, los que más dependían de los esteroides, a una dieta cien por cien natural, sin cereales y con huesos y carne cruda. Los perros a los que puse a prueba eran un *golden retriever*, un *cocker spaniel* y un *labradoodle* que estaba como una cabra. Eran de diferentes criadores y todos sufrían erupciones cutáneas recurrentes, y dos de ellos también sufrían trastornos estomacales continuos

En los cinco meses anteriores al cambio de dieta, estos tres perros habían acumulado unas 19 visitas muy caras al veterinario por sus afecciones. Recibieron varios diagnósticos distintos y varias causas distintas y les mandaron usar varios medicamentos distintos. Avisé a los veterinarios que se ocupaban de esos perros de la prueba que estaba llevando a cabo y les dije que volvería a ponerme en contacto con ellos con los resultados, fueran cuales fueran.

En pocos días supe que había surtido efecto. Los perros dejaron de rascarse al instante. Se les calmó la piel. Las heces volvían a tener buen aspecto, eran firmes y no apestaban. Bebían menos y orinaban menos. A las dos semanas del cambio de dieta, les empezó a crecer pelo en las zonas calvas. Muy poco después dejamos de administrarles esteroides y, al parecer, no tenían alergias. Cuatro semanas más tarde, tenían un aspecto increíble, con un pelaje más suave, mejor tono muscular y más facilidad para concentrarse, de modo que volvieron al entrenamiento. Cuatro meses después del cambio, todos los perros estaban de maravilla. Uno de los cachorros volvió al veterinario para llevar a cabo un seguimiento de los problemas de la piel y, sin haber utilizado ni un solo medicamento, todos sus problemas se habían resuelto, algo que ni los mejores veterinarios de Perth habían podido conseguir.

Los resultados de esa prueba tan sencilla me resultaron sorprendentes, ya que se trataba de los peores casos con los que me había topado, y empecé a darle muchas vueltas. ¿Era solo cuestión de haber eliminado el trigo o habría algo más que desconocía? Para un investigador, ¿será esto como dar con una veta de oro enorme? ¿Hasta dónde llegará todo esto? Pero lo que me llevó a la posición en la que me encuentro hoy no fue más que la falta de interés veterinario. Tal vez *interés* no sea la palabra adecuada, pero desde luego no se pusieron a bailar conmigo por sus pasillos para celebrarlo. Y eso, para mí, alguien que siempre ha sido inquisitivo por naturaleza (algo que los ocho años de universidad estudiando ciencias han perfeccionado y acentuado), era completamente inaceptable. «Usted, señor, es un científico cualificado. Y aquí estoy yo presentándole los resultados de un pequeño ensayo gracias al que he logrado que los peores casos que estaba tratando, unos perros que consumían fármacos de manera recurrente, se hayan recuperado por completo. ¡Y ni siquiera pestañea!». No llevaron a cabo ninguna investigación de seguimiento por su cuenta. No me formularon ninguna pregunta. Tan solo se negaron a creerme.

Cabe decir que me quedé muy desanimado. A los tres meses de aquel pequeño ensayo con los perros australianos y la alimentación, dejé el trabajo de mis sueños con los perros guía y, a regañadientes pero con determinación, volví a entrar en el mundo de la investigación a tiempo completo, para acabar 10 años después con el libro que estáis a punto de leer.

Mientras escribía este libro, entre la investigación y los montones de entrevistas, me he embarcado en una serie de iniciativas, sobre todo para tratar de mantener unos ingresos suficientes para poder pagar la hipoteca. Es bien sabido que ganarse la vida en el sector de las mascotas sin estafar a la gente puede ser muy complicado. Empecé a escribir artículos especializados para mi página web, www.dogsfirst.ie, que consiguió 250 00 lectores al mes a principios de 2019, de lo cual me enorgullezco mucho. Incluso hice una gira con mi seminario de nutrición canina «¿Qué comen los perros?».

En 2011 creé Gráw Dog Food; *gráw* proviene de la palabra irlandesa *grá*, pronunciado como el término inglés *raw* (crudo) con una g delante, y significa «amor». Fueron 3 años de mi vida que nunca recuperaré. Fue un trabajo durísimo, sobre todo porque el primer año lo hice casi todo solo. En 2013, tuve la suerte de aparecer en el programa de televisión *Dragons' Den*, gracias el que medio millón de irlandeses conocieron al Dr. Conor Brady y el mejor alimento crudo para perros del mundo. Fue el empujón que tanto necesitaba, y el negocio despegó.

Sin embargo, con el aumento de la demanda, aumentaron también los problemas. Ganar dinero con una buena comida para perros es difícil; hay que cobrar por utilizar los mejores ingredientes, y para conseguirlo se necesita una visión empresarial muy sólida, un campo en el que no me desenvolvía demasiado bien.

INTRODUCCIÓN

Los costes no tardaron en superar mis capacidades y me vi obligado a aceptar que mis puntos fuertes no eran tanto la fabricación de productos como el análisis de la investigación que los rodea. Es para lo que me he formado, y que se me percibiera como un fabricante de alimentos para mascotas no funcionaba del todo para el mensaje que estaba tratando de lanzar. Así que, pocos años después de empezar, dejé de fabricar alimentos para mascotas. Pero he aprendido mucho. Además de algo parecido a una licenciatura en empresariales, la experiencia me dio una visión insustituible de la cadena cárnica y, por supuesto, de la fabricación de alimentos para mascotas en su conjunto. Me hice amigo de varios competidores (algunos, fabricantes de productos secos; la mayoría, de productos crudos), y a menudo me permitían ir a ver cómo hacían las cosas. Algunos de ellos lo hacían bien, pero la mayoría... no tanto. Como se dice de los embutidos, una vez que ves cómo se hacen, lo normal es que ya no quieras comértelos. Y yo he tenido la suerte de analizar la industria de los alimentos para mascotas desde ambos lados.

Desde entonces, me he dedicado a tiempo completo a investigar, escribir y dar conferencias sobre la nutrición canina y el mundo de los alimentos para mascotas en general. En este sentido, el resultado de mis esfuerzos se puede resumir de la siguiente manera: una vez que echas un vistazo tras los bastidores, se hace evidente que lo que has estado presenciando es posiblemente uno de los mayores espectáculos del mundo orquestados para ganar dinero, uno en el que tú pagas con tu dinero y tu mascota paga con su salud. Aunque tampoco debería ser una sorpresa: la industria de los alimentos para perros en el Reino Unido tiene un valor de 1100 millones de libras esterlinas al año, lo cual iguala al de toda su industria musical. Y ese mercado se duplica cuando se incluyen los gatos y las golosinas. Con tanto dinero en juego, han engañado a la mayoría de los dueños para alimentar a sus mascotas con comida basura sobrevalorada y de pésima calidad. La industria es poco más que un vertedero para los residuos alimentarios del mundo que han convertido en algo rentable, y los dueños están pagando mucho dinero por alimentar a su mejor amigo con esos residuos. Debido a que existe muy poca regulación para proteger a las mascotas, todos los indicadores nos muestran que sus enfermedades crónicas están en su punto más alto. Hoy es más crucial que nunca que los dueños de las mascotas se informen sobre el tema más importante para su salud, bienestar y longevidad.

Este libro es una amalgama de la literatura disponible sobre el tema de la nutrición canina. Estudia la causa nutricional de muchas de las enfermedades caninas habituales hoy en día, incluye información objetiva y basada en datos sobre la enorme importancia de que las mascotas lleven una alimentación adecuada, y está escrito con la esperanza de que sea de ayuda tanto para el veterinario como para el dueño del perro.

En los siguientes capítulos intento presentar un argumento sólido y científico para una amplia variedad de temas, que abarcan una gran selección de cuestiones de salud. En la primera sección, abordo la discusión de toda la vida sobre si los perros son carnívoros u omnívoros. Esa es la consideración más importante que debemos tener en cuenta para saber cómo alimentar al animal una vez que esté a nuestro cargo. La segunda sección se refiere a los numerosos problemas que plantea la comida seca como fuente de alimento para el perro. La tercera es un análisis de cómo hemos llegado a una situación tan desfavorable, en particular en cuanto al papel de la pseudociencia de los fabricantes en el sector veterinario financiado por las empresas. La última sección trata sobre cómo podemos alimentar a nuestros perros de forma adecuada.

Intento respaldar todos mis argumentos con estudios independientes y revisados por expertos. Así es como trato de filtrar las tonterías que argumenta la industria, que no son pocas. Examinar los estudios de esta manera es un trabajo laborioso; requiere un poco de habilidad, mucha paciencia y a menudo la determinación de un *jack russell* a la hora de enfrentarse a una rama enorme. Sin embargo, a veces, cuando se encuentra una cuestión relevante en un ejemplar de la revista *Nature Journal* de 1970, realizada por un científico japonés ya olvidado, llega ese momento de «¡Eureka!» que hace que el trabajo merezca la pena. Este libro es una colección de ese tipo de estudios.

Con el propósito de ofrecer una visión lo más amplia posible, he abarcado una gran variedad de temas, aunque solo me considero especialista en unos pocos. He hecho todo lo posible por hacer justicia a cada sección, pero agradeceré enormemente cualquier adición, o incluso corrección, que un verdadero especialista pueda ofrecerme (idealmente con referencias adjuntas), con la intención de revisar el texto en el futuro. Se me pueden hacer llegar a través de www.dogsfirst.ie. Espero de verdad que disfrutéis de la lectura de este libro tanto como yo he sufrido al crearlo.

> ***Advertencia***: *Este libro puede contener algunas pruebas realizadas con perros de laboratorio a los que sacrificaron, en ninguna de las cuales participé ni participaré jamás. Sin embargo, conforme vamos dejando atrás los peores tipos de experimentos, al menos podemos obtener alguna información útil de los que ya se han realizado.*

Nota: Aunque esta introducción está escrita en español de España, el resto del libro requiere el cuidado y la especialización de un veterinario que no solo domine el español, sino también la nutrición canina. Para ello, tenemos la suerte de contar con el Dr. Christian Vergara, el actual presidente de la Raw Feeding Veterinary Society (2022). Dado que Christian es de Chile, puede haber algunas discrepancias en cuanto al dialecto para los hispanohablantes de España; sin embargo, confío en que esta versión en español sea aún más contundente que su predecesora en inglés tras la aportación de Christian.

SECCIÓN UNO

¿Carnívoro u Omnívoro?

CAPÍTULO 1

¿Qué es un Omnívoro?

Siendo una nutrición adecuada uno de los factores más importantes en la salud y longevidad de un animal, aun podría sorprenderteque haya una gran confusión referente a una de las preguntas más fundamentales en la nutrición canina. ¿Qué comeríanormalmente un perro si estuviera sólo por su cuenta? Si asumimos que ninguno de nosotros piensa que el perro es un herbívoro (por ejemplo un animal que basa su nutrición en solo materia vegetal), ¿es el perro un carnívoro (es decir un animal que basa su nutrición de la carne de otros animales) o tal vez sea un omnívoro (por ejemplo un animal que basa su nutrición tanto de carne como de plantas)? ¿Puedes imaginar un zoológico moderno que albergue a un animal y no conozca la respuesta a esa pregunta? Así que, abordemos esoprimero.

Un animal posee un número de adaptaciones fisiológicas y conductualesque le sirven para beneficiarse de un estilo de alimentación en particular, estas están basadas generalmente en cómo obtiene y procesa su comida. Guiándonos en gran parteen estas adaptaciones, los mamíferos están divididos en tres amplios estilos de alimentación – carnívoros, herbívoros y omnívoros.

En general, los carnívoros como los 'grandes felinos' están equipados con los típicos dientes puntiagudos ydentados que perforan y desgarran la carne. Estos dientes están distribuidos en mandíbulas que solo se abren y cierran. No hay movimientos laterales. Esta adaptación nace de la necesidad de agarrar y sostener a la presa. Cualquier movimiento lateral podría reducir la fuerza de la mordida y permitir que la presase libere. Además, no tienen la necesidad de masticar grandes trozos de carne ya que las ingieren rápidamente hacia una amplia garganta. Esta carne de fácil digestión se disuelve de forma rápida en un estómago muy ácido, el cual ronda en un pH entre 1 a 1.5, parecido al ácido de una batería. El sistema digestivo del carnívoro es corto y simple. Posee un pequeño estómago en relación al tamaño de su cuerpo, con intestinos cortos que sólo son tres a cuatro veces el largo de su cuerpo. Todo su sistema está diseñado para consumir y digerir carne rápidamente.

Compara este diseño corporal con el de un omnívoro. La fibra vegetal es dura y difícil de procesar. Primero, requiere de mucha masticación. Esto es mejor llevado a cabo con una arcada dental plana ubicadaen una mandíbula que permita algunos movimientos laterales para moler esta fibra de forma lenta. Piensa en las muelas cuadradas y romas de los humanos. Este material se digiere mejor en una acidez levemente menor que ronda un pH de 2.5 (lo que es considerado diez veces menos ácida que un pH 1.5). Esta comida debe pasar por el tracto intestinal lentamente, dando tiempo para que los 1.5kg de microbiota anaeróbica especializada que se encuentra en el intestino rompa las duras paredes celulares de las plantas y permita el acceso a sus nutrientes. Por lo tanto, los animales que consumen una dieta alta en materia vegetal poseen un tracto intestinal mucho más extenso – entre seis a dieciséis veces el largo de su cuerpo, esto dependiendo de la cantidad y tipo de material vegetal queconsumen regularmente.

Por otra parte, los herbívoros solo consumen materia vegetal. Con frecuenciaes la dieta nutricionalmente más pobre y difícil de digerir de los tres tipos que existen, los herbívoros generalmente deben consumir grandes cantidades de alimento con el fin de obtener los nutrientes necesarios. Por esto, ellos son a menudo grandes en tamaño con un enorme intestino anterior. En algunos herbívoros, este intestino anterior está dividido en cuatro cavidades, donde el alimento en digestión puede volver a subir para una segunda masticación. Su largo tracto intestinal, a menudo de más de veinte veces el largo de su cuerpo, está lleno de callejones sin salida para frenar aún más el paso del alimento en digestión, dando a las bacterias más tiempo para realizar su trabajo.

Aunque no son tan sencillos como los carnívoros u omnívoros. Dentro de estos grupos existe una cantidad vertiginosa de especialidades. Si trabajas en un zoológico y estás a cargo de un grupo de animales, no es suficiente saber que losherbívoros que cuidas necesitande *materia vegetal*, sino que ¿Cuál materia vegetal? ¿Pasto? ¿Frutas? ¿Vegetales? ¿Raíces? ¿Hojas? ¿Y de cuál tipo?

Usemos como ejemplo a la familia *Cervidae* (ciervos), un repertorio de sesenta y dos especies de herbívoros, cada uno con su propio estilo de alimentación. Están aquellos que eligen el estilo de pastoreo, masticando pasto todo el año. Mientras que nutricionalmente es una dieta muy pobre, es de muy fácil acceso. Pero deben consumir grandes cantidades de pasto para alcanzar sus necesidades nutricionales. Estos ciervos generalmente son de gran tamaño, con hocicos planos y un largo sistema digestivo.

Luego, están los ciervos que optaron por un estilo de vida más selectivo, dondecuidadosamente eligen las partes más tiernas de cada planta, hojas nuevas y frutas. Esta es una dieta superior, ciertamente más fácil de digerir, pero requiere más trabajo en encontrar. Por lo tanto, este estilo de vida favorece a un cuerpo de menor tamaño, con una capacidad abdominal más pequeña y una cara puntiaguda para poder meterse entrealgunas ramas.

¿QUÉ ES UN OMNÍVORO?

Si eres un ganaderodeciervos y no investigaste sobre ellos, darle de comera una especie de herbívoro de la misma forma que a otra distinta, le traerá graves problemas al largo plazo. Si un animal de pastoreo que posee un sistema digestivo lento, es alimentado con una dieta alta en frutas y brotes, este alimento que es fácilmente digerido permanecerá por mucho tiempo dentro del intestino. Esto perturbará el balance de la microbiota, causando un incrementode la producción de gas , provocando una distensión, entre otros síntomas desagradables. De la misma manera, si un herbívoro, como una vaca, que posee una dieta simple de pasto, es alimentado con la dieta de un herbívoro con estilo selectivo, esta no retendrá el alimento por el tiempo suficiente para extraer los nutrientes. Moriría de mala nutrición – si es que el material en descomposición acumulándoseen su sistema digestivo no acaba con ella primero.

Luego hay que considerar las diferencias sexuales, etapas reproductivas y variaciones estacionales. Saber exactamente que especie de ciervo se tienen a cargo y saber exactamente qué es lo que consumen durante todo un año cuando están solospor su cuenta, es el*modus operandi* de los cuidadores de zoológicos y criadores de animales en todo el mundo.

No es sorpresa para ti escuchar que los carnívoros son igual de complicados que los herbívoros. Toma como ejemplo al grupo *Carnivora*, al cual pertenece el perro. Consiste en más de doscientas sesenta especies diferentes, muchas en esta categoría son muy lejanas a los carnívoros, a pesar de que su nombre lo sugiere. Los gatos obviamente lo son. Sin embargo, los pandas también provienen del grupo *Carnivora* pero hoy en día son casi completamente herbívoros. Ellos ocasionalmente incluyen pescado o larvas en su dieta en tiempos de baja disponibilidad de forraje, pero esto es raro. Después de todo, pocos pueden alimentarse de bambú.

Para complicar más las cosas, hay diferentes tipos de carnívoros. Un carnívoro estricto es a menudo mencionado como un carnívoro obligado. Es un mamífero que *sólo* se alimenta de otros animales durante toda su vida, mientras que por otro lado, un carnívoro facultativo que es vagamente definido como un carnívoro de medio tiempo, el cual claramente entra en el terreno de los omnívoros.

Pero si nos referimos a definiciones amplias, los omnívoros se llevan el premio. Esta categoría contiene la multitud más diversa de formas de alimentarse. Incluye animales que pasan el 90% de sus vidas comiendo carne, comparado con aquellos que lo hacen de forma ocasional, a menudo lo hacen simplemente cuando es abundante y fácil de atrapar. Cada omnívoro es diferente, comen sólo ciertos tipos de animales, ciertas plantas, en ciertas ocasiones, muchos de los cuales son endémicos de su hábitat.

Por ejemplo, tomemos el caso del zorro rojo (europeo) el cual su dieta consiste en un 70% de materia animal, una figura que es más cercana a la vida de un carnívoro que a la de un herbívoro. Comparándolos con los osos negros americanos, que consumen carne un 25% del tiempo, el resto consiste en frutas, bayas y raíces, que nos digan que esos animales son omnívoros no nos ayuda mucho. Claro, puedes alimentar a uno como el otro, por lo menos por un corto período. Sin embargo, con el paso del tiempo no se espera que esto funcione. Deficiencias o excesos nutricionales podrían aparecer de forma gradual. Con el tiempo, los animales sufrirían de variadas maneras.

La pregunta entonces es, sicome carne pero no es un carnívoro, sinoes un omnívoro, ¿En qué parte de esta amplia escala de omnívoros pertenece el perro doméstico? ¿Estarán los vegetales en el menú? De ser así, ¿cuántos y cuáles?

Existe un número de herramientas disponibles para un zoólogo cuando trata de descifrar la respuesta para esta pregunta. Existe el origen, evolución, anatomía, fisiología interna, análisis estomacal y de materia fecal y, aunque debatibles, las pruebas de gusto. Asumiendo que todos sabemos la respuesta a la siguiente pregunta "¿Que preferirá tu perro, una salchicha o coles de bruselas?, podemos excluir lo último como herramienta de la investigación. Sabemos que nuestros perros aman la carne. Hacemos que sus juguetes tengan forma de hueso. Condimentamos su alimento seco con proteína cárnica. Ellos babean ridículamente cuando sacamos la carne del horno y nos miran patéticamente hasta el punto de que no podemos disfrutar de nuestra cena. ¿Cuánto de eso es lo que ellos necesitan? Esa es la pregunta

---

Puntos a destacar

- ✓ Los carnívoros poseen dientes puntiagudos, mandíbulas cortas y articuladas, tracto digestivo ácido el cual es 3-4 veces el largo de su cuerpo.

- ✓ Los omnívoros generalmente poseen dientes posteriores romos, mandíbulas que permiten los movimientos laterales, estómago menos ácido e intestinos que son 6-16 veces el largo de su cuerpo, todas estas son modificaciones para aumentar la digestión del forraje de plantas.

- ✓ Sin embargo, las descripciones decarnívoro, omnívoro o herbívoro no son suficientes para entender cómo debe ser la nutrición óptima para un animal día a día. Dentro de cada una de las descripciones hay un enorme abanico de estilos de alimentación diversos y totalmente únicos.

- ✓ El verdadero resultado de una alimentación equivocada toma tiempo en manifestarse.

- ✓ Para elaborar una dieta óptima en un perro, debemos profundizar observando los patrones de evolución, estudios de alimentación y su biología digestiva.

CAPÍTULO 2

Ancestros

Los hábitos alimenticios del lobo, dingo y el dingo híbrido.

En 1997,[1] se tomaron 162 muestras diferentes de ADN de lobo en 27 poblaciones de Europa, Asia y Norteamérica. Estas fueron comparadas con el ADN de 140 perros, incluyendo 67 razas de todo el mundo. Se concluyó que los lobos que hoy se ven (37 especies), divergieron de un ancestro de tipo lobo gris (*Canis lupus*) entre 76.000 y 135.000 años atrás

Lo que no está tan claro es cuándo aparecieron los perros domésticos (*Canis lupus familiaris*). Secuencias genómicas indican que el perro no es un descendiente directo del actual (vivo) lobo gris, sin embargo, comparten un taxón en común que proviene de una población de lobos que se extinguió a finales del Pleistoceno Tardío,[2] que nos da un rango de edad entre 12.000 a 120.000 años. Estudios genéticos más recientes revelan que esto sucedió entre los últimos 20.000 a 40.000 años. [3]Se cree que los humanos fueron relativamente importantes en el proceso, pero el momento exacto en que nos unimos es también objeto de discusión. En 1978, los restos de un perro enterrado con un humano en Palestina situaron al primer perro domesticado hace unos 12.000 años.[4] Esto permaneció así hasta 1987, cuando se analizó el hueso de una extremidad de un perro que fue encontrado en la tumba de un hombre de 50 años y de una mujer de 25 años de edad, en un cementerio de Bonn-Oberkassel, Alemania. El resultado fue de 14.000 años.[5] Hace poco, todo esto fue tirado por la borda cuando se hicieron dos grandes hallazgos. En el año 2008, se re-examinó un material fósil encontrado en las cuevas de Goyet en Bélgica a finales del siglo XIX. Se identificó que pertenecía a un proto-perro de 31.700 años de antigüedad, un gran y poderoso animal que se alimentaba de caballos y grandes bóvidos.[6] El autor explica que este es el proto-perro pintado en las murallas de la remota cueva de Chavet en Francia. Recientemente esto fue respaldado por científicos rusos, quienes en el año 2010 identificaron los restos de un "perro inicial" (en proceso de transformación) en las montañas de Altai al sur de Siberia.[7]

Algunos autores respaldan con firmezaun caso de domesticación en Asia[8,9], mientras otros hacen campaña a quela domesticación inició en el Medio Oriente.[10] Sin embargo, la mayoría de los autores creen que la domesticación de los perros no fue un evento aislado, sino una práctica común entre los humanos.[11, 12]

Lo que sí sabemos es que hace alrededor de 30.000 años atrás en algún lugar, humanos y perros comenzaron a compartir el mismo espacio. Se asume que los primeros ancestros del lobo comenzaron a sacar provecho de nuestros restos de alimentos y heces. Estos lobos "menos asustadizos" pudieron ser alimentados y eventualmente utilizados en cacerías por los primeros admiradores de estos animales. Una disminución del tamaño de sus cuerpos con propósitos de manejo y una afinidad en general con los humanos pudo favorecer a estos primeros domesticadores. Mientras se dio inicio a estos primeros eventos de selección y domesticación, el registrodefinitivo y más antiguo que muestra esta unión entre el perro y el humano, se halló en una tumba que contenía a un hombre, una mujer y un cachorro, que se remonta al Período Paleolítico, hace unos 14.000 años. Durante 5.000 años hemos tenido perros cazadores, perros guardianes, perros sabuesos y terriers para controlar ratas.

De todos modos, la fecha exacta importa muy poco en esta discusión. El perro y el lobo gris descienden de un mismo ancestro de hace alrededor 100.000 años atrás. Y ese ancestro siempre ha sido carnívoro, al menos por los últimos cinco millones de años.[13, 14,15]

Fuera de pequeños trozoscon propósitos medicinales, aunque también posiblemente por motivos nutricionales, pareciera que la materia vegetal no está en el menú del lobo gris. Una revisión de veintiséis estudios de dieta publicada en el British Journal of Nutrition, que incluyó un análisis de excrementos y contenido estomacal de 31.276 lobos, reveló que había relativamente un consumo nulo de materia vegetal. Aunque en un par de análisis, la materia vegetal pudo representar hasta en un 2-3%, el cual consistía en bayas, frutos secos y otros tipos de frutas.[16] De este mismo estudio, los autores señalaron que el perfil seleccionado de proteína/grasa/carbohidrato por los lobos consistía en 54:45:1 de aporte energético.

La inclusión de 2-3% de materia vegetal es un continuo e interesantedebate, pues todavía no estamos seguros de cuanta materia vegetal eligen libremente y quécantidad la obtienen del contenido estomacal de sus presas. Sabemos que los lobos grises del Parque Nacional de Yellowstone incluyen en su dieta pequeñas porciones de materia vegetal, siendo la mayoría frutas en los meses de verano[17] (se retomará en el Capítulo 3), pero otros sugieren que el lobo gris es un completo carnívoro, igual que las otras 37 subespecies descendientes actuales del loboque vemos hoy.[15]

Un mito que comúnmente encuentras por las redes, señala que los lobos se alimentan del contenido estomacal de sus presas. Varias fuentes indican que esto es absolutamente falso.[17, 18, 19, 20, 21, 22, 23, 24] Lonsdale en su libro, *RawMeaty Bones Promote Health* (2001) (Los huesos carnosos promueven la salud), llama la atención sobre la sugerencia, a menudo mencionada pero nunca referenciada, de que los lobos consumen el contenido del estómago de sus presas. Lonsdale destaca que esto no puede ser más alejado de la realidad, excepto cuando la presa es muy pequeña que es prácticamente inevitable no consumir su contenido.

> ...la única parte [de la presa] *generalmente ignorada* es el estómago y su contenido.
> **Citado por Lonsdale en el Kerwood Wolf Education Center, Canadá, (2001)**

David Mech y su equipo investigador son considerados las autoridades mundiales en lobos. Su libro del año 2003 titulado *Wolves: Behaviour, Ecology and Conservation*[13] (*Lobos: Comportamiento, Ecología y Conservación*) es una compilación de 350 años de investigación, experimentos y una muy pulida observación de campo. Estas citas pertenecen al capítulo 4,"The Wolf as a Carnivore" ("El Lobo como Carnívoro"). Para darle énfasis a algunas palabras las escribí en cursiva.

> ...para la mantención y crecimiento, los lobosnecesitan ingerir a su presa herbívora casi en su totalidad, *exceptuando* los vegetalesque están el sistema digestivo...

> ...el rumen es comúnmente perforado durante su remoción y su contenido es desechado. Los vegetales en el tracto intestinal *no son de interés* para los lobos, pero si existe el consumo del revestimiento del estómago y las paredes del intestino...

Los lobos parecen ser completos carnívoros y hay muy poca evidencia que sugiera lo contrario. Salvo los fragmentos vegetales consumidos como auto-medicación, o el contenido estomacal de presas pequeñas (aves, roedores), los lobos no incluyen materia vegetal como parte de su nutrición habitual. Tendríamos que retroceder unos cinco millones de años, antes de que el coyote y el lobo gris divergieran, para encontrar un cánido en el árbol genealógico de la familia de los perros con tendencias omnívoras reales. Los perros africanos salvajes (llamados también perros pintados africanos), son bastante omnívoros en ocasiones. Sin embargo, este animal divergió de la línea del lobo incluso antes que los coyotes, cercano a los seis millones de años atrás, por lo tanto ellos no tienen la clasificación *Canis*, sino *Lycaonpictus*.

Para ser claro, estos chicos divergieron cerca del tiempo en que el hombre estaba descendiendo de los árboles. Cualquier comparación del perro doméstico con el perro africano salvaje es el equivalente a estudiar la dieta de los chimpancés para comprender mejor la forma de alimentar a nuestros hijos. De la misma manera, algunos investigadores han recalcado los hábitos omnívoros del aguará guazú, como un ejemplo de las tendencias omnívoras de 'ciertos lobos'. Sin embargo, el aguara guazú (*Chrysocyonbrachyurus*) no es un lobo, es más un tipo de zorro, aunque tampoco lo es. Él eligió su propio camino hace siete u ocho millones de años atrás, junto a los zorros sudamericanos.[1] Así que ellos también deben ser excluidos de esta conversación. Lamentablemente, encontrarás muchos ejemplos en internet de estos animales siendo usados como modelos en conversaciones de hábitos dietéticos del perro doméstico.

Mientras el perro doméstico es una especie propia, y bien merecida, las similitudes que permanecen entre el perro y el lobo son tan innegables como obvias. Desde su estructura corporal hasta la manera de comportarse, los perros se han desviado muy poco del lobo, y si se les da el tiempo y el espacio, al parecer vuelven rápidamente a su estado original.

Andrei Poyarkov es un destacado investigador de estos perros, que pertenece al Severtsov Institute of Ecology and Evolution, localizado en el suroeste de Moscú. Poyarkov, especialista en lobos ha dedicado treinta años a estudiar a los perros callejeros de Moscú. Entre varios hallazgos interesantes, él sostiene que su aspecto y comportamiento han cambiado incluso desde que empezó a estudiarlos y eso que ha sido un tiempo relativamente corto, y desde luego a los cambios en los últimos 200 años de su existencia. Estos perros han evolucionado (o involucionado por decir algo) en un grupo de animales donde "todos son muy parecidos el uno al otro" y parecen ser una mezcla entre "perros y lobos". Ellos han desarrollado un pelaje grueso, cabezas con forma alargada, ojos almendrados, colas largas y orejas erectas como los lobos.[25]

Los perros de Moscú aparentemente volvieron a tener una forma más similar a un lobo, lo que nos hace recordar que los perros no están alejados de sus ancestros los lobos. Antes de comenzar a realizar comparaciones entre el perro y su primo el lobo, como muchos están esperando, debemos recordar que los perros no han sido lobos por 30.000 años o más. Ellos son animales muy diferentes actualmente. Aunque sean descendientes directos, ellos no deberían ser comparados salvo que sea de una forma muy ambigua, no mientras existan ejemplos más adecuados con el cual hacer comparaciones, como sería el caso del hermano del perro, el dingo.

Muchos de nosotros conocemos el dingo australiano (*Canis dingo*). Estos perros salvajes de un color rojizo son emblemáticos del suelo Australiano. Con este hermoso cánido, podemos señalar dos puntos importantes en relación a la nutrición canina. Pero primero, se necesitan algunos datos esenciales antes de revisar uno de los más importantes estudios de nutrición canina hasta la fecha.

Muy similar a su primo el lobo, el dingo es incuestionablemente un carnívoro.[15, 26, 27, 28] Lo interesante de este cánido, es que en la tierra de los marsupiales, siempre se ha asumido que el dingo es un mamífero nativo sólo de Australia, un descendiente directo del perro doméstico que acompañaba a viajeros asiáticos y que desembarcaron en Australia hace 3.500 – 4.000 años atrás (el fósil de dingo más antiguo encontrado en Australia posee 3.500 años de antigüedad).[15, 29, 27] En ese tiempo, ellos evolucionaron para adaptarse a su entorno. Esta hipótesis fue particularmente atractiva ya que el dingo posee el color perfecto para los rojos suelos ricos en hierro de Australia. Sin embargo, gracias a los análisis arqueológicos y de ADN, existe un acuerdo general en que el ancestro del dingo posiblemente sea originario de Asia, probablemente China, antes de que se propague por el sudeste asiático entre 5.000 y 12.000 años atrás.[30, 31] Esto ha sido corroborado por los arqueólogos Fillios y Tacon (2016)[31] quienes indican que posiblemente el dingo llegó con marineros de la isla de Célebes. Muestras de ADNobjetan esto al mostrar evidenciaque sugiere que ellos tal vez hayan simplemente caminado en dos oleadas humanas hace unos 8.000 años atrás,[32] posiblemente facilitado por una conexión de tierra sumergida en la actualidad que existió entre Papua Nueva Guinea y Australia.

Así que, pareciera que el dingo no es australiano después de todo. Sin embargo, esta no es la única controversia que respecta al dingo. Ahora, se debate ferozmente si es incluso un *perro*. Esto seguramente es como una sorpresa para la mayoría de nosotros. Mientras el punto exacto de divergencia no puede ser indicado, algunos no están de acuerdo en que el dingo y el perro doméstico compartan un ancestro común en un pasado no muy lejano,[32] la teoría actual sugiere que el dingo es genéticamente muy similar al perro cantor de Papua Nueva Guinea y al basenji africano. El perro cantor de Papua Nueva Guinea es muy similar en apariencia al dingo y ambos caen en la misma clasificación *Canis lupus dingo*. Casualmente, con una dieta de marsupiales medianos, roedores, aves y de frutas cuando haya disponibilidad,[33, 34] el perro cantor de Papua Nueva Guinea parece ser tan carnívoro como su hermano el dingo. En su boletín de verano, la Zoological Association of America[35] (Asociación Zoológica de América) indicó que ellos prosperan con una dieta de carne cruda, como el dingo.

El problema que posee el dingo es su clasificación científica como perro. Siendo clasificado como tal, se permite su cacería, encierro y eliminación por granjeros que creen que los dingos son una amenaza para su ganado. Esto es preocupante para la mayoría de los australianos que aman a los dingos, ya que pronto descubrirás, no hay tantos dingos como se pensaba. Por esta razón, en la última década ha habido un alto número de estudios y acalorados debates para reclasificar al dingo como especie diferente, y así teneruna separación más amplia entre él y el perro taxonómicamente hablando para poder optar a más protección. Entonces la pregunta es: en los 4.000 años en que el dingo ha estado deambulando y adaptándose a su nuevo estilo dietario, ¿ha evolucionado las características suficientes para poder ser debidamente clasificado como una especie propia?

El dingo claramente ha evolucionado características únicas en comparación al perro doméstico. Estas incluyen rotación de las muñecas y ser virtualmente hiperlaxo (trepa por árboles), y poseer un equipoimpresionante de dientes. Sin embargo, estas características por sí solas no son suficientes.[36] En primer lugar lo que realmente importa, es saber si el dingo fue alguna vez un animal domesticado. En caso de que lo haya sido, esto degradaría al dingo a un perro *feral,* animal que vuelve a ser salvaje después de ser domesticado. A los animales ferales se les permite ser cazados a voluntad. Esto es muy diferente a ser un perro *salvaje*, un animal que nunca ha sido domesticado como el perro salvaje africano, un animal que se asume que opta a más derechos.

Para el dingo, nos limitamos a los análisis de su comportamiento y ADN. Es justo decir que los dingos son típicamente cautelosos hacia los humanos. Aunque son venerados por los aborígenes, y permitan alguna amistad ocasional, los dingos nunca han sido domesticados por ellos. Ni siquiera fueron utilizados en gran medida en la caza.[37] Por lo tanto, ellos continúan siendo difíciles de entrenar, incluso cuando son criados por nosotros, ellos carecen de lenguaje corporal, como expresiones faciales el cual nosotros nos hemos acostumbrado con los cánidos que se sientan junto a nosotros en el sofá. Y aun así, los dingos hacen más contacto visual con los humanos que los lobos.[38] De hecho, ellos pueden comprender mejor las señales sociales de los humanos que los lobos, lo que concluyen los autores, es que el dingo podría compartir un historial de domesticación junto a los perros.[39]

Respecto al ADN, se descubrió recientemente que el perro doméstico tiene más copias del gen (que varía entre tres a treinta y dos copias) necesario para producir la enzima involucrada en la digestión del almidón (amilasa pancreática 2B, o simplemente AMY2B)[40], comparado con los dingos o lobos que solo poseen dos copias. Esto al parecer, es una extraña acción de la evolución. Los animales ultra carnívoros que viven de proteína y grasa no requieren de mucha amilasa; solo la necesitan para la digestión de un puñado de bayasconsumidas en el verano o para el glucógeno almacenado en el hígado de su presa. Los perros por otro lado, han vivido con agricultores por miles de años. Durante ese tiempo, era esperable que ellos tuvieran más carbohidratos en su dieta, generando una adaptación con el paso del tiempo.

Como el contacto visual y la habilidad para captar señales sociales, las copias múltiples de este gen no podrían haber evolucionado en el perro doméstico sin ser requerido previamente. Esta diferencia en el número de genes que codifican AMY2B en el perro doméstico comparado con el dingo (y la similitud entre el dingo y el lobo) fue lo que sostuvo a algunos autores como evidencia de que el dingo es del linaje del lobo y no una subespecie del perro doméstico.[32]

Nuevamente existen vacíos, el Husky Siberiano posee solo 3-4 copias del gen AMY2B,[30] esto es como resultado de su evolución junto a cazadores-recolectores del Ártico, sin embargo muy pocos dudarían de que el Husky es un completo miembro de la familia del perro doméstico. Aunque se parezca a un lobo, el Husky no es más lobo que un bulldog inglés. No sólo los Huskies son aquellos perros domésticos que carecen de este gen. Reiter *et al*. (2016)[41] investigaron razas más a fondo que evolucionaron con dietas altas o bajas en almidón y dietas ricas en alimentos del mar (Akita y Shiba Inu de Japón, Husky Siberiano y Alaskan Malamute). Ellos encontraron los perros que históricamente consumían dietas altas en almidón poseían un alto número de genes en comparación con los perros que se alimentabancon dietas bajas de almidón. El perro pequinés, Shar Pei y Shiba Inu son razas que no tienen más de 2.000 años, esto muestra lo relativamente rápido que algunos cambios genéticos pueden ocurrir en algunas especies para aprovechar cierto tipo de alimentación. No solamente ocurre en perros. Grandes variaciones en el gen AMY se encuentran en poblaciones humanas, donde aquellos que consumen más almidón, poseen más copias de este gen.[42] De hecho, parece que los mamíferos no emparentados que viven en diferentes hábitats y comen diferentes tipos de alimentos tienen un número similar de copias del gen de amilasa si es que tienen el mismo nivel de almidón en su dieta.[43] Es un detalle fascinante por el cual Darwin habría dado lo que fuera para entenderlo en ese momento.

Es más, si tan solo unos miles de años es tiempo suficiente para obtener esas variaciones genéticas entre las razas anteriormente mencionadas, podría ser que todos estos aspectos, como la habilidad de digerir almidón, la cautela hacia el humano o lasalteraciones físicas del cuerpo, podría explicarse tanto por una *pérdida* a nivel genético como por no *haber desarrollado* nunca el rasgo en primer lugar.

Como nuestro apéndice o el dedo meñique, que son prácticamente inservibles, si no lo usas, lo pierdes, hablando en términos de la naturaleza (por eso los personajes de Los Simpsons poseen cuatro dedos, es como si Matt Groening le hiciera un guiño a la evolución). Ahora el reciente bombardeo de información genómica está revelando que la pérdida de genes ha sido crucial en la divergencia de los filos animales a través del mundo. Mientras la aparición de genes ocurre naturalmente con la deriva génica, (fluctuaciones normales de genes que ocurren en poblaciones, ya sea por mutación o por la desaparición de individuos que mueren o que no se reproducen) lo mismo sucede con la pérdida de genes. Hoy en día, la pérdida de genes es cada vez más visto como la mayor fuerza de adaptación evolutiva, como una respuesta a los desafíos medioambientales. La pérdida de genes ahora es involucrada en ciertas adaptaciones como en los cambios de colores en las flores para atraer a nuevos polinizadores, para permitir que insectos colonicen diferentes hábitats y así sacar provecho de diferentes condiciones medioambientales.[44] Inchley *et al.* (2016)[42] respaldan esto al detectar "múltiples perdidas secundarias de…. AMY2A [amilasa pancreática] y una asociación en la reducción de copias del gen AMY1 [amilasa salival] en poblaciones del noreste de Siberia cuya dieta ha sido baja en contenido de almidón"

Previamente otros autores han hipotetizado que la limitada expansión del gen AMY2B en razas ancestrales como el Dingo y Husky Siberiano, sugiere que estas razas surgieron en compañía de cazadores-recolectores en vez de agricultores.[30] Sin embargo, no está claro si la perdida de genes estaba en juego. Esta situación se podría dar por concluida una vez que veamos como este gen está expandido en el perro cantor de Papua Nueva Guinea.

Por ahora, la evidencia genética más reciente revela que el perro y el dingo no son especies separadas del todo.[32, 36, 45] Es la razón porla cual el híbrido dingo-perro es tan fértil, (animales no emparentados no producen crías fértiles). De hecho, en gran parte, estas mezclas son las que tienen al dingo puro en peligro de extinción. Una vez que los perros llegaron a Australia durante el siglo XVIII,[27] los perros domésticos comenzaron a cruzarse libremente con sus ancestros de 3.500 años de antigüedad. Tan así que los no-dingos ferales (híbrido con perro doméstico feral) sobrepasan en númeroal dingo puro en un alto grado. Según Steve Davidson de *Ecosystem Magazine* (2004), estudios muestran que la población de perros del sureste de Australia y a lo largo de la costa este, consiste aproximadamente en un 90% dingos híbridos. Investigadores usando cráneos como muestra, han notado un descenso de los dingos puros en el sureste de Australia de un 49% en los años 60, a un 17% en los años 80.[28] El número de perros ferales e híbridos es tan grande que posiblemente poblaciones de dingos puros ya no existan. Se estima que quedan menos de 10.000 dingos genéticamente puros. El experto en dingos, Dr. Ricky Spencer de la University of Western Sydney(Universidad del Oeste de Sídney), predice que los caninos nativos de Australia se extinguirán en los próximos veinte años.

> En ningún lugar de la costa este de Australia se puede encontrar una población de dingos que no sea al menos un cincuenta por ciento, y en algunos casos un ochenta por ciento, de perros domésticos.
> **Ricky en Australian Geografic, 2011**

Haciendo comparación con una revisión de la hibridación perro-lobo, se revela que es poco común que esto suceda. Por lo tanto, no es importante para su conservación "incluso cuando pequeñas poblaciones de lobos en peligro de extinción se encuentran cerca de asentamientos humanos".[46]

Irónicamente, son los perros ferales y dingos híbridos los que más dañan al ganado y no los propios dingos.[27] Pero convencer a los granjeros de esto parece tan difícil como enseñarle a los granjeros irlandeses y británicos que exterminando a los tejones no disminuirá la incidencia de tuberculosis cuando se permite que el ganado pastoree en las afueras.

> La abrumadora evidencia actual arqueológica y genómica indica que eldingo es de un reciente origen australiano y comparte un origeninmediato con otros perros domésticos, como al evidenciar patrones devariabilidad genética ymorfológica…Somos muy comprensivos con los argumentossobre la historia, ecología, cultura y otros aspectos del dingo, pero estosson asuntos que deberán ser considerados por separado respecto al limitado alcance de la taxonomía y nomenclatura.
> **Jackson *et al.* 2019**[36]

Mientras continuemos debatiendo por detalles innecesarios, los conservacionistas continuarán sin poder actuar para proteger este hermoso ejemplar deregulaciones sin sentido creadas seguramente por el animal más ignorante del mundo. Afortunadamente, personas que trabajan en fauna silvestre están muy conscientes de la situación del dingo. Por lo tanto, cuando ellos son contratados por granjeros para eliminar perros vagabundos con fines de protección ganadera o contratados por grupos conservacionistas con el fin de proteger a los últimos ejemplares de dingos puros de la endogamia, hacen todo lo posible para sólo remover a los perros ferales y a cualquier ejemplar considerado ser un híbrido cerca de las áreas protegidas. Esto es algo que han estado haciendo por años.

Dejando de lado la ética, esto ha producido una de las más grandes fuentes de información en el mundo sobre lo que comen los perros por su cuenta cuando están en la naturaleza. Usando los resultados de numerosos estudios, Fleming *et al.* 2001[27] reunieron una cantidad de muestras sin precedentes de estómagos de dingos híbridos y perros ferales por treinta años, abarcando las seis regiones climáticas del continente australiano. Hasta hoy es el estudio más grande referente a la dieta de un cánido del que pueda informarme. Ellos encontraron que la proteína animal consistía el 97% de su dieta (mamíferos con un 72% lideran la gran mayoría, principalmente conejos y canguros, por otro lado, aves, insectos, peces, cangrejos, ranas y reptiles pertenecen al otro 25%). Como en el lobo gris, la vegetación consistía en un 3% de todas las muestras. Este aporte de materia vegetal en los perros salvajes que habitaban la selva, consistía principalmente en semillas que eran parte del contenido estomacal de las aves que ellos cazaban, el cual podrían haber sido muy pequeñas como para que hayan podido desecharlas. Al igual que su primo el lobo, el dingo no consume el contenido del rumen de sus presas de gran tamaño. Basado en sus hallazgos, Fleming *et al.* (2001)[27], clasificaron a los perros ferales australianos como *carnívoros especialistas* y los definieron como un grupo formado principalmente por perros domésticos con mezcla de dingoy de dingos híbridos.

Puntos a destacar

- ✓ Los perros evolucionaron, al parecer más de una vez, de un ancestro del lobo gris hace 20-40.000 años atrás. Inmediatamente o muy pronto después de eso, comenzaron a compartir el mismo espacio con el humano.

- ✓ Los lobos son verdaderos carnívoros, raramente promedian un 3% de su dieta en materia vegetal.

- ✓ Los lobos generalmente no comen el contenido del estómago de sus presas.

- ✓ Los cánidos, como el perro salvaje africano, aguará guazú y coyote, no han estado relacionados con el perro doméstico por más de 5 millones de años

- ✓ El dingo fue una vez un perro doméstico, que llegó a Australia entre 4.000 - 8.000 años atrás. Él también es un verdadero carnívoro que no consume más de un 3% de materia vegetal.

- ✓ Cuantas más copias del gen AMY para la producción de amilasa tenga un mamífero, más carbohidratos se cree que incluyen en su dieta. El

> dingo solo posee dos copias del gen AMY2B para la digestión de carbohidratos. El perro posee entre 3 a 32 copias, dependiendo de su asociación histórica con granjeros o la exposición a carbohidratos. El Husky Siberiano y Akita poseen la menor cantidad de copias de este gen.
>
> ✓ Uno de los más grandes análisis alimenticios de cánidos en existencia, pertenece a los perros ferales e híbridos de dingos en Australia. Usando 13.000 muestras de estómago, encontraron a estos animales como carnívoros especialistas, promediando no más del 3% de materia vegetal como parte de su dieta.

Referencias del Capítulo Dos

1 Vilà, C., Savolainen, P., Maldonado, J.E. et al. (1997). Multiple and ancient origins of the domestic dog. Science, 276(5319): 1687–1689
2 Wozencraft, W.C. (2005). Order Carnivora. In Wilson, D.E.; Reeder, D.M (eds.). *Mammal Species of the World: A Taxonomic and Geographic Reference* (3rd ed.). Johns Hopkins University Press. pp. 575–577
3 Irving-Pease, E.K.; Ryan, H., Jamieson, A. et al. (2018). Paleogenomics of animal domestication. In Lindqvist, C.; Rajora, O. (eds.). Paleogenomics: Genome-Scale Analysisof Ancient DNA. Cham: Springer
4 Davis, S.J.M. and Valla, F.R. (1978). Evidence for domestication of the dog 12,000 years ago in the Natufian of Palestine. Nature, 276: 608–610
5 Benecke, N. (1987). Studies on early dog remains from Northern Europe. Journal of Archaeological Science, 14: 31–49
6 Mark, D. (2011). How the dog became the dog: from wolves to our best friends. New York: Penguin
7 Ovodov, N.D., Crockford, S.J., Kuzmin, Y.V. et al. (2011). A 33,000-year-old incipient dog from the Altai Mountains of Siberia: Evidence of the earliest domestication disrupted by the last glacial maximum. PLoS One, 6(7): e22821
8 Savolainen, P., Zhang, Y.P., Luo, J. et al. (2002). Genetic evidence for an east Asian origin of domestic dogs. Science, 298: 1610–1613
9 Pang, J.F., Kluetsch, C., Zou, X.J. et al. (2009). mtDNA data indicate a single origin for dogs south of Yangtze River less than 16,300 years ago, from numerous wolves. Molecular Biology and Evolution, 12: 2849–2864
10 VonHoldt, B., Pollinger, J.P., Lohmueller, K.E. et al. (2010). Genome-wide SNP and haplotype analyses reveal a rich history underlying dog domestication. Nature, 464(7290): 898–902

11 Honeycutt, R.L. (2010). Unravelling the mysteries of dog evolution. Biomedical Central Biology, 8:20
12 Bradshaw, J. (2011). Dog Sense. New York: Basic Books
13 Mech L.D. and Boitani L. (Eds) (2003). Wolves: behavior, ecology, and conservation. Chicago: University of Chicago Press
14 Peterson, R.O. and Ciucci, P. (2003). The Wolf As A Carnivore. In L. D. Mech and L. Boitani (Eds). Wolves: behavior, ecology, and conservation. p123–124. Chicago: University of Chicago Press.
15 Sillero-Zubiri, C., Hoffmann, M. and MacDonald, D.W. (2004). Canids: foxes, wolves, jackals and dogs. Status survey and conservation action plan. Gland, Switzerland:IUCN
16 Bosch, G., Hagen-Plantinga, E.A. and Hendriks, W.H. (2015). Dietary nutrient profiles of wild wolves: insights for optimal dog nutrition? British Journal of Nutrition (2015),113:S40–S54
17 Stahler, D.R., Smith, D.W. and Guernsey, D.S. (2006). Foraging And Feeding Ecology Of The Gray Wolf (Canis lupus): Lessons from Yellowstone National Park, Wyoming, USA. The Journal of Nutrition, 136(7): 1923S–1926S
18 Mech, L.D. (1970). The wolf: the ecology and behaviour of an endangered species. New York: Doubleday
19 Peterson, R.O. (1977). Wolf ecology and prey relationships on isle royale. PhD Thesis, Purdue University, West Lafayette
20 Potvin, F., Jolicoeur, H. and Huot, J. (1988) Wolf diet and prey selectivity during two periods for deer in Quebec: Decline versus expansion. Canadian Journal of Zoology, 66: 1274–1279
21 Fuller, T.K. (1989) Population dynamics of wolves in North-Central Minnesota. Wildlife Monographs, 105: 1–41
22 Peterson, R.O. and Ciucci, P. (2003). The wolf as a carnivore. In Mech, L D and Boitani, L (Eds). Wolves: Behavior, Ecology, And Conservation, p104-111. Chicago, IL: University ofChicago Press.
23 Wilmers, C.C., Crabtree, R.L., Smith, D.W.et al. (2003). Trophic facilitation by introduced top predators: grey wolf subsidies to scavengers in Yellowstone National Park. Journal of Animal Ecology, 72: 909–916
24 Bump, J.K., Peterson, R.O. and Vucetich, J.A. (2009). Wolves modulate soil nutrient heterogeneity and foliar nitrogen by configuring the distribution of ungulate carcasses.Ecology, 90: 3159–3167
25 Sternthal, S. (2010). Moscow's stray dogs. Financial Times. Published online. April 30th, www.ft.com
26 Gill, J., Hoffmannowa, H. and Piekarz, R. (1964). Studies on digestive physiology in the wolf, dingo, and jackal. II. Digestive ability of the pancreas, duodenum and salivary glands and size of the alimentary tract and weight of internal organs. Acta Physiologica, 15(1): 137–148
27 Fleming, F., Corbett, L., Harden, R. and Thomson, P. (2001). Managing the impacts of dingoes and other wild dogs. Canberra, Australia: National Heritage Trust, Bureau of Rural Sciences.
28 Corbett, L. (2004). Dingo. In Canids: Foxes, Wolves, Jackals and Dogs. International Union for Conservation of Nature and Natural Resources. Publisher IUCN, Gland, Switzerland

29 Milham, P. and Thompson, P. (1976). Relative antiquity of human occupation and extinct fauna at Madura Cave, southeastern Western Australia. Mankind, 10: 175–180

30 Freedman, A.H., Gronau, I., Schweizer, R.M. et al. (2014). Genome Sequencing Highlights the Dynamic Early History of Dogs. PLOS Genetics 10(8): e1004631

31 Fillios, M. and Tacon, P. (2016). Who let the dogs in? A review of the recent genetic Evidence for the introduction of the dingo to Australia and implications for the movement of people. Journal of Archaeological Science: Reports, 364

32 Cairns, K.M., Brown, S.K., Sacks, B.N. et al. (2017). Conservation implications for dingoes from the maternal and paternal genome: Multiple populations, dog introgression, and demography. Ecology and Evolution, 7(22): 9787–9807

33 Koler-Matznick, J., Lehr Brisbin Jr, I., Feinstein, M. and Bulmer, S. (2003). An updated description of the New Guinea Singing Dog (Canis hallstromi), Troughton 1957. Journal of Zoology, London. 261(2): 109–118

34 Koler-Matznick, J., Lehr Brisbin Jr., Yates, I. et al. (2007). The New Guinea singing dog: its status and scientific importance. The Journal of the Australian Mammal Society. 29(1):47–56

35 Ehrlich, D. (2011). Singers singing – Hear the cry of the New Guinea Singing Dog. Zoological Association of America Newsletter and Journal. 5(2): 111–128

36 Jackson, S.M., Fleming, P.J.S., Eldridge, M.D.B et al. (2019). The dogma of dingoes —taxonomic status of the dingo: A reply to Smith et al. Zootaxa, 4564(1)

37 Smith, B.P. and Litchfield, C.A. (2009). A review of the relationship between indigenous Australians, Dingoes (Canis dingo) and Domestic Dogs (Canis familiaris). Anthrozoös, 2:111–128

38 Johnston, A.M., Turrina, C., Watson, Arrea, A.L. et al. (2017). Uncovering the origins of dog–human eye contact: dingoes establish eye contact more than wolves, but less than dogs. Animal Behaviour, 133: 123–129

39 Smith, B.P. and Litchfield, C.A. (2010). Dingoes (Canis dingo) can use human social cues to locate hidden food. Animal Cognition, 13: 367–376

40 Axelsson, E., Ratnakumar, A., Arendt, M.L et al. (2013). The genomic signature of dog domestication reveals adaptation to a starch-rich diet. Nature, 495(7441): 360–364

41 Reiter, T., Jagoda, E., and Capellini, T.D. (2016). Dietary variation and evolution of gene copy number among dog breeds. PLoS ONE 11(2): e0148899

42 Inchley, C.E., Larbey, C.D.A., Shwan, N.A. et al. (2016). Selective sweep on human amylase genes postdates the split with Neanderthals. Scientific Reports, (6): 37198

43 Pajic, P., Pavlidis, P., Dean, K. et al. (2019). Independent amylase gene copy number bursts correlate with dietary preferences in mammals. eLife, 8: e44628

44 Albalat, R. and Cañestro, C. (2016). Evolution by gene loss. Nature Reviews Genetics,17(7): 379-391

45 Fan, Z., Silva, P., Gronau, I. et al. (2016). Worldwide patterns of genomic variation and admixture in Grey Wolves. Genome Research, 26(2): 163–173

46 Vilà, C. and Wayne, R.K. (1999). Hybridization between Wolves and Dogs. Conservation-Biology, 13(1): 195–198

CAPÍTULO 3
Selección de la Dieta en Perros Asilvestrados y Domésticos en Libertad

1. La habilidad cazadora del perro doméstico

Desde que el perrose mudó a vivir con los humanos, ocurrieron cambios necesarios que facilitaron la convivencia y el trabajo en equipo. El comportamiento era probablemente lo primero que tenía que cambiar, como la agresividad. Hace miles de años atrás, nuestros ancestros naturalmente habrían elegido a los proto-perros que eran menos reservados, menos agresivos y más afectivos con los humanos. Los perros cautelosos se habrían mantenido lejos de los campamentos sin alterar el acervo genético. Con el paso del tiempo, los caninos percibían a los humanos como máquinas expendedoras de comida, y su comportamiento se habría adaptado para sacar ventaja de esto. Un gran rasgo, era la habilidad de leer e interpretar nuestro lenguaje corporal. Un grupo de investigadores[1]encontró que cuando se trataba de localizar alimentos escondidos, los lobos criados por humanos no mostraban la capacidad de leer a las personas, tampoco poseían habilidades comunicacionales, mientras que en el caso de los perros domésticos, cachorros de pocas semanas de edad con escaso contacto humano podían hacerlo sin problemas.

Lo siguiente que había que cambiar, era su apariencia. Desde la llegada de la agricultura, hemos estado seleccionando perros más dóciles y pequeños.[2]Para no pasar hambre, un lobo gris requiere por lo menos un kilo de carne fresca diaria,-[3]mientras que los primeros proto-perros que deambulaban la mayoría del tiempo, se preocupaban de llenar sus reservas de grasa. En estos últimos 30.000 años de domesticación, y constante enflaquecimiento, comer delas sobras de los humanos pudo haber favorecido un tamaño menor en los proto-perros.

Meggitt (1965)[4] encontró que los dingos domesticados que vivían con aborígenes eran más pequeños que sus hermanos salvajes, lo que el autor señala, es que esto fue debido a una nutrición pobre. Así, con el paso del tiempo, encontramos en el perro doméstico un animal más pequeño y menos agresivo.

También es importante observar que los perros callejeros no se organizan en manadas estructuradas, sino en grupos dispersos, comúnmente llamados unidades sociales o de alimentación[4, 5, 6] que varían en tamaños entre dos a diez ejemplares.[7]

Sumando una disminución en el tamaño, una baja agresividad, pobre organización en grupos, pobre enseñanza de progenitores y exposición a presas, siendo estas últimas dos fundamentales para el desarrollo de cacería en crías de lobos,[8] con esto nos damos cuenta que el perro doméstico es un tipo muy diferente de cánido en comparación con su primo el lobo. En un aspecto, los perros poseen muy poco impacto en animales silvestres de gran tamaño como en un grupos de alces, en esto se requiere una seria organización de caza.[4, 9,10,11] Por supuesto que existen incidentes aislados con perros ferales y con perros callejerosatacando a grandes animales, incluyendo ganado[12] y antílopes,[13] sin embargo, son excepciones. En contraste a Fleming *et al.* algunos autores han buscado casos de depredación en ganadopor perros ferales, sin poder documentarinstancia algunaen períodos de por lo menos cinco años.[14,15]Aunque seafirmaque se está usando como pretexto los años de hibridación entre dingos y perros ferales con la depredación. Estos autores reportan descoordinados e infructuosos intentos de caza debido a los constantes ladridos de los perros ferales. Aunque las presas no sean abatidas, estos ataques representan un alto precio que deben pagar estos animales, un aumento del estrés y pérdida de energía,[16] como también una baja en la tasa dereproducción en especies nativas unguladas.[17]

Generalmente las grandes presas son consumidas como carroña. Con una eficientey larga narizjunto a colosales centros olfatorios que representan casi el 25% de sus cerebros, los perros sonexcelentes carroñeros, con un increíble 67% de éxito en la búsqueda de cadáveres disponibles en su área.[18]De hecho, los perros parecieran superar a los buitres cuando comparten territorio.[10, 19]

Sin embargo, a pesar de que los grandes animales no sean parte del menú, esto no debería confundirse con una disminución del instinto depredador. Un fuerte impulso de cacería está muy vigente en el perro,[6,7] sólo ha cambiado el objetivo, ahora va en dirección a presas pequeñas. En el rango de los animales grandes se encuentran las ovejas, en que los perros son bien conocidos por tomar una ventaja aterradora. Pregúntale a cualquier granjero. He visto las secuelas de algunos de esos ataques y son de verdad horripilantes. La forma en que un cánido mata a un animal grande y exhausto puede ser muy cruel. No como los grandes y musculosos felinos que atacan por el cuello, matando al animal de forma rápida, los perros y lobos carecen de esa potencia frontal para dar un golpe fulminante como lo hacen los felinos.

Los perros, más que ser unos asesinos por emboscada como los felinos, ellos son máquinas de correr largas distancias. Ellos están hechos para ser corredores de maratón, en vez de ser velocistas de los 100 metros planos. Los perros prefieren acechar y acosar al animal, a menudo por horas e incluso días (en el caso del lobo) hasta que el animal colapse exhausto. Muy similar a las hienas, los perros cuando pasan hambre, son conocidos por comenzar a alimentarse de los cuartos traseros del animal mientras continúa con vida. Cuando no padecen hambre, ellos pueden morder indiscriminada y frenéticamente hasta que el animal se paralice.

Apartando a los grandes ungulados, cualquier presa más pequeña que una oveja se encuentra en grave peligro si es que existen perros alrededor. Poblaciones de iguanas marinas y tortugas de las Islas Galápagos, capibaras en Venezuela, aves no voladoras como el kiwi en Nueva Zelanda y numerosas especies de ranas alrededor del mundo han sufrido drásticamente de la depredación del perro.[7,20,21,22] Manor y Saltz (2004)[24] encontraron perros callejeros quese alimentaron en alto número depequeñas gacelas, sin embargo, su número respondió positivamente cuando estos perros fueron sacrificados. Una perra Pastor Alemán fue conocida por haber matado entre 500 a 900 kiwis en *un solo* frenesí de alimentación antes de que fuera abatida por un disparo.[25] Son cazadores tan formidables, que su sola presencia en un área aleja a otras presas como ardillas, conejos e incluso ciervos[16], como también disuaden a rivales como lobos, gatos monteses y zorros[17,26,27,28] a usar otras áreas de caza cuando los perros imponen su presencia.[29]

Cuando están por su cuenta, siempre y cuando haya alta disponibilidad, los perros muestran una larga preferencia por animales pequeños que incluyen roedores, aves, conejos, insectos, lagartos y ranas, como también pequeños ungulados como ovejas, ciervos de cola blanca y pequeñas gacelas.[5,8,11,23,24,30-36] El resto del tiempo lo pasan carroñando cadáveres y materia fecal. De hecho, algunos estudios muestran que en Zimbabue, las heces pueden consistir un 20% de la dieta de un perro.[11] Los autores notan que esto es un síntoma de su dieta deficiente en proteína.

Los perros son difíciles en adaptarse a un sólo tipo de alimentación. Ellos son muy flexibles y oportunistas, por lo cual los describiríamos mejor como carnívoros carroñeros más que verdaderos cazadores,[37] lo que fácilmente los hace cambiar de presa acorde a su abundancia. Tal vez no sean los más grandes, pero los perros ferales y callejeros son a menudo los máximos depredadores de muchos hábitats cuando los carnívoros superiores han sido removidos delárea.[38]

Con todo lo ya descrito, algunos de los autores mencionados,[5,8,11,12,35] notaron que algunas poblaciones de perros domésticos consumían grandes cantidades de materia vegetal, algunos cercanos al 50% de su dieta. Hay una razón fundamental que a menudo se pasa por alto para este contraste.

2. La Diferencia Entre Perros Ferales y Perros Callejeros

Algunas personas constantemente me muestran pequeños estudios de perros que viven en pueblos, como prueba de que el perro doméstico consume materia vegetal como parte de su dieta *normal*. Hay mucho en esta declaración, así que les pido paciencia mientras me explayo un poco.

Hay muy pocos estudios conducidos a la fecha sobre alimentación en perros. Todavía no existen estudios de perros asilvestrados o perroscallejeros en una escala comparable a la que se hizo con las 13.000 muestras de los híbridos domésticos dingo-perro en Australia.[39] Y, mientras tenemos un pequeño puñado de estudios útiles para analizar, lamentablemente los resultados parecierandiferir en alto grado.

Butler y du Toit (2004),[11] estudiaron el contenido estomacal de perros callejeros en un pueblo de Zimbabue y concluyeron que ellos eran "carroñeros de desechos humanos y cadáveres". Mientras sus familias humanas a veces los alimentaban con gachas, los autores notaron que cuando eran *dejados por su cuenta*, los perros consumían un "97% de materia animal", como coincidencia es la misma cantidad de materia animal que el hibrido dingo-perro consume en el estudio de Fleming *et al*. (2001)[39] mencionado anteriormente.

Campos *et al*. (2007),[35] por medio de la observación de campo en conjunto de análisis fecales de perros vagabundos en el Brasil suburbano y rural, concordaba en los resultados de forma estrecha con el anterior. Los perros aquí consumían una dieta casi totalmente de carne, que consistía en un 82% de mamíferos e invertebrados, el resto trataba de una mezcla de aves, ranas, heces humanas y pequeñas cantidades de materia vegetal.

Muy similar a la de sus ancestros, la dieta del perro feral es carnívora. Esto explica por qué los genetistas que rastrean lobos regularmente se complican en distinguir las heces de ambos.[13]

Sin embargo, no todos los estudios concuerdan. Usando solo la observación de campo, Scott y Causey (1973)[5] concluyeron que los perros ferales en Alabama consumían "pequeños mamíferos, basura y algo de material vegetal". Gipson (1983)[40] también usando el método de observación, notó que la principal comida de los perros ferales en Alaska eran pequeños mamíferos, liebres, carroñar alces, visones y basura. Por cierto, este autor observó a una madre y sus cachorros buscando comida fuera de la guarida a -45°C (-49°F). Un tercer estudio observacional realizado por Boitani y Ciucci (1995)[8] apoyan los resultados con estudios anteriores, con perros asilvestrados italianos que consumen una dieta de pequeños mamíferos y algo de vegetales.

Ahora comienza a aparecer algo de material vegetal.

Cuando se analizan estudios de alimentación, hay un número de factores que deben ser controlados y permitidos. El primero es el método de toma de muestra. Hay básicamente tres formas de estudiar la alimentación de un animal: observación (desde lejos con un telescopio), análisis de heces (recogidas) y contenido estomacal. El método que uses puede alterar de gran manera los resultados.

En términos de análisis de alimentación, la observación de campo podría ser visto como la forma menos confiable de obtención de información y el más propenso a tener errores. La observación de campo involucra al investigador a estudiar intervalos predeterminados de tiempo, como en cada minuto, y anotar lo que un animal pareciera que esté comiendo en ese momento. Este método puede raramente tomar en cuenta lo que es específicamente elegido desde el suelo, o lo más importante, *la cantidad* consumida, ambos detalles son cruciales para tener una visión general del por qué el perro estaba olfateando en ese lugar de partida. Por ejemplo, un zorro alimentándose en un huerto podría concluirse de que los zorros comen vegetales, cuando en realidad están buscando babosas entre medio de los vegetales. Por medio de sólo la observación, los lobos al tirar de la grasa que recubre los intestinos de su presa podrían dar una conclusión errónea de que ellos se alimentan de los contenidos estomacales de su presa, lo cual ahora sabemos que eso no ocurre. De esta forma, en las observaciones, incluso aquellas realizadas por los científicos más calificados y diligentes, son propensas a dar resultados erróneos.

Un vertedero humano es la comida para llevar de un carroñero. La mayoría de los perros callejeros se encuentran en esos lugares o cerca de ellos. Nuestros desechos *siempre* han sido una atracción. Estos vertederos son probablemente la razón el cual los perros comenzaron a deambular cerca de nosotros por primera vez. En los desechos encontramos restos de carne, insectos y babosas, roedores, pequeñas aves con sus huevos y algunas heces añejas para quienes quieran darse un gusto con ellas, y eso Dios lo sabe. La coprofagia, el acto de comer fecas, es desafortunadamente una cosa muy natural para los perros. Como se vio anteriormente por Butler y du Toit, los perros de los pueblos de Zimbabue consumían casi un 20% de heces humanas. Este acto es probablemente debido a una cantidad relativa de proteínas y posiblemente vitaminas que se encuentran en las heces como producto de la microbiota de los omnívoros y herbívoros. Los osos polares son notablemente aficionados por buscar comida en los vertederos humanos, y nadie discutiría que ellos son más que completos carnívoros.

Analizar heces recogidas es un mejor método de estudio de alimentación, pero también tiene sus pormenores. Puede ser difícil de identificar. Más importante, los elementos más difíciles de digerir tienden a ser sobrerrepresentados en los resultados. Por ejemplo, si comes carne y coliflor, la fibra de la coliflor será en gran parte la que formará a las heces, ya que la carne es digerida casi por completo. Los residuos de materia vegetal es a menudo sobrerrepresentada en animales que consumen ambos tipos de alimentos.

El método más preciso es por lejos, el análisis del contenido estomacal. El problema de esto es que desafortunadamente se requiere que el animal sea sacrificado. Por lo tanto, mientras es considerado el estándar dorado de los estudios de alimentación, los análisis de contenido estomacal son conducidos con menos frecuencia, generalmente se realizan en momentos de medidas de control poblacional.

Aparte del método de toma de muestra, hay otro factor que complica todo el asunto, y es la influencia humana, o para explicarlo de una forma más acertada, la experiencia del perro cuando es joven.

Los verdaderos perros ferales o perros domésticos salvajes son aquellos que nunca han tenido o evitan el contacto con el humano. Los perros callejeros son aquellos que deambulan por el día, pero regresan a sus familias humanas en la noche por algo de comida. Mientras estos animales son idénticos anatómica y taxonómicamente, en sólo una o en dos generaciones de crianza silvestre, algunas diferencias ya aparecen entre ellos. Por ejemplo, Daniel y Bekhoff (1989)[6] en su estudio de la biología social de los perros callejeros y perros ferales, concluyeron que los perros callejeros eran menos sociables como se esperaba, mientras que los perros ferales eran lo contrario, con el fin de poder operaren manada, muy parecido a sus ancestros.

Los perroscallejeros aparecen de forma natural en áreas pobres del mundo, donde las leyes son laxas. Al regresar a sus familias al atardecer, estos perros al parecer dependen en gran medida de sus donaciones comestibles.[11,12] Como la proteína cárnica es de gran valor en regiones económicamente pobres, a menudo se les ofrece una gran cantidad de materia vegetal a los perros callejeros. En India se mantienen gracias a preparados que son donaciones para humanos como pan de mijo, maíz o maní [41] o en Zimbabue, *sadza* (gachas). En algunos perros esto representa hasta el 50% del alimento que consumen.

Es interesante saber que cuando esos perros fueron dejados libres por su cuenta, ellos tendieron a seguir una forma de vida carnívora.

> …….aunque sean alimentados regularmente por sus tutores, ellos reciben muy poca proteína de calidad….ellos se alimentande materia animal para equilibrar sus bajos niveles de proteína…
>
> **Butler *et al.* 2004**[11]

ALIMENTACIÓN EN PERROS

Todo esto destaca una interesante peculiaridad de los perros que a menudo no es tomada en cuenta cuando los autores analizan sus hábitos alimenticios. Como parte de su investigación para *"The Dynamics of Behaviour Development"*, Kuo (1967)[42] crio cien cachorros Chow Chow desde el nacimiento hasta los seis meses de edad con una de tres dietas. Un grupo fue alimentado solamente con soja. El segundo grupo fue alimentado con sólo materia vegetal. El tercer grupo fue alimentado con una mezcla de carne y vegetales. Lo que encontró, fue que aquellos perros alimentados con un sólo tipo de proteína como la de la soja, no comerían un nuevo tipo de alimento presentado después en su vida. Aquellos que sólo consumieron la dieta vegetariana no comerían proteína animal. Aquellos que comieron la dieta de carne y vegetales comerían cualquier alimento que se les presentara. Lo que Kuo demostró es que los perros al parecer tienen una fijación por sus preferencias alimenticias en los momentos tempranos de su vida, cercanos al *período de impronta* (los primeros cinco meses de vida, un período conocido por entrenadores como crucial en su desarrollo social y mental). Es probable que sea una función clave de muchos carnívoros carroñeros, si es que no también de los humanos.

En su libro, *"The Domestic Dog: Its Evolution, Behaviour, and Interactions with People"*, (1995)[43] destaca la importancia de este factor humano en la selección alimenticia por los perros. Serpell crio una variedad de perros de razas pequeñas, como Poodles, Dachshunds, Yorkshire Terrier y Cavalier King Charles Spaniels, con dietas específicas hasta los dos años de edad. Una dieta poseía "un sabor limitado" en la forma de un alimento completo nutricionalmente para cachorros. Otras dos dietas proveían una variedad de preparaciones y alimentos frescos. El autor encontró que aquellos que fueron alimentados con una variedad de sabores mostraron una preferencia inmediata por alimentos nuevos, pero en el grupo del sabor limitado optaron por su comida habitual. En resumen, variar mientras son jóvenes reduciría el comportamiento quisquilloso.

Serpell se da cuenta que mientras algunas preferencias alimenticias en perros son genéticamente mediadas, como lo dulce y lo salado, el proceso de comportamiento involucrado en la selección de alimentos es modificado en respuesta a la experiencia ganada en la vida. El líquido amniótico y la leche materna obtienen el aroma debido a los alimentos ingeridos por la madre. Luego el alimento es regurgitado y presentado por los padres. De esta forma, los animales que experimentan sabores desde temprano en su vida lo relacionarán con "alimentos seguros".[43] Desde aquí el animal desarrolla una estrategia selectiva de alimentos basada en aquellas experiencias, seleccionando alimentos que no solo estén disponibles, sino también que sean nutritivos (sin importar el grado), y lo más importante, que sean seguros.

Este proceso probablemente comienza en el vientre. En ratas mientras permanecían en *el útero*, fueron expuestas a soluciones de manzana con un resultado de un incremento en la preferencia por este sabor cuando eran adultas.[44] Exponer ratas preñadas a citral (esencia de limón sin sabor) dio como resultado que las crías seleccionaban los pezones que habían sido marcados con esta esencia.[45] Estos autores muestran que las ratas restringidas a un sólo sabor, consecuentemente lo continúan eligiendo, y en aquellas las cuales fueron provistas de una variedad de sabores de forma temprana, consumiríancon menos reticencia una nueva variedad.

Esto explicaría de alguna manera el por qué muchos gatos domésticos han sido documentados comiendo materia vegetal. Gatos de los pueblos del sudeste asiático poseen una dieta básica, consiste en restos de wok que contiene arroz saborizadocon residuos vegetales y a veces huesos de pescado, ellos eligen elementos similares en vertederos de basura.[46] Sin embargo, su homólogo salvaje de ninguna manera tiene este comportamiento (ver revisiones de Donerty *et al.* (2015)[47] quienes reunieron los resultados de 49 estudios que abarcaron seis regiones climáticas, y Bonnaud *et al.* (2011)[48] quienes usaron72 de la Isla de los gatos)

Tal vez incluso, y me arriesgaré en decir esto, explicaría el por qué algunas manadas de lobos grises muy ocasionalmente se llenan de frutas como bayas cuando están al alcance, mientras la mayoría de las especies posiblemente no lo hacen. He visto las imágenes de las heces, pareciera como si solo habrían consumido estos frutos como cena. Sin embargo, es difícil comprender si esto es una *práctica normal* para las poblaciones de lobos grises. Como lo discutimos en el Capítulo 2, una gran revisión de 26 estudios de alimentación publicada en el British Journal of Nutrition, que involucró 31.276 muestras de heces de lobos y análisis estomacales, revelaron "una despreciable cantidad de materia vegetal" consumida.[49] Sólo en uno o en dos estudios la materia vegetal bordeaba un 2-3%. Esto es como extraño debido a la alta disponibilidad de frutas que existe para el lobo en los meses de verano. Esto sugiere que "llenarse" de frutas no es común o por lo menos no es una práctica regular de los lobos. Aquí viene el problema, "mientras aprendemos la importancia para nuestro ecosistema en tener depredadores para mantener a raya a los herbívoros, la reintroducción de lobos en ecosistemas está siendo más común hoy en día". Sin embargo, con una historia previa de ser alimentados por humanos que tenían sus propias opiniones sobre cómo debían ser alimentados estos lobos, podría enturbiar las aguas para las generaciones venideras.

En los estudios ya mencionados, los perros callejeros que fueron alimentados con restos vegetales por sus cuidadores desde una edad joven. De hecho, sus madres también fueron alimentadas con la misma comida, así que probablemente estaban preparados para seleccionar estos alimentos desde antes de nacer.

Esto también explica el por qué algunos vegetarianos creen que sus perros *aman* sus vegetales. Es un rasgo extraño que poseen los perros el que nosotros podemos darles de comer cualquier cosa, carne, vegetales o croquetas. Sin embargo, nada dice de que si esto es conveniente al *largoplazo* para ese animal. De hecho, si usamos la longevidad como medida de aptitud, entonces pareciera que no les va muy bien cuando no hay acceso a veterinarios. Boitani y Ciucci(1995)[8] encontraron que poblaciones italianas de perros asilvestrados y callejeros que vivían en vertederos, solo un 2% lograban pasar el año de edad.[50] La mayoría de los perros callejeros morían de malnutrición, en combinación con depredación, enfermedad, parásitos y exposición al peligro.[51]

Hay otro punto fundamental. La materia vegetal es más abundante y accesible que la carne, la cual es difícil de encontrar y ciertamente difícil de atrapar. Si asumimos que la disponibilidad de alimentos es el factor más importante en la nutrición, luego le sigue de que si la materia vegetal es el principal ingrediente del menú del perro, entonces estos perros callejeros podrían felizmente depender de ellos para mantenerse (cultivos, plantas, frutas y vegetales, basura), como lo harían los omnívoros. Pero parece que eso no sucede. Van´t Woudt (1990)[51] sugiere que solo "cuando no sea objeto de depredación y donde tengan acceso a presas adecuadas que sean nativas o introducidas" ellos podrán sobrevivir para formar verdaderas poblaciones asilvestradas.

Todos los estudios de alimentación canina a partir de este punto deben tener en cuenta este crucial aspecto. Estudios en mascotas, perros callejeros o de pueblos que hayan sido alimentados por humanos no pueden ser *extrapolados* como reflejo de una dieta normal de toda la especie.

3. Hambre y perros comiendo pasto

Todos hemos visto a nuestros perros masticar pasto varias veces. Las especies de *Canis lupus* se caracterizan por auto-medicarse.[52] En una encuesta de 1.571 perros, el 79% fue documentado en comer pasto mensualmente.[53] Sin embargo, este comportamiento indica nada sobre su dieta, ya que lobos y gatos también son conocidos por hacerlo.[54-56] Seguramente es una solución natural para una variedad de problemas de salud, la mayoría referente al sistema digestivo, sin embargo todavía no lo comprendemos. Una razón podría ser que los perros buscan la clorofila fresca de tallos jóvenes que ayudan al proceso digestivo. Otros tallos inducen vómito o diarrea, dependiendo de la necesidad que tengan. [57] Los tallos fibrosos, indigestibles pueden ser una estrategia ancestral para reducir la carga parasitaria. No estamos seguros cual. Ya en 1944, el famoso biólogo de lobos Murie, reportó ver gusanos parásitos en heces de lobos luego de ingerir pasto.[58] Más reciente, se ha encontrado que chimpancés salvajes comen hojas de variedades de plantas que pasan a través del sistema digestivo sin digerir, purgando el tracto intestinal de nemátodos.[59] Sin embargo, hace poco examinamos las heces de veinte ávidos comedores de pasto y sólo encontramos a uno que albergaba gusanos intestinales (*pers. comm.*). De hecho, en la ya mencionada encuesta, solo el 9% de los perros que comían vegetales poseían un aspecto enfermizo antes de comer pasto, y sólo un 22% regularmente vomitaba después del acto de comerlo; la gran mayoría parecía normal. Un hallazgo final interesante de la encuesta, era que los perros jóvenes tendían a comer más pasto que los perros adultos. Podría ser que los animales jóvenes, con su sistema inmune en desarrollo son más propensos a ser infectados por parásitos. Sin embargo, sabemos que los perros aprenden *con el tiempo* en asociar ciertos alimentos con consecuencias fisiológicas. Así que, mientras nacen con un conocimiento adquirido de *que* seleccionar, es probable que no sepan exactamente *cuando* esto suceda, esto se desarrollaría con el tiempo o por ser expuestos a alimentos medicinales *en el útero*.

Nunca subestimes la habilidad innata de un perro en buscar la auto-sanación. De hecho, esta es la base de la zoofarmacognosis, por lo cual varios alimentos curativos y hierbas son ofrecidos a perros enfermos. El paciente, con su olfato supremo, es libre de elegir lo que posiblemente necesitaría o desecharía. Caroline Ingraham, la fundadora de esta disciplina, es increíble. Por favor revisen su trabajo. En la Sección 4 ustedes verán que aplicamos algunos de sus principios cuando alimentamos a nuestros perros.

Por supuesto que, el pasto ocasional que come tu perro no es una razón para incluir grandes cantidades de materia vegetal en su dieta. Hipopótamos y vacas masticarán huesos de otros animales por el calcio. Ciervos rojos y ovejas de la isla escocesa de Rum han sido conocidos por comer las cabezas y piernas de polluelos de aves marinas para obtener los minerales que necesitan para hacer crecer sus cuernos y cornamentas.[60] Consideramos a estos tipos ocasionales de alimentación como medicinales, por lo tanto es más rara que habitual.

Luego está el hambre. Perros de pecho profundo están permanente hambrientos.[61] Usemos a los Labradores por ejemplo. Originados en los estrechos fríos de Labrador en el norte de Canadá, fueron criados para generar grasa rápidamente y así puedan ir a recuperar objetos o presas de las gélidas aguas. Para lograr esto, poseen patas palmeadas y cola con forma de remo. Genéticamente hechos para comer grandes cantidades de comida, los Labradores, como muchas otras razas, pueden distender su estómago, una adaptación de carnívoros carroñeros quienes no tienen la certeza de cuándo llegaría la próxima cena. Esto significa que ellos pueden comer el 10% de su peso total de una sola vez, eso son ¡3kg de alimentos para un Labrador estándar! En vez de eso, tú sirves 300 gramos de croquetas secas de rápida absorción en su plato. Un perro hambriento será menos quisquilloso.

PUNTOS A DESTACAR

✓ Comparado con los lobos, los perros son más pequeños, menos agresivos y carecen de la habilidad de cazar en manada. Sin embargo continúan siendo depredadores eficaces, sólo que hoy su presa es más pequeña.

✓ Elementos característicos en la dieta del perro incluyen roedores, aves, conejos, insectos, lagartos, ranas y pequeños ungulados, como ciervos de cola blanca, ovejas y pequeñas gacelas, siempre y cuando sean muy accesibles. Grandes presas como ganado, son comúnmente consumidas como cadáveres el cual representa un 25% aproximado de su dieta. Las heces también son parte del menú. Esta es la dieta de un cazador oportunista o de un carnívoro carroñero.

✓ Perros y gatos establecen una preferencia de gustos basados en experiencias de cuando eran jóvenes. Los humanos pueden interferir en este proceso al alimentarlos con elementos inapropiados durante el período de la impronta (esto explica el por qué algunos gatos "amen algunos vegetales", algo que los gatos ferales seguramente no harían). Esto altera la información alimentaria y todas las dietas usan información de perros y gatos previamente alimentados con croquetas.

✓ Estudios en perros de pueblos indican que mientras más vegetales consuman en su dieta, es más probable que hayan sido alimentados con sobras vegetales cuando eran jóvenes por sus familias y también al regresar a casa después de un día de vagabundeo.

✓ Perros callejeros tienen una vida de un completo carnívoro cuando vaga por el día.

✓ Perros ferales consumen significativamente menos material vegetal cuando son dejados por su cuenta y con un acceso adecuado a presas, sin embargo tenemos muy poca información alimentaria de este grupo.

✓ La mayoría de los mamíferos carnívoros consumen algo de material vegetal, a menudo con propósitos medicinales. Pueden actuar como calmante estomacal, inductor de vómitos o eliminador de parásitos. Para otros, puede ser con propósitos nutricionales.

Referencias del Capítulo Tres

1   Hare, B., Brown, M. Williamson, C. *et al*. (2002). The Domestication of Social Cognition in Dogs. Science, 298(5598): 1634–1636
2   Wayne, R.K. vonHoldt, B.M. (2012). Evolutionary genomics of dog domestication. Mammalian Genometrics, 23(1-2): 3–18
3   Mech L.D. and Boitani L. (2003). *Wolves: Behavior, Ecology, and Conservation*. University of Chicago Press
4   Meggitt, M. J. (1965). The association between Australian Aborigines and dingoes. In A. Leeds and A. Vayada (Eds.), Man, culture and animals: The role of animals in human ecological adjustments. Washington, DC: American Association for the Advancement of Science pp7-26
5   Scott, M.D. and Causey, K. (1973). Ecology of feral dogs in Alabama. Journal of Wildlife Management, 37: 253–265
6   Daniels, T.J. and Bekoff, M. (1989). Population and social biology of free-ranging dogs, *Canis familiaris*. Journal of Mammology, 70: 754–762
7   Bradshaw, J. (2011). *Dog sense*. New York: Basic Books
8   Boitani, L. and Ciucci, P. (1995). Comparative social ecology of feral dogs and wolves. Ethology Ecology and Evolution, 7(1): 49–72
9   Mech, L.D. (1970). *The wolf: The ecology and behaviour of an endangered species*. New York: Doubleday
10 Sweeney, J.R., Marchinton, R.L. and Sweeney, J.M. (1971). Responses of radio monitored white-tailed deer chased by hunting dogs. Journal of Wildlife Management, 35: 707–716
11 Butler J.R.A., du Toit, J.T., Bingham, J. (2004). Free-ranging domestic dogs *Canis familiaris* as predators and prey in rural Zimbabwe: Threats of competition and disease to large wild carnivores. Biological Conservation 115: 369–378
12 Vanak, A.T. and Gompper, M.E. (2009b). Dogs (*Canis familiaris*) as carnivores: their role and function in intraguild competition. Mammalian Review, 39(4): 265–283
13 Echegaray, J. and Vilà, C. (2010). Non-invasive monitoring of wolves at the edge of their distribution and the cost of their conservation. Animal Conservation, 13: 157–161
14 Jhala, Y.V. and Giles, R.H. (1991). The status and conservation of the wolf in Gujarat and Rajasthan, India. Conservation Biology 5: 476–483
15 Scott, M.D. and Causey, (1973). Ecology of feral dogs in Alabama. Journal of Wildlife Management, 37: 253–265
16 Nesbitt, W.H. (1975). *Ecology of a feral dog pack on a wildlife refuge*.In The wild canids. New York: Van Nostrand Reinhold. M. W. Fox (Ed.), p391–395
17 Lenth, B., Knight, R., Brennan, M.E. (2008). The effects of dogs on wildlife communities. Natural Areas Journal 28: 218–227
18 Gingold, G., Yom-Tov, Y., Kronfeld-Schor, N. *et al* (2009). Effect of guard dogs on behavior and reproduction of gazelles in cattle enclosures on the Golan Heights. Animal Conservation, 12:155–162

19 Butler J.R.A. and du Toit, J.T. (2002). Diet of free-ranging domestic dogs *Canis familiaris* in rural Zimbabwe: Implications for wild scavengers on the periphery of wildlife reserves. Animal Conservation, 5: 29–37

20 Prakash, V., Pain, D.J., Cunningham, A.A. *et al.* (2003). Catastrophic collapse of Indian White-backed *Gyps bengalensis* and Long-billed Q vulture populations. Biological Conservation, 109: 381–390

21 Iverson, J.B. (1978). The impact of feral cats and dogs on populations of the West Indian rock iguana, Cycluracarinata. Biological Conservation, 14: 63–73

22 Kruuk, H. and Snell, H. (1981). Prey selection by feral dogs from a population of marine iguanas *Amblyrhynchuscristatus*. Journal of Applied Ecology, 18: 197–204

23 Galetti, M. and Sazima, I. (2006). Impact of feral dogs in an urban Atlantic forest fragment in southeastern Brazil. Nature and Conservation, 4(1): 146–155

24 Manor, R. and Saltz, D. (2004). The impact of free-roaming dogs on gazelle kid/female ratio in a fragmented area. Biological Conservation, 119(2): 231–236.

25 Taborsky, M. (1988). Kiwis and dog predation: observations in Waitangi State Forest. Notornis, 35: 197-202

26 Sillero-Zubiri, C. and Gotelli, D. (1995). Spatial organization in the Ethiopian wolf *Canis simensis*- large pack and small stable home ranges. Journal of Zoology, 237: 65–81

27 Mitchell, B.D. and Banks, P.B. (2005). Do wild dogs exclude foxes? Evidence for competition from dietary and spatial overlap. Australian Ecology, 30: 581–591

28 Lacerda, A.C.R., Tomas, W.M. and Marinho-Filho, J. (2009). Domestic dogs as an edge effect in the Brasília National Park, Brazil: Interactions with native mammals. Animal Conservation, 12: 477–487

29 Banks, P.B. and Bryant, J.V. (2007). Four-legged friend or foe? Dog walking displaces native birds from natural areas. Biology Letters, 3: 611–613

30 Lowry, D.A. and McArthur, K.L. (1978). Domestic dogs as predators on deer. Wildlife Society Bulletin, 6: 38–39

31 Gipson, S. (1983). *Evaluation and control implications of behaviour of feral dogs in interior Alaska Vertebrate Pest Control and Management Materials*: *Fourth Symposium*. ASTM Special Technical Publication 817, p285–294. West Conshohocken, PA

32 Miller, J.E. and Leopold, B.D. (1992). *Population influences: Predators*. in Dickinson, J.G. (Ed.). The Wild Turkey: Biology and Management, p119–128. Stackpole.PA

33 Bouvier, M. and Arthur, C.P. (1995). *Protection etindemnisation des degatsd'xours aux troupeauxdomestiquesdans les Pyrenees occidentales: Fonctionnement, importance economique et role dans la protection de l'ours.* In Bourliere F, Barre V, Camerra JJ, Herrenschmidt V, Moutou F, Servheen C, Stuart S, Saint Girons MC, eds. Proceedings on the Management and Restoration of Small and Relictual Bear Populations, p510–521. Museum of Natural History

34 Pierce, R.J. and Sporle, W. (1997). Causes of Kiwi Mortality in Northland. Conservation Advisory Science Notes no. 169. Department of Conservation, Wellington, New Zealand

35 Campos, C.B., Esteves, C.F., Ferraz, K. M. *et al* (2007). Diet of free-ranging cats and dogs in a suburban and rural environment, south-eastern Brazil. Journal of Zoology, 273(1): 14–20

36. Young, J.K., Olson, K.A., Reading, R.P. et al (2011). Is Wildlife Going to the Dogs? Impacts of Feral and Free-roaming Dogs on Wildlife Populations. BioScience 61(2): 125–132
37. Macdonald, D.W. and Carr, G.M. (1995). *Variation in dog society: between resource dispersion and social flux*. In: Serpell J, editor. *The domestic dog: its evolution, behaviour and interactions with people*. Cambridge: Cambridge University Press; 1995. p. 199–216
38. Prugh, L.R., Stoner, C.J., Epps, C.W. et al (2009). The rise of the mesopredator. BioScience, 59: 779–791
39. Fleming, F., Corbett, L., Harden, R. et al (2001). Managing the impacts of dingoes and other wild dogs. Canberra, Australia: National Heritage Trust, Bureau of Rural Sciences
40. Gipson, S. (1983). Evaluation and control implications of behaviour of feral dogs in interior Alaska. Vertebrate Pest Control and Management Materials: Fourth Symposium. ASTM Special Technical Publication 817, pp. 285–294. West Conshohocken, PA: ASTM
41. Vanak, A.T. and Gompper, M.E. (2009a). Dietary niche separation between sympatric free-ranging domestic dogs and Indian foxes in Central India. Journal of Mammalogy, 90(5): 1058–1065
42. Kuo, Z.Y. (1967). *The dynamics of behaviour development: An epigenetic view*. New York: Random House.
43. Serpell, J. (1995). The domestic dog: Its evolution, behaviour, and interactions with people. Cambridge, UK: Cambridge University Press
44. Smotherman, W P. (1982). In utero chemosensory experience alters taster preferences and corticosterone responsiveness. Behavioural and Neural Biology, 36: 61–68
45. Pedersen, P.E. and Blass, E.M. (1982). Prenatal and postnatal determinants of the 1st suckling episode in albino rats. Developmental Psychobiology, 15: 349–355
46. Von Goldschmidt-Rotschild, B. and Lüps, P. (1976). UntersuchungenzurNährungsÖkologie-verwilderterHauskatzenim Kanton Bern (Schweiz). Revue Suisse Zoological, 83: 723–735 (in German, cited in Van't Woudt 1990)
47. Doherty, T.S., Davis, R.A., van Etten, E., et al. (2015). A continental-scale analysis of feral cat diet in Australia. Journal of BioGeography, 42(5): 964–975
48. Bonnaud, E, Medina, F.M., Vidal, E., et al. (2011). The diet of feral cats on islands: a review and a call for more studies. Biological Invasions, 13(3): 581–603
49. Bosch, G., Hagen-Plantinga, E.A. and Hendriks, W.H. (2015). Dietary nutrient profiles of wild wolves: insights for optimal dog nutrition? British Journal of Nutrition (2015), 113, S40–S54
50. Boitani, L., Francisci, F., Ciucci, P. et al (1995). Population biology and ecology of feral dogs in central Italy. In J. A. Serpell (Ed.), The domestic dog: Its evolution, behaviour, and interactions with people. Cambridge, UK: Cambridge University Press, pp. 217–244
51. Van't Woudt, B.D. (1990). Roaming, stray and feral domestic cats and dogs as wildlife problems. Vertebrate Pest Conference Proceedings collection. Lincoln, NE: University of Nebraska
52. Wynn, S. (2006). *Veterinary herbal medicine*. New York: Mosby
53. Chieko Suedaa, K.L., Hart. B.L. and Davis Cliff, K. (2008). Characterisation of plant eating in dogs. Applied Animal Behaviour Science, 111(1–2): 120–132

54 Robinette, W.L., Gashwiler, J.S. and Morris, O.W. (1959). Food habits of the cougar in Utah and Nevada. Journal of Wildlife Management, 23:261–273
55 Andersone Z, Ozolins J. Food habits of wolves Canis lupus in Latvia. ActaTheriologic, 49:357–367
56 Stahler, D.R., Smith, D.W. and Guernsey, D.S. (2006). Foraging and Feeding Ecology of the Gray Wolf (*Canis lupus*): Lessons from Yellowstone National Park, Wyoming, USA. The Journal of Nutrition, 136(7): 1923S–1926S
57 Trainys, K.V. (2001). Dogs eat grass: what, when, why and how much? VeterinarijaIrZootechnika, 16 (38).
58 Murie A. (1944). The wolves of Mount McKinley.Fauna of the National Parks, No. 5. Washington, DC: US Government Printing Office. (Reprinted by University of Washington Press 1985.)
59 Huffman M.A. and Caton J.M. 2001. Self-induced increase of gut motility and the control of parasitic infections in wild chimpanzees. International Journal of Primatology, 22: 329–346
60 Furness, R.W. (1988). Predation on ground-nesting seabirds by island populations of red deer *Cervuselaphus*and sheep *Ovis*. Journal of Zoology, 216(3): 565–573
61 Hand, M.S., Thatcher, C.D., Remillard, R.F. *et al* (1998). *Small animal clinical Nutrition* (4th ed.). Topeka, KS: Mark Morris Associates

CAPÍTULO 4

Anatomía y Fisiología Digestiva del Perro Doméstico

Los perros han modificado su tamaño y forma respecto a su primo el lobo por más de 30.000 años. Hace 5.000 años teníamos perros cazadores, perros guardianes, perros rastreadores y terriers para ratonear. Los perros falderos aparecieron alrededor de 2.000 años atrás.[1] Sólo en los últimos 150 años la crianza de perros realmente alcanzó la cima, produciendo muchas de las 339 razas de perros que se "evidencian hoy (los números dependen de con quien lo converses)". La pregunta es, ¿ha cambiado algo dentro del perro, en los últimos 30.000 años de evolución que podría respaldar la omnívora forma de vida que la mayoría de los perros occidentales se ven obligados a vivir?

La respuesta es no, no han cambiado. Todos los expertos en fisiología están de acuerdo en que los perros poseen la fisiología y anatomía interna de un carnívoro.[2-6]

Cabeza

Observa el hocico de un perro. ¿Se parece al de un herbívoro? Los perros tienen la dentadura de un carnívoro.[2, 6-8] Opuesto a muelas planas para moler materia vegetal, los perros poseen dientes puntiagudos para pellizcar, perforar, desgarrar y triturar carne.[9] Su poderosa mordedura, junto a unas grandes y reforzadas muelas carniceras, las cuales se deslizan una con la otra para favorecer la trituración de la carne y huesos por igual. A diferencia de los omnívoros, los perros no poseen movimientos laterales en su mandíbula para poder moler el forraje fibroso de las plantas. Los perros mastican y tragan grandes trozos de alimento. Siendo carnívoros carroñeros, los perros tienden a comer rápidamente antes de que sean corridos por otros animales más grandes que ellos. De esta forma, gracias a grandes cantidades de saliva y a una amplia garganta queratinizada, [7] ellos pueden tragar grandes porciones de carne y hueso.

Los perros no poseen amilasa en su saliva, como los herbívoros.[3, 5, 10] Este es un punto importante. La amilasa es una enzima presente en la saliva de los omnívoros y herbívoros que sirve para digerir los carbohidratos de las plantas. Los carnívoros no poseen amilasa, ya que no comen materia vegetal excepto con propósitos medicinales. Sin poseer amilasa en su saliva, todos los carbohidratos ingeridos por el perro serán procesados única y exclusivamente por las enzimas producidas por el páncreas.

Como todos los carnívoros carroñeros, los perros poseen varias lisozimas en su saliva. Estas disuelven las paredes de las bacterias, como si fuera un desinfectante oral todo en uno. Lisis significa que la lisozima se une a las paredes de las bacterias y las debilita al punto de romperse, y así la bacteria muere. Sumado a eso, su saliva contiene las enzimas peroxidasa, lactoferrina, defensinas, cistatinas y anticuerpos IgA, los cuales todos son antibacterianos. También trombospondina, cuya función es antiviral, como también inhibidores de proteasas y nitratos que se transforman en óxido nítrico al contacto con la piel, inhibiendo el crecimiento bacteriano.[11-15] Hart y Powell (1990)[16] encontraron que la saliva canina es muy efectiva en destruir *Escherichia coli* y *Streptococcus canis*, entre otros malhechores. Esto podría ayudar a proteger al perro cuando consume carne cruda de cadáveres no muy frescos o al desenterrar huesos carnosos de días anteriores, también al regresar a la manada, en no esparcir enfermedades en los momentos de acicalamiento.

Podríamos decir que, el beso de un perro es relativamente estéril, ciertamente más limpio que un beso tuyo. Es por eso que ellos colocan su atención en ti cuando te lastimas una pierna. Ellos se tientan en lamerla, para limpiarla. Hay numerosos ejemplos históricos de culturas que mencionan la saliva del perro por sus poderes curativos.[17] Los franceses tienen un dicho *Langue de chien, langue de médicin,* que significa "La lengua de un perro es la lengua de un doctor." Y por muchos años la Legión Extranjera Francesa mantenían a los perros cerca de ellos por la misma razón. Hay un dicho en latín "*Lingua Canis dum lingit vulmus curat"* o "La lengua de un perro, lamiendo una herida, se sana". Esto aparece en *The Aberdeen Bestiary*, un manuscrito ilustrado inglés del siglo XIII.

Dicho esto, no te besuquees con tu perro. Esas no son mis palabras. Eso fue un serio consejo de Ngaage *et al.* (1999)[18] que documentaron un caso de endocarditis infecciosa por *Capnocytophaga canimorsus* en un hombre de 63 años que tenía la costumbre de "darse besos con su perro". ¡Honestamente, tú no quieres eso! Es una bacteria común que habita en el 60-86% de los perros,[19,20] aunque muy raramente esta bacteria entra al torrente sanguíneo. Deberías tener muy mala suerte para contagiarte, comúnmente sería por medio de una mordida, ahí podrías estar en problemas. De 484 pacientes afectados condiversos grados de sepsis, shock séptico, gangrena, meningitis y endocarditis, de ellos, el 26% falleció.[21]

El sistema gustativo del perro también está adaptado para ser carnívoro. La presencia de receptores sensibles a aminoácidos y nucleótidos indica un sistema gustativo especializado en detectar compuestos encontrados solos en carne fresca y carroña,[7,22] este sistema es muy distinto al de las ratas, humanos y omnívoros en general.[22] Los perros poseen papilas gustativas específicas para lo salado, lo cual tiende a reflejar una elección de una dieta predominantemente carnívora en la cual el alimento es balanceado en sal.[7] Esto muestra una preferencia olfativa[23,24] y gustativa[25,26] por la carne, por sobre otras fuentes de alimentos. Badhra *et al.* (2016)[27] ofrecieron a perros callejeros la opción de elegir croquetas, pan sólo o pan remojado con caldo de pollo. Ellos encontraron que los perros constantemente elegirían el pan con olor a carne por encima de todo lo demás, lo cual los autores declaran que "los perros tienen una clara preferencia por carne, lo manifiestan al elegir cualquier cosa que tenga olor a carne, sin tomar en cuenta el contenido del nutriente. Ellos prefieren la carne".

También considera la posición de sus ojos, los cuales están hacia adelante, en la frente de su cabeza. Esto les permite enfocarse en presas. Por otro lado, los animales herbívoros, tienen sus ojos hacia los lados para cuidarse de ataques.[28] ¿Has movido una salchicha en frente de un perro hambriento? Ellos la miran fijamente, paralizados. La quieren devorar. Comparemos lo mismo, moviendo un puñado de pasto en frente de un caballo. Es para nada lo mismo.

Sistema digestivo

Los perros poseen un estómago elástico y muy ácido, un ciego subdesarrollado y un tracto intestinal corto propio de un carnívoro.[3-5]

El estómago del perro es muy ácido. Durante la digestión puede alcanzar un pH<1.0, equivalente al ácido de una batería de auto. Puede permanecer ese nivel de acidez por cinco horas, si es que lo requiere.[29-31] Youngberg *et al.* (1985)[30] encontraron que el promedio del pH gástrico en perros (alimentados con croquetas) consistía en un pH1.5, cambiando a más alcalino mientras se prepara para vaciarse en el duodeno.

Mientras en ayuno, perros y humanos poseen un pH gástrico muy similar, promediando un pH entre 1.5 a 1.7 respectivamente. Por medio de la estimulación (comida), la secreción de acidez gástrica en perros excede a la de los humanos. El estómago de un humano puede aumentar a un pH5, mientras que el del perro no excede sobre un pH 2.[32]

ALIMENTACIÓN EN PERROS

Sin tomar en cuenta la acidez durante la digestión, los perros mantienen por más tiempo el alimento ingerido. Meyer *et al*. (1979-1981)[33,34] midieron la tasa de vacío estomacal de un alimento basado en hígado y carne en perros y humanos, y descubrieron con sorpresa que de alguna manera los perros retenían mucho más tiempo el alimento en su estómago que los humanos. Sin embargo, una vez vaciado el estómago, el tiempo de tránsito en intestino es mucho más corto en perros que en humanos,[35] como lo esperarías de un carnívoro. También, Schemann y Eherlein (1986)[36] notaron que en el intestino del perro hay contracciones con un promedio de 5.2 veces por minuto cuando está en proceso de digestión, mientras que en el humano el número es de 3 veces por minuto. El perro está literalmente pulverizando el alimento para disminuir el tiempo de digestión y mejorar así elrendimiento.

Este nivel de acidez es ideal para la enzima pepsina, liberada por el estómago para procesar la proteína del alimento. Sumado a un largo tiempo de procesado y eficaz compresión mecánica, el estómago del perro es una máquina digestiva de carne y hueso, que en una hora son rápidamente transformados en quimo (pasta).[37]

Un pH ácido posee otro vital beneficio, en el que es muy efectivo en eliminar bacterias, particularmente bacterias patogénicas como ciertos tipos de *Salmonella* spp. , *Clostridia, Campylobacter* y *E. coli,* es una adaptación vital del carnívoro carroñero que prospera alimentándose de cadáveres. Esto lo vemos enlos buitres leonados, quienes evolucionaron un poderoso ácido gástrico que varía un pH entre 1.0 a 2.0, lo cual autores han notado que minimiza el riesgo de infección al comer carne podrida.[38]

Post-digestión, el estómago cambia abruptamente a neutro, posiblemente para anular estefuerte ácido antes de que llegue al duodeno e intestinos, el cual están menos equipados para resistir el poder corrosivo de este caldo de pH 1.5. Autores notan que una vez llegado al intestino, el pH del bolo alimenticio del perro gradualmente cambia a un pH cercano al neutro de 6.0, donde se mantiene hasta llegar al intestino grueso para ser expulsado.[29,31]

El largo total del tracto intestinal es un buen indicador de habilidad digestiva, los carnívoros poseen tractos más cortos mientras los herbívoros poseen los más largos. La extensión total de los intestinos de un perro es aproximadamente 3.5 a 4.1 veces el largo de su cuerpo.[39] El estudio más confiable que pude encontrar sobre el largo del intestino del perro es un estudio turco de siete perros pastores turcos (pastor de Anatolia, una raza grande), los cuales tienen una extensión de su tracto intestinal de cinco veces el largo de su cuerpo.[40] Para este estudio, Yildiz *et al*.[40] midieron los tractos intestinales de cadáveres de perros usados para estudiantes. Sin embargo, las medidas de los tractos intestinales deberían ser conducidas en muestras frescas, ya que el intestino se alarga un aproximado de 20% en un animal después de muerto[41], debido a la relajación de las fibras de colágeno. Serpell (1995)[7] encontró que el tracto intestinal de perros era de 4.1 veces el largo del cuerpo, lo cual igualaba a los valores de Yildiz *et al.* (2006)[40] ya mencionado anteriormente, permitiendo un 20% de distensión. Gill *et al.* (1964)[39] midieron los tractos intestinales de lobos, perros ferales y dingos mientras permanecían frescos y encontraron comparaciones. El intestino de loslobos grises poseían entre 3.0 a 4.2 veces el largo de su cuerpo, en perros domésticos entre 3.5 a 4.1 veces y en dingos 4.1 veces el largo de su cuerpo. ¿Es este el largo intestinal que esperarías de un carnívoro?[7]

Los intestinos de un perro albergan una microbiota intestinal simple y limitada,[42] con un número bacteriano que raramente excede entre 10^4 a 10^5 por mililitro. El bajo número es debido a la acidez del ambiente, pero también por la rapidez de la digestión. Esto previene la colonización de microorganismos patógenos como bacterias.

Las bacterias dominantes en el intestino del perro, incluyen a *Bacteroides*, *Clostridium*, *Lactobacillus*, *Bifidobacterium* y *Enterobacteriaceae*, las cuales son especies adaptadas a la digestión de carne.[43] Sin embargo no todos los perros son iguales. Davis *et al.* (1977)[44] encontró que perros de casa, alimentados con el mismo alimento por años, poseían grandes diferencias en su microflora.

La acidez estomacal del perro, en conjunto con un ciego subdesarrollado, un rápido pasaje del alimento digerido por el intestino y una microbiota no equipada para la digestión de fibra, significa que el sistema del perro no está preparado para la digestión de material vegetal.

De esta manera, los perros virtualmente todavía poseen la misma anatomía y fisiología como los lobos, siendo el motivo el por qué son a menudo usados como modelos para estudios fisiológicos del lobo.[45]

Fisiología Digestiva

Sabemos que los perros no tienen necesidad de carbohidratos vegetales en su dieta. Ellos crean su propia glucosa a partir de la proteína y grasa en un proceso llamado gluconeogénesis (*gluco-neo-génesis*), un proceso en los perros que está activado de forma constante.[3,5,10,46]

> Subespecies de *Canis lupus* no consumen carbohidratosvegetales con motivos nutricionales
>
> **Sillero-Zubiri et al., 2004**[47]

> Los perros no tienen requerimientos de carbohidratos vegetales
>
> **Association of American Feed Control Officials (AAFCO), 2016**[48]

ALIMENTACIÓN EN PERROS

> Al parecer no hay requerimientos de carbohidratos [en perros] cuando existe una adecuada ingesta de proteínas
>
> **National Research Council (NRC), 2006[5]**

Si lo comparamos con verdaderos omnívoros, los perros están pobremente equipados para procesar material vegetal. Lamandíbula con una afilada dentadura en conjunto consus muelas carniceras, no permiten movimientos laterales para moler forraje vegetal. Los perros no poseen amilasa salival. Sus receptores de gusto están hechos para una dieta de carne. Su estómago altamente ácido y ciego subdesarrollado, no está hecho para la digestión de fibra vegetal. Por todas estas razones, los expertos en anatomía y fisiología están de acuerdo de que el perro está mejor adaptado para un estilo de vida carnívora.

> ....carnívoros como perros y gatos.......
>
> **Akers y Denbow, 2008[6]**
>
> ....los perros son carnívoros......
>
> **NRC, 2006[5]**
>
> ....los perros poseen la anatomía y fisiología de un carnívoro...
>
> **Feldhammer 2003[3]**

Ahora, esto no es una gran revelación. Está claro que en sólo unos pocos miles de años los perros, en algún grado, han tenido unos pequeños cambios evolutivos en la digestión de los carbohidratos - genéticamente hablando si lo comparamos con el lobo o dingo. Sin embargo, los cambios anatómicos o fisiológicos necesarios para que un carnívoro prospere con una dieta basada en plantas actualmente avalada por la comunidad veterinaria, pareciera que (todavía) nohan ocurrido. Este rotundo cambio alimentario para que prospere seguramente tomaría mucho más tiempo, cientos de miles, si es que no millones de años (y muertes). Los perros sólo han estado con nosotros alrededor de 30.000 años, o por un tiempo similar.

Hemos alterado todo lo demás en el perro. Mientras que han ocurrido cambios externos fenotípicos, incluyendo el tamaño del cuerpo, orejas y cola, largo del hocico, tipo de manto y diversos comportamientos, esto no corre para la preferencia en alimentación. En ningún punto podría discutirse que el humano ha criado perros acuerdo a la dinámica de su fisiología digestiva. Los perros han vivido en cercanía con los humanos por 30.000 años. Inicialmente, los proto-perros de vida libre habrían elegido preferentemente a sus compañeros, donde cazadores-recolectores llevaron a cabo una cría selectiva de ellos, al parecer primero corrigieron el comportamiento (no me comas, no soy presa) y luego fueron por el tamaño. Al no tener botes de basura, era poco probable de que los humanos apreciaran la habilidad del perro de consumir las sobras de la comida. Es más, cualquiera de las mascotas con familiahabría sido libre de deambular y por lo tanto, aparearse. De este modo, las domesticaciones fortuitas y esporádicas de 30.000 a 200 años atrás, cuando la cría se intensificó realmente, no han alterado la anatomía intestinal ni el estilo de alimentación de esta especie.

Este simple hecho es evidente en el Setter Irlandés rojo. Reconocidos como los celíacos de la familia de los perros (después más información), hasta ahora en ningún momento he visto a un criador de Setter Irlandés rojo tratando de eliminar esta condición al generar perros que puedan digerir trigo sin problemas, por lo menos este autor no tiene el conocimiento de que así sea. Es razonable decir que las enfermedades hereditarias deberían ser una medida de aptitud, los criadores parecieran que están creando perros menos aptos. De lo contrario, ¿por qué es más barato tener un seguro para perros mestizos?

Pero la evidencia previamente discutida en lo que respecta a la habilidad de algunos perros en digerir almidón no debería ser pasada por alto.[49-52] Los perros claramente tienen más copias que los lobos del gen AMY2B que digiere carbohidratos. Primero anunciado por Axelsson *et al.* (2013),[50] también mostraron que los perros poseían leves cambios en genes específicos que permitían romper la maltosa en glucosa, otro paso clave para la digestión de almidón, también hubo cambiosgenéticos en el cuerpo que permitían el uso de esta glucosa.

Siguiendo con lo mencionado arriba, el hígado y el páncreas del perro producen glucoquinasa hepática (GCK), una enzima usada para digerir azúcar.[53] Los carnívoros estrictos, como los gatos domésticos, y de hecho todos los carnívoros estrictos como las lechuzas, delfines o truchas, no la poseen.

Todo esto resulta en que los perros son más eficaces que los gatos en utilizar el azúcar. Un test de tolerancia a la glucosa es una prueba de laboratorio en el cual consiste en chequear que tan bien tu cuerpo maneja la glucosa. Schermerhorn (2013)[53] nota lo que demora el cuerpo en hacer uso de la glucosa cuando se inyecta en el torrente sanguíneo, esto reveló que los gatos demoraron cerca de 90 minutos en comparación a los perros que les toma entre 40-60 minutos (en humanos bordea los 30-40 minutos) en utilizar la glucosa.

> En estas especies carnívoras, la CGK hepática es reemplazada por lahexoquinasa I, una adaptación que permite al gato desempeñarse normalmente en períodos de ayuno. Forma parte de la genética adaptativa

del gato, que lo sitúa en un "estado pre-diabético" fisiológico. Esto no es patológico; es lo que es lo que necesita el gato, siempre que su dieta siga siendo carnívora.

Billinghurst, *comentario personal,* **2018**[54]

Los perros no solamente aprendieron estos trucos de los omnívoros. Autores señalan que el perro al parecer es capaz de convertir el caroteno (derivado de plantas como la zanahoria) en vitamina A, aunque pareciera que son extremadamente poco eficaces en hacerlo.[5] Mientras la exacta tasa de conversión es desconocida, nosotros los humanos solo podemos convertir un doceavo del caroteno disponible en vitamina A,[55] y sólo un tercio de ese doceavo es absorbido por el cuerpo. Tal vez es todo lo que necesitamos. Los perros también pueden transformar el triptófano (aminoácido) en niacina (vitamina B3), cisteína (un aminoácido) en taurina (otro aminoácido) y linoleato (una sal proveniente del ácido linoleico) en araquidonato (ácido poliinsaturado Omega-6). Mientras no estamos seguros si los lobos tengan esta habilidad, lo que si sabemos que estas son cosas que los ultra-carnívoros no pueden hacer. Tal vez sea una adaptación para facilitar la vida carroñera del perro. Mientras que los gatos lo desean fresco, para el perro es más un asunto de "mejor fresco, aunque no importa que sea añejo". El perro es feliz de sacar provecho a cadáveres, basura y heces. En un cuerpo carnívoro que literalmente se están realizando mil procesos en cada minuto, los tres elementos mencionados arriba facilitan al perro a optar más por un estilo de vida carroñero. Mientras que el contenido nutricional del alimento se va perdiendo con el tiempo, ser capaz de producir algunas vitaminas y proteínas de elementos con mayor disponibilidad puede tener sus ventajas. Alguna información sobre osos polares o buitres sería muy útil.

Son estos procesos metabólicos los que transforman al gato en un ser definido como obligado o carnívoro *verdadero*, mientras que los perros reciben elsimple nombre de carnívoro *facultativo*. Lamentablemente por este tipo de cosas, existen personas que se gritan obscenidades por las redes sociales. La diferencia en las dos definiciones es que los carnívoros obligados *necesitan* carne para prosperar. Mientras que los carnívoros facultativos, son muy, muy pero muy carnívoros en su rutina diaria, pueden hacer uso de uno que otro trozo de materia vegetal cuando sea necesario. Por supuesto, las palabras "pueden hacer uso de materia vegetal si es necesario" suena pendencieramente como a un omnívoro. Por esta razón, recomiendo cautela con el uso de estos términos. Insisto, que le digan a un cuidador novato que un animal es un carnívoro facultativo o un omnívoro, no es de mucha ayuda para el a la hora de alimentar a una especie en el transcurso del tiempo.

El hecho es que, estas pequeñas peculiaridades fisiológicas al parecer, no han afectado (aun) al perro a la hora de comer cuando *es dejado por su cuenta*.

De hecho, al hacer una revisión de los ancestros del perro, hábitos alimenticios, digestión y fisiología, todo indica que el perro moderno es un depredador formidable de pequeñas presas. Cuando son libres de la influencia humana, ellos optan por una dieta casi completamente de carne.

Es más, si nos preocupa la salud de nuestros perros, el cuidado básico dicta que debemos alimentarlos lo más cercano posible a una dieta natural biológicamente apropiada. En el caso del perro doméstico, consistiría en una dieta con grandes cantidades de materia fresca animal.

Con esto en mente, ¿te has puesto a pensar en los efectos a largo plazo en alimentar a un perro con una dieta alta en carbohidratos?

Puntos a destacar

- ✓ Los perros tienen la dentadura de un carnívoro. Su mandíbula puede ejercer una gran fuerza para agarrar presas. Su mandíbula no permite movimientos laterales.

- ✓ Ellos no poseen amilasa en su saliva para la digestión de carbohidratos vegetales

- ✓ Con varias lisozimas en su saliva, el lamido de un perro es virtualmente un antibacteriano (¡pero no te besuquees con el!)

- ✓ Su sistema gustativo está adaptado para la carne. Estudios muestran que ellos mantienen una clara preferencia por la carne.

- ✓ Los perros poseen un estómago elástico y muy ácido, un ciego subdesarrollado y untracto intestinal corto propio de un carnívoro. La extensión de este tracto es alrededor de 3.5 -4.1 veces el largo de su cuerpo.

- ✓ Los perros poseen ninguna necesidad fisiológica de carbohidratos vegetales en su dieta.

- ✓ Los perros poseen un rasgo omnívoro, incluyendo más copias del gen AMY2B que los dingos y lobos. También, a diferencia de los verdaderos carnívoros, los perros pueden producir glucoquinasa hepática. Estos dos rasgos resultan en el perro un ser más eficaz que el gato en utilizar carbohidratos.

- ✓ Otro rasgo fisiológico potencialmente omnívoro incluye la conversión de caroteno en vitamina A, triptófano a niacina, cisteína a taurina y linoleato a araquidonato. Uniendo todo eso, indica que algo de material vegetal era consumido en el pasado.

ALIMENTACIÓN EN PERROS

Referencias delCapítulo Cuatro

1 Bradshaw, J. (2011). Dog sense. New York: Basic Books
2 Stevens, C.E. and Hume, I.D. (1995). Comparative physiology of the vertebrate digestive system (2nd ed.). New York: Cambridge University Press
3 Feldhamer, G.A. (2003). Mammology: Adaptation, diversity, and ecology, 2nd Ed. New York: McGraw-Hill
4 O'Reece, W. (2004). Dukes' physiology of domestic animals (12th ed.). Ithaca, NY: Comstock Publishing
5 National Research Council (NRC) (2006). Nutrient requirement of dogs and cats. Washington, DC: National Academies Press
6 Akers, R.M. and Denbow, D.M. (2008). Anatomy and physiology of domestic animals. Oxford: Blackwell
7 Serpell, J. (1995). The domestic dog: Its evolution, behaviour, and interactions with people. Cambridge, UK: Cambridge University Press
8 Bradshaw, J.W.S. (2006). The Evolutionary Basis for the Feeding Behavior of Domestic Dogs (Canis familiaris) and Cats (Feliscatus). Journal of Nutrition 2006, 136(7): 1927S–1931S
9 Coppinger, R. and Coppinger, L. (2001). Dogs: A new understanding of canine origin, behavior, and evolution. Chicago, IL: University of Chicago Press
10 Pasquini, C., Spurgeon, T. and Pasquini, S. (1989). Anatomy of domestic animals: Systemic and regional approach (10th ed.). Pilot Point, TX: Sudz Publishing
11 Benecke, N. (1987). Studies on early dog remains from Northern Europe. Journal of Archaeological Science, 14: 31–49
12 Ashcroft, G.S., Lei, K. and Jin, W. (2000). Secretory leukocyte protease inhibitor mediates non-redundant functions necessary for normal wound healing. Natural Medicine, 6(10): 1147–1153
13 Baron, S., Singh, I., Chopra, A. et al. (2000). Innate antiviral defenses in body fluids and tissues. Antiviral Research, 48(2): 71–89
14 Abiko, Y., Nishimura, M. and Kaku, T. (2003). Defensins in saliva and the salivary glands. Medical Electron Microscopy, 36(4): 247–252
15 Ihalin, R., Loimaranta, V. and Tenovuo, J. (2006).Origin, structure, and biological activities of peroxidases in human saliva. Archives of Biochemistry and Biophysics, 445(2): 261–268
16 Hart, B.L. and Powell, K.L. (1990). Antibacterial properties of saliva: Role in maternal periparturient grooming and in licking wounds. Physiology and Behaviour, 48(3): 383–386.
17 Hatfield, G. (2004). Encyclopedia of folk medicine: Old World and New World traditions. Santa Barbara, CA: ABC-CLIO
18 Ngaage, D.L., Kotidis, K.N., Sandoe, J.A.T. et al. (1999). Do not snog the dog: infective endocarditis due to Capnocytophaga canimorsus. European Journal of Cardiothoracic Surgery, 16: 362–363
19 Mally, M., Paroz, C,.Shin, H. et al. (2009).Prevalence of Capnocytophaga canimorsus in dogs and occurrence of potential virulence factors. Microbes and Infection, 11(4): 509-514
Digestive Anatomy and Physiology of the Domestic Dog 57

20 Suzuki, M., Kimura, M., Imaoka, K. and Yamada, A. (2010). Prevalence of Capnocytophaga canimorsus and Capnocytophaga cynodegmi in dogs and cats determined by using a newly established species-specific PCR. Veterinary Microbiology, 144(1-2): 172-176

21 Butler, T. (2015). Capnocytophaga canimorsus: an emerging cause of sepsis, meningitis, and post-splenectomy infection after dog bites. European Journal Clinical Microbiology of Infectious Disease, 34(7): 1271–1280

22 Boudreau, J.C. (1989). Neurophysiology and stimulus chemistry of mammalian taste systems. In: Teranishi R, Buttery RG, Shahadi F, editors. Flavor chemistry trends and developments, p122-137. American Chemical Society Symposium Series no 67; Washington, DC: American Chemical Society

23 Houpt, K.A., Hintz, H.F. and Shepherd, P. (1978). The role of olfaction in canine food preferences Chemical Senses, 3(3): 281–290

24 Beaver, B.V., Fischer, M. and Atkinson, C.E. (1992). Determination of favorite components of garbage by dogs. Applied Animal Behaviour Science, 34(1–2): 129–136

25 Kitchell, R.L. (1972). Dogs know what they like. Friskies Research Digest 8: 1-42

26 Houpt, K.A. and Smith, S.L. (1981). Taste preferences and their relation to obesity in dogs and cats. Canandian Veterinary Journal, 22(4): 77–81

27 Bhadra, A., Debottam, B., Manabi, P. et al. (2016). The meat of the matter: A thumb rule for scavenging dogs? Ethology Ecology & Evolution, 28(4): 427–440

28 Schultz, K.R. (1998). Natural nutrition for dogs and cats. Carlsbad, CA: Hay House

29 Itoh, Z., Honda, R., Aizawa, I..(1980). Diurnal pH changes in duodenum of conscious dogs. American Journal of Physiology, 238(2): 91–96

30 Youngberg, C.A., Wlodyga, J., Schmaltz, S. et al. (1985). Radiotelemetric determination of gastrointestinal pH in four healthy beagles. American Journal of Veterinary Research, 46(7): 1516–1521

31 Sagawa, K., Li, F., Liese, R. et al. (2009). Fed and fasted gastric pH and gastric residence time in conscious beagle dogs. Journal of Pharmacological Science, 98(7): 2494-2500

32 Kararli, T.T (1995). Comparison of the gastrointestinal anatomy, physiology and biochemistry of humans and commonly used laboratory animals. Biopharmaceuticals and Drug Disposition, 16: 351–380

33 Meyer, J.H., Thomson, J.B. and Cohen, B. (1979). Sieving a solid food by the normal and ulcer-operated canine stomach. Gastroenterology 76: 804–813

34 Meyer, J.H., Ohashi, D.J., Jehn, D. et al. (1981). Size of liver particles emptied from the human stomach. Gastroenterology, 80:1489–1496

35 Youngberg, C.A. (1984). Radiotelemetric Determination of GI pH in Man and Dog. M.Sc. Thesis, University of Michigan, Ann Arbor, 1984

36 Schemann, M. and Ehrlein, H.J. (1986). Postprandial patterns of canine jejunal motility and transit of luminal content. Gastroenterology, 90(4): 991–1000

37 Lonsdale, T. (2001). Raw meaty bones promote health. Wenatchee, WA: Dogwise Publishing

38 Houston, D.C. and Cooper, J.E. (1975) The digestive tract of the white back griffon vulture and its role in disease transmission among wild ungulates. Journal of Wildlife Diseases, 11: 306–313

39. Gill, J., Hoffmannowa, H. and Piekarz, R. (1964). Studies on digestive physiology in the wolf, dingo, and jackal. II. Digestive ability of the pancreas, duodenum and salivary glands and size of the alimentary tract and weight of internal organs. ActaPhysiologica, 15(1): 137–148
40. Yildiz, H., Arslan, K., Corfikun, H. et al. (2006). A geometric modeling of dog intestine. Turkish Journal of Veterinary Animal Science, 30: 483–488
41. Hounnou, G., Destrieux, C., Desmé, J. et al. (2002). Anatomical study of the length of the human intestine. Surgical and Radiologic Anatomy, 24(5): 290–294
42. Kearns, R.J., Hayek, M.G. and Sunvold, G.D. (1998). Microbial changes in aged dogs. Recent Advances in Canine and Feline nutrition. Vol. II. 1998 Iams International Nutrition Symposium Proceedings. 337–351
43. Suchodolski, J.S. (2005). Assessment of the canine intestinal microflora using molecular methods and serum markers.PhD Thesis. Texas A&M University
44. Davis, C.P., Cleven, D., Balish, E. et al. (1977). Bacterial association in the gastrointestinal tract of beagle dogs. Applied Environmental Microbiology, 34: 194-206
45. Mech L.D. and Boitani L. (Eds) (2003). Wolves: Behavior, Ecology, and Conservation. Chicago: University of Chicago Press
46. Hand, M.S., Thatcher, C.D., Remillard, R.L. et al. (2010). Small Animal Clinical Nutrition, 5th Edition. Published by The Mark Morris Institute, Kansas, U.S
47. Sillero-Zubiri, C., Hoffmann, M. and MacDonald, D.W. (2004). Canids: Foxes, wolves, jackals and dogs. Status survey and conservation action plan. Gland, Switzerland: IUCN.
48. AAFCO (Association of American Feed Control Officials) 2016. Official Publication. Available at AAFCO.org
49. Yang, R. and Newgard, C.B. (2004). Balancing hepatic glucose disposal and production. In: Matschinsky FM, Magnuson MA, editors. Glucokinase and Glycemic Disease: From Basics to Novel Therapeutics. Front Diabetes (Belfiore F, editor), 16: 379–397
50. Axelsson, E., Ratnakumar, A., Arendt, M.L. et al. (2013). The genomic signature of dog domestication reveals adaptation to a starch-rich diet. Nature, 495(7441): 360–364
51. Freedman, A.H., Gronau, I., Schweizer, R.M, et al. (2014). Genome Sequencing Highlights the Dynamic Early History of Dogs. PLOS Genetics 10(8): e1004631
52. Reiter, T., Jagoda, E., and Capellini, T.D. (2016). Dietary Variation and Evolution of Gene Copy Number among Dog Breeds. PLoS ONE 11(2): e0148899
53. Schermerhorn, T. (2013). Normal Glucose Metabolism in Carnivores Overlaps with Diabetes Pathology in Non-Carnivores. Front Endocrinol (Lausanne), 4: 188
54. Billinghurst, I. (1993). Give your dog a bone. Self-published.
55. Tang, G. (2010). Bioconversion of dietary provitaminA carotenoids to vitamin A in humans. American Journal of Clinical Nutrition, 91(5): 1468S–1473S

SECCIÓN DOS
Los Problemas de la Croqueta

CAPÍTULO 5

Introducción a la Comida Seca para Mascotas

Hoy en día, la gran mayoría de los perros occidentales se nutren con un alimento seco a base de cereales, y al parecer es el único tipo de alimentación que es promovido por la mayoría de los veterinarios, en esta sección se investigará si este tipo de nutrición es la adecuada para los perros.

La comida seca como la conocemos, fue probablemente inventada por James Spratt a mediados del año 1850. Este joven electricista de Cincinnati viajó a Londres con su negocio de pararrayos. Mientras estando ahí, el divisó a la tripulación de un barco dar galletas sobrantes del viaje a los perros. Barato, fácil de crear y con una larga duración, Spratt se había encontrado con una mina de oro. Pronto al llegar a Nueva York ganó mucho dinero con esta idea de crear alimento para perros en forma de galletas.

Con esta humilde partida, el negocio de la alimentación para mascotas ha nacido. Cerca de 1880, un veterinario de Massachusetts llamado A.C. Daniels fue el primero en producir Medicated Dog Bread (masa medicada para perros). En 1908, F.H. Bennet Company modificó el concepto y comenzó a producir varias galletas con forma de hueso. En 1931, Nabisco (The National Biscuit Company) compró Bennet y renombró el producto a *Milkbones*. Ellos pusieron en el camino a 3.000 vendedores. ¿Su trabajo?, posicionar a *Milkbones* como el nuevo estándar en la alimentación para perros y transformarlo en un elemento común del mercado.

El primer alimento enlatado para perros apareció en 1922, llamado *Ken-L-Ration*. Hecho de carne de caballo, lo cual abundaba en ese tiempo, fue un gran acierto para los tutores de mascotas, gracias a la gran campaña publicitaria que se hizo durante el popular show de radio *Las Aventuras de Rin Tin Tin*. Los anuncios llevaron a la comida enlatada a la vanguardia de la nutrición para perros y gatos. De hecho, por el año 1930 la compañía Chapel Brothers, creadores de *Ken-L-Ration*, consumieron toda la carne de caballo disponible y tuvieron que ellos mismos meterse en el negocio de la carne de equino, resultando en el sacrificio de más de cincuenta mil caballos por año, sólo para comida para perros a finales del año 1930. Antes de la Segunda Guerra Mundial, se estimaba que la comida enlatada para perros abarcaba el 90% del mercado. Con la llegada de la guerra, hubo una rápida escasez de metal y carne, provocando que el alimento enlatado sea casi imposible de producir.

En 1950 el mercado rápidamente cambió a un nuevo producto elaborado por Ralston Purina Company, usando un proceso automático llamado cocción por extrusión. En esencia, a una tolva gigante se agrega una mezcla de cereales, carne, ingredientes vegetales, suplementos e ingredientes químicos. Esta mezcla se introduce en una tina de alta presión donde se cocina aproximadamente a 121°C por treinta minutos, luego extruido (forzados a pasar por un pequeña troqueladora) para darle la forma deseada, cortado con la forma de croqueta, horneado y luego envasado. Purina Dog Chow ha nacido. Esta creación de la post-guerra, nacida de la necesidad, se mantiene habitual en las estanterías de supermercados hasta el día de hoy.

Por el año 1960, el Pet Food Institute, el vocero de la industria alimentaria de mascotas, comenzó una campaña para recomendar a los tutores de mascotas en sólo alimentar a sus perros con comida seca. Comenzaron a financiar reportes con respecto a los "peligros" en dar comida casera a mascotas. Citando al presidente de Manufacturers Committee of the National Pet Association (Comité de Productores de la Asociación Nacional de Mascotas) "nuestro gran competidor todavía es la comida casera".[1] En conjunto al auge económico post-guerra, la comida seca para perros rápidamente llegó a ser la elección más prudente para los consumidores conscientes de la salud de sus mascotas.

El concepto de "completo" fue introducido en los años 70. Estas eran dietas especiales para perros de trabajo. Algunos problemas de salud, incluyendo la obesidad aparecieron diez años después. Por los años 90 ya teníamos dietas veterinarias-prescritas. Estas dietas eran enfocadas específicamentea razas, etapas de vida, en una creciente variedad de condiciones de salud y etapa reproductiva. La rápida expansión de estos procesos de especialización continúa en estos días.

En 2015, el 68% de los americanos proporcionaban solo alimentación seca a sus mascotas, comparada al 90% en Francia, 78% en China y 56% en Gran Bretaña.[2]

En la escala más baja de calidad en croquetas tenemos a las marcas económicas. Estos productos son generalmente los más baratos y están hechos con los ingredientes de más baja calidad, posiblemente ofrecen lo último en términos de nutrición y digestibilidad. Las marcas económicas raramente son denominadas como "completas" o "balanceadas."

El próximo nivel es denominado convencional o marcas de supermercado, estas representan una mejor calidad en relación al costo. A menudo llamadas "completas y balanceadas", muchas se adhieren al criterio establecido por AAFCO (Association of American Feed Control Officials, más de este grupo lo veremos más adelante), el cual se espera en que aseguren una "alimentación adecuada."

INTRODUCCIÓN A LA COMIDA SECA PARA MASCOTAS

Luego se encuentra la comida seca premium. Estos productos son generalmente vendidos en pet shops y en clínicas veterinarias. Estas siempre son denominadas "nutricionalmente completas", claman en poseer una superioridad en la calidad de ingredientes con una mejor palatabilidad y digestibilidad. Autores notaron que perros alimentados con alimentos secos denominados como premium, se vieron al parecer menos estresados y agitados por un período de ocho semanas.[3] Estos son significativamente más caros.

Los alimentos súper premium son asumidos en ser los mejores. Ellos ciertamente son los más costosos. Estos son siempre "completos" y cuando son vendidos por veterinarios a menudo usan el término como "prescrito". Sin embargo, como lo descubriremos más tarde, esta palabra indica que el producto posee un fármaco de importancia para la salud, el cual sin duda acá no es el caso. Los alimentos prescritos para mascotas continúa siendo un candente debate hoy en día. Estos productos son en la mayoría específicos para razas yproblemas de salud, enfocándose en diferentes etapas de la vida, incluyendo dietas para rendimiento, crecimiento y control de peso.

Sin embargo, es importante recalcar aquí que las palabras "económico" y "súper premium" no son definidos por la industria. Mientras que este último, de forma muy seguida clama tener una calidad nutricional óptima y alta digestibilidad. No existen parámetros establecidos en el cual a estos productos se les pueda dar este tipo de nombres. De hecho, Krogdahl *et al.* (2004)[4] se dispuso a investigar si es que había alguna diferencia entre la digestibilidad de los nutrientes en ambos alimentos, ya sea en el más barato y en el de mejor calidad (más caro) vendido en clínicas veterinarias. Ellos encontraron ninguna diferencia en los niveles nutricionales. Tampoco encontraron diferencias en la digestibilidad de dichos nutrientes en ambos productos. Es más, el contenido proteico, de aminoácidos y la digestibilidad era similar en ambos productos. No hubo diferencias de importancia. Esto sugiere que la única diferencia entre alimentos de "baja calidad" y "alta calidad" radica en el precio y presupuesto de marketing.

En las clasificaciones premium y súper premium existen muchas variedades de alimentos. Sin embargo, las recomendaciones que dominan por parte del sector veterinario, continúa siendo el alimento basado en cereales (usualmente de trigo o maíz), aunque últimamente hay una creciente demanda por productos más "naturales"[5], alimentos libres de granos (que en su mayoría usan guisantes, papas o tapioca como relleno) y alimentos con más porcentaje de carne para bajar los niveles de carbohidratos como relleno (el cual pueden ser hasta un 80% del producto, a menudo denominados como los 80:20 , una proporción que supuestamente mejor representa en como el perro se alimentaría en la naturaleza) han entrado en el mercado.

Respecto a la calidad de ingredientes, muchos tutores de mascotas ahora evitan la cocción a altas temperaturas con la esperanza de mantener el valor nutricional del alimento. En respuesta, se han desarrollado técnicas menos invasivas para responder a la demanda del mercado, incluyendo alimentos para mascotas prensados en frío y liofilizados. Al incrementar la presión en el proceso, los alimentos prensados en frío claman en usar temperaturas más bajas que varía entre 40-70°C durante la producción. Sin embargo, todavía no conozco a algún productor de prensado en frío que no someta la mezcla a un golpe de alta temperatura, el cual ellos lo denominan como el paso antimicrobiano (aunque otros lo llaman cocinado). Cuando llega el momento de esterilizar la mezcla, tienes dos opciones; usar el calor o usar químicos antimicrobianos para eliminar a las bacterias patogénicas que la carne pueda contener.

Los clientes que compran los productos más caros, generalmente tratan de evitar estos preservantes químicos, por lo tanto el proceso de calor llega a ser como una necesidad.

De igual forma, estos productos tratados con menos calor continúan su avance en el mercado. De hecho, los alimentos liofilizados por sí solos, generaron ventas de $182 millones en 2015, frente a los $75 millones de 2012.[6]

En nuestro análisis, nos enfocaremos en las croquetas premium y súper premium, y en los basados en cereales, estos últimos como los productos más recomendados y vendidos por los veterinarios a nivel mundial hoy en día.

Puntos a Destacar

✓ Los alimentos secos para mascotas varían en calidad, desde la categoría supermercado a súper premium. Sin embargo, estudios detectan ninguna diferencia nutricional entre ambos tipos de alimentos.

✓ Los alimentos a base de cereales continúan siendo la elección por los veterinarios en el mundo, nos enfocamos en eso en esta sección.

Referencias del Capítulo Cinco

1   Anreder, S. S. (1962). *The pet industry is growing by leaps and bounds*. Barron's National Business and Financial Weekly. January 29th, p3,8,10,12–13

2   Lange, M. (2017). *Pet Food Trends Shaping the World*. Pet Food Industry Leadership Conference, 2017

3   Case, L.P., Carey, D.P., Hirakawa, D.A. et al. (2000). *Canine and feline nutrition: A resource for companion animal professionals* (2nd ed.). New York: Mosby

4   Krogdahl, A., Ahlstrøm, Ø. and Skrede, A. (2004). Nutrient digestibility of commercial dog foods using mink as a model. American Journal of Nutrition, 134: 2141S–2144S

5   Lummis, D. (2012). *Natural, organic and eco-friendly pet products in the U.S.*.Packaged Facts, Rockville, MD

6   Lange, M. (2017). *Pet Food Trends Shaping the World*. Pet Food Industry Leadership Conference, 2017

CAPÍTULO 6

Carbohidratos

La ciencia que respalda el uso de carbohidratos en perros

Los perros requieren de ningún tipo de carbohidrato en su dieta.[1-3] Como se destacó en la sección anterior, ellos sin ningún problema crean su propia energía a partir de las proteínas y grasa. Estudios en cachorros Beagle alimentados con comida libre de carbohidratos, exhibieron concentraciones normales de glucosa, tasa de crecimiento y ganancia de peso con el paso del tiempo.[4,5] A pesar de esto, la industria alimenta a las mascotas con más de 50% de carbohidratos en cada comida de su vida. Sabemos que los perros y gatos son capaces de utilizar gran parte de estos carbohidratos. Ellos poseen la habilidad de producir las enzimas maltasa, sacarasa y lactasa, con ellas son capaces de digerir carbohidratos.[6] Si los carbohidratos son presentados correctamente en su forma cocida, pueden digerir hasta el 84% de ellos[7], lo que equivale a lo que nosotros podemos digerir. De hecho, estudios muestran que los perros pueden digerir el almidón de los alimentos extruidos para mascotas por sobre el 99%.[8]

De esta manera, los productores de estos alimentos altos en carbohidratos están en lo correcto cuando ellos proclaman que los carbohidratos, que siendo no *esenciales* para los perros, *tal vez* proveen una excelente fuente de energía. Esto es verdad, ellos absolutamente lo son. Nadie discute eso.

> Cuando son clasificados junto a otros ingredientes que aportan proteína y grasa, los carbohidratos son generalmente considerados los menos importantes, y a menudo son denominados como "ingredientes de relleno". Al contrario, los carbohidratos no solamente son un "relleno" en la dieta. En vez de eso, ellos proveen una excelente fuente de energía metabólica para los perros.
> **Murray y Sunvold (2003), Research and Development Division of Mars/Eukanuba**
> www.eukanuba.co.uk/en/professionals/articles/carbohydrates-for-dogs

ALIMENTACIÓN EN PERROS

Muchas cosas son *excelentes* fuentes de energía. Las rosquillas son un buen ejemplo. Barras de chocolate de la compañía Mars es otro. Pareciera que fuera más relevante preguntar si es que son *apropiadas*. Sabemos que los perros no requieren carbohidratos en su dieta debido a que en las pruebas de sabor creadas por los mismos productores de alimentos para mascotas basados en cereales, notaron que los perros no tenían ganas de obtener su energía necesaria proveniente de carbohidratos. Hewson-Hughes *et al.* (2013)[9] condujeron un interesante estudio para The Waltham Centre for Pet Nutrition, quienes son el equipo de marketing y científico de Mars Pet Food. Los autores destacan que muchos tipos de depredadores (vertebrados e invertebrados) parecen regular su ingesta de comida para equilibrar la cantidad de macronutrientes, y fracasar en ese aspecto puede resultar en una sanción para su aptitud física. Para examinar este efecto en los perros, denominados por los autores como "carnívoros domesticados", usaron una variedad de alimentos para mascotas basados en cereales secos y enlatados. En esencia, ellos estaban tratando de encontrar la media de carbohidratos, grasa y proteína que los perros incluirían en su dieta, cuando se les diera la libertad en escoger entre una variedad de formulaciones especialmente preparadas para ellos. Las dietas poseían diferentes niveles de concentración de grasa, proteína y carbohidratos. Se encontró que escogieron cerca de un 30% de energía metabólica (EM) de las proteínas, 63% de las grasas y sólo un 7% de los carbohidratos, o una relación de 1:2 de proteína es a grasa, en una base de EM. Estas cifras al parecer fueron similares en todas las razas.

Sin embargo, la relación 1:2 de proteína es a grasa en una base de EM, no se espera que sea el promedio de contenido de grasa para un perro normal. Sabemos que el promedio en la relación proteína y grasa en base a EM en los lobos es cercana a 1:1 (54:45)[10] y se espera que los lobos tengan una dieta con más grasa que un perro. Los lobos son grandes cazadores y la proporción de grasa corporal en mamíferos aumenta con el tamaño.[11] El perro es un animal más pequeño, un cazador oportunista de presas pequeñas.

Si estimamos que 1 gramo de grasa ofrece el doble de energía metabólica que las proteínas (1 gramo de carbohidrato produce aproximadamente 4 kilocalorías, al igual que 1 gramo de proteína, mientras que 1 gramo de grasa produce aproximadamente 9 kilocalorías), entonces esta relación de 1:2 de EM equivale aproximadamente a la relación 1:1 de proteína es a grasa en materia seca (MS), creo que todos estamos de acuerdo que es una manera más fácil de ver las cosas. Una de las comidas con más grasa que encontraría un perro en la naturaleza sería una rata, la cual bordea una relación de 2:1 de proteína es a grasa en MS[11,12] mientras que el contenido de grasa de un ratón puede variar entre 3,7:1 de proteína es a grasa al nacer, a una relación de 2,4:1 en la adultez.[11] El promedio de los insectos es de 3:1 de relación en proteína es a grasa.[12] Un conejo varía de 3:1[12] a 4 o 5:1[11] de proteína es a grasa. Los sapos poseen una relación 4:1 de proteína es a grasa mientras que las ranas poseen una magra relación de 7:1.[11, 12] Sin embargo, muchos de estos animales utilizados para obtener las cifras anteriores provienen de granjas, son usados como alimento en zoológicos, por lo tanto se espera que sus contrapartes salvajes sean considerablemente más magras. De hecho, el contenido de proteína y grasa en roedores silvestres y aves parten en una relación de 7:1[13] en base de materia seca.

Esto significa, que si tomamos el promedio de la relación de proteína y grasa de un conejo (4:1), el perro doméstico tendría normalmente una media de proteína es a grasa de EM cercana a 2:1.

El problema con el trabajo de Hewson-Hughes *et al.* era que tenía dos inconvenientes. El primero, fue la formulación de la dieta y el segundo, el tiempo. Los autores usaron una serie de alimentos ultra-procesados que consistían en arroz molido, harina de trigo, harina de ave, gluten de maíz (el hollejo indigestible del maíz sobrante del procesamiento de alimentación humana) y sebo de vaca. Por siete días, los perros fueron alimentados simultáneamente con tres dietas; una era alta en carbohidratos (arroz y harina de trigo), la otra alta en proteína (harina de carne) y la tercera alta en grasa (sebo de vaca). La Sección 1 nos reveló que los perros poseen una preferencia en gusto y olfato por la carne, y la escogerán por sobre cualquier otro tipo de alimento que se le ofrezca, y mientras más fresca mejor. Mientras la harina de carne que proviene de las plantas de renderizado llega a la fábrica como un polvo gris, es considerada una proteína cárnica extremadamente pobre, si es que llega a ser reconocida como tal por el animal. Cuando combinamos esto con la suposición de que la grasa es una fuente de energía muy buscada por los carnívoros, no fue sorpresa que los perros en este corto estudio hayan escogido inicialmente la comida alta en sebo de vacuno.

Cuando Roberts *et al.* (2018)[14] repitieron el estudio (nuevamente utilizando perros previamente alimentados con croquetas), sin embargo esta vez usó ingredientes reales como grasa de lomo de cordero, tripa verde, venado (mecánicamente deshuesado) y maíz, encontraron que las porciones de grasa y carbohidratos en general de la dieta decrecieron significativamente, de 6.382 a 917 kilocalorías por día y de 553 a 214 kilocalorías respectivamente en el transcurso de este ensayo de diez días. El consumo de proteína se mantuvo relativamente estable (disminuyendo de 4.786 a 4.156 kilocalorías por día). Los autores explican el descenso de la grasa como una mentalidad de "fiesta o hambre" en los perros, donde las dietas con más grasa pueden ser consumidas inicialmente pero con el tiempo se reducen en favor de una proporción más moderada de proteínas y grasas. En esta ocasión la proporción de ME era más cercana a 4:5

A la luz del actual contenido de proteína y grasa de su presa, esta pareciera ser un poco más alta de la esperada, sobre todo ya que sabemos que con esta proporción de EM, los perros de trineo rinden mejor [15], y ellos poseen una más alta demanda de grasa que un perro promedio. ¿Será que los perros están simplemente hechos para ser glotones de grasa animal? Esta área necesita más investigación.

Destacando aún más lo inadecuado de usar alimentos secos en dichos ensayos, Hewson-Hughes *et al.* (2011)[16] habían hecho este experimento primero usando gatos. Estos fueron alimentados con una variedad de productos de Mars, y encontraron que los gatos incluyen en su dieta principalmente más proteína y menos grasa que los perros (52:36:12 es a proteína, grasa y carbohidratos respectivamente), pero aún más interesante, es que los gatos parecieran que escogen más carbohidratos que los gatos ferales (52:36:12 versus 52:46:2, proteína, grasa y carbohidratos respectivamente. Donde el contenido promedio de carbohidratos de una pequeña presa es de 1,7%).[17] Los gatos salvajes domésticos claramente no consumen carbohidratos como parte de su dieta normal. Claramente que en estos ensayos, usando previamente a carnívoros alimentados con comida seca, al ofrecerles una serie de cereales no nos dice mucho sobre que lo que deberían requerir *normalmente* estos animales en su dieta.

El hecho es que, si los carbohidratos fueran de verdad una *excelente* o incluso una adecuada fuente de energía para un carnívoro, entonces ¿por qué no alimentan con carbohidratos a los perros de trineo, animales que poseen uno de los consumos más demandantes de energía en el reino animal? La mayoría de las veces, los perros de trineo no son alimentados con carbohidratos.[18-20] De hecho, Kronfeld, una eminencia en este campo, pasó a sus perros de trineo a tres tipos diferentes de dieta; un grupo fue alimentado con una dieta alta en carbohidratos, otro grupo con una dieta media en carbohidratos y el último grupo sin carbohidratos. No se observó efectos adversos en el grupo alimentado con la dieta sin carbohidratos.[15] Por el contrario, los perros con esta dieta mantuvieron una alta concentración de albumina, calcio, magnesio y ácidos grasos libres durante la temporada de carreras. También exhibieron una gran alza en glóbulos rojos, concentración de hemoglobina y hematocrito durante los entrenamientos (todo esto aumentaría su aptitud física), los autores concluyeron que una dieta libre de carbohidratos "pareciera conferir ventajas en determinadas respuestas metabólicas para un funcionamiento prolongado en carreras extenuantes".

Para apoyar la postura de que el contenido alto en cereales/carbohidratos de IAMS de Mars puede proveer una adecuada fuente de energía metabolizable para perros, Murray y Sunvold (2003)[21] usaron veinte referencias como apoyo. Solo tres de ellas tenían algo que ver con perros y solo una tenía relación con la digestión de carbohidratos. Trataba de un estudio en la respuesta azúcar/insulina en sangre en tres grupos de perros alimentados con seco, húmedos y enlatados. El período de evaluación duró cinco días. Murray y Sunvold realizaron un propio ensayo en analizar la respuesta del azúcar e insulina en sangre en grupos

CARBOHIDRATOS

de perros alimentados con varios granos, duró dos semanas. Ellos concluyeron que la elección del almidón influenciaría en la respuesta de la glucosa e insulina en perros después de una comida, y está bien, lo hace absolutamente, como lo veremos después. Son las conclusiones de los autores, sin embargo, hay algo interesante que destacar:

> Las investigaciones de Iams en carbohidratos han mostrado que algunos productos son mejor formulados usando una combinación de fuentes de carbohidratos para adaptarse a los requerimientos nutricionales de tu perro durante etapas específicas de su vida y estilos de vida…….

Mientras que los autores no ofrecen estudios a largo plazo que respalden esta declaración, no estamos seguros a que se refiere con "etapas específicas y estilos de vida" que requieran un contenido específico de carbohidrato ya que, nuevamente, los carnívoros no *requieren* carbohidratos vegetales en su dieta en ninguna etapa de su vida.

La industria está centrada particularmente en la etapa de vida gestacional y de lactancia en perras. En cualquier momento que se tenga que discutir sobre la necesidad de carbohidratos en perros, el estudio de Romsos *et al.* (1981)[7] a menudo aparece.[22-24] El estudio comparó dos grupos de perras Beagle preñadas alimentadas con croquetas. El grupo A fue alimentado con una dieta que consistía en un 26% de EM de proteína (riñón de vacuno), 44% de carbohidratos y 30% de grasa. El grupo B también recibió un 26% de EM de proteína, pero sin carbohidratos, sustituyéndolos por más grasa, llegando al 74% de EM de la dieta. Si asumimos que la proporción ideal de EM entre proteína y grasa para el perro es aproximadamente 2:1, entonces es justo decir una relación de 1:3 es considerado una dieta muy alta en grasa para este animal.

Los autores encontraron que el grupo B (cero carbohidratos /alto en grasas) mostró elevados niveles de ácidos grasos libres. También, mientras que los dos grupos parieron el mismo número de cachorros, solo el 63% de los cachorros del grupo B nacieron vivos y solo el 35% de estos sobrevivieron por 3 días. Como esto no es normal, podríamos asumir que está relacionado con el contenido de grasa. Mientras que el tamaño de la camada no se vio afectado, cachorros de ratas nacidos de madres con dietas altas en grasa tuvieron una significativa mortalidad sobre los tres primeros días de vida.[7]

Las perras alimentadas con dietas altas en grasa también exhibieron cetosis.[25] Esto pasa cuando el cuerpo no tiene suficiente azúcar en sangre para realizar procesos cotidianos y somete al cuerpo a usar la grasa como fuente de energía. En este caso, los autores notaron que una dieta alta en proteínas habría ayudado a los perros en proveer precursores glucogénicos adicionales (los elementos necesarios para llevar a cabo gluconeogénesis de forma adecuada). En otras palabras, si hubieran equilibrado el contenido proteína-grasa a un nivel biológico más apropiado, estas madres habrían sido capaces de conducir una gluconeogénesis normal, previniendo una cetosis.

De este ensayo, los autores concluyeron:

Se demuestra que el consumo de una dieta baja en carbohidratos por perras durante en gestación, redujo severamente la sobrevivencia de sus cachorros fue el hallazgo más relevante en este estudio...

Siento que habría sido más preciso escribir: "la demostración del consumo de una *dieta alta en grasa* por perras durante la preñez severamente reduce la sobrevivencia de sus cachorros". En el pasado, una dieta alta en grasa como esta (7 gramos de carne magra, 10 gramos de manteca por kilo de peso) provocó enfermedad hepática en perros en un tiempo relativamente corto.[26]

Sin embargo, es la última línea de su abstracto lo que es más sorprendente:

Concluimos que perras preñadas *requieren* de carbohidratos para tener un óptimo rendimiento reproductivo....

Mientras que algunos carbohidratos, o mejor aún, proteínas en este caso habría sido beneficioso en estos perros para reducir el contenido de grasa, para que este estudio de la industria sea usado como evidencia en la que un perro carnívoro *normalmente* podría beneficiarse de carbohidratos en su dieta, es bastante atrevida.

Durante el transcurso de toda esta sección, y de hecho también en la próxima, escucharás mucho acerca de dos grandes colecciones de estudios que son la columna vertebral de la opinión veterinaria sobre nutrición canina y felina. El primero es el SACN (Small Animal Clinical Nutrition). Editado por Hand *et al.* (2010)[27] ahora en su 5° edición. SACN es un trabajo colosal de más de 1.300 páginas (sin incluir referencias) utilizado ampliamente por veterinarios de todo el mundo para informarse en todo sentido sobre nutrición canina y felina. El segundo es del National Research Council *Nutrient Requirement of Dogs and Cats* de Estados Unidos (NRC 2006).

En su sección titulada "Canine Carbohydrate Requirements" (por sí solo es un nombre inapropiado ya que los carbohidratos no son requeridos por los perros en ninguna etapa de su vida, que es lo que aun sabemos), SACN tiene sólo tres párrafos que ocupan media página. Ellos citan solo cuatro referencias. Cada una está enteramente enfocada en el uso de carbohidratos en perras en gestación y en lactancia. El primero es el trabajo de Romsos *et al*. (1981)[7] que ya discutimos atrás. El segundo, conducido por el Waltham Symposium (Mars Inc.), encontró que perras preñadas alimentadas con una dieta alta en proteínas y libre de carbohidratos les fue tan bien como a las que fueron alimentadas con dietas que contenían almidón.[28] El tercero nuevamente fue un estudio sobre la viabilidad de cachorros nacidos por madres alimentadas con dietas variadas en proteínas y encontraron que los perros necesitan "al menos un 33% de EM proveniente de proteína". [29] El cuarto y último estudio mencionado en esta sección fue el de NRC (2006), el cual aparentemente dice que "anormalidades fetales, reabsorción embrionaria, cetosis y reducción en la producción de leche son posibles efectos adversos al proveer una dieta inadecuada de carbohidratos durante gestación y lactancia". Cuando te diriges a la sección relevante en el NRC (2006, Carbohidratos y Fibra, subsección 'Efectos en el Rendimiento Reproductivo') verás que también se refieren al estudio de Romsos *et al*. (1981)[7].

En el párrafo final del SACN se declara lo siguiente (agregué cursiva para darle efecto):

> En general, un mínimo de 23% de carbohidratos en el alimento es recomendado para perras gestantes y en lactación. *Un exceso de almidón en la dieta normalmente no causa problemas de salud en los perros.* Un alimento seco extruido para perros comúnmente contiene entre 30 a 60% de carbohidratos, siendo la mayoría almidón, *y no causa efectos adversos.*
>
> **Hand *et al*. 2010**[27]

Enfrentando hoy en día una epidemia de obesidad y diabetes canina, el SACN (la biblia de nutrición canina de nuestros veterinarios actualmente) utiliza ningún estudio en respaldar la declaración de que una dieta de más de 50% de carbohidratos, no causa efectos adversos en los perros.

La próxima sección en el SACN se titula "Requerimientos de Carbohidratos en Felinos" se refiere a que los gatos que son carnívoros estrictos y aun así "los niveles de almidón en los alimentos comerciales para gatos, que llegan hasta un 35% de materia seca, son bien tolerados". Lamentablemente, no hay referencias para respaldar esta declaración que es bastante impactante.

La Dra. Stefanie Handl (vet.med.Dipl. ECVCN) (N. del T.: ECVCN: European College of Veterinary and Comparative Nutrition), editor en jefe de la revista Veterinary Medicine Austria (un revista auspiciada por Mars Royal Canin, a partir desde 2016), pero redactada en 2014 por Veterinary Focus (una revista propiedad de Mars Inc.), señala lo siguiente (agregué cursiva para dar más efecto):

> La idea de que el gluten y los cereales en general, dañan a los perros y gatos, es otro *rumor popular sin base científica*. Uno puede asumir que *muchos perros en el pasado han recibido varios alimentos a base de granos* (p. ej. pan, galletas para perros) antes de ser introducidos a una dieta seca comercial. *Las investigaciones actuales sugieren que los perros se han adaptado genéticamente a alimentos con carbohidratos* a través de su evolución....

Esto es una declaración común de la industria, y es objetivamente incorrecto. Estudios en perros de trineo revelaron que perros mantenidos con una dieta alta en carbohidratos sufrieron más daño que aquellos con una dieta alta en proteína.[30] Dietas altas en almidón promueven la formación de cristales de estruvita en gatos,[30] mientras que dietas altas en proteínas pueden rectificar el problema.[31] Estudios muestran que la reducción de carbohidratos en la dieta previene el crecimiento de tumores en perros.[32]

Analicemos la declaración antes de preguntar a la Dr. Handl ¿en qué 'base científica' se ampara para una dieta de 50-60% de carbohidratos para un carnívoro? ¿Existe un sólo estudio a largo plazo, que indique que una dieta alta en carbohidratos sea segura para un perro carnívoro si la comparamos con una dieta alta en proteína o, yendo más allá, una dieta más natural? Se basa en nada, ya que estos estudios no existen. Y si existiera, la industria lo dejaría en el olvido repetidamente. Ella lo hizo de buena fe, sin base científica.

Dra. Handl continúa diciendo, "uno puede asumir que varios perros domésticos han recibido muchos alimentos a base de granos (p. ej. pan, galletas para perros) antes de ser introducidos a una dieta seca comercial". Podemos *asumir* que esta declaración es verdad en gran parte. Los perros por seguro han recibido algunas cantidades de carbohidratos por humanos en el pasado, pero la cantidad y que tipo de alimentos consumían cuando deambulaba el resto del día es desconocido. ¿Fue esto suficiente para forzar un cambio evolutivo en el animal? Los estudios de alimentación en animales libres y de anatomía sugieren que no. Hasta que sepamos más, Dra. Handl solamente está dando su opinión sin tener referencias.

Eventualmente, Dra. Handl hace un punto de referencia, declarando "las investigaciones actuales sugieren que los perros se han adaptado genéticamente a carbohidratos a lo largo de su evolución", lo cual ella se respalda con el trabajo de Axelsson *et al*. (2013)[33], el cual encontró que muchas razas de perros poseen múltiples copias del gen AMY2B para la digestión de carbohidratos.

En primer lugar, es muy liberal usar la palabra 'a lo largo de'. Los humanos han estado cultivando en serio por unos 8.000 años. Antes de eso, sólo podemos asumir que los perros salían y comían carne, sugiriendo que los perros sólo se han estado adaptando a los carbohidratos por menos de un 25% de su evolución de

30.000 años del lobo. De hecho, un análisis de tres restos de perros antiguos en Alemania, datan entre 4.700 y 7.000 AP (N. del T.: antes del presente o AP es una medida de tiempo usada en arqueología, también se usa como YBP (Years Before Present)), no mostró un incremento en la copia de los genes AMY2B a pesar de que la agricultura prosperaba en dicha región en ese tiempo, se cuestiona mucho el rol de la agricultura en la domesticación del perro hasta ese punto.[34]

Como aprendimos en nuestro análisis del dingo, parece que las razas domésticas que evolucionaron en junto a los granjeros, han dado un pequeño paso hacia la digestión de carbohidratos a nivel de genes. Ellos ciertamente poseen una actividad más alta de estas enzimas comparadas con el gato doméstico.[24,35] Esto, junto a un pequeño número de peculiaridades fisiológicas con inclinaciones omnívoras, no habrían surgido si no se hubiera incluido algo de materia vegetal en el menú del perro en el pasado. Sin embargo, para usar este puñado de genes (un cuerpo usa miles de genes cada minuto en la digestión) como única base científica, y usarla como argumento para entregar una dieta alta en carbohidratos para cada perro en el planeta, por sobre todos los otros modelos de alimentación, es negligente en extremo.

No existe mejor reproche a esta posición que la que hizo Doug Knueven a la Dra. Jean Dodds:

> Decir que los perros pueden digerir algo de almidón mejor que el lobo, prueba que ellos pueden prosperar con una dieta alta en almidón a largo plazo, es como decir que nosotros que podemos procesar etanol y glucosa, deberíamos prosperar con una dieta de un 50% de ron y galletas.

No hay evidencia que sugiera que dietas altas en carbohidratos puedan beneficiar de alguna forma a un carnívoro y a pesar, de sus propios ensayos que claramente demuestran que los perros optan por la proteína y grasa por sobre los carbohidratos,[17] los productores de dichas dietas continúan enviando el mensaje de la alimentación basada en cereales. Incluso peor, la práctica continúa con todo el apoyo de nuestro sector veterinario que se basa en la evidencia, a pesar de que no hay trabajo de algún valor que sugiera que este tipo de dietas son seguras al largo plazo. Veamos las posibles repercusiones de esa decisión.

La Epidemia de Obesidad Canina

El Por qué los Humanos Engordan

Para entender un poco sobre los efectos del consumo de carbohidratos en el perro, primero debemos partir con lo que sabemos en los humanos. ¿Cómo? ¡Pero si acabamos de leer que los perros son carnívoros, no omnívoros! Sí, eso es verdad, pero el hecho de que los promotores de alimentación basada en cereales nunca nos han mostrado un estudio a largo plazo en perros sanos alimentados con dichas dietas, comparados con otros alimentados con una dieta más normal con mucho menos carbohidratos, tendremos que buscar en otro lugar para tener algo de inspiración y así empezar a rodar la bola de nieve.

Sabemos que los perros comparten muchos procesos fisiológicos y metabólicos asociados a la digestión y metabolismo con los humanos, todo esto como resultado de compartir una extensa evolución genómica en paralelo, particularmente genes involucrados en la digestión, metabolismo, numerosos procesos neurológicos y enfermedades incluyendo el cáncer.[36] Ellos reaccionan de la misma manera como nosotros hacia muchos alimentos y químicos, haciendo que sean unos sujetos de prueba aptos para temas en enfermedades humanas, nutrición y medicina traslacional.[37] Este es el por qué, vilmente probamos todos nuestros químicos y farmacéuticos en ellos. La causa de muchas enfermedades nutricionales en humanos como el raquitismo y pelagra fue descubierta al denegar a miles de Beagles ciertas vitaminas y nutrientes a costa de sus vidas. En particular, hemos sabido por veinte años que los perros responden de la misma manera fisiológica al azúcar como los humanos, en cómo es su respuesta glicémica dependiendo del tipo y cantidad de carbohidrato.[38,-40] Y este mismo proceso es el que discutiremos ahora.

El mundo sufre un terrible problema de obesidad y está destruyendo nuestra salud. El Índice de Masa Corporal (IMC) es la medición de la grasa corporal de un individuo basado en su peso, altura y edad. En general una persona con un IMC de 25-29.9 es considerada con sobrepeso, mientras que una persona con una IMC de sobre 30 es considerada clínicamente obesa. Comencemos con Estados Unidos, por lejos, la nación más obesa de todo el universo conocido. En 2010, el Centre for Disease Control (CDC) reportó que el 66% de los adultos americanos tenían sobrepeso (National Obesity Trends, 2010). Para 2018, el 40% de los adultos eran obesos[41], lo que significa que existían más personas obesas que con sobrepeso. El costo económico de este padecimiento es escandaloso. En 2011, un estimado de 186.000 americanos murieron como resultado de su exceso de IMC.[42] Los costos médicos asociados a la obesidad ahora bordean los $200 billones, 20% del presupuesto sanitario.[43] Claramente no es sólo en Estados Unidos. Las estadísticas de WorldObesity.org, que trabaja con *The Lancet* (N. del. T.: The Lancet es una revista científica británica), nos muestra que en el Reino Unido un 27% de hombres y mujeres eran obesas en 2015. En Australia, es alrededor de un 28%, Irlanda un 24%. Y todos estamos engordando, aumentamos un promedio de grasa en un 10% cada década.[44]

CARBOHIDRATOS

Todos conocemos los efectos de este exceso de grasa corporal en nuestra salud - desde enfermedades cardiovasculares, diabetes, cáncer y una variada gama de enfermedades inflamatorias, es absolutamente desastroso. En cuanto a la causa de esto, algunas instituciones mundiales tienen dudas. Un esfuerzo conjunto por la Pan American Health Organisation (PAHO) y el World Health Organisation (WHO) (N. del T.: WHO es la Organización Mundial de la Salud u OMS) declaran:

> El cambio más sorprendente en los sistemas de alimentación de países desarrollados, y ahora de países en desarrollo y subdesarrollados, es el desplazamiento de los hábitos alimenticios basados en preparaciones no procesadas o con el mínimo procesado, a aquellos que están basados en alimentos y bebestibles ultra-procesados. El resultado de dietas con una excesiva densidad energética, alta en azúcares, grasas, sal y una baja cantidad de fibra consiste en un aumento del riesgo de obesidad entre otras enfermedades relacionadas con la dieta. La cantidad de los productos ultra procesados en los suministros de alimentos puede ser vista como una medida de calidad alimentaria de una población en general.
>
> **PAHO 2015**[45]

Estamos engordando porque nos cambiamos de alimentarnos con comida real, completa y no procesada, a alimentos procesados. El profesor Carlos Monteiro de la Universidad de Sao Paulo en Brasil tiene más conocimiento acerca de los peligros del consumo de alimentos ultra-procesados que la mayoría. Su investigación fue la base de una edición especial sobre alimentos ultra-procesados para *Publish Health Nutrition*.[46] Usando más de cuarenta y cinco estudios a larga escala e incorporando datos fidedignos de millones de personas de alrededor del mundo, el estudio encontró que aproximadamente la mitad de las canastas irlandesas, alemanas y británicas (45%, 46% y 51% respectivamente) contienen alimentos ultra procesados. El reporte concluye con gran preocupación sobre la asociación entre alimentos ultra-procesados y una mala salud, en particular sus vínculos con obesidad y diabetes, cáncer y mal estado de salud en general.

> Los alimentos altamente procesados son densamente calóricos, pero no satisfacen....aparte contienen sales, azúcares, aceites y grasas, sustancias como aditivos que imitan el sabor y textura de alimentos preparados desde cero....las futuras generaciones observarán nuestro consumo actual de alimentos de la misma forma en como mirábamos el envío de niños a limpiar chimeneas.
>
> **Monteiro *et al.* 2017**[47]

ALIMENTACIÓN EN PERROS

Mientras que las enfermedades cardiovasculares se llevan todos los titulares (todavía continúa siendo el asesino número uno en Estados Unidos y Europa), la relación entre obesidad y cáncer ahora está clara. El World Cancer Research Fund es una colección de docenas de líderes mundiales en la investigación del cáncer. Ellos han publicado tres reportes colosales, comenzando en 1997, 2007 y ahora 2017, el más reciente titulado *Body Fatness and Weight Gain and the Risk of Cancer*. Ellos investigan los efectos de la dieta y sobrepeso en la incidencia del cáncer en la población en general. Sus hallazgos son igual de claros y sombríos como los del equipo de Monteiro. Hay una fuerte evidencia que una gran grasa corporal conlleva a una gran incidencia de prácticamente cualquier cáncer que se te ocurra pensar; cáncer colorrectal, cáncer de endometrio, cáncer de vesícula, cáncer de riñón, cáncer de hígado, cáncer de boca, faringe, laringe, de esófago, cáncer de ovario, cáncer pancreático, cáncer de próstata, cáncer estomacal y cáncer de mama postmenopáusico, mientras más obeso te encuentres, más riesgo posees de padecer una de estas enfermedades.

Así que, tener sobrepeso es extremadamente perjudicial para tu salud. Pero antes de introducirnos en el *por qué* exactamente los alimentos procesados nos hacen ser gordos, primeros debemos destacar que la obesidad es una enfermedad compleja. Hasta hace poco, la teoría dominante de nuestra rápida expansión corporal era simplemente un tema de calorías. Los alimentos ultra-procesados son altos en calorías. Estás comiendo muchas calorías. Come menos, muévete más, ¿verdad? Ahora sabemos que no es así de simple. Muchos factores afectan el grado de gordura, incluyendo tus genes (bueno, no tus genes *per se*) esto no es un tema genético, esto está sucediendo muy rápido para que sea algo así, pero *epigenéticamente* si, lo que significa que la gente obesa puede traspasar sus genes obesos "activados" a sus hijos, haciéndolos más propensos a ser obesos cuando crezcan.[48] Tu microbiota intestinal también juega un rol (personas obesas poseen una flora predecible y mientras unos discuten que es primero: el huevo o la gallina); ¿la obesidad es la que cambia a la microbiota o es una alteración de ella lo que provoca la obesidad? Un fascinante estudio publicado en *Science*, tomó la microbiota intestinal de un ratón obeso y fue insertado en su gemelo magro quien rápidamente se tornó gordo.[49] La hora de comer es FUNDAMENTAL (en 2017 Jeffrey C. Hall, Michael Rosbash y Michael W. Young recibieron el Premio Nobel de fisiología o medicina por su trabajo en el ritmo circadiano. Aunque las implicaciones son amplias, lo relevante aquí es la hora del día en que uno come, ya que esto afecta en como uno procesa y almacena dicha comida, (mientras que comer en la mañana y después del atardecer eran los actos más dañinos) como también *cuando uno no come* (períodos intermitentes de ayuno resultan en una pérdida de peso, incluso si el grupo en ayuno consume el mismo nivel de calorías que otro sin ayuno.[50]) Luego se encuentra la salud física y mental, estrés y por supuesto, tus niveles de actividad física, por nombrar algunos. Pero de todos estos responsables, nada posee más efectos en tu talla corporal como lo *que* comes.

La hipótesis demasiado simplista de 'calorías entran, calorías salen' cae en el olvido. Este es un buen momento para destacar la diferencia entre *hipótesis* científica y *teoría* científica.

Una *hipótesis científica* es poco más que una conjetura educada en cuanto a lo que podría estar sucediendo. Queda comprobarla formalmente. Aún no es respaldada por la literatura. La hipótesis entonces es puesta a prueba, a menudo se repite desde una variedad de ángulos y por un número de diferentes científicos quienes aceptan o rechazan la hipótesis. Si esta hipótesis se sostiene ante el escrutinio científico mejor que cualquiera otra hipótesis, entonces se confirma como posible verdad y gradualmente se hace camino a una más factible *teoría científica*.

Sin embargo, hay veces en que una hipótesis puede verse muy meritoria y circula por tanto tiempo que hasta puede transformarse en una teoría científica, eso hasta que alguien decide ponerla a prueba. En este punto, no es extraño que las creencias populares estén completamente equivocadas. Por ejemplo, el largo tiempo en que creímos que la tierra era plana. La sugerencia de que todos caminamos alrededor de un globo es aún difícil de comprender para muchos. Hubo un tiempo en que poner plomo al combustible era una buena idea. Esto detuvo los golpes en nuestros motores. Durante décadas, a medida que la salud física y mental de la población se desplomaba, la hipótesis de la industria del plomo, que indicaba que era algo perfectamente seguro no se comprobó, quedando muy lejos de la teoría científica. Muchas décadas después, un número de pruebas pronto refutaron completamente esta hipótesis. La teoría científica ahora muestra que hay micro-partículas de plomo en el aire que se pueden acumular en nuestros cuerpos, el cual pueden tener efectos desastrosos en particular en el sistema nervioso de nuestros hijos que están en el vientre materno. Hoy, continuamos inyectando nano partículas de aluminio altamente inflamatorias en niños, partículas que sabemos que son capaces de atravesar la barrera hematocefálica,[51] en plena *creencia* de que esta práctica tiene ninguna relación con el alarmante aumento de discapacidades en el neuro-desarrollo de los niños. Sin embargo, esa creencia está muy lejos de la teoría científica. Es una hipótesis que hasta hoy permanece virtualmente sin probar.

Tenemos todas las pruebas de la hambruna que necesitamos para demostrar que se puede fácilmente eliminar el peso de alguien y, de forma contraria, personas que comen muchas calorías diariamente subirán de peso. El problema es que nadie pensó en esto en las últimas décadas, porque cuando lo hacemos, nos damos cuenta que la hipótesis 'calorías entran, calorías salen' es rechazada en diversos frentes

ALIMENTACIÓN EN PERROS

Primero, simplemente afirmar que tenemos una epidemia de obesidad debido a que las personas de repente comenzaron a consumir muchas calorías es una tontería. Los humanos siempre han disfrutado comer, pero sugerir que todos medían su ingesta de calorías en los primeros setenta años a partir del 1900, que constantemente tenían en cuenta el ejercicio, una hora extra en cama, esa cantidad extra de comida después de un día duro de trabajo, el hecho de que quemar más calorías cuando bajan las temperaturas mientras se trabaja en las afueras, esos pocos tragos de un viernes por la noche, donde las calorías de solo dos copas de vino (160 kcal) resultarían en unos kilos extras de peso anual, y de repente en 1970 el 60% de los occidentales completamente perdieron el control de ellos mismos transformándose en unos idiotas perezosos y codiciosos, parece difícil de creer.

Como Taubes dijo, simplemente decir que se trata solo de calorías es como decir que te haces más rico por ganar más dinero. Tenemos que saber el cómo y el por qué. En este sentido, mejores autores que yo ya han trazado la evidencia científica respecto a esto, incluyendo a Fung (*The Obesity Code*), Taubes (*Good Calories, Bad Calories* y después *The Case Against Sugar*) y en el caso de los perros, Schulof (*Dogs, Dog Food and Dogma*), todos ellos en los cuales me baso para explicar la epidemia de obesidad en las siguientes páginas.

Como lo implica el nombre del libro más reciente de Taubes, no es tanto sobre las calorías *per se*, sino en cómo son distribuidas en el cuerpo. Respecto a esto, la mayoría de nosotros nos estamos dando cuenta de lo desastroso que es para nuestra salud la adicción al azúcar. Siempre hemos amado el azúcar y a través de los siglos, el contenido de azúcar de nuestra dieta ha ido aumentando muy lentamente. Sin embargo, no fue hasta que la "grasa" fue acusada de volvernos gordos en los años 70 (toma sentido ¿verdad?, sólo que esto era completamente erróneo, como lo vas a averiguar ahora), que los alimentos procesados bajos en grasa y altos en azúcares comenzaron a expandirse rápidamente por nuestro cuerpo. No importa que sea más adictiva que la cocaína, ciertamente parece ser más destructiva para la nación. Una colosal revisión sistemática hecha por la WHO encontró que el consumo de azúcar es un factor importante en el peso corporal de las personas,[52] y esto a su vez, es el camino hacia nuestra epidemia de diabetes[53,54] y cáncer[55,56]. Con el respaldo de dicha evidencia, la WHO revisó sus recomendaciones de ingesta de azúcar el 5 de marzo de 2015. Ellos ahora recomiendan como máximo, 25-50 gramos de azúcar por día para evitar obesidad, diabetes y pérdida de dientes.

Pero no estamos haciendo caso. El mundo occidental hoy en día está consumiendo impresionantes cantidades de azúcar, el carbohidrato más refinado de todos. Los americanos consumen 126g de azúcar por día (eso es 46kg al año). Alemania y los Países Bajos son los que siguen con 103g mientras que Irlanda y

CARBOHIDRATOS

el Reino Unido consumen 97g y 93g por día respectivamente.[57] La única buena noticia probable para nuestra adicción al azúcar, es que gracias a varias tendencias del mercado, iniciativas de salud, endulzantes artificiales y una increíble serie de alternativas para el azúcar existen ahora en el mercado.

Sin embargo, en lo que muchas personas continúan fallando en entender, es que no es solo la azúcar refinada lo que nos importa. Pero para entender un poco más, primero debemos entender una rápida lección de los diferentes tipos de carbohidratos que hay.

Los carbohidratos provienen de las plantas y existen tres tipos diferentes; azúcares simples, carbohidratos complejos y fibra vegetal indigestible. Los azúcares simples, como su nombre lo sugiere, son los carbohidratos listos para consumir. Ellos comprenden unidades simples o dobles (monosacáridos o disacáridos), requieren poco a nada de digestión y son rápidamente asimilados por el cuerpo. Ellos son una fuente de energía inmediata y son encontrados en ciertos elementos como azúcar de mesa, jugos de frutas y miel.

Los carbohidratos complejos (llamados polisacáridos, significa que posee muchas unidades de azúcares unidas) son los almidones en los cereales, papas, arroz y vegetales como los guisantes y zanahorias. Estos toman más tiempo en digerirse en comparación con los azúcares simples, requiriendo unos pasos extras, pero una vez logrado, estos pueden ser utilizados como energía para el cuerpo.

El proceso de digestión de los carbohidratos se parece a algo como esto: cuando un humano come carbohidratos complejos solubles como una papa llena de almidón, la digestión comienza en la boca gracias a la presencia de la amilasa en nuestra saliva; una enzima que puede romper los carbohidratos en unidades simples. Este mix parcialmente digerido toma su camino hacia el estómago, donde es pulverizado por el ácido transformándolo en el quimo, una forma de líquido apta para pasar hacia el intestino. Una vez que el quimo pasa por la primera parte del intestino, conocido como duodeno, el páncreas comienza a liberar grandes cantidades de amilasa para terminar el proceso digestivo. Ahora fragmentada en simples unidades, tu cena de almidón es absorbida fácilmente por medio de las paredes intestinales hacia el torrente sanguíneo. Luego el hígado convierte estas unidades de azúcar en glucosa para ser usadas por las células del cuerpo. El exceso de glucosa se almacena en el hígado como glucógeno, o con la ayuda de la insulina, se convierte en ácidos grasos para ser almacenados como grasa en el tejido adiposo para ser usada cuando sea necesario.

Es importante reiterar que cuando comes, ya sea azúcares simples (azúcar de mesa, miel, jugo de frutas) o carbohidratos complejos (trigo, arroz, pan), ambos terminan como azúcar para que sea usada por el cuerpo. Es sólo que los carbohidratos complejos toman un poco más de tiempo en digerirse y esto hace toda la diferencia para el cuerpo, como pronto lo aprenderás.

El tercer tipo de carbohidrato es estructural, comúnmente conocido como fibra. Existen pocos tipos de fibra vegetal, estos puedes ser concentrados en dos grupos dependiendo en que si pueden disolverse en agua (fibra soluble) o no (fibra insoluble). Ambos tipos son muy resistentes a la digestión enzimática de los mamíferos. Pasan por el intestino delgado sin digerir y llegan al colon casi intactas. Aquí es donde comienzan las diferencias. A diferencia de la fibra indigestible de la planta, nuestra microbiota ama la fibra soluble como la inulina, oligofructosa y FOS (fructooligosacáridos). Estos son alimentos premium para las bacterias, o más conocidos como prebióticos (antes-vida). En una perfecta simbiosis, nosotros proveemos alimentos a nuestras bacterias beneficiosas, ellas los fermentan, multiplican y luego los digerimos, recolectando muchos nutrientes beneficiosos y subproductos. Pero esta no es la única diferencia entre ambas fibras. Ellas regulan el flujo de la digestión en el intestino en maneras opuestas. Ellas pueden ser resumidas a continuación:

- **(i) Fibra soluble**: se disuelve en agua para formar un tipo de gel en el intestino. Estas comprenden a las pectinas, gomas y mucilagos que son encontradas comúnmente en plantas como avena, legumbres (guisantes, frijoles, lentejas), semillas (chía), frutas y vegetales. La fibra soluble se hincha en los intestinos, enlenteciendo el paso de la digestión, con el fin de deleitar a nuestra microbiota intestinal para que tenga más tiempo de actuar (ayudado por nuestro largo y lento tracto intestinal). La fibra soluble no solo aumenta la sensación de saciedad que tenemos después de comer, sino también en aliviar los síntomas de diarrea.

- **(ii) Fibra Insoluble**: No se disuelve en agua. Algunos ejemplos incluyen la celulosa que es parte del exterior de algunos alimentos como las cáscaras de granos como del trigo y maíz, o la piel del tomate. Esta fibra pasa directo por el sistema sin digerir hacia el intestino grueso donde actúa como una esponja, absorbiendo agua vía osmosis aumentando el tamaño de las heces. De esta forma, la fibra insoluble es grandiosa para la constipación, promoviendo el movimiento del material por el sistema digestivo, manteniendo la salud intestinal (pero dañina para pacientes con diarrea).

Al disminuir el ritmo de la digestión, la fibra soluble fomenta una percolación más gradual del azúcar hacia el torrente sanguíneo, con el resultado de una baja de los niveles de glucosa en sangre. Esto es fundamental para la epidemia de obesidad que estamos presenciando tanto en humanos como en mascotas, por lo tanto es crucial que ahora nos familiaricemos con los detalles.

CARBOHIDRATOS

La velocidad en la que un alimento libera su energía se ha transformado en una ciencia propia. En los años 80, el Índice Glicémico (IG), una medida de los efectos de los carbohidratos en nuestros niveles de azúcar en sangre, ha nacido. Aquellos carbohidratos que se fragmentan rápidamente durante la digestión y liberan glucosa rápidamente al torrente sanguíneo (como la pasta) posee un alto IG, mientras que aquellos que se fragmentan más lentamente, liberan la glucosa de forma más gradual hacia el torrente sanguíneo (como las gachas de avena), posee un bajo IG. Ahora puedes encontrar el IG en línea en www.glycemicindex.com, donde puedes buscar prácticamente el IG de cualquier alimento que se te ocurra.

El problema con este sitio es que no te explica *cuanto* carbohidrato se encuentra en un alimento en particular, solo muestra cuán rápido llega al torrente sanguíneo en comparación con otro alimento. Por ejemplo, la sandía posee un alto ranking de IG de 72. Si nos basamos solo en el IG, podrías ser reacio en comerlo, temiendo a una rápida alza de glucosa, pero de hecho, una porción de sandía solo posee 6g de carbohidratos. La Carga Glicémica (CG) combina la calidad y cantidad de carbohidrato en un simple valor. Es la mejor forma de predecir el impacto de un alimento en nuestros niveles de glucosa. La CG nos alerta que el hecho de un bajo IG no lo es todo. Podría tentarte escoger pan integral en vez de pan blanco, pero debes tener en mente que su CG es casi semejante. Solos dos rebanadas de pan producidas con harina de trigo puede elevar tan alto la glucosa en la sangre como seis cucharadas de azúcar – tanto como muchas barras de dulces.[58] De forma similar, guisantes y papas (ambas hervidas) poseen un IG similar de 51 y 46 respectivamente. Más bajo, lo que cual está bien. Sin embargo, la CG en los guisantes es solo un cuarto de lo que hay en las papas. Por lo tanto, una porción de guisantes da un golpe menor de azúcar a tu sangre.

Si nos enfocamos en alimentos más relevantes, el Índice Glicémico nos muestra que los cereales cocinados como el trigo, cebada, maíz y avena tienen un bajo a medio IG. Sin embargo, poseen una CG media de 15-17. (Los valores de CG entre 0-10 son bajos, >10 es moderado y los valores mayores a 20 son altos).

Nosotros cocinamos esos granos para degradar la fibra y así permitir el acceso a sus nutrientes. El daño colateral es que cuando la fibra es degradada, esta libera su alta carga de azucares de manera más rápida. En otras palabras, cereales enteros como el trigo, maíz y cebada no permanecen 'complejos' por mucho tiempo. Existe un gran impacto cuando los cereales y granos son cocinados. De esta manera, es la alta CG de los cereales como el trigo y maíz lo que no los hace ser un alimento apropiado a largo plazo para nosotros los humanos. Un trabajo fantástico hecho por Bertoia *et al.* (2015)[59] destaca esto. Ellos rastrearon el consumo de frutas y vegetales de 133.468 hombres y mujeres americanos desde 1986 a 2010 (te hace sentir muy flojo al ver la duración de este trabajo, ¿verdad?) y encontraron simplemente que, personas que consumían alimentos con un alto IG, como maíz y papas, subían de peso.

Esto implica que, si buscas ser delgado, necesitas mantener una ingesta de alimentos que contengan fibra. Deberías escoger granos enteros (con fibra) que contengan una baja/media CG por sobre harinas procesadas (sin fibra) con alta CG, consúmelos en una forma entera sin procesar en lo máximo posible y reduce el consumo de azúcares refinados, jugos de frutas, pasteles y gaseosas a prácticamente cero.

Pero no sólo debes preocuparte por la obesidad, diabetes y cáncer. Al elevar el azúcar en la sangre, impulsas al cuerpo a producir citoquinas, que son químicos pro-inflamatorios, aumentando la inflamación en el cuerpo y esto puede empeorar los síntomas de enfermedades inflamatorias cardiovasculares,[60] inflamación articular,[61] y está fuertemente relacionada con la depresión.[62] Por el contrario, los granos enteros y fibra han sido reportados en tener un rol protector en la etiología y manejo de las enfermedades crónicas previamente mencionadas.[60, 63-67]

Por todas estas razones, el exceso de azúcar en la sangre son malas noticias y el cuerpo lo sabe. Quiere librarse de todo esto a medida que lo consumes. Entra la insulina. Cuando las células Beta del páncreas notan un aumento del azúcar en la sangre, se libera la insulina desde los Islotes de Langerhans. La insulina es una hormona cuyo rol es enviar toda la glucosa a las células. Pero no es todo lo que hace, también la insulina es conocida como una hormona anabólica, lo que significa que es responsable por el crecimiento de las células. Si hablamos de obesidad, diabetes y cáncer ahora tenemos a nuestro maestro villano.

> No engordamos porque comemos más, comemos más porque estamos engordando.
> **Taubes (2011), *Why We Get Fat: and what to do about it*[68]**

Es una tremenda frase para sacarse el sombrero. Desafortunadamente, para entender la epidemia de obesidad en humanos y perros, necesitas introducirla en tu cabeza, así que vamos a partir por un ejemplo muy obvio. Wade *et al.* (1972)[69] examinó la relación entre las hormonas sexuales, apetito y peso en ratas. Después de remover los ovarios de un grupo de ratas, encontraron que ellas comenzaron a comer más y rápidamente engordaron. Al principio, esto pareciera respaldar la hipótesis 'calorías entran, calorías salen'; removiendo las gónadas las transformó en glotonas, ellas comían más y se volvieron obesas. Muy simple. Sin embargo, fue el segundo experimento de Wade el que nos hace reconsiderar esto. Para evitar el efecto de la gula esta vez, Wade puso a sus ratas hembras en una dieta estricta post-cirugía. De esta forma, incluso si ellas quisieran, no podrían consumir más calorías de que las que consumían pre-cirugía. Simplemente no estaban disponibles para ellas. A pesar de tener el *mismo número* de calorías, las ratas se las arreglaron en engordar igual de rápido. ¿Quieres saber cómo lo consiguieron? Ellas se pusieron más sedentarias. A pesar de tener las mismas oportunidades para moverse, las ratas decidieron en moverse lo menos posible entre las comidas. Es como si sus cuerpos estuvieran *determinados* a engordar. Personas que se aferran a la teoría 'calorías entran, calorías salen' podrían decir que al remover los ovarios, lograron que las ratas se volvieran perezosas, por lo tanto quemaban pocas calorías, etc. Pero si ese fuera el caso, ¿no deberían ser las ratas glotonas y perezosas al mismo tiempo? Ellas solo se volvieron perezosas cuando la opción A 'comer más comida' fue eliminada.

De esta manera, remover las hormonas sexuales no necesariamente te hace ser flojo, pero si podría generarte sobrepeso. Esto es parecido al por qué los perros castrados son más propensos a tener sobrepeso.[70]

No importa lo que restringas, esas ratas esterilizadas iban a engordar. La senda ya estaba establecida. Algo está gobernando el proceso y ese algo son las hormonas, en este caso las hormonas sexuales (en particular el estrógeno). Al distorsionar la regulación hormonal del almacenamiento de grasa (remover los ovarios) Wade *et al*. subieron a las ratas a un tren en camino a Gordolandia, un tren que al parecer no son capaces de bajar (por cierto, el mismo efecto se ve en ratas machos cuando se remueve la testosterona, pero no es tan prominente como en las hembras).

> La gula y la pereza son efectos de la *campaña* para volverse gordo
> **Taubes (2011), *Why We Get Fat: and what to do about it*[68]**

En ninguna parte los efectos de las hormonas sexuales son tan evidentes como en los niños pre-púberes de 10 años de edad. Sabemos que él está por sufrir un impresionante crecimiento en los siguientes años. ¿Comerá más durante este tiempo? Absolutamente. Pero no está creciendo porque él está comiendo más, él está comiendo más porque está creciendo. No es su consumo de alimento lo que resulta en su crecimiento, es al revés. La causa y efecto son revertidas. ¿Son los niños a esa edad flojos? Puedes apostarlo. Pero no están creciendo porque están siendo perezosos, ellos son perezosos porque están creciendo. Las hormonas dan la orden de crecer y el resto del cuerpo se coloca a trabajar.

Mientras nos enfocamos en los efectos de las hormonas en el peso y tamaño del cuerpo, sucede lo mismo con el almacenamiento de grasa. La insulina regula el azúcar en la sangre al enviar señales al hígado, músculo y células adiposas para que tomen la glucosa como combustible (generalmente la obesidad no consiste en la creación de nuevas células de grasa, son las células las que crecen en tamaño). Pero la insulina tiene otro sucio truco bajo la manga – el bloqueo de la leptina en el cerebro.[71]

¿Sabes cuál es el productor endocrino (hormonas) más grande del cuerpo? Sorpresivamente, es la grasa corporal. Las células adiposas producen la hormona leptina. Cuando comes una gran cena y las células adiposas están en sus niveles normales, ellas producen leptina la cual le dice al cerebro (hipotálamo) que tienen suficiente, para parar de comer y empezar a realizar otras labores. Podrías pensar que mientras más grasa corporal tengas, más leptina estaría circulando por lo tanto tu cerebro escucharía más seguido. Pero no es el caso. Por cerca de veinte años, científicos como Dr. Robert Lustig, Profesor de Pediatría en la División de Endocrinología de la Universidad de California, San Francisco, sospechó que la resistencia a la leptina estaba en el centro del enigma de la obesidad[71] y recientemente su equipo ha descifrado la respuesta.

Toma el siguiente ejemplo amablemente explicado por el mismo Lustig en su entrevista de YouTube *The Skinny on Obesity (Los flacos en la obesidad) (Ep.3): Hunger and Hormones (Hambre y Hormonas) – A Vicious Cycle (Un Círculo Vicioso).* Él explica que cuando inyectas insulina a un paciente diabético, el azúcar en sangre disminuye. Digamos que de 250 mg/DL cae a unos más seguros 100mg/DL. Pero, ¿A dónde fue a parar toda esa azúcar? La insulina la envió directamente a las células adiposas para almacenarse. Ese es su trabajo. De esta manera, la insulina *conduce* a la ganancia de peso.

Ahora imagina por un momento a una persona sana y activa que consume 2.500 kcal por día de una gran dieta, feliz por la vida, todo delgado con su estilo de vida balanceado de 'calorías entran, calorías salen' y con inyecciones de ciertas cantidades de insulina cada día. Mientras todo siga igual, la insulina agregada desviará digamos unas 500 kcal a los almacenes de grasa. Sin peros, sin debate – es lo que hace. Tú inyectas esa insulina y ganarás 50 gramos de grasa corporal, tómalo o déjalo.

Pero esto ahora significa, si nada más cambia, tienes un cuerpo que quiere quemar 2.500 kcal cada día pero ahora sólo tiene 2.000 kcal disponible ya que la insulina desvió 500 kcal a las células adiposas y sin usar. Entonces, ¿Qué hicieron los ratones de Wade cuando no había calorías extras disponibles? Los ratones se calmaron para conservar energía. Lo próximo que viene, es que estas levemente menos activo, un poco más lento, con menos ganas de hacer ejercicio, tal vez sentarte más seguido en el sofá, ver una película, tomar una siesta. Sobre todo, tendrás hambre muy pronto. Con el acceso actual los alimentos, naturalmente aumentarás su ingesta. Todo con el fin de recuperar las 500 kcal que desviaste con la dosis de insulina.

CARBOHIDRATOS

Ahora, en vez de comer 2.500 kcal por día, estarás consumiendo 3.000 kcal por día para compensar. Pero todavía sigues inyectándote insulina. Entonces, ¿Qué sucede? La insulina ahora tomará 600 kcal de las 3.000 kcal consumidas y las desviará al almacén de grasa. Y así sucesivamente. Una espiral viciosa, de obesidad y necesidad de insulina por una futura persona diabética tipo 2.

Imagina ir al doctor en este punto, rogando por ayuda – doc ¿Qué puedo hacer? ¿La respuesta? Eres codicioso. Come menos, muévete más… ¡Lo que es verdad! Tú ESTÁS comiendo mucho, no estás moviéndote, pero no es porque tú lo *elijas*. Es porque *tienes que hacerlo*. Has sido bioquímicamente encaminado a la flojera al inyectarte insulina cada día.

Tiene sentido ¿verdad? En este punto te puedes estar preguntando que tiene que ver todo esto con la epidemia de obesidad. Nosotros no nos estamos inyectando insulina todos los días, lo que es verdad, no lo estamos haciendo. Pero, lo que estamos haciendo es consumir diariamente grandes dosis de carbohidratos refinados y azúcar lo que provoca que nuestros cuerpos produzcan más y más insulina de forma constante, conduciendo al avance de este proceso.

Una última pregunta retórica - ¿Por qué no la leptina producida por mi grasa, le dice a mi cerebro que pare? Porque la insulina no lo permite. La insulina bloquea a los receptores de leptina en el cerebro,[72] manteniéndote con hambre perpetuamente.

De esta manera, mientras más alta sea la CG de los alimentos que consumes, mayor será la glucosa en sangre y con esto más insulina estará presente, mientras más insulina esté presente, más grasa almacenarás y más hambre vas a tener.

Por ahora, sabemos que la única forma de poder bajarnos de este tren es consumiendo alimentos con baja CG. ¿Qué tipo de alimento tiene los valores más bajos de CG ya que no posee carbohidratos?

La carne.

Obesidad y Diabetes en Perros

La cantidad de carbohidratos que un humano incluiría normalmente en su dieta es un tema para debatir. Un colosal estudio rastreó los hábitos alimenticios de 135.000 adultos por siete años. Este incluyó países de altos, medios y bajos ingresos, resultando en dos artículos publicados en *The Lancet*.[73,74] Los autores encontraron que mantener un bajo consumo de carbohidratos era algo bueno. Personas que comían altas cantidades de carbohidratos (más del 70% de la dieta) tenían una probabilidad cercana al 30% de morir durante el estudio, en comparación a quienes tenían una dieta baja en carbohidratos. Ellos aparte notaron que consumir alimentos con baja CG, como vegetales y legumbres disminuían el riesgo de morir prematuramente. Si estuvieras buscando una cifra que pueda orientarte, expertos de nutrición de Harvard recomiendan que los omnívoros como nosotros incluyan no más del 30% de carbohidratos complejos en nuestra dieta. Idealmente, esta dieta sería en la forma de granos enteros, vegetales y un poco de fruta, aunque esto sin duda fluctúa ampliamente entre las poblaciones dependiendo de las necesidades fluctuantes. Hoy día la gran mayoría de los perros occidentales son alimentados con un alimento seco ultra-procesado alto en carbohidratos, con cereales como trigo y maíz comprendiendo alrededor del 50-60% de su dieta.

Como no está indicado en la etiqueta, no está bien claro para los consumidores cuanto cereal/carbohidrato hay en el alimento para mascotas. Acá te muestro como averiguarlo.

Estos son los ingredientes de una de las marcas más vendidas y súper premium de croquetas para Labradores prescritos por veterinarios en el mercado británico:

> Pollo, maíz molido, sorgo molido, grano de trigo entero molido, harina de sub-productos de pollo, harina de soja, harina de gluten de maíz, grasa animal (preservada con una mezcla de tocoferoles), arroz cervecero, sabor a hígado de pollo…

Estos ingredientes están ordenados por peso. El hecho de que la carne de pollo sea el ingrediente número uno, se hace atractivo para el consumidor y deseable para el perro carnívoro. Sin embargo, los próximos tres ingredientes son cereales.

Es importante entender aquí que el pollo está incluido como fresco, lo que significa que viene *con* agua (el pollo es, digamos que un 70% de agua), mientras que los componentes de los cereales son incluidos secos, los que generalmente poseen un 10% de agua o menos. Los analistas de alimentos se enfadan por esto ya que no se pueden hacer comparaciones. Para hacer comparaciones significativas de niveles de nutrientes entre productos/ingredientes, ellos deberían ser expresados en base a *peso seco*, por ejemplo con el agua removida. Si se hubiera hecho eso, el primer ingrediente cárnico sería significativamente más liviano. Por lo tanto, estaría mucho más atrás en la lista de ingredientes.

Imagina por ejemplo, el productor decide incluir 100g de carne fresca de pollo, 98g de maíz seco, 95g de sorgo seco y 90g de trigo seco en la mezcladora. 100 g de pechuga fresca de pollo contiene un 70% de agua. Por lo tanto, en 100g de pechuga fresca de pollo sólo tienes alrededor de 30g de pollo deshidratado.

CARBOHIDRATOS

Si miramos nuevamente esta lista en una base de peso seco, esta contendría 30-40g de carne deshidratada (carne deshidratada posee 10% de agua, recuérdalo) y 283g de cereales secos. No es mucha carne ahora, ¿verdad?

Nota del autor:

Recuerda el fenómeno del peso seco cuando comparamos alimentos para perros seco y enlatado. Un kilo de alimento enlatado podría tener un contenido proteico de un 10%. Esto no parece mucho comparado al 20% de proteína en un alimento seco. Pero el alimento enlatado contiene aproximadamente 75% de humedad. Si remueves el agua del producto te quedas con un 25% de materia seca (MS). Para determinar la cantidad de proteína en la nueva base de MS, simplemente divide la cantidad reportada de proteína (en este caso, 10%) por el total de la materia seca (25%) y multiplica el resultado por 100. Esto te da un contenido de proteína en MS del 40%, lo que es ahora mucho mejor que el alimento seco. Al remover el agua, igualas el campo de juego. Esto es el por qué los analistas sólo trabajan en base a MS.

Esta forma inteligente de colocar los ingredientes en la lista, los cereales secos es uno de los muchos trucos empleados por la industria para convencer al consumidor de que están escogiendo un festín de carne para su mascota. Lo otro, es que los productores no mencionan el actual contenido de carbohidratos en sus productos. Como en la Sección 3 te mostrará, no son requeridos. Como tal acción nunca se permitiría en los alimentos para humanos, estamos en el mundo de las mascotas, donde todo está todo patas arriba y nada es lo que parece. Por esto mismo, los tutores de mascotas tienen que hacer algo de cálculos matemáticos. Si te dicen que tu producto contiene (por 100g) digamos, 20g de proteína, 15g de grasa, 10g de humedad y 5% de cenizas y fibra, entonces tú simplemente agrega esos valores y réstalos a 100g, eso te deja con 50g de carbohidratos de alta CG.

Sabemos que los perros requieren cero carbohidratos en su dieta. [1-3] Como se destacó en la sección anterior, ellos sin ningún problema crean su propia energía de proteínas y grasas. Por eso, no como esperarías en los humanos, estudios en cachorros Beagle alimentados con una dieta sin carbohidratos, todos exhibieron con el tiempo, niveles normales de glucosa en sangre, como también tasa de crecimiento y ganancia de peso normal.[4,5] A pesar de esto, la industria de alimentos para mascotas los alimenta con 50-60% de carbohidratos en la forma de trigo, maíz y arroz, en cada porción de su vida. Esto es tal vez el doble de la cantidad recomendada para los humanos. Y eso que nos aconsejan evitar comer alimentos con alta CG.

Sabemos que nuestro consumo excesivo de carbohidratos refinados, con un aumento resultante de insulina, está conduciendo nuestra epidemia de obesidad. Aparte, de que una vez que te subes a este tren, no podrás bajar a menos que cambies tu dieta a una no procesada, con baja CG. A pesar de que los perros tienen cero requerimientos de carbohidratos, ellos pueden digerir y utilizarlos perfectamente cuando son presentados de forma equilibrada, y de hecho responden de la misma forma fisiológica que lo hacen los humanos con el azúcar.[38,39,40] La pregunta claramente no es que si ellos *pueden* usar todos estos carbohidratos como energía, pero como se vio con los perros de trineo anteriormente, la pregunta real es ¿es este tipo de dieta apta para los perros a *largo plazo*? Sin un análisis retrospectivo que nos sirva de guía, todo lo que podemos hacer es mirar las cifras…y agachar la cabeza.

Como en los humanos, la obesidad en perros está disparándose. Aproximadamente un 21% de la población de perros en el Reino Unido era obeso en los años 80.[75] En 2017, la revisión más reciente de esta situación reveló que, mientras que un 65% de los perros del Reino Unido tenían al menos sobrepeso (condición corporal de 6/9 a 9/9), un impresionante 37% de los perros juveniles eran obesos.[76] En los Estados Unidos, durante el período de 2006-2011, el sobrepeso y obesidad en perros se acercó al 37% y en gatos más del 90%.[77]

Lamentablemente para nuestras mascotas, ellas comparten varios de los problemas que acompañan a la obesidad humana.[77] En la clase de enfermedades ortopédicas incluyen osteoartritis y ruptura del ligamento cruzado, como enfermedades esqueléticas y displasia de cadera, pero también desórdenes urinarios, reproductivos y las otras más usuales como diabetes, enfermedad cardiorrespiratoria, neoplasia (tumores mamarios, carcinoma de células transicionales), enfermedades dermatológicas y complicaciones con la anestesia.[70,79-83] El Hospital Banfield, que tiene acceso a los registros de salud de más de dos millones de perros y 430.000 gatos de 800 hospitales veterinarios a lo largo de cuarenta y tres estados en USA, realizó un reporte llamado *The State of Pet Health* (El Estado de la Salud de las Mascotas). En 2012, Banfield encontró que el 61% de los perros con hipotiroidismo tenían sobrepeso, y el 40% padecía artritis.

Luego está la diabetes. La relación entre obesidad y diabetes en humanos está ciertamente establecida, pero los detalles exactos permanecen siendo un poco confusos. Demasiados carbohidratos/azúcar en la dieta no es un factor causal directo de diabetes, por lo menos no en humanos, pero el exceso de grasa corporal si lo es, y el exceso de carbohidratos claramente lo causa. La obesidad juega un rol central en el desarrollo de la diabetes en humanos, desde inicios de este siglo el término 'diabesidad' se ha usado en el ámbito de la salud.[84] Los estudios ahora confirman la relación, por lo menos en gatos.[85,86]

La diabetes es caracterizada por un alza de azúcar en la sangre. Existen dos tipos: diabetes Tipo I significa que tienes una condición autoinmune. El cuerpo ataca las células (islotes de Langerhans) que crean la insulina. Diabetes Tipo II consiste en que tu cuerpo no produce suficiente insulina o tu insulina no funciona adecuadamente. Esto es conocido como resistencia a la insulina.

Como en los humanos, la diabetes más común en gatos es la Tipo II. Por otro lado, la diabetes más común en perros es la Tipo I. Cualquiera sea el desencadenante exacto para esta respuesta inmune en el perro, lo que sí sabemos es que existe una alza alarmante de esta condición, triplicando las cifras en los últimos treinta años.[87-89] Banfield (2016),[90] usando información de más de 2.5 millones de perros de Estados Unidos, reveló que la diabetes canina ha aumentado en un 80% desde 2006. Por esta razón, mientras que pueda haber un componente genético para la condición, con respecto al cáncer pareciera que hay factores ambientales en juego. Algo está causando esta enfermedad en los perros que va más allá de las razas. Afortunadamente, con el desarrollo de la medicina veterinaria moderna, la tasa de mortalidad disminuyó del 37% al 5%.[88] Las perras y las razas pequeñas son las que tienen más riesgo de padecer diabetes[89] junto con los Samoyedos, Terrier Tibetanos y Cairn Terrier.[89]

Sea cual sea la causa exacta, los consejos nutricionales para ambos tipos de diabetes son los mismos. Reducir los carbohidratos. Una dieta alta en proteína (por lo tanto baja en carbohidratos) y un aumento de fibra (así disminuye el tránsito de la digestión y la absorción de los carbohidratos) ayuda a controlar la glicemia tanto en perros como en gatos diabéticos.[88,89,92-94] Dietas altas en proteínas maximizan la tasa metabólica, mejora la saciedad y previene la pérdida de masa muscular por lo menos en el gato diabético.[95] De hecho, Kirk (2006)[96] muestra que un alimento bajo en carbohidratos aumenta la probabilidad de tener una remisión de la diabetes felina en cuatro veces.

Pocos están en desacuerdo. Lori Wise, una veterinaria altamente calificada con especial interés en la diabetes mellitus, está de acuerdo con este consejo dietético. En un fragmento para *Veterinary News Magazine* (1 de marzo, 2012) ella afirma:

> ….sabemos que una dieta baja en carbohidratos es más ventajosa para los gatos diabéticos, y sucede que las dietas para control de peso son altas en carbohidratos….

Y aun así Wise concluye esta publicación con....

> ....no existe un jurado, y no creo que tengamos una fuerte evidencia para decir que todos los gatos deban tener una dieta baja en carbohidratos.

Esto me desconcierta. A pesar de tener cero evidencia que muestre que, un gato sano y muy carnívoro se *beneficie* de carbohidratos en su dieta, y que gatos obesos o con diabetes claramente les va mejor sin carbohidratos. Esta veterinaria está feliz de promover dietas altamente procesadas inductoras de obesidad en gatos con 50-60% de carbohidratos, al menos hasta que alguien pueda presentar un estudio que diga explícitamente que no se debe intentar alimentar a los gatos con carbohidratos en primer lugar

La obesidad y diabetes son una terrible enfermedad crónica, que deteriorará su salud y bienestar emocional. Acortará sus vidas y te causará un gran estrés en el proceso. La trágica ironía de esto es que nosotros, sus guardianes, lo estamos causando al alimentarlos con la comida equivocada. Lamentablemente, los tutores parecen ser completamente ignorantes de esto. En una encuesta de 1.104 tutores americanos de mascotas, 356 (32%) reportaron que sus mascotas tenían sobrepeso o estaban obesos, pero increíblemente solo tres personas consideraron que esta obesidad era importante para la salud.[97] El resto está muy equivocado. Parte del problema es que nadie muere de obesidad, ellos mueren por sus efectos – enfermedad del corazón, diabetes y cáncer; todas las cuales representan a la gran mayoría de las muertes tempranas en el mundo occidental. Lamentablemente, pareciera que el público no son los únicos que tienen el juicio muy nublado cuando se trata de obesidad.

Alimento Light para Perros

Aunque ahora pareciera ser completamente meritorio que un alimento seco, ultra-procesado y alto en carbohidratos, podría ser al menos un factor de riesgo *potencial* en el dramático estallido de obesidad y diabetes canina, como también lo es en los humanos, nuestros veterinarios tercamente se niegan a considerar esta idea. A pesar de toda la evidencia que existe, los veterinarios eligen como dieta un alimento *light* seco y ultra- procesado para tratar la epidemia de obesidad canina. Casi idéntico al alimento con el que el perro engordó, los alimentos light son igual de altos en carbohidratos, pero en esta ocasión tienen un componente mágico – una mayor cantidad de fibra indigestible de plantas.

Como en 2017, el alimento light más popular recomendado por los veterinarios para perros de raza grande en el Reino Unido, contiene maíz como ingrediente principal. Esto resulta en un contenido de carbohidratos rápidamente digestible de por lo menos un 50%, sólo que en esta ocasión posee 12.5% de fibra, en comparación a la versión normal que posee menos de 2% de fibra.

Los primeros seis ingredientes de este producto son maíz (un innecesario golpe de CG), harina de ave, celulosa (fibra vegetal virtualmente indigestible), harina de soja (un componente indigestible), gluten de maíz (una pulpa espesa que sobra después del procesado del maíz) y pulpa de remolacha (una fuente prácticamente indigestible de fibra). Los cuatro ingredientes finales adicionan proteína al mix, pero poco de esto es biodisponible para el perro. Esto recuerda a una corriente que seguían algunas modelos de pasarela, que consistía en comer pañuelos de papel días antes de un show, con el fin de eliminar unos gramos extras, un componente altamente indigestible de la dieta es usado para reducir la carga total de calorías del alimento. Para asegurar una restricción calórica, estas dietas altas en carbohidratos y en fibra, están acompañadas con una recomendación de consumo diario en cantidades pequeñas. Cautivos de la frase 'calorías entran, calorías salen', 'light', 'control de peso' o 'metabólico', los alimentos secos permanecen siendo la mejor forma de alimentar a un perro, en la opinión de la gran mayoría de los veterinarios actualmente. Desafortunadamente para los perros obesos en el mundo, estas dietas *poseen* estudios de apoyo que las respalden. En ensayos conducidos por los productores de alimentos para mascotas con perros enjaulados, apoyan la noción de que estas dietas light pueden hacer bajar de peso con el tiempo a los perros.[98]

Pensemos en eso por un momento. Considera a un Labrador promedio con una dieta basada en cereales. Este perro está hecho para engordar y así evitar congelarse en las gélidas aguas de Labrador, Canadá. Él puede distender su estómago, lo que significa que él puede comer el 10% de su peso corporal. Por ejemplo un Labrador de 30kg puede comer hasta 3kg en una sola toma. En vez de eso, como desayuno se alimenta de 300g de croquetas ricas en carbohidratos, las cuales rápidamente se transforman en azúcar en la sangre. El cuerpo responde inundando el sistema con insulina, que fomenta al cuerpo en almacenar grasa. Los niveles de azúcar caen y como el hipotálamo no está recibiendo el mensaje de la leptina, tu perro tendrá hambre muy luego de haber consumido su alimento. Por esto los programas en perros para bajar de peso, basados en la restricción de alimentos, aumentan el comportamiento de carroñar y mendigar alimento.[99] Estando hambriento, a lo mejor por cariño le darías algo de comer, si es que él no encuentra algo primero por su cuenta. Incluso peor, el hambre puede gatillar un aumento en la agresión con la protección de recursos como con su propio plato, o con un hueso carnoso hacia un niño desprevenido. De cualquier forma, con el tiempo, un perro en esta situación va a ganar peso, particularmente si está castrado.

No solamente es el único problema con los alimentos *light*. La fibra indigestible usada como ingrediente, incluyendo harina de soja, harina de gluten de maíz y pulpa de remolacha, todas cuentan como algo de aporte proteico en el mix y de hecho algo de esta proteína es utilizada por el perro (más de esto después). Más encima, la adición de esta fibra puede afectar la capacidad de absorber los nutrientes necesarios en el perro. Burkholder y Bauer (1998)[100] encontraron que los perros que consumían dietas secas reducidas en energía, poseían una ingesta más baja de nutrientes necesarios, en especial proteína. Ellos documentaron pérdidas netas de oligoelementos en perros alimentados con dietas que contenían grandes cantidades de carbohidratos de difícil digestión y de fibra cruda, en especial, una notable baja en la absorción de zinc y hierro en intestino delgado.[101] Ko y Fasceti (2016)[102] encontraron que cuando se incluía fibra dietética como el salvado de arroz (las sobras del arroz procesado), celulosa y pulpa de remolacha (sobras del procesado de remolacha) en mezclas de alimentos, provocaban una deficiencia de taurina en perros, siendo la pulpa de remolacha el compuesto más ofensor, un riesgo potencial para Cardiomiopatía Dilatada (MCD) en perros, algo que volveremos a ver más adelante.

> Como si se necesitaran más razones para mostrar que las dietas secas tienen ningún rol en la pérdida de peso, a gatos que se les permitió ser alimentados *ad libitum* con una dieta con 40% de humedad, comparada con una dieta seca con 12% de humedad, sucedió que comieron menos con la primera dieta (77g/d ±10.8 vs 86g/d ± 18.4, $P < 0.05$). Estos gatos ganaron menos peso (312 ± 95.9 g vs. 368 ± 120.7 g; $P = 0.28$) y aumentaron sus niveles de actividad significativamente.
>
> **Cameron *et al.*, 2011**[103]

El sentido común en este punto nos diría que deberíamos disminuir todos los carbohidratos y aumentar la proteína para este animal. Autores señalan que la proteína tiene un mayor efecto de saciedad en perros, evidenciada en la reducción de ingesta voluntaria. Esto tiene el potencial de generar un mayor éxito en los programas para bajar de peso.[99] Una cantidad de estudios claramente demuestran que perros alimentados con dieta seca que reciben dietas con más proteínas (>100g proteína bruta/1.000 kcal EM), no sólo facilitaron una mayor pérdida de peso en perros obesos, sino también en la mantención de la masa magra corporal durante el proceso, mientras tenga más proteína que carbohidrato, los resultados son mejores.[104-108] Lo mismo aplica para gatos[109] y humanos.[110] La masa magra es la proporción de tus músculos respecto a tu peso corporal, y retener esto durante una dieta es crucial ya que es uno de principales motores del metabolismo energético basal. Por lo tanto, una pérdida de tejido magro durante un régimen de pérdida de peso contribuirá a la ganancia de este, también a una disminución de la capacidad inmune y un aumento en la susceptibilidad al estrés, como infecciones y lesiones.[111]

CARBOHIDRATOS

Uno de los trabajos más convincentes en lo que respecta a esto, es el de Diez *et al.* (2002).[106] Ellos tomaron un grupo de Beagles obesos y los separaron en dos grupos, uno con una dieta seca alta en proteína (48% proteína, 5% de grasa), el otro grupo tuvo una dieta seca convencional para pérdida de peso. Ellos alimentaron a cada perro con lo necesario para inducir una pérdida de peso a una tasa de un 2% por semana. Una vez que los perros alcanzaron sus pesos objetivos, Diez *et al.* evaluaron como llegaron a alcanzarlo. Lo primero que notaron fue que los perros que consumían las dietas altas en proteínas, consumieron *más* calorías (76% de los requerimientos de mantenimiento versus 68% en el grupo del alimento para bajar de peso). Segundo, mientras que ambos grupos perdieron el mismo peso, el grupo que consumía la dieta alta en proteína perdió un promedio de 13% más de grasa corporal que el otro grupo. Purina Nestlé repitió este estudio tres años después, esta vez era el turno de los gatos, substituyendo maíz por ingredientes ricos en proteínas.[108] Tuvieron resultados semejantes, donde ambos grupos perdieron cantidades similares de peso en el mismo tiempo. La única diferencia fue que el grupo de la dieta alta en proteínas perdió más grasa corporal y menos masa magra con respecto al grupo en la dieta alta en carbohidratos.

Bierer y Bui (2004)[112] dieron un paso más allá. Con un formato similar al trabajo de Diez *et al.*, Bierer y Bui restringieron las calorías en dos grupos de beagles, uno con una formulación alta en proteínas y el otro, con una formulación baja en proteínas y alta en carbohidratos. Ellos encontraron que los perros con la dieta alta en proteínas perdieron casi *seis veces* la cantidad de grasa corporal con respecto al otro grupo de sus compañeros.

Su enfoque actual asegura que los perros con sobrepeso - máquinas consumidoras de proteína y que requieren cero carbohidratos en su dieta – continúan consumiendo obscenamente altas cantidades de carbohidratos. El efecto de la insulina continuará, como también su hambre. Aseverando que la ciencia está de su lado, en el caso de que un cliente vaya donde un veterinario con una mascota con sobrepeso, el veterinario culpará al tutor. Este producto está clínicamente probado de que funciona, así que *tú* debiste haber hecho algo mal. *Tú* hiciste que engordara al darle mucho de este alimento alto en carbohidratos. Simplemente lo estás amando hasta la muerte.

> Amas a tu perro, y quieres entregarle la mejor nutrición para mantenerlo en buena forma. Pero cuando se trata del tamaño de la porción o el número de golosinas que le entregas por día, en eso no estás seguro si le estas dando más de lo que debe recibir…
>
> **"Risks of Over-Feeding Your Dog", Hill´s Pet Food Website, 2019**
> https://www.hillspet.com/dog-care/nutrition-feeding/overfeeding-your-dog

Independiente de que si el perro es carnívoro u omnívoro, un alimento *light* seco es lo contrario a toda la teoría científica en materia de obesidad. Sin embargo, es muy rentable, ya que mucho de los ingredientes de este tipo de alimentos es nada más que restos de fibra de procesamiento de alimentos. Si algo pone de manifiesto lo groseramente mal preparados que están nuestros veterinarios para aconsejar sobre una nutrición adecuada para nuestras mascotas, es revelado en la manera cómo se enfocan en tratar la obesidad canina.

Lamentablemente, este no es el único potencial problema con aumentar la fibra vegetal en algún grado en la dieta de los perros.

Inflamación con Torsión Gástrica en Perros

Pocas enfermedades requieren más atención inmediata en perros que la torsión gástrica, o dilatación vólvulo gástrica (DVG). Es una agonía terrible para un perro que lamentablemente, es común en razas de pecho profundo. Últimamente, el pensamiento sobre esta condición ha evolucionado, y en mi opinión, las dietas deberían estar como prioridad en la agenda.

La dilatación gástrica (distensión) es un llenado del estómago con gas o líquido, el cual puede ser desagradable. Es una situación común en humanos y perros. En humanos, puede ocurrir por una variedad de razones, pero una de las más comunes consiste en el consumo de alimentos que son difíciles de digerir. Los alimentos fibrosos son los ejemplos a destacar aquí. La leche al ser ingerida por alguien intolerante a la lactosa es otro ejemplo. En ambos casos, grandes cantidades de materia no digerida llega al intestino grueso, para el deleite de ciertos grupos de bacterias que viven ahí. Un producto secundario común de estos microbios es gas, el cual se acumula normalmente resultando en una o dos flatulencias, un alivio.

La dilatación vólvulo gástrica (torsión), denominada DVG, es una progresión de la distensión estomacal en perros. Involucra también al bazo (ya que están unidos), estos se giran o tuercen entre 90 y 360 grados. Esto sella la entrada del estómago. Ni los fluidos ni el gas, que son producto del proceso digestivo pueden salir o entrar a la cámara. El gas se puede acumular, y si esto continúa, el dolor aumentará y la muerte puede ocurrir rápidamente. La muerte es el resultado final en un promedio del 33% de los casos, con un rango que varía entre 15 a 60%.[113, 114]

Los síntomas iniciales incluyen a un perro de pie sin moverse, reacio a sentarse, o tal vez le cueste sentirse cómodo, estirando mucho sus patas delanteras con la cabeza abajo, con el trasero hacia arriba. Puedes escuchar un montón de borboteos que provienen de su estómago. La examinación puede revelar que el abdomen esta duro, con un sonido "de tambor" al ser levemente golpeado. El tal vez no esté cursando dolor en ese estado. Cuando esto progresa, el perro puede llegar a estar demasiado incómodo con un excesivo jadeo y salivación, acompañado con infructuosos intentos de vomitar o defecar. En las etapas finales de esta condición, el área estomacal *puede* parecer hinchada y distendida, el perro estará respirando rápidamente, con sus encías y lengua pálidas. Finalmente el perro colapsará. Es importante saber que mientras la distensión a menudo conlleva a DVG, la DVG no siempre aparece por este abultamiento. Una encuesta de 1.165 tutores de Gran Danés, reveló que el 12.8% de los tutores (149) experimentaron DVG, y menos de la mitad de ellos notaron algún tipo de hinchazón estomacal.[115]

Si crees que tu perro está sufriendo de estos síntomas, debes correr **inmediatamente** hacia el veterinario. Llámalos con antelación para que se preparen. Si un veterinario está lejos de tu alcance, tendrás que contactar a uno por teléfono ya que tal vez deberás practicar un procedimiento tú mismo en casa para liberar el gas y así salvar su vida, usando un cuchillo afilado.

Es preocupante que esta terrible condición sea relativamente común en la población canina en general. Es la causa de muerte del 2.5% de los perros de raza pura en el Reino Unido (n= 15.881, 165 razas representadas).[116] Sin embargo, algunas razas son significativamente más afectadas que otras. Sabemos que la DVG representa un mayor riesgo para perros grandes con pecho profundo como Gran Danés, Pastor Alemán, Bloodhound, Setter Irlandés, Weimaraner, San Bernardo, etc.[117, 118] La cavidad torácica es profunda y angosta, la cual mientras más grande sea la relación entre profundidad y ancho, más probabilidad existe de que padezcan esta condición.[114,119] Como tal, es ninguna sorpresa que Glickman *et al.* (2000)[120] encontraron que estar emparentado con alguien que sufrió DVG aumenta su riesgo de padecerlo en 63%, sugiriendo una base genética. El efecto es particularmente significativo para parientes en primer grado (padre, hermano o descendiente).[113, 120, 121]

Otros factores de riesgos incluyen la edad, donde mientras sea más avanzada, ciertamente desde los cinco años, aumenta la probabilidad de sufrir DVG en un 20% cada año[122-125]. Perros delgados con pecho profundo están más en riesgo.[110, 123] La hipótesis cuenta que una grasa abdominal extra reduciría la cantidad de espacio interno disponible, lo que hace que el estómago se mantenga en su lugar. Respaldando esto, Uhrikova *et al.* (2015)[127] encontraron que machos enteros tenían un mayor riesgo de sufrir DVG (perros castrados son más probables en tener sobrepeso) mientras que el número de hembras esterilizadas con DVG fue significativamente más bajo de lo esperado.

Así que, tenemos a nuestro perro de pecho profundo, a lo mejor delgado, donde la edad y parentesco aumenta su riesgo, pero fundamentalmente esto concierne a la predisposición del perro a padecer DVG, no a la distensión *per se*. Después de todo, la mayoría de los perros con esta conformación no experimentan DVG. Para decirlo de otra manera, la figura de tu perro puede cargar la pistola, pero es la distensión la que tira del gatillo. La pregunta es ¿Por qué sus estómagos se llenan con gas?

Se pensaba comúnmente que la aerofagia causaba la distensión en perros, algo preocupante en caninos de pecho profundo y por lo tanto, razas en riesgo de torsión gástrica. Sin embargo, cuando Van Kruiningen *et al*. (2013)[128] examinaron el gas estomacal de diez perros que ingresaron a cirugía de emergencia por DVG, encontraron que la composición de CO_2 variaba entre 13 y 20%. Mientras que las concentraciones de CO_2 en la atmosfera es menos del 1%, los autores concluyeron que el gas es más probable que provenga del tracto intestinal, similar a la fermentación que ocurre en el ganado. En otras palabras, el gas producido por los microbios en el intestino.

Esto explica por qué los autores no pueden encontrar válidas a algunas de las hipótesis más populares de DVG en perros, incluyendo la velocidad de comer[129] y la posición en altura del plato (esto fue originalmente y sólo encontrado por Glickman *et al*. (2000), [125] pero después fue revelado que a los perros gigantes se les tiende a ofrecer alimentos en altura supuestamente para ayudar a este tipo de razas a alcanzar su ración - correlación, no causalidad), se pensaba que ambos tenían relación con la ingesta de aire en el perro. Similarmente, permitir a los perros descansar después de comer no afecta en el riesgo de padecer DVG. Autores encontraron ninguna relación entre el tiempo, duración o intensidad de DVG, sea antes o después de ejercitarse. [124, 125] Respaldando esto más allá, anecdóticamente hablando, entrevisté a más de 100 tutores de perros que habían sufrido un episodio de torsión y reveló que en más del 80% de los episodios suceden después de una hora de haber comido, justo cuando uno espera que el estómago comienza a vaciarse hacia los intestinos.

Todos sabemos que comer un plato que contiene mucha fibra (frijoles, lentejas, vegetales crudos) produce un exceso de gas. Estás alimentando y alentando la multiplicación de cierto grupo de bacterias, y los subproductos de su actividad son las flatulencias que se forman dentro del sistema. Cuando Manichanh *et al*. (2013)[130] quisieron probar el efecto de su 'dieta flatugénica' en humanos sanos, ellos se basaron en un mayor consumo de elementos fibrosos que incluían granos enteros, frijoles, soja, como también una variedad de frutas y vegetales que incluían a las viejas y conocidas crucíferas (coles de bruselas, coliflor, brócoli, col o repollo). Hullar *et al*. (2018)[131] estudiaron el bioma fecal de Gran Daneses que sufrieron DVG, y encontraron que estos pacientes tenían un microbioma significativamente más diverso que los controles sanos. En particular, perros con DVG mostraron una gran abundancia de *Firmicutes* y *Actinobacteria* y una baja cantidad de *Bacteroidetes*. Como la microbiota intestinal esta intrínsecamente relacionada en cómo funciona nuestro sistema inmune, Hullar *et al.* concluyeron que puede haber una inmunogenicidad en padecer DVG en perros, que puede ser iniciada por un desbalance microbiano (o *disbiosis*).

Mientras que el desencadenante de DVG aún no lo encontramos, nos estamos centrando en el factor más agravante que causa la distensión por gas en perros - ingredientes de la dieta que fomenta el crecimiento de comunidades bacterianas que aumentan la producción de gas en el sistema.

Varios autores han recalcado el rol de la croqueta en la distensión.[132-134] Para prevenir un episodio de DVG, ellos aconsejan evitar alimentar exclusivamente con alimentos secos comerciales basados en cereales, y específicamente de proteína de soja, hasta que se tengan más conocimientos.

> La práctica generalizada de la extrusión de alimentos secos para perros comenzó en 1957. Una epidemia de DVG en perros ha sido reportada en los Estados Unidos de 1965 a 1995.
>
> **Raghavan *et al.*, 2006**[135]

> Durante los últimos 30 años ha habido un incremento de un 1.500 por ciento en la incidencia de distensión, y esto ha coincidido con el incremento de alimentar perros con comida seca. Existe una mucha menor incidencia de distensión en razas susceptibles en Australia y Nueva Zelanda donde las prácticas alimenticias de esos países no dependen en gran medida de las croquetas.
>
> **Bell, 2013**[136]

De hecho, simplemente con reducir la cantidad de croquetas que le sirves a tu perro, disminuyes el riesgo de DVG. Glickman *et al.* (1997)[126] encontraron que la adición de comida casera o alimento enlatado al pienso seco en perros de raza grande y gigante, resultó en una disminución en el riesgo de padecer DVG en un 59% y 28% respectivamente. Otros autores notaron que agregar pescado o huevos puede disminuir el riesgo.[124, 137]

No es para decir que los perros que comen dieta cruda no sufren de distensión con torsión. Al parecer pueden padecerlo, pero en el grado y en qué circunstancias es desconocido. Ya al saber de qué si pueden sufrir esto, es suficiente sugerir que con simplemente alimentar con una dieta cruda (sea como lo quieras definir), no es una prevención adecuada para esta horrible condición, lógicamente si es que esta dieta contiene ingredientes conocidos que puedan iniciar el problema.

ALIMENTACIÓN EN PERROS

De todos los ingredientes, aquellos con grandes cantidades de fibra, específicamente fibra *soluble*, están en la cima de la lista de sospechosos, ya que este elemento es consumido por la microbiota intestinal. Sabemos que mientras más fibra tengamos en la mezcla, más gas será producido. El exceso de gas es seguramente algo que queremos evitar en los perros que son propensos a tener distensión estomacal. Sin embargo, nadie se ha preocupado sobre la cantidad de fibra soluble que tiene el alimento de su mascota.

La Sección 1 sugiere que los perros salvajes comen tan sólo un 3% de materia vegetal cuando se los deja por su cuenta. Si tomamos el valor medio de la fibra bruta de esta materia vegetal como el 10%, esto equivaldría a un 0,3% de fibra vegetal cruda. Los alimentos secos para mascotas comienzan en torno al 2% de fibra bruta y aumentan a partir de ahí. Sin embargo, la medida de "fibra cruda" se refiere únicamente a la cantidad de fibra no digestible de la mezcla. Es la materia resistente a la digestión química en las pruebas de laboratorio y a la digestión bacteriana en tus intestinos. Es por esto que es tan bueno para ser usado en constipación en humanos y perros. Mientras que ambos tipos de fibra enlentecen el paso de la digestión por los intestinos, una vez que la fibra indigestible llega al colon, esta atrae agua hacia la materia fecal pasivamente por osmosis. Ahora con esto, la velocidad aumenta.

Por otro lado, la Fibra Dietética Total (FDT) es un análisis de fibra más preciso, ya que incluye el contenido de fibra soluble. Esta medición es requerida para los productos de consumo humano. Sin embargo, FDT es un método más caro que la medición de fibra cruda, esto no es empleado por los productores de alimentos para mascotas.

Para que tengas una idea del contenido potencial de *fibra* de los típicos ingredientes usados en la alimentación para mascotas, 100g de maíz tiene un contenido de FC de alrededor de 8g (esto depende de la especie). Sin embargo, posee un FDT de más del doble, 17,2g. Si observamos el alimento 'light' más popular del Reino Unido discutido anteriormente, el contenido de *fibra cruda* es de 12,5%. Los primeros seis ingredientes son maíz, harina de ave, celulosa (fibra vegetal indigestible), harina de soja (alta en fibra soluble), gluten de maíz (alto en fibra vegetal indigestible) y pulpa de remolacha (alto en fibra soluble). Con este tipo de ingredientes que componen tal vez, tres cuartos del mix, tenemos que asumir que el contenido de fibra insoluble de este alimento, es por lo menos la misma cantidad de fibra soluble. Este producto posee al menos 25% de FDT. Una porción de 400g de este alimento, proveería a tu perro 100g de fibra vegetal. El resultado inevitable es que este alimento se moverá lentamente por el intestino que normalmente trabaja de forma expedita. Esto por si sólo representa una amenaza potencial a generar DVG en perros. Estudios muestran que la fibra vegetal como ingrediente retrasa en gran medida el vaciamiento gástrico.[138] Autores notaron que un retraso en el vaciamiento gástrico podría causar distensión gástrica crónica y con esto, un estiramiento del ligamento hepatogástrico.[139,140] Aparte de esto, un tránsito lento sumado a grandes cantidades de fibra soluble vegetal, alimentará el crecimiento de las bacterias equivocadas y con esto, inevitablemente, la formación de gas.

El único autor en examinar la relación entre los ingredientes de la dieta y la distensión es Raghavan *et al.* (2006)[135] Tomando como información las etiquetas de los alimentos secos, ellos comprobaron si el riesgo de DVG aumenta con un incremento de cereales usados en los alimentos como trigo, maíz o soja (y una disminución de ingredientes de origen animal). La soja tiene oligosacáridos difíciles de digerir, lo que hace notoria la flatulencia en perros y humanos.[141] Raghavan *et al.*, no detectaron relación entre el uso de cereales y DVG en los 85 casos analizados. Sin embargo, solo seis perros consumían un alimento con soja que era parte de los cuatro primeros ingredientes, haciendo que el ensayo sea irrelevante. Si encontraron algo con el maíz, donde su presencia entre los primeros cuatro ingredientes incrementaba el riesgo de padecer DVG. Sin embargo, la tendencia no era estadísticamente significativa (P=0.11).

Desafortunadamente los autores solo probaron los primeros cuatro ingredientes de los alimentos y no determinaron los contenidos de fibra. Esto significa que no fue evaluado el riesgo que suponen los ingredientes fibrosos como relleno que se encuentran más abajo en la lista de ingredientes como pulpa de remolacha, gluten de maíz y harina de soja. Con solo 1-2% de ingredientes como celulosa y pulpa de remolacha pueden tener dramáticos efectos biológicos en los perros, no sólo alterando a la microbiota, sino a la calidad de las fecas también.[142, 143]

En mi opinión, considerando el pequeño tamaño de la muestra, es necesario trabajar más en esto. Si aceptamos que la DVG ha aumentado en 1.500% en los perros de Estados Unidos desde principios de los años 80, un asunto que los autores atribuyen al incremento del uso de alimentos secos, cabe destacar que en ese tiempo por motivos económicos, el maíz comenzó a ser el ingrediente dominante en la producción de alimentos para perros. La razón era doble. Primero, la demanda del maíz como fuente alimenticia para humanos y animales se incrementó. Los avances en la producción de cultivos resultaron en que el maíz reemplazó al trigo como el cereal más económico para los productores de alimentos. La diferencia se incrementó más cuando los campos de trigo de China e India se transformaron en los más grandes productores mundiales de trigo barato. Tal vez sea una coincidencia, pero con el aumento de los ingredientes de relleno en los alimentos para mascotas como la fibra, sirve de ninguna ayuda.

Hay otro tema con alimentar perros con grandes cantidades de fibra, y es que un mayor peso del estómago (sin contar el contenido, expresado en porcentaje de peso corporal) arriesga en estirar al ligamento hepatogástrico en el canino causando un volteo del estómago, que transforma a la distensión de ser algo incómodo, a algo que puede ser una amenaza para la vida en perros de pecho profundo.

Parte de mi doctorado involucró en pesar el estómago y tracto intestinal de los herbívoros a través de las estaciones del año. Además de los análisis de la dieta, quisimos ver si es que había alguna diferencia significativa en el peso de los estómagos durante este tiempo. Como era esperado, encontramos que en verano los pesos eran más livianos en comparación al invierno. Esto no era un hallazgo del otro mundo. Mientras que el contenido del forraje aumenta al llegar el invierno, las comidas más fibrosas demandan más trabajo para el estómago en digerirla. Como el estómago es esencialmente un músculo, y cuando un músculo es bien trabajado, aumenta de tamaño y peso.

El mismo efecto es visto en perros. La fibra vegetal requiere más trabajo para el sistema digestivo del perro. Como en el caso anterior, primero retrasa el vaciamiento gástrico. Desde ese punto, distorsiona los movimientos intestinales. En perros, el patrón normal de las contracciones duodenoyeyunales (donde el duodeno es el segmento del intestino delgado y el yeyuno es el segmento siguiente) que ocurre después de una comida, varían en ráfagas de 4-10 contracciones rítmicas. Cuando se adiciona salvado de trigo o celulosa, las contracciones no sólo aumentan (12-15 contracciones), sino que hubo un retraso en el ritmo de estas contracciones entre 4-15 minutos.[144] En cambio, cuando se adiciona goma guar, las contracciones ocurrieron continuamente a una tasa de 7-8 por minuto, pero su amplitud sólo fue la mitad de lo que se ha visto con las otras fibras. En otras palabras, el tipo de fibra que se entrega al perro incrementa el trabajo mecánico de su tracto intestinal, y todo esto ralentiza su paso. Bueno *et al.* (1981)[144] midieron el efecto del salvado de trigo y celulosa en el tránsito intestinal de los perros, especialmente en el yeyuno. Solo 30g de salvado de trigo aumentó el tránsito en el yeyuno en un 28%, pero la celulosa indigerible lo hizo en un 900%, resultando en una reducción por sobre un 50% en la fluidez de la digestión. Esto le da a las bacterias más tiempo para digerir la fibra vegetal, aumentando la producción de gas, sumando un aumento en el peso del estómago del perro. Los estómagos de perros sanos alimentados con croquetas una vez al día por un año, eran más grandes de tamaño y peso (como porcentaje de peso corporal) en comparación con estómagos de perros alimentados con carne y huesos.[139]

Al menos en los ciervos, el peso de su estómago (en % de peso corporal) se reduce durante los meses de verano. En perros alimentados solamente con piensos altos en fibra, el peso de su estómago permanece pesado al estar constantemente trabajando la fibra, sumada a una constante tensión sobre el ligamento hepatogástrico. Eso tendrá un costo con el paso del tiempo, si lo mezclamos con el aumento de edad, se transformarán en un factor de riesgo en perros en padecer DVG.

El contenido alto en fibra que tienen los alimentos secos, encaja con todas las hipótesis para esta terrible y común condición en perros de pecho profundo. Los factores de riesgo establecidos hasta ahora para DVG en perros son los siguientes:

- Un gran volumen de alimento en una sola toma (más fibra vegetal indigestible llega a los intestinos a la vez)
- Retraso en el vaciamiento gástrico (la fibra de las plantas retrasa el vaciamiento gástrico en perros)
- Descansar no ayuda, ya que la mayoría de los ataques ocurren una hora después de una comida (cuando la fibra entra a los intestinos)
- Fermentación bacteriana (la fibra indigestible ralentiza el paso de la digestión, dando más tiempo a las bacterias en procesar el contenido)
- Incremento del peso del estómago puede causar una torsión (la fibra aumenta la carga de trabajo del tracto digestivo)

Es por esta razón, hasta que se sepa cuál es la causa exacta de DVG en perros, imploro a los veterinarios que reconsideren el uso de alimentos secos basados en cereales altos en fibra, por lo menos en perros de pecho profundo.

Pancreatitis en Perros

La pancreatitis es una enfermedad terrible y una de las más dolorosas que puedes enfrentar. En pocas palabras, la pancreatitis es una inflamación del páncreas. Puede ocurrir como resultado de una mala alimentación, abuso de drogas, una infección o una lesión. Como resultado de esto, el páncreas comienza a fallar, los jugos digestivos pueden filtrarse a los tejidos circundantes y el cuerpo comienza a auto-digerirse, provocando agonía para quien la padece. Esto es un trastorno muy debilitante que debes tomar seriamente, ya que cuando comienzan los signos de malestar, debes tener por seguro que estas en frente de un proceso de gran dolor interno.

La pancreatitis puede ser aguda o crónica. La de forma aguda es un trastorno doloroso repentino, dramático y paralizante. La función pancreática anormal causa la liberación de enzimas digestivas en el tejido pancreático y en órganos que lo rodean. Denominada pancreatitis necrotizante, la auto-digestión comienza a ocurrir. Sin una rápida intervención y tratamiento veterinario, es difícil que tu perro sobreviva.

Una pancreatitis crónica toma tiempo en desarrollarse, y es más probable que ocurra en animales de dos años en adelante. Se caracteriza por una inflamación del páncreas que no remite. Resulta en una inhabilidad del páncreas en secretar enzimas digestivas u hormonas. Los síntomas no aparecerán hasta que el 85-90% del páncreas del perro se haya apagado.[145] Un número bajo de enzimas significa menos digestión de proteínas y de grasa. Estos ácidos grasos no digeridos son los que producen una diarrea de aspecto amarillo-grisáceo, típico de la enfermedad. Estas están asociadas con la falta de digestión, incluyendo pérdida de peso, pobre calidad del pelo, flatulencias, aumento del apetito y coprofagia (comer heces, probablemente como resultado de una deficiencia de nutrientes) y diarrea.

En humanos, la pancreatitis generalmente es aguda. Es uno de los trastornos gastrointestinales de admisión hospitalaria más frecuente en los Estados Unidos.[146] Provocó 275.000 hospitalizaciones en 2009, afectando a 1:1400 habitantes. En la mayoría de estos casos, se cree que aproximadamente en 70% el alcohol tuvo un papel fundamental, donde problemas a la vesícula biliar y abuso de drogas figura como el otro resto.

En perros usualmente vemos pancreatitis crónicas. La prevalencia exacta de la enfermedad en la población es difícil de determinar, debido a que la mayoría de las pancreatitis caninas (y felinas) son difíciles de detectar.[147] Sin embargo, características de muestras post-mortem tomadas aleatoriamente, indican que la pancreatitis en perros y gatos también se encuentran en proporciones epidémicas. En un estudio de 200 muestras, se encontró que el 34% de los perros estaban sufriendo pancreatitis crónicas en el momento de su muerte.[148] En otro estudio, 73 perros aparentemente sanos se presentaron a examinación post-mortem, 64% de las muestras de páncreas evidenciaban inflamación crónica.[149] Estas cifras eran similares en gatos. Una examinación de 115 muestras pancreáticas felinas de animales sanos y enfermos, revelaron pancreatitis en el 67% de los casos, incluyendo un 45% de gatos aparentemente sanos.[150-153] Entonces, ¿Qué podría estar causando todo esto en los perros? En su revisión titulada *Chronic Pancreatitis in Dogs and Cats*, Panagiotis *et al.* (2008),[147] destacaron lo poco que se sabe sobre la etiología de la pancreatitis en estas especies. Se piensa que la genética puede tener un rol en algunos aspectos, por ejemplo IPE (insuficiencia pancreática exocrina, en lo cual individuos son genéticamente incapaces de secretar ciertas enzimas pancreáticas, sin tener relación a una inflamación del órgano). Los Pastores Alemanes pueden constituir hasta 2/3 de los casos reportados de IPE,[154] Rough Collies, Yorkshire y Silky Terriers, Daschshunds, Poodle Miniatura y Cocker Spaniels también se observan que están en riesgo (todas son razas que han pasado por un estrecho cuello de botella genético). Sin embargo, la forma más común de pancreatitis es el resultado de la inflamación del páncreas, por lo tanto se cree que la genética tiene muy poco que ver en esto. No puede explicar la impresionante cantidad de pancreatitis que vemos en gatos, donde la endogamia es un asunto sin relevancia.

Apartando la genética, el abuso de alcohol y drogas, debemos buscar otro factor en común para la tasa de esta enfermedad en perros y gatos. El próximo lugar en buscar es la dieta.

Hiperlipidemia (exceso de grasa en la sangre), es caracterizada por elevados niveles de triacilglicerol en el plasma, es una de las causas aceptadas o brotes recurrentes de pancreatitis aguda en humanos.[155] Se cree que representa un 7% de los casos, haciendo que sea la causa más común después de los cálculos biliares y alcohol.[156] De hecho, la presencia de exceso de grasa es la forma en que el veterinario normalmente diagnóstica la condición en tu perro. Un páncreas en problemas no digiere bien la grasa, por lo tanto, una forma de detectar posibles signos de pancreatitis es simplemente midiendo la cantidad de triglicéridos (grasa) en la sangre. Otra forma es testear la lipasa pancreática específica canina, que es la enzima secretada por el páncreas para digerir las grasas. Se asume que un páncreas sobre exigido producirá un exceso de esta enzima, algo que se revelaría en un simple hemograma tomado en un perro en ayunas. Finalmente, como la mayoría de los tutores de perros con problemas pancreáticos testifican, el signo más obvio (aparte del dolor, ya que realmente causa dolor) es divisar unas heces grisáceas con grasa sin digerir.

Nuestros veterinarios están preocupados por la grasa, cuando se discute una posible causa de este problema, a menudo sale a la luz la frase "puede ser algo tan simple como un trozo de grasa de tu bistec". Y tiene mucho sentido. Si hay mucha grasa en la sangre, entonces lo más seguro es que has estado consumiéndola en grandes cantidades. Esta declaración no solo carece de respaldo por la literatura, y como ya hemos aprendido de la epidemia de la obesidad, es muy probable que esto sea absolutamente falso. Claro que los perros pueden ser capaces de comer un gran trozo de carne con grasa una y otra vez, para eso están diseñados. Como verás a continuación, ellos están mejor adaptados a utilizar la grasa que nosotros. Recuerda que la *grasa* fue culpada inicialmente por la epidemia de la obesidad. Al principio pensamos que estábamos engordando por comer mucha grasa. Tenía sentido, solo que era completamente erróneo. La grasa de hecho apaga el botón del hambre, e irónicamente nos preparó el camino para cambiarnos a opciones más bajas en grasa (y por lo tanto, aumentar el consumo de azúcar). Ahora la trampa de la obesidad nos atrapó de golpe. Ahora somos una raza de adictos al azúcar, y nuestras hormonas se encargarán de que esto siga ocurriendo por un tiempo.

Para entender un poco más de esto, primero debemos entender las tres diferentes rutas energéticas (discúlpenme por ser tan simplista en lo que explicaré a continuación, lo hago por la fluidez de la lectura). A lo mejor recuerdas que tu cuerpo funciona con ATP (Adenosin Tri-Fosfato). Es adenosina con tres fosfatos en los extremos. Se libera energía cuando uno de estos fosfatos se rompe (para formar Adenosin Di-Fosfato). Esta reacción de producción energética ocurre en una de tres maneras. La primera es el sistema ATP-PC, que consiste esencialmente en que tu cuerpo usa todo el ATP que tiene almacenado y listo para ser usado en la mitocondria. Este sistema es rápido pero de corta duración, mientras nada sea requerido por el cuerpo. Explicado en palabras de deporte, puede producir mucha energía, pero por un corto tiempo, tal vez 12 segundos de máximo esfuerzo. Piensa como si fuera el *sistema favorito* para un corredor de 100m.

El segundo sistema es conocido como el Sistema Glucolítico. Este sistema corre con glucógeno almacenado en los músculos e hígado, el cual creas después de consumir carbohidratos y en un menor grado, proteína. En términos de deporte, esta ruta provee poder moderado para una duración moderada, tal vez treinta segundos. Si haces mucho esfuerzo y presionas más de lo debido al Sistema Glucolítico, este provocará una rápida glucólisis con un aumento de ácido pirúvico y posterior a esto, la producción de ácido láctico. Esto se acumula en tus músculos de forma rápida, incrementando la fatiga muscular y una disminución de tu poder (cuando estas exhausto y no quieres más, como en una maratón). La otra opción que tienes (corredores de larga distancia) es lenta, una glucólisis controlada donde, dado un tiempo, el ácido pirúvico es transformado en acetyl co-enzima A y pasa al ciclo de Krebs (parte del tercer sistema), produciendo ATP y ralentizando la fatiga.

El tercer sistema es conocido como el Sistema de Oxidación de ácidos grasos. Esencialmente este son tres sistemas (el cual es parte el ciclo de Krebs). Por ahora, todo lo que necesitamos saber es que en vez del uso de la glucosa, se usa la grasa almacenada (lipólisis) para la producción de ATP. En términos de deporte, ofrece el mínimo poder pero la mejor duración. Es por eso que los mejores corredores de maratón (y animales de larga persecución como los lobos) tienen cuerpos esqueléticos.

Muchos somos familiares actualmente con la dieta cetogénica. Este es un método donde los que la practican, excluyen a todos los carbohidratos de la dieta. Sin glucosa en la sangre, el cuerpo es forzado a un estado permanente de cetosis (usar la grasa como fuente de energía, un sub-producto el cual son las cetonas). Primero se hizo popular por la dieta de Atkins, el primer beneficio que puedes esperar es la pérdida de peso, sino también disminuir el riesgo de enfermedades asociadas al sobrepeso, como diabetes y cáncer. Sin embargo, mientras ser gordo es inflamatorio para el cuerpo, estudios muestran que reducir la grasa corporal por medio de la dieta keto (N.del T.: la dieta cetogénica es más conocida popularmente como dieta keto) también posee beneficios probados en pacientes que sufren procesos inflamatorios como Alzheimer, Parkinson entre otros problemas cerebrales.

Uno de los académicos más interesados en este fenómeno de las dietas altas en grasas, pérdida de peso y rendimiento, es el profesor Timothy Noakes. Noakes es un conocido corredor de larga distancia, y esto fue esencialmente por su consejo en los años 80, que después de quedarse sin energías casi al iniciar la maratón Comrades en 1980, lo que lo forzó a caminar las últimas seis millas, y debido a esto nos llevó a llenarnos de carbohidratos antes de una carrera. El resumió sus ideas de este tema en su exitoso libro *The Lore of Running* (La Tradición de Correr). La idea era, en esencia que el Sistema Glucolítico funciona con el glucógeno, entonces mientras más azúcar tengas almacenada antes de una carrera, más te alejas de estar en el efecto 'de la muralla', que a menudo llega a las veinte millas. Ahí es donde la azúcar almacenada se termina y el cuerpo comienza a quemar grasa para que sigas. Sin embargo, este sistema energético carece del poder del Sistema Glucolítico. El resultado inevitable es frenarte justo cuando debes continuar. La idea suena bien, y es el por qué los corredores hoy en día se ven tomando bebidas energéticas durante una carrera, todo en un esfuerzo para evitar quedarse sin energía. Sin embargo, él recientemente hizo un giro de 180° y admitió que su consejo de cargarse con carbohidratos para carreras largas no era correcto. La realidad se trata sobre la grasa. El aconseja ahora que cuando compren su libro, tiren ese capítulo a la basura. Su consejo es que todos consuman una dieta baja en carbohidratos, alta en grasa (LCHF que significa low-carb high-fat), desde alguien obeso hasta un atleta. Su respaldo en este asunto, titulado "Evidence that supports the prescription of low-carb high-fat diets: a narrative review" (Evidencia que respalda la prescripción de dietas bajas en carbohidratos, altas en grasas: una revisión narrativa), publicado en el *British Journal of Sports Medicine*, es una revelación.[157] Cita numerosos estudios y una amplia evidencia clínica en que las dietas LCHF de forma consistente mejora todos los marcadores en el riesgo de enfermedad cardiovascular, disminuyendo los niveles elevados de glucosa, insulina, triglicéridos, concentraciones de ApoB (apolipoproteína) y grasas saturadas, reducción en el número de partículas del colesterol LDL (malo), niveles de hemoglobina glicada (HbA1c), presión sanguínea y peso corporal mientras incrementa las concentraciones del colesterol HDL (bueno) y revierte la enfermedad del hígado graso no alcohólico (NAFLD). Ellos afirman que una reducción de insulina es obviamente beneficiosa desde una perspectiva de peso, y sobre esto, las dietas LCHF superan sistemáticamente a cualquier dieta, aunque mucho de esto se deba simplemente en parte a la reducción del hambre, lo que conlleva al paciente a consumir menos calorías en el día.

Cabe destacar que su esfuerzo en impulsar el régimen LCHF ha tenido algunas reprimendas, como sucede con todas las dietas. Cuando el sudafricano Noakes comenzó a promover su nuevo mensaje, el Health Professions Council of South Africa (HPCSA) (el cual gobierna la profesión médica en Sudáfrica), acusó a Noakes de violar la ética médica por entregar malos consejos, emplazándolo como "conducta vergonzosa". Trataron de revocar su licencia y el asunto fue a la corte. Él fue exitoso en su defensa. El HPCSA apeló a la decisión y perdió nuevamente. Encontraron que su ciencia era sólida. Noakes ve todo el asunto como una conspiración orquestada, un resultado de la industria farmacéutica y alimentaria corrompiendo a la profesión médica "con el fin de vender alimentos ricos en carbohidratos y medicación para la diabetes".

> Pienso que la meta es callarme y humillarme, como en la Inglaterra medieval donde castigaban a personas en los cepos.
> **Prof. Noakes a Gifford, 2016**[158]

Ahora sigamos con el rol de los carbohidratos en la pancreatitis. Sucede que mientras más carbohidratos tu consumas, menos probabilidad hay de que uses el Sistema de Oxidación de ácidos grasos. En humanos, el consumo de dietas altas en carbohidratos por un período largo, disminuye la oxidación de ácidos grasos al reducir la entrada de ácidos grasos a la mitocondria.[159] Esto significa, paradójicamente, que mientras más carbohidratos consumas, menos grasa entrará a la mitocondria y el resultado neto será una elevación del triacilglicerol en plasma (grasa en sangre). En palabras simples, una dieta alta en carbohidratos es la que eleva la grasa en la sangre. Autores señalan, que cuando el contenido de carbohidratos se eleva por encima del 55% de EM, los triglicéridos en sangre aumentan.[160] Incluso tiene un nombre atrayente – hipertrigliceridemia inducida por carbohidratos.

Estudios muestran que esto es en gran medida lo que está sucediendo en perros alimentados con comida seca. Perros alimentados con dieta cruda basada en carne y huesos (dieta muy baja en carbohidratos) exhibieron triglicéridos reducidos en sangre en comparación con perros alimentados con una dieta seca basada en cereales.[161] De hecho, el Dr. Mark Roberts es una autoridad líder en el rol de la grasa alimentaria en perros, particularmente en perros de deporte. Su último trabajo busca disipar el rol mitológico de que la grasa es el causante de pancreatitis en perros. Encontraron que el páncreas de los perros no trabajaba forzadamente con dietas altas en grasa, usando todas las formas de medición disponible. Usaron veinte perros que eran alimentados con dietas regulares, y luego alternativamente fueron alimentados con dietas altas en carbohidratos o dietas altas en grasa, luego se midió la grasa sanguínea, lipasa y calidad de las heces. Roberts encontró que los triglicéridos sanguíneos no eran elevados en las dietas altas en grasa, como lo esperaría la medicina veterinaria convencional, de hecho los niveles eran más

CARBOHIDRATOS

bajos que en aquellos alimentados con las dietas altas en carbohidratos. Incluso la calidad de las heces era mejor en los perros con dieta altas en grasas. Por lo tanto, en todas las formas, incrementar la grasa alimentaria falló en inducir los parámetros asociados a pancreatitis en perros, lo cual la medicina veterinaria dice que sí lo hace.

En resumen, si la grasa sanguínea es una causa aceptada de pancreatitis y sabemos que las dietas altas en carbohidratos incrementan esta grasa, tal vez deberían evitar los carbohidratos en perros.

Esto empeora para los perros que sufren de pancreatitis y son alimentados con dieta seca. Una vez que se establece, la pancreatitis resultará en una deficiencia de vitamina E.[162] El rol primario de la vitamina E es antioxidante, limpia el exceso de grasa en el sistema. Mientras que el órgano que falla se esfuerza en descomponer la grasa en la dieta, más vitamina E se requiere para limpiar el exceso de grasa, pero esta vitamina es muy inestable. Después de seis meses de almacenamiento, está probado que se reduce en un 30% la vitamina E en alimentos secos para mascotas.[163] Con la escasez de vitamina E, un círculo vicioso podría comenzar. Y como esta es la forma en la que los perros alimentados de forma seca reciben los nutrientes, el círculo vicioso comienza.

Mientras la grasa en la sangre se va acumulando en los perros que consumen estas dietas altas en carbohidratos, el cuerpo clama por más lipasa para eliminar esta grasa de la sangre, y el páncreas obedece. En este punto, mide la lipasa en el perro y encontrarás que sus valores serán preocupantemente altos. ¿Qué es lo que recomiendan los veterinarios convencionales para estos casos? Dietas baja en grasa (por lo tanto, alta en carbohidratos). En este casi punto de quiebre, una carga más de grasa podría empujar el páncreas al precipicio. En el escenario de "la gota que rebalsó el vaso", el vaso es el que ya está a punto de rebalsarse, la gota no tiene relevancia. Claro que el páncreas del carnívoro debería ser capaz de lidiar con un poco de grasa, ya que los carnívoros la digieren mejor que nosotros (después lo veremos). Lamentablemente, es en este frágil momento en que los veterinarios modernos tienden a culpar al dueño por una indiscreción alimentaria, cuando es más probable que sean los pobres consejos nutricionales que entrega el mismo profesional en primer lugar.

De esta forma, en todos los casos exceptuando en un ataque agudo de pancreatitis, científicos como Roberts implica que disminuir la grasa (y cero carbohidratos) es la mejor forma de actuar, pero en el caso de las pancreatitis crónicas que tanto afectan hoy en día a gatos y perros, una dieta baja en grasas no es el mejor consejo. De hecho, debido a sus propiedades antiinflamatorias, dosis terapéuticas de ácidos grasos omega 3 (tal vez 700mg de EPA y DHA combinados por cada 10kg de perro, acorde a la ACVN), ayudará en aliviar en algo los dolorosos síntomas de pancreatitis, y posiblemente evitaría su ocurrencia en el futuro.

Carbohidratos y cáncer

En un documento titulado *'The Role of Carbohydrates in the Health of Dogs'*, vinculando magistralmente carbohidrato con la palabra salud, Rankovic *et al.* (2019)[161] afirman:

> Obesidad, diabetes mellitus, cáncer, reacciones adversas a los alimentos y enfermedades gastrointestinales son preocupaciones médicas comunes en perros. La dieta y en particular los carbohidratos, tienen un rol importante en el tratamiento de estas condiciones
>
> **Rankovic *et al.*, (2019)**[164]

Es una afirmación increíble, y uno de los autores poco es lo que hace para respaldar esto en las ocho páginas que lo componen, más allá de la sobre-mencionada y excesiva confianza en que los perros *pueden* digerir carbohidratos y la fibra *puede* tener un rol en la pérdida de peso. Para comprender el nivel de evidencia científica y razonamiento que emplea la industria en defender una alimentación alta en carbohidratos en carnívoros, este artículo es una buena forma de comenzar. Pero de todas esas enfermedades que mencionan, sugerir que los carbohidratos tienen un 'rol importante' en el tratamiento de perros con cáncer es tal vez la más imperdonable de todas.

Los perros son más propensos a morir de cáncer que cualquier otro animal en el planeta. Mientras el cáncer hace estragos en el humano, sólo 500/100.000 americanos son diagnosticados con cáncer cada año, comparado con 5.300/100.000 perros.[165] Esta sí que es una estadística, si consideramos que los perros no tienen la habilidad de fumar cigarros. Lamentablemente, cuando buscamos en la literatura el potencial rol de una nutrición inadecuada en este escándalo, existe un gran vacío en donde deberían existir estudios útiles, en especial sobre el papel que juegan las altas dosis de carbohidratos en todo este tema.

Sucede que los perros proveen una solución ideal para rellenar este vacío en modelos de enfermedades naturales y medicina traslacional en humanos,[166] particularmente en cáncer. Varios tipos de cáncer son compartidos entre humanos y perros, incluyendo sarcoma (osteosarcoma, sarcoma de tejido blando, sarcoma histiocítico, hemangiosarcoma), malignidades hematológicas (linfoma, leucemia), cáncer de vejiga, neoplasias intracraneales (meningioma, glioma) y melanoma.[167] De hecho, cuando son vistos bajo un microscopio, es imposible distinguir un tumor de un humano con el de un perro. Cáncer de huesos, linfomas e incluso cáncer de vejiga son molecularmente idénticos al cáncer en personas. Además, poseen una respuesta similar en los tratamientos. De esta forma, los perros son excelentes modelos de guía en el desarrollo del cáncer en humanos.[36, 167, 168] Sin embargo, lo lógico es que también se aplique hacia el lado contrario. Por este motivo, nos apoyaremos de lecciones nutricionales aprendidas en el desarrollo del cáncer humano.

Mientras que la genética se lleva la mayoría del presupuesto en investigación, a lo mejor te pueda sorprender saber que de todos los cánceres, solo se atribuye en un 5-10% de los casos como defecto genético al nacer.[169] El cáncer que aparece por defectos genéticos es llamado cáncer hereditario o mutación en la línea germinal. En perros, podríamos decir línea endogámica, como los Rottweiler o Boxer que están *predispuestos* a ciertos tipos de cáncer hereditario. Sin embargo, más del 90% de los casos de cáncer son esporádicos, como resultado de desperfectos genéticos adquiridos durante la vida del animal, proveniente del ambiente o estilo de vida.[169] Significa que tú puedes evitar que esto ocurra.

En materia de cáncer, escucharás a personas decir que la genética carga el arma y el ambiente presiona el gatillo. El factor ambiental más común que afecta negativamente a los humanos es el tabaco, radiación ultravioleta, edad y ahora, una mala alimentación. Respecto a esto último, un nuevo reinado de ciencia ha nacido con el nombre de nutrigenómica. Este es el estudio de los efectos de ciertos nutrientes en regular o hacer lo contrario en la expresión génica de un individuo, básicamente prendiendo o apagando genes. La dieta tiene un papel muy relevante en esto, grasas de poca calidad, demasiada carne roja (particularmente carnes procesadas), exceso de sal y mucha azúcar/carbohidratos están en la lista de los protagonistas más comunes en el cáncer humano.[170]

Los tumores son adictos totales a los carbohidratos. Siendo justos, todas las células necesitan azúcar para operar, pero las células cancerosas usan glucosa 10-20 veces más que las células normales.[171, 172] Su gran ingesta de azúcar es la principal forma en que podemos detectarlos, usando un método llamado escáner PET-CT (Positron Emission Tomography and Computed Tomography). Los PET scan usan glucosa marcada radiactivamente para detectar tumores hambrientos de azúcar. Cuando los pacientes beben esta azúcar marcada, las células cancerígenas la beberán de forma preferencial y se encenderán. Esto sirve de ayuda a los médicos para ver donde se encuentra el cáncer, evaluar la extensión de la enfermedad, para deducir que tratamiento usar y comprobar si aquellos tratamientos funcionan. De hecho, volviendo a 1931, Otto Warburg ganó el Premio Nobel por descubrir que las células cancerígenas poseían un mecanismo energético diferente en comparación al de células sanas, en particular, un mayor índice de glicólisis (el proceso de convertir glucosa en energía) comparado con células normales.

De este modo, el cáncer ama una dieta rica en azúcares, pero esta relación es más profunda que eso. La eliminación programada de células mediada por macrófagos (PrCR), o en pocas palabras fagocitosis, tiene un rol esencial en la vigilancia y eliminación de tumores. Ellos 'buscan, engullen y destruyen' células del sistema inmune. Sabemos desde 1971 que sólo 100 gramos de azúcar, ya sea sacarosa, miel o jugo de naranja, reduce significativamente la efectividad de la fagocitosis en humanos por más de cinco horas.[173, 174] Si eres una célula cancerígena pensando en hacer alguna travesura, esto es muy bienvenido.

Y se pone peor. Mientras más y más azúcar sea consumida, la célula comienza a resistirse a la insulina, lo que significa que más y más insulina será liberada al torrente sanguíneo. La insulina posee un poderoso estimulante de crecimiento celular, ya que impulsa el combustible a la célula. Las células cancerígenas poseen 10-20 veces más receptores de insulina que las células normales.[168, 169] Esto permite que se atiborren de glucosa, y de esta manera, un exceso de azúcar que conduce a la obesidad y el aumento de insulina en la sangre es un importante factor en el cáncer.[175] Un exceso de azúcar que conduce a un exceso de insulina está firmemente relacionado con el desarrollo de cáncer de mama, ovarios, páncreas, tracto biliar, pulmón, vesícula biliar, estómago y cáncer colorrectal en humanos.[176-184]

Tavani *et al.* (2006)[185] estudiaron 2.569 mujeres con cáncer de mama y 2.558 mujeres sin este padecimiento. Encontraron una directa asociación entre el riesgo de cáncer de mama con el consumo de azúcar, como resultado de un incremento de insulina y de factores de crecimiento de insulina. Sin sorpresas, el consejo para personas con tumores mamarios consiste en reducir el contenido de carbohidratos/azúcar de la dieta efectivamente, a cero.

El cáncer mamario es la forma de cáncer más común en perros en alto grado.[167] De más de 3.000 biopsias de tumores recibidos de veterinarios locales de la Municipalidad de Génova, entre 1985 y 2002, el cáncer mamario pertenecía al 70% de las muestras femeninas.[186] Los tumores de la glándula mamaria comparten características comunes entre perros y humanos, dando cuenta a los autores que los perros son un excelente modelo para el desarrollo, pronóstico y tratamiento de cáncer mamario en humanos.[167, 168] Sabemos que perros mantenidos con una dieta relativamente baja en almidón (23% almidón), muestran elevaciones significantes de insulina.[187,188] Perros alimentados con dietas bajas (10%) y moderadas (32%) en contenido de almidón muestra casi el doble de liberación de insulina en plasma (190 versus 360pmol/l insulina en plasma). La mayoría de los alimentos secos basados en cereales contienen casi el doble de almidón. Esto podría llevarnos a sospechar que los carbohidratos también tienen un rol en el desarrollo de cáncer en perros.

Sea cual sea la causa, los estudios muestran que los perros que padecen cáncer han reducido el crecimiento de tumores con dietas bajas en contenido de carbohidratos.[31]

El problema es que es complicado establecer firmemente si los índices de cáncer en perros están aumentando debido a la dieta por sí sola, ya que otros factores medioambientales pueden estar potencialmente enturbiando las aguas. La Veterinary Cancer Society nos cuenta que el cáncer tendrá un rol en casi la mitad de las muertes en perros hoy en día, aumentando la probabilidad en perros adultos. Esto es más o menos lo que se espera al tener una vida con un exceso de carbohidratos, alimentos ultra- procesados y sin mencionar las cantidades de químicos que se usan para controlar parásitos y vacunas anuales.

Uno de los factores que más confunden, es el efecto cuello de botella de varios acervos genéticos que han pasado por varias razas. Por ejemplo, las razas que son más afectadas por cáncer incluyen a los Boxer, Boyero de Berna, San Bernardo, Wolfhound y Leonberger, Rottweiler, Staffordshire Bull Terrier, Vizsla, Perro de Agua Irlandés y Schnauzer Gigante.[168] Aquí de seguro la genética tiene un rol. Perros gigantes, por ejemplo los Boyeros, San Bernardo, Wolfhound y Leonberger, han surgido de sólo un puñado de ejemplares después de la guerra y duros momentos económicos. Boxers, Vizslas, Perros de Agua Irlandés y los Schnauzer Gigantes también han sido reducidos a un puñado de ejemplares en el pasado. La raza más propensa a sufrir cáncer es el pobre Golden Retriever. Sorprendentemente, el Golden Retriever Club of America National Health Survey reveló que un increíble 60% de los Golden Retriever Americanos sufrirían de cáncer[189], comparado al 40% de los Golden Retrievers Europeos. El promedio mundial para los perros del Reino Unido, a partir del 2010, es del 27% de perros de raza pura.[190]

Con toda seguridad, hasta que se conozca más, si eres el tutor de un perro de raza con riesgo de cáncer, la mejor dieta es una completamente libre de carbohidratos. En caso de que desarrolle cáncer, un adecuado nutricionista canino te recomendará una dieta fresca apropiada para la especie. Esta dieta será hecha con ingredientes como carne con grasa, ya que la grasa es la fuente de energía que el cáncer no puede utilizar. Nos estamos embarcando en la dieta cetogénica humana. Asegura que el cuerpo utilice las cetonas de la grasa, algo que los perros están muy adaptados a hacer [191], reduciendo el azúcar en la sangre, matando de hambre al tumor. Pero por favor, no des otro paso sin primero ir de la mano con un buen veterinario, uno que este adecuadamente instruido en nutrición. Sabrás que estarás en buenas manos, si dichas manos no sostienen un saco con una dieta alta en carbohidratos para tu mascota afectada por cáncer. O simplemente echa un vistazo a www.ketopetsanctuary.com. Ellos son posiblemente los líderes mundiales en el campo, y a cambio por ayudarte, tú realizas una donación para su causa, el cual es rescatar del cáncer a perros sin dinero. Ganancia para todos.

ALIMENTACIÓN EN PERROS

Puntos a destacar

- ✓ A pesar de que pueden digerirlos, los carbohidratos no son requeridos en ninguna etapa por los perros.

- ✓ Las pruebas de alimentos conducidas por la industria de alimentación seca para mascotas nos muestra que, si le dan la opción de escoger, los perros consumirán en gran parte proteína y grasa con muy poca cantidad de carbohidratos (30%, 63% y 7% de su energía metabólica diaria respectivamente). Esto iguala a la relación proteína es a grasa de 1:2.

- ✓ Los ensayos conducidos por Mars revelaron que los perros son reacios en usar los carbohidratos como fuente de energía. Al darles la opción de escoger, ellos elegirán dietas altas en grasa inicialmente para luego ir escogiendo productos más magros, posiblemente acorde a su mentalidad 'come o pasa hambre'.

- ✓ Cuando los ensayos se repitieron usando ingredientes reales, la relación de proteína es a grasa llegó a 4:5.

- ✓ Esperamos que los perros han evolucionado bajo una dieta muy magra. Si tomamos a un conejo como la cena promedio de un perro, cuya relación de proteína es a grasa de 4:1, en base a materia seca (2:1 en una base de EM), incluso más magro si es que tomamos a presas salvajes.

- ✓ La industria clama que los carbohidratos son una *excelente* fuente de energía. Los perros de trineo realizan un mejor desempeño sin ellos.

- ✓ No existe evidencia científica que sugiera que alimentar perros con carbohidratos a largo plazo sea seguro. La única evidencia científica ofrecida por el manual líder de nutrición canina en respaldo de alimentar perros con dietas altas en carbohidratos, fueron cuatro estudios cortos y antiguos (de días a semanas) en perras reproductoras, uno de los cuales tuvo conclusiones muy cuestionables.

- ✓ Perros de trineo con dietas altas en carbohidratos tenían más lesiones. Dietas altas en almidón estimulan la formación de cristales de estruvita en gatos, mientras que dietas altas en proteína rectificaban el asunto. Estudios muestran que la reducción de carbohidratos en la dieta, previene el crecimiento de tumores en perros.

- ✓ Vivimos una epidemia de obesidad que hace estragos en humanos y perros. En humanos, es debido a los alimentos ultra procesados que no satisfacen y son altos en calorías y en CG. En perros, nos aseguramos que esto tiene nada que ver, simplemente es que les damos *mucha comida*.

- ✓ Los perros comparten muchos atributos fisiológicos y metabólicos asociados con la digestión y metabolismo que los humanos, y ellos

CARBOHIDRATOS

responden fisiológicamente en la misma manera al azúcar, entonces los dos pueden ser usados en el debate de la obesidad.

- ✓ La obesidad es terrible para tu salud, incrementando el riesgo de diabetes, cáncer y enfermedades inflamatorias.

- ✓ Rápidamente digeridos, los alimentos ultra-procesados, densos en calorías son directamente implicados en la epidemia humana de obesidad.

- ✓ La hipótesis 'calorías entran, calorías salen' ya no corre. Mientras la obesidad sea multifacética, nada es más importante como es lo que *comes*.

- ✓ Respecto a la obesidad, el problema es el alza de azúcar en la sangre con el subsecuente aumento de insulina.

- ✓ El Índice Glicémico (IC) solo es una medida de que tan rápido un alimento libera su energía. Mientras es más acertado, la Carga Glicémica (CG) estima cuanto un alimento subirá los niveles de azúcar en la sangre de un individuo después de consumirlo. Después del azúcar en sus variadas formas, carbohidratos de digestión rápida como los cereales cocinados (maíz, trigo, arroz) se encuentran entre lo más ofensores.

- ✓ Comemos en exceso (o nos volvemos perezosos) por un manejo hormonal para volvernos gordos: la insulina regula el azúcar en la sangre al enviar señales al hígado, músculos y células adiposas para tomar la glucosa. Desafortunadamente, también bloquea a la leptina (producida por las células adiposas) en el cerebro, una hormona que normalmente le dice al cuerpo que estás lleno.

- ✓ Obesidad en pocas palabras: alimentos con alta CG incrementan la glucosa en sangre, más glucosa en sangre, más insulina se liberará y mientras más insulina tengas, más grasa vas a almacenar y más hambre tendrás.

- ✓ La carne es el alimento con más baja CG que puedas comer.

- ✓ Estudios sugieren que los alimentos secos basados en carbohidratos *light* no es la respuesta para la epidemia de obesidad canina. Mientras siga siendo alta en carbohidratos, gran parte de la dieta es rápidamente digerida. El contenido alto en fibra indigestible probablemente explica una ingesta sub-optima de nutrientes en los perros con este tipo de dietas, en particular proteína.

- ✓ Estudios muestran que dietas altas en proteínas (con agua), facilitan una mejor baja de peso en mascotas, conservando la masa magra corporal.

- ✓ Distensión con torsión es una angustia aterradora, a menudo mortal y demasiado común en perros actualmente. Sin embargo, mientras que la forma corporal de tu perro pueda cargar el arma, es la distensión lo que presiona el gatillo. La pregunta es ¿por qué sus estómagos se llenan con gas?

ALIMENTACIÓN EN PERROS

- ✓ Estudios muestran que la distensión no es aerofagia (aire que entra desde la boca), sino gas de fermentación que proviene de los intestinos. Por lo tanto, no hay relación entre la velocidad de comer o tener comederos en altura.

- ✓ Autores sospechan que es algo que viene de los alimentos secos. Estudios muestran que usando menos alimentos secos reduce el riesgo de DVG en perros, al igual que seleccionar alimentos secos que contengan más carne.

- ✓ Los principales sospechosos en DVG en perros es la fibra vegetal como relleno que se usa deliberadamente en la industria de alimentos secos para mascotas.

- ✓ No existe evidencia que descansar antes o después de comer sea de ayuda.

- ✓ Muchos autores relacionan el incremento en la incidencia de distensión gástrica con la alimentación seca. Estudios muestran que otorgando menos alimentos secos reducen el riesgo de padecer DVG en perros, al igual que agregar ingredientes más naturales y basados en proteína como pescados o huevos.

- ✓ El ingrediente sospechoso en DVG en perros es la fibra vegetal. La fibra ya sea soluble o insoluble ralentiza el paso de la digestión en el intestino. La fibra soluble luego es digerida por las bacterias, provocando la producción de gas.

- ✓ Ingredientes como maíz, también pulpa de remolacha, harina de soja, etc. son altos en fibra soluble e insoluble.

- ✓ El contenido de fibra que lees en las etiquetas de los alimentos para mascotas es Fibra Cruda. Eso es el contenido indigestible (insoluble) La Fibra Dietética Total es la medición de la fibra digestible (soluble) e indigestible. Es más precisa y apropiada, pero es costosa, entonces no es ofrecida por los productores de alimentos para mascotas.

- ✓ Dietas altas en fibra requieren más contracciones del estómago, incrementando su peso. Estómagos más pesados son un factor de riesgo de DVG en perros.

- ✓ Hasta que sepamos más, es aconsejable alimentar a razas de perros de riesgo con menos fibra vegetal.

- ✓ La pancreatitis crónica en perros es probablemente explicada por una dieta pobre. La industria veterinaria cree que la hiperlipidemia (exceso de grasa en la sangre) es causada por comer grasa. No lo es. Esta creencia resulta en el consejo de que incluso 'el trozo de grasa de tu bistec' puede causar la enfermedad. Eso es incorrecto. Tu perro debería ser capaz de lidiar con ese pedazo de grasa.

CARBOHIDRATOS

- ✓ La pancreatitis crónica en perros es probablemente causada por dietas altas en carbohidratos. Provoca que tu cuerpo funcione con azúcar, usando el Sistema Glucolítico de Energía y no el Sistema de Oxidación de Ácidos Grasos. El resultado es que mientras más carbohidratos son consumidos, más ácidos grasos se acumularán en la sangre.

- ✓ La carencia de vitamina E en los alimentos ultra-procesados y la necesidad de esta vitamina en perros con pancreatitis, es probablemente un factor amplificador en esta condición.

- ✓ Sólo 5-10% de todos los tipos de cáncer en humanos son vinculados con defectos genéticos al nacer.

- ✓ Los tumores son unos adictos a los carbohidratos. Ellos usan glucosa 10-20 veces más que las células normales.

- ✓ Los tumores también poseen un gran número de receptores de insulina, siendo la insulina la hormona de crecimiento.

- ✓ Las dietas altas en carbohidratos significan una sangre llena de azúcar e insulina.

- ✓ El consejo para pacientes humanos con cáncer es reducir de inmediato el consumo de carbohidratos.

- ✓ Como en los humanos, los carbohidratos muestran que disparan la insulina en perros.

- ✓ Estudios muestran perros que han reducido el crecimiento de tumores con alimentos bajos en carbohidratos.

- ✓ A pesar de su potencial para causar daño, particularmente a un carnívoro, AAFCO continúa dejando de lado a los carbohidratos como requisito en las etiquetas de los alimentos ultra-procesados para mascotas. Los productores son libres de usarlos todo lo que quieran

Referencias del Capítulo Seis

1 Sillero-Zubiri, C., Hoffmann, M. and MacDonald, D.W. (2004). Canids: Foxes, wolves, jackals and dogs. Status survey and conservation action plan. Gland, Switzerland: IUCN
2 National Research Council (NRC) (2006). Nutrient requirement of dogs and cats. Washington, DC: National Academies Press
3 American Association of Feed Control Officials (AAFCO, 2008). Dog and Cat Food Nutrient Profiles. Official Publication
4 Belo, P.S., Romsos, D.R. and Leveille, G.A. (1976). Influence of Diet on Glucose Tolerance, on the Rate of Glucose Utilization and on Gluconeogenic Enzyme Activities in the Dog. The Journal of Nutrition, 106(10): 1465–1474

5. Romsos, D.R., Belo, P.S., Bennink, M.R. et al. (1976). Effects of Dietary Carbohydrate, Fat and Protein on Growth, Body Composition and Blood Metabolite Levels in the Dog. The Journal of Nutrition, 106(10): 1452–1464

6. Hore, P. and Messer, M. (1968). Studies on disaccharidase activities of the small intestine of the domestic cat and other carnivorous mammals. Comparative Biochemistry and Physiology, 24:717–725

7. Romsos, D.H., Palmer, H.J., Muiruri, K.L. and Bennink, M.R. (1981). Influence of a low carbohydrate diet on performance of pregnant and lactating dogs. Journal of Nutrition, 111: 678–689

8. Murray, S.M., Flickinger, A.E., Patil, A.R. et al. (2001). In vitro fermentation characteristics of native and processed cereal grains and potato starch using ileal chyme from dogs. Journal of Animal Science, 79: 435–444

9. Hewson-Hughes, A.K., Hewson-Hughesa, V.L., Colyera, A. et al. (2013). Geometric analysis of macronutrient selection in breeds of the domestic dog, Canis lupus familiaris. Behavioral Ecology, 24(1): 293–304

10. Bosch, G., Hagen-Plantinga, E.A. and Hendriks, W.H. (2015). Dietary nutrient profiles of wild wolves: insights for optimal dog nutrition? British Journal of Nutrition, 113: S40–S54

11. Dierenfeld, E.S., Alcorn, H.L. and Jacobsen, K.L. (2002). Nutrient Composition of Whole Vertebrate Prey (Excluding Fish) Fed in Zoos. U.S. Department of Agriculture. Available at www.researchgate.net

12. Plantinga, E.A., Bosch, G. and Hendriks, W.H. (2011). Estimation of the dietary nutrient profile of free-roaming feral cats: possible implications for nutrition of domestic cats. British Journal of Nutrition, 106(S112): 35–48

13. McWilliams, S. (2013). Non-destructive techniques to assess body composition of birds: A review and validation study. Journal of Ornithology, 154(3): 597–618

14. Roberts, M.T., Bermingham, E.N., Cave, N. J. et al. (2018). Macronutrient intake of dogs, self-selecting diets varying in composition offered ad libitum. Journal of Animal Physiology and Animal Nutrition, 102(2): 568–575

15. Kronfeld, D.S., Hammel, E.P., Ramberg, C.F. Jr. et al. (1977). Hematological and metabolic responses to training in racing sled dogs fed diets containing medium, low or zero carbohydrate. American Journal of Clinical Nutrition, 30: 419–430

16. Hewson-Hughes, A.K., Gilham, M.S., Upton, S. et al. (2011a). The effect of dietary starch level on postprandial glucose and insulin concentrations in cats and dogs. British Journal of Nutrition, 106(1): S105–9.

17. Hewson-Hughes, A.K., Hewson-Hughes, V.L., Colyer, A. et al. (2013). Geometric analysis of macronutrient selection in breeds of the domestic dog, Canis lupus familiaris. Behavioral Ecology, 24(1): 293–304

18. Kronfeld, D.S. (1973). Diet and the performance of racing sled dogs. Journal of the American Veterinary Medical Association, 162(6): 470–473

19. Hinchcliff, K.W., Reinhart, G.A., Burr, J.R. et al. (1997). Metabolizable energy intake and sustained energy expenditure of Alaskan sled dogs during heavy exertion in the cold. American Journal of Veterinary Research, 58(12): 1457–1462

20. Loftus, J.P, Yazwinski, M., Milizio, J.G. et al. (2014). Energy requirements for racing endurance sled dogs. Journal of Nutritional Science, 3: e34

21. Murray, S.M., Sunvold, G.D. (2003). Carbohydrates for Dogs. Carbohydrate puzzle: what's in it for my dog? Presented at the Iams Breeder' Symposium, 2002–2003 Edition

CARBOHIDRATOS

22 Baker, D.H. and Czarnecki-Maulden, G.L. (1991). Comparative Nutrition of Cats and Dogs. Annual Review, 11: 239–263
23 Longland, A.C, Theodorou, M.K. and Burger, I.H. (2000). The nutrition of companion animals. In M. K. Theodorou and J. France (Eds.), Feeding systems and feed evaluation models. Wallingford, UK: CABI.
24 Prothero, J. (1995). Bone and fat as a function of bodyweight in adult mammals. Comparitive Biochemistry and Physiology, 111: 633–639
25 Blaza, S.E., Booles, D. and Burger, I.H. (1989). Is carbohydrate essential for pregnancy and lactation in dogs? Nutrition of the Dog and Cat. Waltham Symposium No. 7. Cambridge University Press, Cambridge, pp229–242
26 Lindsay, S., Entenman, C. and Chaikoff, I.L. (1948). Pancreatitis accompanying hepatic disease in dogs fed a high fat, low protein diet. Archives of Pathology, 45: 635–638
27 Hand, M.S., Thatcher, C.D., Remillard, R.L. et al. (2010). Small Animal Clinical Nutrition, 5th Edition. Topeka, KS: The Mark Morris Institute, Kansas, U.S.
28 Kienzle, E., Meyer, H. and Lohrie H. (1985). Influence of carbohydrate free rations with various protein/energy relationships on foetal development, viability of newborn puppies and milk composition. Advances in Animal Physiology and Animal Nutrition, 16: 78–99
29 Reynolds, A.J., Taylor, C.R., Hoppler, H. et al. (1996). The effect of diet on sled dog performance, oxidative capacity, skeletal muscle microsture, and muscle glycogen metabolism. In: Carey, D.P., Norton, S.A., Bolser, S.M., eds. Recent Advances in Canine and Feline Nutritional Research: Proceedings of the 1996 Iams International Nutrition Symposium. Wilmington, OH: Orange Frazer Press, p181–198
30 Funaba, M., Uchiyama, A., Takahashi, K. et al.(2004). Evaluation of effects of dietary carbohydrate on formation of struvite crystals in urine and macromineral balance in clinically normal cats. American Journal of Veterinary Research, 65(2):138–142
31 Ogilvie, G.K. (1998). Interventional nutrition for the cancer patient. Clinical Techniques in Small Animal Practice, 13(4): 224–231
32 Kienzle E (1993) Carbohydrate metabolism of the cat. 1. Activity of amylase in the gastrointestinal tract of the cat. Journal of Animal Physiology and Animal Nutrition, 69: 92–101
33 Axelsson, E., Ratnakumar, A., Arendt, M.L. et al. (2013). The genomic signature of dog domestication reveals adaptation to a starch-rich diet. Nature, 495: 360–364
34 Botigué, L.R., Shiya, S., Scheu, A. et al. (2017). Ancient European dog genomes reveal continuity since the Early Neolithic. Nature Communications. 8: 16082
35 Washizu, T., Tanaka, A., Sako, T. et al. (1999) Comparison of the activities of enzymes related to glycolysis and gluconeogenesis in the liver of dogs and cats. Research in Veterinary Science, 67: 205–206
36 Wang, G.D., Zhai, W., Yang, H.C. et al. (2013). The genomics of selection in dogs and the parallel evolution between dogs and humans. Nature Communications, 4(1860)
37 Day, M.J. (2005). The canine model of dietary hypersensitivity. Journal of the Nutrition Society, 64: 458–464
38 Nguyen, P., Dumon, H., Biourge, V. et al. (1998). Glycemic and insulinemic responses after ingestion of commercial foods in healthy dogs: Influence of food composition. Journal of Nutrition, 128:2654S–2658S
39 Carciofi, A.C., Takakura, F.S., de-Oliveira, L.D. et al. (2008). Effects of six carbohydrate sources on dog diet digestibility and post-prandial glucose and insulin response. Journal of Animal Physiology and Animal Nutrition (Berlin), 92(3): 326–336

40 Elliott, K.F., Rand, J.S., Fleeman, L.M. et al. (2012). A diet lower in digestible carbohydrate results in lower postprandial glucose concentrations compared with a traditional canine diabetes diet and an adult maintenance diet in healthy dogs. Research in Veterinary Science, 93: 288–295

41 Hales, C.M. Margaret D., Carroll, D. et al. (2017). Prevalence of Obesity Among Adults and Youth: United States, 2015–2016. NCHS Data Brief #288

42 Preston, S.H., Vierboom, Y.C. and Stokes, A. (2018). The role of obesity in exceptionally slow US mortality improvement. Proceedings of the National Academy of Sciences

43 Spieker, E.A. and Pyzocha, N. (2016). Economic Impact of Obesity. Primary Care: Clinics in Office Practice. 43(1): 83–95

44 Flegal, K.M., Carroll, M.D., Ogden, C.L. et al. (2002). Prevalence and trends in obesity among US adults, 1999-2000. The Journal of the American Medical Association, 288: 1723–1727

45 PAHO (2015). Ultra-processed food and drink products in Latin America: Trends, impact on obesity, policy implications. Published on the Pan American Health Organisation website, www.paho.org

46 Kelly, B. and Jacoby, E. (2018). Special issue on ultra-processed foods. Public Health Nutrition, 21(1)

47 Monteiro, C., Moubarac, J., Levy, R. et al. (2017). Household availability of ultraprocessed foods and obesity in nineteen European countries. Public Health Nutrition, 1–9

48 Lopomo, A., Burgio, E. and Migliore, L. (2016). Epigenetics of Obesity. Progress in Molecular Biology and Translational Science, 140: 151–184

49 Ridaura, V.K., Faith, J.J., Rey, F.E. et al. (2013). Gut microbiota from twins discordant for obesity modulate metabolism in mice. Science, 341:1079–U1049

50 Ravussin, E., Beyl, R.A., Poggiogalle, E. et al. (2019). Early Time-Restricted Feeding Reduces Appetite and I ncreases Fat Oxidation But Does Not Affect Energy Expenditure in Humans. Obesity, 27: 1244–1254

51 Khan, Z., Combadière, C., Authier, F.J. (2013). Slow CCL2-dependent translocation of biopersistent particles from muscle to brain. BMC Medicine, 4(11): 99

52 Te Morenga, L., Mallard, S. and Mann, J. (2013). Dietary sugars and body weight: systematic review and meta-analyses of randomised controlled trials and cohort studies. The British Medical Journal, 346(7492)

53 Malik, V.S., Schulze, M.B., Hu, F.B. et al. (2006). Intake of sugar-sweetened beverages and weight gain: a systematic review. American Journal of Clinical Nutrition, 84: 274–288

54 Malik, V.S., Popkin, B.M., Bray, G.A. et al. (2010). Sugar-sweetened beverages and risk of metabolic syndrome and type 2 diabetes: a meta-analysis. Diabetes Care, 33(11): 2477–2483

55 Cust, A.E., Slimani, N., Kaaks, R. et al. (2007). Dietary carbohydrates, glycemic index, glycemic load, and endometrial cancer risk within the European Prospective Investigation into Cancer and Nutrition cohort. American Journal of Epidemiology, 166: 912–923

56 Drake, I., Sonestedt, E., Gullberg, B. et al. (2012). Dietary intakes of carbohydrates in relation to prostate cancer risk: a prospective study in the Malmö diet and cancer cohort. American Journal of Clinical Nutrition, 96: 1409–1418

57 Ferdman, A. (2015). Where people around the world eat the most sugar and fat. Washington Post. Available at www.washingtonpost.com

58 Mullin, G.E. and Swift, C.M. (2011). The Inside Tract: Your Good Gut Guide to Great Digestive Health. Rodale PA

59 Bertoia, M.L, Mukamal, K.J., Cahill, L.E. et al. (2015). Changes in Intake of Fruits and Vegetables and Weight Change in United States Men and Women Followed for Up

to 24 Years: Analysis from Three Prospective Cohort Studies. PLOS Medicine 13(1): e1001956
60   Ye, E.Q., Chacko, S.A., Chou, E.L. et al. (2012). Greater whole-grain intake is associated with lower risk of type 2 diabetes, cardiovascular disease, and weight gain. Journal of Nutrition, 142: 1304–1313
61   Yang, H., Costenbader, K.H., Gao, X. et al. (2014). Sugar-sweetened soda consumption and risk of developing rheumatoid arthritis in women. American Journal of Clinical Nutrition, 100(3): 959–967
62   Knüppel, A., Shipley, M.J., Llewellyn, C.H. et al. (2017). Sugar intake from sweet food and beverages, common mental disorder and depression: prospective findings from the Whitehall II study. Scientific Reports, 7(6287)
63   Liu, S., Willett, W.C., Manson, J.A.E. et al. (2003). Relation between changes in intakes of dietary fiber and grain products and changes in weight and development of obesity among middle-aged women. American Journal of Clinical Nutrition, 78:920–927
64   Koh-Banerjee, P., Franz, M., Sampson, L. et al. (2004). Changes in whole-grain, bran, and cereal fiber consumption in relation to 8-y weight gain among men. American Journal of Clinical Nutrition, 80: 1237–1245
65   De Munter, J.S.L., Hu, F.B., Spiegelman, D. et al. (2007). Whole grain, bran, and germ intake and risk of type 2 diabetes: a prospective cohort study and systematic review. PLOS Medicine, 4: e261
66   Aune, D., Chan, D., Greenwood, D. et al. (2012). Dietary fiber and breast cancer risk: a systematic review and meta-analysis of prospective studies. Annals of Oncology, 23: 1394–1402
67   Post, R.E., Mainous, A.G., King, D.E. et al. (2012). Dietary fiber for the treatment of type 2 diabetes mellitus: a meta-analysis. Journal of the American Board of Family Medicine, 25: 16–23
68   Taubes, G. (2011). Why we get fat: and what to do about it. Anchor
69   Wade, G.N. (1972). Gonadal hormones and behavioral regulation of body weight. Physiology and Behaviour, 8(3): 523–34
70   Lund, E.M., Armstrong, J.P., Kirk, C.A. et al. (2006). Prevalence and risk factors for obesity in adult dogs from private US veterinary practices. Journal of Applied Research Veterinary Medicine, 4(2): 177–186.
71   Kellerer, M., Lammers, R., Fritsche, A. et al. (2001). Insulin inhibits leptin receptor signaling in HEK293 cells at the level of janus kinase-2: a potential mechanism for hyperinsulinaemiaassociated leptin resistance. Diabetologia, 44(9): 1125–32
72   Lustig, R.H., Sen, S., Soberman, J.E. et al. (2004). Obesity, leptin resistance, and the effects of insulin reduction. International Journal of Obesity, 28: 1344–1348
73   Dehghan, M., Mente, A., Zhang, X. et al. (2017). Associations of fats and carbohydrate intake with cardiovascular disease and mortality in 18 countries from five continents (PURE): a prospective cohort study. The Lancet, 390(10107): 2050–2062
74   Miller, V., Mente, A., Dehghan, M. et al. (2017). Fruit, vegetable, and legume intake, and cardiovascular disease and deaths in 18 countries (PURE): a prospective cohort study. The Lancet, 390(10107): 2037–2049
75   Edney, A.T.B. and Smith, P.M. (1986). Study of obesity in dogs visiting veterinary practices in the United Kingdom. Veterinary Record, 118: 391–396
76   German, A.J., Woods, G.R.T., Holden, S.L. et al. (2018). Small animal health: Dangerous trends in pet obesity. Veterinary Record, 182(1): 25

77 Mars Banfield (2012). State of Pet Health 2012 Report. Banfield Pet Hospital Publication. Available at www.banfield.com
78 Ostoa, M. and Lutza, T.A. (2015). Translational value of animal models of obesity—Focus on dogs and cats. European Journal of Pharmacology, 759(15): 240–252
79 Kasstrom, H. (1975). Nutrition, weight gain and development of hip dysplasia. Acta Radiologica, 334: S135–179
80 Kealy, R.D., Olsson, S.E., Monti, K.L. et al. (1992). Effects of limited food consumption on the incidence of hip dysplasia. Journal of the American Veterinary Medical Association, 201: 857–863
81 German, A. J. (2006). The growing problem of obesity in dogs and cats. Journal of Nutrition, 136: 1940S–1946S
82 Fascetti, A.J. and Delaney, S.J. (2012). Applied Veterinary Clinical Nutrition. John Wiley and Sons. Chapter 10. Nutritional Management of Orthopaedic Diseases by Herman Hazelwinkel
83 Lim, H.Y., Im, K.S., Kim, N.H. et al. (2015). Effects of Obesity and Obesity-Related Molecules on Canine Mammary Gland Tumors. Veterinary Pathology, 52: 1045–1051
84 Golay, A. and Ybarra, J. (2005). Link between obesity and type 2 diabetes. Best Practice Research Clinical Endocrinology Metabolism, 19(4): 649–663
85 Bloom, C.A. and Rand, J. (2014). Feline diabetes mellitus: clinical use of long-acting glargine and detemir. Journal of Feline Medical Surgery, 16(3): 205–215
86 Sparkes, A.H., Cannon, M., Church, D. et al. (2015). ISFM consensus guidelines on the practical management of diabetes mellitus in cats. Journal of Feline Medical Surgery, 17(3): 235–250
87 Hoenig, M. (2002). Comparative aspects of diabetes mellitus in dogs and cats. Molecular and Cellular Endocrinology, 197(1–2): 221–229
88 Guptill, L., Glickman, L. and Glickman, N. (2003). Time Trends and Risk Factors for Diabetes Mellitus in Dogs: Analysis of Veterinary Medical Data Base Records (1970–1999). The Veterinary Journal, 165(3): 240–247
89 Fleeman, L. and Rand, J. (2005). Beyond insulin therapy: Achieving optimal control in diabetic dogs. Brisbane, Australia: Centre for Companion Animal Health, University of Queensland
90 Banfield (2016). State of pet health report. Published online https://www.banfield.com/banfield/media/pdf/downloads/soph/banfield-state-of-pet-health-report-2016.pdf
91 Catchpole, B., Ristic, J.M., Fleeman, L.M. and Davison, L.J. (2005). Canine diabetes mellitus: Can old dogs teach us new tricks? Diabetologia, 48(10): 1948–1956
92 Kimmel, S.E., Michel, K.E., Hess, R.S. et al. (2000). Effects of insoluble and soluble dietary fiber on glycemic control in dogs with naturally occurring insulin-dependent diabetes mellitus. Journal of the American Veterinary Medical Association, 216(7):
93 Graham, P.A, Maskell, E., Rawlings, J.M. et al. (2002). Influence of a high fibre diet on glycaemic control and quality of life in dogs with diabetes mellitus. Journal of Small Animal Practice, 43(2): 67–73
94 Bennett N., Greco, D.S., Peterson, M.E. et al. (2006). Comparison of a low carbohydratelow fiber diet and a moderate carbohydrate-high fiber diet in the management of feline diabetes mellitus. Journal of Feline Medical Surgery, 2006 Apr;8(2):73–84.
95 Zoran, D.L. and Rand, J.S. (2013) The role of diet in the prevention and management of feline diabetes. Veterinary Clinical North American Small Animal Practice, 43(2): 233–243
96 Kirk, C.A. (2006). Feline diabetes mellitus: low carbohydrates versus high fiber? Veterinary Clinics of North America and Small Anim Practices, 36(6):1297–1306

CARBOHIDRATOS

97 Freeman, L.M., Abood, S.K., Fascetti, A.J. et al. (2006). Disease prevalence among dogs and cats in the United States and Australia and proportions of dogs and cats that receive therapeutic diets or dietary supplements. Journal of American Veterinary Medical Association, 229(4): 531–534

98 Hahn, K.A. and Meyer H. (2013). Evidence-based nutrition for obesity management and weight gain prevention. Hill's Global Symposium on Obesity, pp26–28

99 Weber, M., Bissot, T., Servet, E. et al. (2007). A High-Protein, High-Fiber Diet Designed for Weight Loss Improves Satiety in Dogs. Journal of Veterinary Internal Medicine, 21(6): 1203–1208

100 Burkholder, W. J. and Bauer, J. E. (1998) Foods and techniques for managing obesity in companion animals. Journal of American Veterinary Medical Association, 212: 658–662.

101 Zentek J. (1995). Observations on the apparent digestibility of copper, iron, zinc and magnesium in dogs. Deutsche tierarztliche Wochenschrift, 102(8): 310–315.

102 Ko, K.S. and Fascetti, A.J. (2016). Dietary beet pulp decreases taurine status in dogs fed low protein diet. Journal of Animal Science and Technology, 58: 29

103 Cameron, K.M., Morris, P.J., Hackett, R. M. et al. (2011). The effects of increasing water content to reduce the energy density of the diet on body mass changes following caloric restriction in domestic cats. Journal of Animal Physiology and Animal Nutrition, 95(3): 399–408

104 Hannah, S.S. and Laflamme, D.P. (1998). Increased dietary protein spares lean body mass during weight loss in dogs. Journal of Veterinary International Medicine, 12: 224

105 Hannah, S. (1999). Role of dietary protein in weight management. Compendium on Continuing Education for the Practicing Veterinarian, 21: 32–33

106 Diez, M., Nguyen, P., Jeusette, I, et al. (2002). Weight loss in obese dogs: Evaluation of a high-protein, low-carbohydrate diet. Journal of Nutrition, 132: 1685S–1687S

107 Blanchard, G., Nguyen, P., Gayet, C. et al. (2004). Rapid weight loss with a high-protein low-energy diet allows the recovery of ideal body composition and insulin sensitivity in obese dogs. Journal of Nutrition, 134: 2148S–2150S

108 German, A.J., Holden, S.L., Bissot, T. et al. (2010). A high protein high fibre diet improves weight loss in obese dogs. Veterinary Journal, 183: 294–297

109 Laflamme, D.P. and Hannah, S.S. (2005). Increased dietary protein promotes fat loss and reduces loss of lean body mass during weight loss in cats. International Journal of Applied Research in Veterinary Medicine, 3(2): 62–68

110 Wadden, T.A., Stunkard, A.J., Brownell, K.D. et al. (1985). A comparison of two very-lowcalorie diets: Protein-sparing-modified fast versus protein-formula liquid diet. American Journal of Clinical Nutrition, 41: 533–539

111 Young, V.R. and Marchini, J.S. (1990). Mechanisms and nutritional significance of metabolic responses to altered intakes of protein and amino acids, with reference to nutritional adaptation in humans. American Journal of Clinical Nutrition, 51: 270–289

112 Bierer, T.L. and Bui, L.M. (2004). High-protein low-carbohydrate diets enhance weight loss in dogs. The Journal of Nutrition, 134(8): 2087S–2089S

113 Raghavan, M., Glickman, N., McCabe, G. et al. (2004). Diet-related risk factors for gastric dilatation-volvulus in dogs of high-risk breeds. Journal of American Animal Hospital Association, 40(3): 192–203

114 Glickman, L.T., Glickman, N.W., Pérez, C.M. et al. (1994). Analysis of risk factors for gastric dilatation and dilatation-volvulus in dogs. Journal of the American Veterinary Medical Association, 204: 1465–1471

115 Neill (2015). Australian Great Dane Health and Lifestyle Survey. Available at www.australiangreatdanehealthsurvey.com
116 Evans, K.M. and Adams, V.J. (2010). Mortality and morbidity due to gastric dilatationvolvulus syndrome in pedigree dogs in the UK. J Small Anim Pract 51:376–381
117 Brockman, D.J., Washabau, R.J. and Drobatz, K.J. (1995). Canine gastric dilatation/volvulus syndrome in a veterinary critical care unit: 295 cases (1986–1992). Journal of the American Veterinary Medical Association, 207: 460–464
118 Evans, K.M. and Adams, V.J. (2010). Mortality and morbidity due to gastric dilatationvolvulus syndrome in pedigree dogs in the UK. Journal of Small Animal Practice, 51: 376–381
119 Schaible, R.H., Ziech, J., Glickman, N.W. et al. (1997). Predisposition to gastric dilatationvolvulus in relation to genetics of thoracic conformation in Irish setters. Journal of the American Animal Hospital Association, 33:n379–383
120 Glickman, L.T., Glickman, N.W., Schellenberg, D.B. et al. (2000). Non-dietary risk factors for gastric dilatation-volvulus in large and giant breed dogs. Journal of the American Veterinary Medical Association, 217(10): 1492–1499
121 Schellenberg, D., Yi, Q., Glickman, N.W. et al. (1998). Influence of thoracic conformation and genetics on the risk of gastric dilatation-volvulus in Irish setters. Journal of the American Animal Hospital Association, 34: 64–73
122 Glickman, L.T., Glickman, N.W., Schellenberg, D.B. et al. (2000b). Incidence of and breedrelated risk factors for gastric dilatation-volvulus in dogs. Journal of the American Animal Hospital Association, 216: 40–45
123 Theyse, L.F., van de Brom, W.E. and van Sluijs, F.J. (1998). Small size of food particles and age as risk factors for gastric dilatation volvulus in Great Danes. Veterinary Record, 143: 48–50
124 Elwood, C.M. (1998). Risk factors for gastric dilatation in Irish setter dogs. Journal of Small Animal Practice, 39: 185–190
125 Glickman, L.T., Glickman, N.W., Schellenberg, D.B. et al. (2000a). Non-dietary risk factors for gastric dilatation-volvulus in large and giant breed dogs. Journal of the American Veterinary Medical Association, 217(10): 1492–1499
126 Glickman, L.T., Glickman, N.W., Schellenberg, D.B. et al. (1997). Multiple risk factors for the gastric dilatation-volvulus syndrome in dogs: a practitioner/ owner case-control study. Journal of the American Animal Hospital Association, 33: 197–204
127 Uhrikova, I., Machackova, K. Rauserova-Lexmaulova, L. et al. (2015). Risk factors for gastric dilatation and volvulus in central Europe: an internet survey. Veterinarni Medicina, 60(10): 578–587
128 Van Kruiningen, H.J., Gargamelli, C., Havier, J. (2013). Stomach Gas Analyses in Canine Acute Gastric Dilatation with Volvulus. Journal of Veterinary Internal Medicine, 27(5): 1260–1261
129 Buckley, L.A. (2016). Are dogs that eat quickly more likely to develop a gastric dilatation (+/- Volvulus) than dogs that eat slowly? Veterinary Evidence, 1(4): Knowledge summaries
130 Manichanh, C., Eck, A., Varela, E. et al. (2014). Anal gas evacuation and colonic microbiota in patients with flatulence: Effect of diet. Gut, 63(3): 401–408
131 Hullar, M.J.H., Lampe, J.W., and Harkey, M.A. (2018). The canine gut microbiome is associated with higher risk of gastric dilatation-volvulus and high risk genetic variants of the immune system. PLoS One, 13(6): e0197686.
132 Van Kruiningen, H.J., Gregoire, K. and Meuten, D.J. (1974). Acute gastric dilatation: a review of comparative aspects, by species, and a study in dogs and monkeys. Journal of the American Animal Hospital Association, 10: 294–324

CARBOHIDRATOS

133 Kronfeld, D. (1979). Common questions about the nutrition of dogs and cats. Compendium on Continuing Education for the Practising Veterinarian, 1: 33–42

134 Morgan, R.V. (1982). Acute gastric dilatation-volvulus syndrome. Compendium on Continuing Education for the Practising Veterinarian, 4: 677–682

135 Raghavan, M., Glickman, N.W. and Glickman, L.T. (2006). The effect of ingredients in dry dog foods on the risk of gastric dilatation–volvulus in dogs. Journal of the American Animal Hospital Association, 42: 28–36

136 Bell, J.S. (2013). Inherited and Predisposing Factors in the Development of Gastric Dilatation Volvulus in Dogs. Topics in Companion Animal Medicine, 29(3): 60-63

137 Pipan, M., Brown, D.C., Battaglia, C.L. et al. (2012). An Internet-based survey of risk factors for surgical gastric dilatation-volvulus in dogs. Journal of American Veterinary Medicine Association, 240: 1456–1462

138 Russell, J. and Bass, P. (1985). Canine gastric emptying of fiber meals: influence of meal viscosity and antroduodenal motility Gastrointestinal and Liver Physiology, 249(6): G662– G667

139 Van Kruiningen, H.J., Wojan, L.D., Stake, P.E. et al. (1987). The influence of diet and feeding frequency on gastric function in the dog. Journal of American Animal Hospital Association, 23: 145–153

140 Hall, J.A., Willer, R.L., Seim, H.B. et al. (1995). Gross and histologic evaluation of hepatogastric ligaments in clinically normal dogs and dogs with gastric dilatation-volvulus. American Journal of Veterinary Research, 56(12): 1611–1614

141 Yamka, R.M., Harmon, D.L., Schoenherr, W.D. et al. (2006). In vivo measurement of flatulence and nutrient digestibility in dogs fed poultry by-product meal, conventional soybean meal, and low-oligosaccharide low-phytate soybean meal. American Journal of Veterinary Research, 67: 88–94

142 Russel, T.J. (1998). The effect of natural source of non-digestible oligosaccharides on the fecal microflora of the dog and effects on digestion. St. Joseph, Mo. Friskies R&D Center

143 Howard, M.D., Kerley, M.S., Sunvold, G.D. et al. (2000). Source of dietary fiber fed to dogs affects nitrogen and energy metabolism and intestinal microflora populations. Nutrition Research, 20(10): 1473–1484

144 Bueno, L., Praddaude, F., Fioramonti, J. et al. (1981). Effect of dietary fiber on gastrointestinal motility and jejunal transit time in dogs. Gastroenterology, 80(4): 701–707.

145 Ettinger, S., Feldman, J. and Edward, C. (1995). Textbook of veterinary internal medicine (4th ed.). Philadelphia, PA: Saunders

146 Yadav, D. and Lowenfels, A.B. (2013). The Epidemiology of Pancreatitis and Pancreatic Cancer. Gastroenterology, 144(6): 1252–1261

147 Panagiotis, X.G., Suchodolski, J.S. and Steiner, J.M. (2008). Chronic pancreatitis in dogs and cats. College Station, TX: Department of Small Animal Clinical Sciences, Texas A&M University

148 Watson, P.J., Roulois, A.J., Scase, T. et al. (2007). Prevalence and breed distribution of chronic pancreatitis at post-mortem examination in first-opinion dogs. Journal of Small Animal Practice, 48(11): 609–618

149 Newman, S. J. and Woosley, K. (2004). Localization of pancreatic inflammation and necrosis in dogs. Journal of Veterinary Internal Medicine, 18: 488–493

150 Owens, J.M., Drazner, F.H. and Gilbertson, S.R. (1975). Pancreatic disease in the cat. Journal of the American Animal Hospital Association, 11: 83–89

151 Macy, D.W. (1989). Feline pancreatitis. In R. W. Kirk (Ed.), Current veterinary therapy: Small animal practice. Philadelphia, PA: Saunders, pp893–896

152 Steiner, J.M. and Williams, D.A. (1997). Feline pancreatitis. Compendium on the Continuing Education of Veterinary Practitioners, 19: 590–603

153 De Cock, H.E.V., Forman, M.A. and Farver, B. (2007). Prevalence and histopathologic characteristics of pancreatitis in cats. Veterinary Pathology, 44: 39–49

154 Kim, J., Jung, D., Kang, B. et al. (2005). Canine exocrine pancreatic insufficiency treated with porcine pancreatic extract. Journal of Veterinary Science, 6(3): 263–266

155 The Expert Panel (1986). Report of the National Cholesterol Education program. Expert Panel on Detection, Evaluation, and Treatment of High Blood Cholesterol in Adults. Archives of Internal Medicine, 148: 36–69

156 Seales, C.E. and Ooi, T.C. (1992). Underrecognition of chylomicronemia as a cause of acute pancreatitis. Canadian Medical Association Journal, 147: 1806–1808

157 Noakes, T.D., and Windt, J. (2016). Evidence that supports the prescription of low-carbohydrate high-fat diets: a narrative review. British Journal of Sports Medicine, 51:133–139

158 Gifford, B. (2016). The Silencing of Tim Noakes. Published online Dec 8th https://www.outsideonline.com/2140271/silencing-low-carb-rebel

159 Mittendorfer, B. and Sidossis, L.S. (2001). Mechanism for the increase in plasma triacylglycerol concentrations after consumption of short-term, high-carbohydrate diets. The American Journal of Clinical Nutrition, 73(5): 892–899

160 Parks, E.J. (2001). Effect of Dietary Carbohydrate on Triglyceride Metabolism in Humans. The Journal of Nutrition, 131(10): 2772S–2774S

161 Algya, K.M., Cross, T.L., Leuck, K.N. et al. (2018). Apparent total-tract macronutrient digestibility, serum chemistry, urinalysis, and faecal characteristics, metabolites and microbiota of adult dogs fed extruded, mildly cooked, and raw diets. Journal of Animal Science, 96(9): 3670–3683

162 Kalvaria, I., Labadarios, D., Shephard, G.S. et al. (1986). Biochemical vitamin E deficiency in chronic pancreatitis. International Journal of Pancreatology, 1(2): 119–128

163 Hoffmann LaRoche, F.T. and Nutley, N.J. (1995). Paper presented at the Science and Technology Center, Hill's Pet Nutrition, Inc, Topeka, KS, on vitamin stability in canned and extruded pet food, 1995

164 Rankovic, A., Adolphe, J.L., and Verbrugghe, A. (2019). Role of carbohydrates in the health of dogs. Journal of American Veterinary Medical Association, 255(5):546–554

165 Schiffman, J.D. and Breen, M. (2015). Comparative oncology: what dogs and other species can teach us about humans with cancer. Philosophical Transactions of the Royal Society B: Biological Sciences, 370(1673): 20140231

166 Rowell, J.L, McCarthy, D.O. and Alvarez, C.E. (2011). Dog Models of Naturally Occurring Cancer. Trends in Molecular Medicine, 17(7): 380–388

167 Moe, L. (2001). Population-based incidence of mammary tumors in some dog breeds. Journal of Reproducitve Fertility Supplement, 57: 439–443

168 Dobson, J. (2012). Breed dispositions to cancer in pedigree dogs. ISRN Veterinary Medicine, 1–23

169 Anand, P., Kunnumakkara, A.B., Sundaram, C. et al. (2008). Cancer is a preventable disease that requires major lifestyle changes. Pharmacology Research, 25: 2097–2116

170 Stewart, B.W. and Wild, C.P. (2014). "Ch. 2: Cancer Etiology: Diet, obesity and physical activity". World Cancer Report 2014. World Health Organization, pp124–33

171 Bäck, K. (2011). Interaction between insulin and IGF-I receptors in insulin sensitive and insulin resistant human cells and tissues. Linköping University Medical Dissertations No.1268

CARBOHIDRATOS

172 Connealy, L.E. (2017). The Cancer Revolution: A Groundbreaking Program to Reverse andPrevent Cancer. Published by Da Capo Press

173 Sanchez, A., Reeser, J.L., Lau, H.S. et al. (1973). Role of sugars in human neutrophilic phagocytosis. The American Journal of Clinical Nutrition, 26(11): 1180–1184

174 Ringsdorf, W., Cheraskin, E. and Ramsay R. (1976). Sucrose, Neutrophilic Phagocytosis and Resistance to Disease, Dental Survey., 52(12): 46–48

175 Calle, E.E., Rodriguez, C., Walker-Thurmond, K. (2003). Overweight, obesity, and mortality from cancer in a prospectively studied cohort of U.S. adults. New England Journal of Medicine, 348: 1625–1638

176 Takahashi, E. (1982). Tohoku University School of Medicine, Wholistic Health Digest, Oct 1982, 41

177 Moerman, C. J., Bueno de Mesquita, H.B. and Runia, S. (1993). Dietary Sugar Intake in the Etiology of Biliary Tract Cancer. International Journal of Epidemiology, 2(2): 207–214

178 De Stefani, E. (1998). Dietary sugar and lung cancer: a case control study in Uruguay. Nutrition and Cancer, 31(2): 132–137

179 Cornee, J., Pobel, D., Riboli, E. et al. (1995). A Case-control study of gastric cancer and nutritional factors in Marseille, France. European Journal of Epidemiology, 11: 55–65

180 Dana-Farber Cancer Institute (2002). Study Suggests A Possible Link Between High-Starch Diet And Pancreatic Cancer. Science Daily, Sep 4. Published online www.sciencedaily.com

181 Michaud, D. (2002). Dietary Sugar, Glycemic Load, and Pancreatic Cancer Risk in a Prospective Study. Journal of National Cancer Institute, 94(17): 1293–1300

182 Larsson, S.C., Orsini, N., and Wolk, A. (2005). Diabetes mellitus and risk of colorectal cancer: a meta-analysis. Journal of the National Cancer Institute, 97: 1679–1687

183 Schernhammer, E.S., Hu, F.B., Giovannucci, E. (2005). Sugar-sweetened soft drink consumption and risk of pancreatic cancer in two prospective cohorts. Cancer Epidemiol Biomark Prevent; 14: 2098–2105

184 Lamkin, D.M., Spitz, D.R., Shahzad, M.M. et al. (2009). Glucose as a prognostic factor in ovarian carcinoma. Cancer, 115(5): 1021–1027

185 Tavani, A., Giordano, L., Gallus, S. et al. (2006). Consumption of sweet foods and breast cancer risk in Italy. Annals Oncology, 17(2): 341–350

186 Merlo, D.F., Rossi, L., Pellegrino, C. et al. (2008). Cancer Incidence in Pet Dogs: Findings of the Animal Tumor Registry of Genoa, Italy. Journal of Veterinary Internal Medicine, 22(4): 976–984

187 Hill, S.R., Rutherfurd-Markwick, K.J., Ravindran, G. et al. (2009). The effects of the proportions of dietary macronutrients on the digestibility, post-prandial endocrine responses and large intestinal fermentation of carbohydrate in working dogs. NewZealand Veterinary Journal, 57(6): 313–318

188 Hewson-Hughes, A.K., Gilham, M.S., Upton, S. et al. (2011). The effect of dietary starch level on postprandial glucose and insulin concentrations in cats and dogs. British Journal of Nutrition, 106(1): S105–109

189 Glickman, L., Glickman, N. and Thorpe, R. (1999). The Golden Retriever Club of America National Health Survey 1998-1999. Purdue University School of Veterinary Medicine

190 Adams, V.J., Evans, K.M., Sampson, J. et al. (2010). Methods and mortality results of a health survey of purebred dogs in the UK. Journal of Small Animal Practice, 51(10): 512–524

191 de Bruijne, J.J. and van den Brom, W.W. (1986). The effect of long-term fasting on ketone body metabolism in the dog. Comparative Biochemical Physiology, 83: 391–395

CAPÍTULO 7

Gluten de Trigo

Si revisas cualquier libro de nutrición humana escrito en los últimos diez años, te será difícil encontrar un nutricionista de renombre que recomiende el trigo en su estado actual como ingrediente principal en la dieta de cualquier persona. Y no encontrarás un nutricionista canino independiente que lo recomiende en perros. Existen muchas razones para esto, incluyendo su alto contenido de carbohidratos y de ácido fítico, su alto contenido de gluten y la presencia de varios químicos usados en su producción.

1. Ácido Fítico

Se encuentra en casi todos los cereales como el trigo, maíz y cebada, este químico en pequeñas cantidades es muy beneficioso para el cuerpo, ya que posee propiedades antioxidantes. Sin embargo, cuando el ácido fítico se incluye en cada comida en grandes dosis, puede causar problemas. El ácido fítico es muy resistente a la cocción. Cuando está presente, sin problemas se unirá al calcio, zinc, magnesio y hierro, lo que los hace difíciles hasta imposible en ser absorbidos. Un estudio de absorción de hierro en gachas de cereales, encontró un aumento de doce veces la tasa absorción de hierro cuando el ácido fítico era removido del alimento.[1] Otros experimentadores han examinado el efecto del ácido fítico en el zinc y magnesio en relación al combate contra la depresión.

Investigadores proporcionaron pan a dos grupos de personas; uno contenía fitatos y el otro con los fitatos removidos. Los participantes del grupo con ácido fítico, absorbieron solo un 13% del magnesio y 23% del zinc, mientras que el grupo sin el ácido fítico tuvo una absorción cercana al 30% en ambos minerales.[2, 3] El calcio, zinc, magnesio y hierro son elementos vitales para el crecimiento normal de los huesos. Esta es una de las razones por las que una dieta alta en granos de cereales es conocida en retrasar el crecimiento esquelético e induce a raquitismo y osteomalacia en humanos.[1,4-10]

2. Contenido Químico

Originalmente era una simple hierba, hace unos 2 mil años atrás nosotros comenzamos inadvertidamente a seleccionar cepas de trigo que eran más altas en gluten y así producir una mejor masa. Con el paso de los años, el trigo se ha vuelto tan alterado que no puede crecer en la naturaleza si nuestra intervención química. Uno de estos químicos es el glifosato, el ingrediente activo del Roundup. Este herbicida creado por Monsanto es usado de igual forma por jardineros casuales y por la mega-agricultura, el Roundup es el herbicida más popular en el mundo. Un herbicida sistémico y desecante de cultivos, en pocas palabras permite al trigo crecer más rápido por más tiempo, aumentando su rendimiento anual. Los científicos nos han advertido por muchos años que es muy probable que este compuesto sea carcinogénico y su presencia en la harina que consumimos es algo preocupante.[11] Desafortunadamente, como sucede con la mayoría de los químicos producidos por los humanos que son introducidos en la cadena alimentaria, tomará mucho tiempo, dinero y muertes para poner el asunto en orden. No hace mucho, un jardinero escolar llamado Dewayne Johnson demandó exitosamente a Monsanto por $289 millones de dólares al ser diagnosticado con cáncer como consecuencia a la exposición al Roundup. Más de 5.000 demandas están esperando ser escuchadas[12] - una cifra que seguro explotará.

Aparte del riesgo de cáncer, hay estudios que sugieren que el contenido de glifosato en el trigo es el que está conduciendo a muchas de las sensibilidades alimentarias que a menudo ocurren en humanos tras el consumo de este alimento.[13]

Esto es preocupante para nosotros, pero lo es aún más para los perros. Estudios muestran que están consumiendo más glifosato de lo que les corresponde. Zhao *et al.* (2018)[14] testeó 18 alimentos para mascotas para la presencia de glifosato y concluyó que la contaminación de glifosato en los alimentos para animales de compañía "probablemente expone a las mascotas a 4-12 veces más a este herbicida que en humanos por kilogramo".

3. Gluten

El trigo es el ingrediente número uno en la comida para perros. Sucede también que es el peor de todos, gracias a su alta carga de carbohidratos pero también a la presencia del gluten. Debe ser absolutamente eliminado de la dieta de perros y gatos alrededor del mundo. Mientras lees esta sección, por favor ten en cuenta que cualquier animal enfermo que puedas tener o hayas tenido en el pasado, tal vez él sea la razón por la que tomaste este libro en primer lugar. El perro con los ojos constantemente llorosos, el que sufre a menudo de los oídos, piel y estómago. El perro con inflamación intestinal crónica, con constantes heces blandas y posibles problemas de glándulas anales. Un perro que nunca logras que suba de peso. Uno que nunca haya parado de mordisquear sus patas, sin importar la cantidad de idas al veterinario.

Puedo decir con cierta confianza que estos problemas posiblemente hayan comenzado con comida seca con trigo. Es posible que hayas probado un número de alimentos secos desde entonces, pero ese fue el comienzo. Pero antes de entrar en los efectos de la sensibilidad al gluten, necesitamos corregir la terminología ya que la palabra 'alergia' se está utilizando con mucha frecuencia hoy en día.

¿Cuál es la Diferencia Entre *Alergia* Alimentaria e *Intolerancia* Alimentaria?

Cuando pensamos en una alergia alimentaria, nos imaginamos a un hombre en el suelo de manos y rodillas, tosiendo, balbuceando, ahogándose con vómitos explosivos después de haber consumido accidentalmente maní. Mientras que esto no siempre es el caso, la verdad es que es ciertamente un signo de ataque de alergia. Consiste en un desorden del sistema inmune que involucra una respuesta inapropiada hacia un alérgeno alimentario. Puede resultar en una reacción exagerada y a veces violenta. Fundamentalmente, la alergia involucra al anticuerpo IgE. Piensa por ahora que IgE es el arsenal del cuerpo más efectivo, los militares del sistema inmune. Los anticuerpos IgE funcionan principalmente en los pulmones, piel y mucosas de los ojos, nariz, garganta e intestinos. Estos soldados coordinan a los mastocitos (un tipo de célula involucrada en la respuesta inmune) en liberar químicos como la histamina, lo cual causa que los capilares sean más permeables a las células del sistema inmune. Estas células se precipitan a través de la sangre hacia el tejido afectado (generalmente el intestino, la entrada más probable, aunque también puede entrar por la piel o pulmones), proceder al ataque y acorralar a la amenaza percibida.

Como en la mayoría de las acciones del sistema inmune, nunca sabrías que esto está ocurriendo hasta la llegada extra de sangre, restos inmunes y subproductos al campo de batalla que causa que el área se *inflame*. A pesar de que su intención es ayudarte, puede traer efectos secundarios desagradables, dependiendo del lugar donde se libere la batalla. Si ocurre en la piel presentará un fuerte y pruriginoso sarpullido (eccema). Alrededor de los ojos, se tornan irritados e inflamados con enrojecimiento de párpados (esto puede ser molestoso por lo que cuando el polen es abundante, los que sufren de rinitis alérgica toman un *anti*histamínico para prevenir que esto suceda). Internamente, puede provocar o exacerbar todo tipo de problemas, desde aquellos en los intestinos (intestino irritable, diarrea) hasta las articulaciones (rigidez), y eso que son sólo los síntomas tolerables de la alergia alimentaria. Lamentablemente para otros, los síntomas son mucho peor. La inflamación puede ser tan dramática que cierra las vías aéreas y la presión sanguínea cae en picada, provocando en el paciente una pelea por algo de aire y por su vida. Esto es el shock anafiláctico. Si no hay epinefrina para aliviar esto, la muerte puede ocurrir rápidamente.

Una alergia alimentaria, la cual puede desarrollarse a cualquier edad y con cualquier alimento que hayas consumido anteriormente. Se dice que un americano entra a la sala de emergencias por esto cada tres minutos. Cada año, 200.000 personas requieren cuidados médicos debido a reacciones alérgicas alimentarias. Por suerte, una alergia alimentaria verdadera es rara en la población en general. Se espera que 1% a 3% entre personas y perros sufran de una alergia alimentaria asociada a IgE.[15,16]

La alergia es sólo un tipo de reacción adversa a un alimento. En la actualidad hay algunos tipos diferentes definidos en la literatura. Aquí discutiremos los dos más comunes – *alergia* alimentaria e *intolerancia* alimentaria. Hasta hace poco, se pensaba que una reacción de intolerancia alimentaria tenía nada que ver con la sangre o el sistema inmune, que era en gran parte un asunto *mecánico,* que ocurría exclusivamente en el tracto digestivo. Sin embargo, hoy existe evidencia abrumadorasugiriendo que existe una patogenesis inmune en esto, si se permite que persista.[17]

Recapitulando, una alergia alimentaria es una respuesta inapropiada hacia una sustancia en tu cuerpo, absorbida y digerida apropiadamente sin ningún problema, creyendo que todo está bien hasta que te das cuenta que todo era una mentira. Por otro lado, una intolerancia alimentaria es la inhabilidad mecánica de romper esa sustancia en primer lugar.

Existe un número de razones de el por qué podrías sufrir una intolerancia alimentaria. Pueden resultar de una simple reacción a algún componente químico del alimento, ya sea natural como en los pescados o artificial como en la gran variedad de aditivos químicos que se han creado últimamente, como los sulfitos que son usados para preservar frutos secos y que producen ataques de asma en personas. Infecciones parasitarias (intoxicación alimentaria), virus y micotoxinas, incluso una alteración en el equilibrio de la microbiota intestinal, todos son conocidos en gatillar una intolerancia alimentaria en algunos pacientes. Sin embargo, al parecer la causa más común de intolerancia alimentaria es la inhabilidad de producir las enzimas necesarias para romper ciertas proteínas. Estas son llamadas intolerancias metabólicas e incluyen a los intolerantes al gluten de trigo o a la lactosa. Al ser de naturaleza mecánica, a diferencia de una alergia, pequeñas cantidades del alimento pueden ser toleradas por el intestino. Si grandes cantidades del alimento problemático son consumidos con la suficiente frecuencia, el paciente estará en problemas. El primero de ellos es que alterará el potencial osmótico del intestino, liberando agua hacia el proceso de digestión. Esto resulta en heces más sueltas y diarrea en último caso. Cuando esto ocurre, se pierden nutrientes valiosos y si esto persiste, como consecuencia existirá una pobre nutrición debido a una mala absorción en el individuo. Un segundo problema es el desequilibrio de la microbiota intestinal, conocido como disbiosis intestinal, donde el alimento semi-digerido estimula el crecimiento de familias bacterianas incorrectas en el intestino. Al permitir su expansión, los sub-productos de estas bacterias (los que incluyen ácidos grasos de cadena corta, metano, dióxido de carbono e hidrógeno) se acumulan y nos produce hinchazón, flatulencias e irritación de las membranas intestinales provocando una gama de problemas estructurales que incluyen el Síndromede Intestino Irritable (SII o IBS)(para más información sobre intolerancia alimentaria leer a Zopf *et al.* 2009).[18]

A diferencia de una verdadera alergia alimentaria, una intolerancia alimentaria es más común en la población en general, afectando al 20% de personas en países industrializados.[19] Por lejos, los dos alimentos en la cima es el gluten de trigo (una proteína) y la lactosa de la leche (un azúcar). Sin embargo, estos alimentos son tan aceptados en la sociedad, como también destacados en nuestra dieta e historia, con grandes inversiones económicas y trabajo detrás de estos, que incluso discutir los problemas con su consumo aun es recibido con incredulidad y a menudo ridiculizado por muchos.

Intolerancia al gluten en perros

Desde 1944 hemos sabido que el gluten no es la mejor proteína para los perros. Wagner y Elvehjem (1944)[19]documentaron que dosis de hasta 40% de gluten provoca ataques o 'histeria canina' en beagles. Se sugiere que el gluten tiene un rol fundamental en la nefropatía perdedora de proteínas en los Wheaten Terrier de pelo suave, donde la administración de gluten resultó en una significante disminución de la proteína en suero sanguíneo,[20,21] siendo mediado por IgE.[22] Recientemente se encontró que el gluten desempeña un rol en el desorden de los Border Terriers conocido como síndrome de calambres epileptoides canino.[23] Y sí, como en nosotros siendo un tema de genes, esta hipersensibilidad alimentaria se espera que sea hereditaria.[15]

Sabemos que los perros pueden batallar para digerir con manera segura el gluten; lo que desconocemos es en qué grado pueden hacerlo. Se asume hoy día que los principales alérgenos alimentarios en perros es la carne de vacuno, pollo y gluten de trigo.[24,25] Reuniendo la literatura disponible, Muller *et al.* (2016)[25] sugirieron que las fuentes de alérgenos alimentarios más comunes en perros son carne de vacuno (34%), pollo (17%), leche y productos lácteos (15%), cordero (15%) y trigo (14%). Sin embargo, sospecho que la verdadera incidencia en la intolerancia al gluten de trigo en perros es muy poco informada en nuestra comunidad veterinaria. Para entender el por qué, debemos echar un vistazo en como la intolerancia al gluten afecta a los humanos. Por años, un sin número de perros han sido un modelo adecuado para la investigación en la inmunopatogénesis de la hipersensibilidad alimentaria en humanos.[15]

GLUTEN DE TRIGO

Gluten, (del Latín *gluten*, que significa 'pegamento') es una proteína comúnmente encontrada en cereales. Es una proteína de cadena larga (como un collar) que le otorga al pan su textura dura y flexible. Nos permite untar mantequilla de maní en una delgada rebanada de pan blanco. Mientras que menos del 10% de la proteína en el trigo silvestre contiene gluten, nosotros hemos estado inconscientemente seleccionándolo desde el año 400 D.C., el gluten ahora comprende a más del 50% de la proteína presente en el trigo hoy en día (característicamente es alto en la cebada y centeno).[26]

El gluten tiene muchos usos. El primero y más destacado, es su uso en sector alimentario donde es explotado por sus propiedades de unión y elasticidad en las masas. También es usado en emulsionantes, como agente gelificante, formación de películas y como agente de elasticidad de la carne, salsas y sopas. Incluso es fundamental para muchos adhesivos de uso industrial. Como consecuencia de ellos, no debería ser una sorpresa encontrar que esta proteína sea difícil de digerir.

Las reacciones adversas al gluten han sido seguidas con gran interés en los últimos veinte años.[27] Tú puedes ser realmente alérgico al gluten, aunque es raro en la población general de humanos y perros (se piensa que la alergia al gluten afecta aproximadamente al 1% de la población canina),[15,28-30] así que dejaremos la alergia al gluten por un momento.

Una reacción más común en humanos es la intolerancia al gluten, que es la inhabilidad genética de producir las enzimas necesarias para romper esta dura proteína. Mientras la intolerancia al gluten se hacía famosa hace un par de décadas, estimulando el crecimiento de toda una industria, es justo decir que no todos están de acuerdo incluso de su existencia. En 2011, Biesiekierski *et al.*, parecieron poner todo este asunto fuera de duda cuando ellos reclutaron treinta y cuatro personas con SII (síndrome del intestino irritable) quienes fueron clínicamente probados ser libres de enfermedad celíaca y aun así todos poseían una dieta libre de gluten, en gran medida debido a su desesperanza con la medicina convencional y su cambio a 'prácticas alternativas de salud'. Los treinta y cuatro voluntarios fueron alimentados con pan y panecillos, la mitad de los cuales tenían gluten y la otra mitad era libre de esta proteína y actuaban como placebo. Cerca del 70% de los voluntarios quienes consumieron gluten reportaron dolor, hinchazón, problemas al ir al baño y cansancio extremo. Los autores concluyeron que, 'el gluten causa síntomas gastrointestinales en sujetos sin enfermedad celíaca'.

En resumen, y acorde con la clásica intolerancia, la patología de la intolerancia al gluten consiste en hebras de gluten a medio digerir en el intestino, causando problemas mecánicos cuando el agua es atraída hacia el intestino por osmosis así como en potenciales disbiosis intestinales, donde se les permite florecer a las bacterias erróneas. El resultado es una mezcla de calambres abdominales, nauseas, gas, diarrea intermitente, constipación y enfermedad del intestino irritable.[31,32]

ALIMENTACIÓN EN PERROS

Se estima en que la incidencia de la intolerancia al gluten en la población en general varía entre 15% al 40%.[26, 33, 34] Braly y Hoggan (2002)[26] explican de cierta manera estas cifras. La base genética de la intolerancia al gluten está fuertemente influenciada por el origen étnico. En esencia, mientras más tiempo tu gente lo haya estado consumiendo, existe más probabilidad de que lo puedas digerir sin problemas. Este es un gran ejemplo del trabajo de la evolución, en que todos los individuos no aptos para la digestión, sucumben a los efectos del gluten antes de tener la oportunidad de contribuir al acervo genético. Tomemos como ejemplo a los afroamericanos. Los norteamericanos en 1600 abdujeron africanos de sus hogares y los usaron como esclavos para que trabajen en sus granjas. Como si esto no fuera suficientemente malo, estos esclavos enfrentaron un mayor cambio en su dieta. Los cereales africanos como el sorgo y el mijo son libres de gluten. De forma brusca, grandes cantidades de gluten fueron introducidos en su alimentación. Nacidos sin la habilidad de producir las enzimas necesarias, los problemas comenzaron. Ya que toma tiempo en desarrollar el sistema correcto, los afroamericanos todavía sufren del insulto del gluten. Se espera que el 40% sea intolerante al gluten.[26] Como tales, ellos tienen más probabilidad de desarrollar diabetes, problemas dermatológicos y respiratorios en comparación con su contraparte blanca.[26] Mientras que la tasa actual de diabetes en Estados Unidos se mantiene en el 8.3% de la población, se piensa que 18,7% de los afroamericanos padezcan la enfermedad (US Department of Health and Human Services, National Institute of Diabetes and Digestive and Kidney Diseases). Los afroamericanos son más propensos a sufrir de trastornos respiratorios del sueño,[35] y asma[36] con los niños afroamericanos teniendo un 80% más de prevalencia en sufrir asma en comparación con los niños blancos americanos.

Los mismos efectos biológicos y de comportamiento son visibles en poblaciones aborígenes de Australia, quienes están consumiendo gluten del pan y ahora de la cerveza, lo que resulta una tendencia alarmante. En 1971, se tomaron biopsias intestinales de cuarenta y cuatro niños aborígenes y mostraron un incremento en la prevalencia de tener anormalidades en las mucosas (pero sólo uno era celíaco) en comparación con niños australianos con descendencia europea. Seis respondieron positivamente a una dieta libre de gluten.[37]

Ahora piensa en los perros carnívoros. Ellos están mal adaptados a la digestión de plantas, carecen de la maquinaria y microbiota necesaria para digerir materia vegetal. El gluten de trigo vuelve a ser otro nivel en términos de resistencia digestiva. Seguramente, ellos no son mejores que los humanos omnívoros quienes han estado consumiéndolo por miles de años. Si usamos la lógica en los carnívoros que llevan consumiendo trigo sólo en las últimas cinco o seis décadas, les debería ir peor, pero esto no lo sabemos.

Sin embargo existe otro tipo de intolerancia al gluten, un sujeto desafortunado que tiene dos defectos genéticos que resultan en la ruina del intestino delgado y de la salud en el individuo. Los denominamos celíacos. Para entender por qué tantos perros hoy presentan una variada gama de 'alergias alimentarias', primero debemos conocer la patogénesis de la enfermedad celíaca (EC), utilizando humanos como nuestros conejillo de indias.

La EC en humanos está recibiendo mucha atención últimamente. Es una intolerancia metabólica hacia el gluten. De hecho es un desorden autoinmune donde el cuerpo comienza a atacarse a sí mismo (al intestino en particular). Los que padecen de EC, la inflamación del intestino delgado es estimulada por una enzima conocida como transglutaminasa tisular, única en enfermos de EC. Esta enzima produce inflamación crónica intestinal en gran escala provocando la destrucción de las vellosidades (proyecciones del intestino que ayuda a la absorción de nutrientes) y de la membrana intestinal. Esto ocurre principalmente en el duodeno, el cual es el segmento de mayor absorción de tu intestino. La mayoría de las vitaminas del complejo B son absorbidas en ese lugar, así como también la vitamina C y la mayoría de las vitaminas hidrosolubles, macro-minerales como calcio, hierro y yodo, micronutrientes como el zinc, boro, manganeso y magnesio. Un intestino dañado no es capaz de cumplir su rol de forma efectiva. Y finalmente resulta en una mala nutrición debido a la mala absorción. La enfermedad celíaca en niños es frecuentemente asociada a una tasa de menor crecimiento[38] mientras que el bloqueo del complejo de la vitamina B, vital en la producción de energía y salud mental, sustraerá los niveles de energía y a su vez afectará seriamente la salud metal.

Ahora el gluten viene a empeorar las cosas para los pacientes celíacos. La zonulina es una proteína que normalmente regula a las uniones adherentes de la membrana intestinal, regulando el paso de las sustancias a través de la pared intestinal. En los celíacos, sucede que la gliadina (la fracción soluble en alcohol del gluten) estimula la liberación de zonulina en el intestino,[39, 40] aumentando la permeabilidad intestinal. Con el paso del tiempo, esta apertura de las uniones adherentes resulta en pequeños huecos en la barrera intestinal. Se conoce como 'intestino permeable', y son muy malas noticias para quien lo sufre. Provoca una exposición a los capilares que se encuentran debajo (por lo tanto se podría encontrar sangre en las heces, común en aproximadamente la mitad de quienes sufren EC).[34] Pero lo más importante, es que comida parcialmente digerida, gluten, bacterias o toxinas en las cercanías pueden tener acceso al tejido intestinal y potencialmente hacia el torrente sanguíneo. El cuerpo no toma esto a la ligera ya que la sangre se dirige a los centros nerviosos, el cerebro y corazón. Sin embargo, en vez de los anticuerpos IgE, típicamente vistos en alergias, los que sufren de EC emplean IgA e IgG,[41, 42] por lo tanto estos anticuerpos son siempre el objetivo en las pruebas de EC.

Este proceso de intestino permeable, la incorrecta presentación de moléculas de alimentos parcialmente digeridas en el torrente sanguíneo en conjunto con la reacción inmunológica del cuerpo, es la ruta hacia el desarrollo de alérgenos alimentarios.[43] No es normal que un animal llegue a ser hipersensible (significa que inicia una respuesta inmune hacia algo) a una amplia gama de proteínas alimentarias cotidianas. La cascada inmune ha etiquetado a estos componentes como invasores. Una vez etiquetados, se establece una memoria inmunitaria patogénica duradera. El cuerpo continuará reaccionando en contra de estas proteínas y azúcares hasta que se solucione el problema de la permeabilidad.

Los problemas no terminan acá. Con las compuertas abiertas, la respuesta inmune puede ser tan fuerte y constante que los complejos inmunes se acumulan más rápido de lo que el cuerpo pueda eliminarlos. Estos obstruyen los riñones. Superan la capacidad del hígado en descomponerlos. El cuerpo comienza a almacenar estos complejos alérgeno-anticuerpo en varios tejidos. Estos tejidos no acomodan de buena gana a sus nuevos inquilinos y la inflamación comienza. Esto contribuye a una variedad de problemas de salud dependiendo en donde estos complejos se acumulen. Por ejemplo, pacientes con EC son más propensos a sufrir de artritis y enfermedades de los tendones, ligamentos y hueso,[44] pero la lista de posibles dolencias es interminable, afectando a cada sistema:

1. **Dermatológico**: urticaria, dermatitis, psoriasis, eccema y otros sarpullidos.

2. **Gastrointestinal:** vómitos, hinchazón, calambres, gas, nausea, diarrea (a veces con sangre) y cólicos.

3. **Respiratorio:** sinusitis, rinitis y asma.

4. **Musculo-esquelético:** dolor articular, artritis, osteoporosis, anemia y debilidad en general.

5. **Nervioso:** trastornos de comportamiento como hiperactividad, depresión, convulsiones, ansiedad, problemas de concentración.

Y se pone peor para pacientes con EC. La enfermedad celíaca está presente en pacientes con diabetes Tipo-1 entre 10 a 30 veces más que la población normal.[45] Las enfermedades autoinmunes, tercera causa de muerte en la actualidad, es diez veces más común en pacientes con EC que en la población en general.[47] Vojdani *et al.* (2008)[42] relacionó la EC con desórdenes endocrinos autoinmunes como enfermedad de Addison, enfermedades tiroideas autoinmunes, hipoparatiroidismo y falla gonadal primaria.

Luego viene el comportamiento. La psicodietética es una ciencia relativamente nueva. Es el estudio de los efectos de moléculas como la gluteomorfina (de la digestión del gluten) y caseomorfina (de la caseína) en el comportamiento al entrar al torrente sanguíneo por medio del intestino permeable. La gluteomorfina, como puedes adivinar por su nombre, son compuestos derivados de la morfina, en conjunto con su primo la caseomorfina (de la digestión incompleta de la caseína en la leche), causarán estragos al llegar al cerebro. Estas sustancias son conocidas por dar lugar y exacerbar una variedad de desórdenes incluyendo la epilepsia, autismo, TDAH, trastorno bipolar, esclerosis múltiple, enfermedad de Alzheimer, enfermedad de Parkinson y esquizofrenia.[26,48-50] Estas moléculas tienen un efecto negativo en la atención, maduración del cerebro, interacción social y aprendizaje en niños susceptibles. Lo síntomas se reducen significativamente al combinar una dieta libre de gluten y caseína.[51-54] De hecho, la ausencia de gluten y caseína en una población es a menudo caracterizada por una carencia de estas enfermedades. Braly y Hoggan (2002)[26], demostraron como la incidencia de esquizofrenia disminuyó significativamente durante la Segunda Guerra Mundial en poblaciones europeas que sufrían escasez de granos.

Por lo tanto, la EC puede materializarse en varias formas. Conocida como la Gran Imitadora, su naturaleza insidiosa y amplio espectro de efectos, sumado a nuestra falta de conocimiento, significa que todavía conocemos relativamente poco sobre la EC, lo que lleva a diagnósticos erróneos en el enfermo. Se estima que menos del 20% de los enfermos que padecen EC han sido diagnosticados como tal.[55] Aquellos que son diagnosticados, esperan en promedio más de 11 años por dicho diagnóstico (Cranney *et al.*, 2007).[56] Esto es preocupante. Rubio-Tapia *et al.* (2009)[57] condujeron un estudio de seguimiento de cuarenta y cinco años de enfermos celíacos no diagnosticados y fueron asociados con un riesgo de muerte cuatro veces mayor.

En 2005, el *New England Journal of Medicine* declaró que 1 de cada 250 americanos sufría de EC; en 2006, Mayo Clinic corrigió estas cifras a 1 de cada 122. Hoy, las cifras se sitúan entre 1 en 50[41] y menos de 1 en 100 (mayoría de sitios web de EC). Es casi seguro que el número de enfermos aumentará en el futuro en proporción con la creciente información de los médicos.

Mientras que la EC es común en humanos, no tenemos idea de la incidencia en los perros. No lo hemos estado buscando en algún grado conocido. Sabemos que el Setter Irlandés lo padece. Biopsias de segmentos intestinales de Setter Irlandeses mostraron atrofia de las vellosidades acompañado a un aumento de la permeabilidad intestinal cuando fueron expuestos al gluten (definición de EC). Estos perros mejoraron con una dieta libre de gluten y recayeron al ser expuestos nuevamente.[58-60]

Lo que sí conocemos, es que los síntomas más comunes (por lo menos los más obvios) en humanos con EC son del ámbito dermatológico (ronchas, dermatitis, psoriasis, eccema y otros sarpullidos) y gastrointestinales (vómitos, hinchazón, calambres, gas, nausea, diarrea (a menudo con sangre) y cólicos). Las recurrentes afecciones cutáneas son uno de los motivos más comunes por lo que un perro visita al veterinario.[61] Las enfermedades gastrointestinales son el segundo mayor asesino de perros[62,63] después del cáncer. Con más de 525.000 mascotas con seguros, Veterinary Pet Insurance (VPI) es el proveedor de seguros de salud más grande de Estados

Unidos. En 2008, VPI reportó que la causa de visita más frecuente al veterinario eran las infecciones en los oídos, con condiciones dermatológicas tomando el segundo lugar ("alergias" a la piel y parches calientes (hot spot)) y problemas intestinales (gastritis y enteritis) ocupando la 4° y 5° posición. Esta gama de enfermedades es notablemente consistente con el paso de los años y de hecho a través de los países también, siendo todos estos potenciales síntomas de reacciones adversas alimentarias (en caso de que te lo preguntes), las cinco razones principales de los humanos estadounidenses en visitar al doctor no son fáciles de explicar, incluyen problemas a la piel, dolencias articulares, dolores de espalda, ´metabolismo lipídico´ y problemas al tracto respiratorio.[64] Como mis perros en Australia, parece que tenemos una epidemia de perros con picor, parches calientes y urticaria recurrente. Perros que se mordisquean sus patas, con heces blandas y problemas en las glándulas anales. Perros con EII que no pueden recuperar peso (mala nutrición debido a una mala absorción). La inexplicable larga lista de alérgenos potenciales. Todos tratados con drogas para antagonizar con el sistema inmune y así relajarlo, drogas que sabemos que no deberían ser parte de plan de salud a largo plazo.

Considerando que tan prevalente es el trigo en sus vidas y los síntomas que vemos en la población general – este es un campo que requiere urgente atención. Y si buscamos una raza apta para investigar después del Setter, yo recomendaría a los West Highland Terriers (y cualquier raza pequeña con pelaje blanco). Ellos parecieran que siempre sufren de una vertiginosa gama de alérgenos el cual es una señal de alarma para intestino permeable. Hasta que sepamos más, el trigo nunca debería ser alimento para estos animales.

Los tutores comúnmente reportan que los problemas en sus perros aparecieron de un momento a otro, explicando que estaban bien un día y luego rascándose notoriamente al otro. Esto es interesante, ya que si esto fuera una inhabilidad genética para hacer frente a la proteína, nosotros notaríamos estos problemas en cachorros a una edad temprana. Sin embargo, sabemos que el 30-45% de la población humana pareciera tener los alelos de riesgo de la EC y sin embargo, sólo el 1% de la población desarrolla la enfermedad.[65] Por lo tanto, debe existir un detonante de esta enfermedad, algo que rompa la tolerancia oral al gluten en las personas. Brown *et al.* (2018)[65] sugiere a una infección viral como potencial desencadenante de la aparición.

¿Son las reacciones adversas alimentarias la única causa de estos persistentes problemas que envía a tantos perros al veterinario? Claro que no, pero definitivamente son los primeros (y fáciles) lugares donde buscar, siendo el trigo uno de los principales ofensores en un perro con una recurrente condición dermatológica, de oído o intestinal. Si tienes un perro con una de estas condiciones, deberías esforzarte en remover todo el trigo de la dieta. Eso implica todos los alimentos procesados para mascotas, sin importar que las etiquetas afirmen ser libres de trigo o mono-proteico. Los problemas con el uso de estos productos para tratar dicha sensibilidad alimentaria son muchos. En primer lugar, ningún nutricionista humano usaría un producto que contenga tantos ingredientes, particularmente con muchos químicos que ni siquiera se nombran en la etiqueta (después vemos eso). Los aditivos químicos usados en las croquetas se muestran ahora en segundo lugar después de la proteína como causante de reacciones adversas alimentarias en tu perro.[66,67]

Pero el asunto más importante es la contaminación. Ricci *et al.* (2013)[68] analizaron doce de los alimentos secos mono-proteicos e hipoalergénicos más recomendados por los veterinarios para casos de atopia y alergia, y descubrieron que diez de los doce alimentos estaban contaminados con uno o más ofensores potencialmente alergénicos, siendo el gluten de trigo el principal ofensor. Este no es el único estudio de la industria de alimentos mono-proteicos, estudios muestran que se encuentran constantemente adulterados con proteínas no indicadas en el envase, incluso cuando específicamente afirman que no contienen dicha proteína.[69-71] Las compañías de alimentos secos simplemente no se mantienen al mismo nivel de los criterios de producción como en la industria de alimentos libres de gluten para humanos. Explica por qué estas dietas mono-proteicas sólo funcionan para curar el malestar gastrointestinal en los perros el 50-60% de las veces[72,73] y los perros que mantienen esta dieta sufrirán recaídas.

Hemos sabido por años que una dieta simple, hecha en casa y mono-proteica, que se enfoque en sanar el intestino, es la mejor forma de comenzar a corregir el problema. Denominada como dieta de exclusión (el método exacto está disponible en www.dogsfirst.ie), siempre ha sido el método por autores que investigan la sensibilidad alimentaria en perros para alcanzar un período de 'bienestar' previo a un nuevo desafío (Jeffers 1991 y 1996).[74,75]

> Sobre la base de estos resultados, la dieta comercial, pruebas dermatológicas yELISA para anticuerpos IgE no pueden reemplazar a una dieta de eliminación preparada por el tutor para pruebas de hipersensibilidad alimentaria en perros.
>
> **Jeffers *et al.*,1991**[74]

Es curioso que los veterinarios modernos *casi* sepan que esto es así. Cuando un perro con recurrentes problemas estomacales se presenta, y se hayan explorado todas las demás vías en vano, a veces cambiarse a una dieta casera (y libre de gluten) con algo parecido a pollo cocido con arroz (no que se recomiende también) será recomendada. Con esto el perro a menudo se recupera. Sin embargo, esta dieta es sólo empleada mientras se encuentra 'la bolsa correcta' de alimento. Tan cerca estuvimos de lograrlo.

Puntos a destacar

✓ El ácido fítico en el trigo es completamente resistente a la cocción, lo cual se une a nutrientes vitales de la dieta.

✓ El glifosato es usado en las plantaciones de trigo. La corte ha decidido ahora que es carcinogénico. Los niveles de exposición al glifosato en mascotas es probablemente 4-12 veces más alta que en humanos

✓ El gluten de trigo es probablemente el antígeno más común encontrado en los alimentos para mascotas hoy.

✓ Una alergia alimentaria es rara (1-3% de la población canina). Es la respuesta inapropiada del cuerpo a un alérgeno común y corriente. Sucede de repente, es dramática, muy seria e involucra a los anticuerpos IgE. Esto sucede en la sangre.

✓ Una intolerancia alimentaria es más común. Es una cuestión mecánica en el intestino. Esto sucede por varias razones, pero es explicada comúnmente como la inhabilidad de producir las enzimas necesarias para digerir ciertas proteínas. Estas son llamadas intolerancia metabólicas. Compuestos semi-digeridos que se acumulan en el intestino provocando heces sueltas y/o disbiosis (las bacterias erróneas toman el mando) resultando en una alteración intestinal y potencialmente, EII.

✓ Las dos intolerancias alimentarias más comunes en humanos son al gluten de trigo y a la lactosa de la leche. Al menos el 20-40% de los humanos sufren de intolerancia al gluten. Mientras más tiempo lleve una población consumiéndolo, podrán digerirlo de mejor forma.

✓ Mientras que los perros han estado viviendo con una dieta basada en trigo en el último siglo, sabemos que muchos de ellos luchan por digerir de forma segura el gluten de trigo. Es uno de los alérgenos alimentarios más comunes en los perros hoy, sin embargo debido a su insidiosa naturaleza, su verdadera prevalencia está siendo muy poco informada hoy en día. Simplemente no es posible que un carnívoro, con un tracto digestivo corto y una microbiota inapropiada sea tan eficaz en digerir trigo como los humanos que llevan consumiéndolo por miles de años.

✓ La enfermedad celíaca es un desorden autoinmune donde la ingestión del gluten de trigo conduce a una inflamación crónica del intestino, mala absorción, disfunción de la barrera intestinal con permeabilidad (conocido como 'intestino permeable') y respuesta inmunitaria. Provoca una gama de problemas en la piel, intestino, problemas respiratorios y de comportamiento. Se piensa que afecta a 1-50 estadounidenses actualmente. Los Setter Irlandeses son conocidos por sufrir esta enfermedad.

✓ Los alimentos secos hipoalergénicos y mono-proteicos son conocidos por estar muy contaminados con gluten de trigo.

✓ Una dieta casera de exclusión basada en una sola proteína siempre ha sido la recomendación para alcanzar un período de 'bienestar' previo para hacer pruebas de hipersensibilidad alimentaria en perros. Continúa siendo la recomendación de hoy día.

Referencias del Capítulo Siete

1. Hurrell, R.F., Reddy, M.B., Juillerat, M.A. *et al*. (2003). Degradation of phytic acid in cereal porridges improves iron absorption by human subjects. American Journal of Clinical Nutrition, 77: 1213–1219
2. Egli, I., Davidsson, L., Zeder, C. *et al*. (2004). Dephytinisation of a complementary food based on wheat and soy increases zinc, but not copper apparent absorption in adults. Journal of Nutrition, 134: 1077–1080
3. Bohn, T., Davidsson, L., Walczyk, T. *et al*. (2004). Phyticacid added to white-wheat bread inhibits fractional apparent magnesium absorption in humans. American Journal of Clinical Nutrition, 79(3):418–423
4. Weaver, C.M., Peacock, M. and Johnston Jr., C.C. (1999). Adolescent Nutrition in the Prevention of Postmenopausal Osteoporosis. The Journal of Clinical Endocrinology &Metabolism, 84(6): 1839–1843
5. Mann, J. and Truswell, S.A. (2002). Essentials of Human Nutrition, 2nd Ed. Editors Oxford University Press, UK
6. Forbes, R.M., Parker, H.M. and Erdman, J.W., Jr (1984). Effects of dietary phytate, calcium and magnesium levels on zinc bioavailability to rats. Journal of Nutrition, 114: 1421–1425.
7. Forbes, R.M, Parker, H.M. and Erdman Jr., J.W. (2012). Effects of Dietary Phytate, Calcium and Magnesium Levels on Zinc Bioavailability to Rats. Journal of Nutrition, 114(8): 1421– 1425
8. Hellanda, S., Denstadlib, V., Wittena, P.E. *et al*. (2006). Hyper dense vertebrae and mineralcontent in Atlantic salmon (*Salmo salar*L.) fed diets with graded levels of phytic acid. Aquaculture, 261(2): 603–614
9. Ewer, R.F. (1973). *The carnivores*. London: Weidenfield and Nicolson Eds.
10. Nap, R.C. and Hazewinkel, H.A.W. (1994). Growth and skeletal development in the dog inrelation to nutrition; a review. Veterinary Quarterly, 16(1): 50–59

11 Simonetti, E., Cartaud, G., Quinn, R. *et al.* (2015). Comparative Study on the Quantitative-Determination of Glyphosate at Low Levels in Wheat Flour, Journal of AOAC International,98(6): 1760–1768

12 Bellon, T. (2018). *Monsanto ordered to pay $289 million in world's first Roundup cancer-trial*. Reuters. Published online, Aug 10th, available online www.reuters.com

13 Samsel, A. and Seneff, S. (2013). Glyphosate, pathways to modern diseases II: Celiac sprueand gluten intolerance. Interdisciplinary Toxicology, 6(4): 159–184

14 Zhao, J., Pacenka, S., Wu, J., *et al*. (2018). Detection of glyphosate residues in companionanimal feeds. Environmental Pollution, 243(B): 1113–1118

15 Day, M.J. (2005). The canine model of dietary hypersensitivity. Journal of the NutritionSociety, 64: 458–464

16 Valenta, R., Hochwallner, H., Linhart, B. *et al.* (2015). Food Allergies: The Basics.Gastroenterology, 148(6): 1120–1131

17 Hadjivassiliou, M., Williamson, C.A. and Woodroofe, N. (2004). The immunology of glutensensitivity: Beyond the gut. Trends in Immunology, 25: 578–582

18 Zopf, Y., Baenkler, H.W., Silbermann, A. *et al*. (2009). The differential diagnosis of foodintolerance.DeutschesArzteblatt International, 106(21): 359–370

19 Wagner J.R. and Elvehjem, C.A. (1944). A study of canine hysteria produced by feedingcertain baked dog foods and wheat gluten flour. Journal of Nutrition, 28: 431–441.

20 Littman, M.P. and Giger, U. (1990). Familial protein-losing enteropathy (PLE) and/or proteinlosingnephropathy (PLN) in soft-coated wheaten terriers (SCWT). Journal of Veterinary InternalMedicine, 4: 133–136

21 Littman, M.P., Dambach, D.M., Vaden, S. L. *et al.* (2000). Familial protein-losing enteropathyand protein-losing nephropathy in soft coated wheaten terriers: 222 cases (1983–1997). Journal of Veterinary Internal Medicine, 14: 68–80

22 Vaden, S.L., Hammerberg, B., Davenport, D.J. *et al*. (2000a). Food hypersensitivityreactions in Soft Coated Wheaten Terriers with protein-losing enteropathy or protein-losingnephropathy or both: gastroscopic food sensitivity testing, dietary provocation, and fecalimmunoglobulin E. Journal of Veterinary Internal Medicine, 14(1): 60–70

23 Lowrie, M., Garden, O.A., Hadjivassiliou, M. *et al.* (2015). The Clinical and SerologicalEffect of a Gluten–Free Diet in Border Terriers with Epileptoid Cramping Syndrome.Journal of Veterinary Internal Medicine, 29(6): 1564–1568

24 Roudebush, P. (2013). Ingredients and foods associated with adverse reactions in dogs andcats. Veterinary Dermatology, 24: 293–294

25 Mueller, R.S., Olivry, T. and Prelaud, P. (2016). Critically appraised topic on adverse foodreactions of c   ompanion animals (2): common food allergen sources in dogs and cats. BMCVeterinary Research, 12:9

26 Braly, J. and Hoggan, R. (2002). *Dangerous grains: Why gluten cereal grains may behazardous to your health*. New York: Avery.

27   O'Bryan, V.T. and Kellermann, G.H. (2008). The immunology of immediate and delayedhypersensitivity reaction to gluten. European Journal of Inflammation, 6(1): 1–10

28 Loft, D.E., Marsh, M.N., Sandle G.I. *et al.* (1989). Studies of the intestinal lymphoid tissue, XII. Epithelial lymphocyte and mucosal responses to rectal gluten challenge in celiac sprue. Gastroenterology, 97: 29–37

29 Hall, E.J. and Batt, R.M. (1992). Dietary modulation of gluten sensitivity in a naturallyoccurring enteropathy of Irish setter dogs. Gut, 33: 198–205.

30 Hall, E.J., Carter, S.D., Barnes, A. *et al.* (1992) Immune responses to dietary antigens ingluten-sensitive enteropathy of Irish setters. Veterinary Science Research, 53: 293–299

31 Kajander, K. (2008). Pathophysiological factors of irritable bowel syndrome, and the effectsof probiotic supplementation. Academic Dissertation.Faculty of Medicine, University ofHelsinki. Published online, www.helsinki.fi

32 Ortolani, C. and Pastorello, E.A. (2006). Food allergies and food intolerances. Best Practiceand Research: Clinical Gastroenterology, 20(3): 467–483

33 Sollid, L.M. and Lundin, K.E. (2001). Coeliac disease: An inappropriate immune response. Lancet, 358: S13

34 Fine, K.D. (1996). The prevalence of occult gastrointestinal bleeding in celiac sprue. NewEngland Journal of Medicine, 334: 1163–1167

35 Redline, S., Tishler, P.V., Schluchter, M. *et al.* (1999). Risk factors for sleep-disorderedbreathing in children: Associations with obesity, race, and respiratory problems. AmericanJournal of Respiratory and Critical Care Medicine, 159(5): 1527–1532

36 Wechsler, M.E., Szefler, S.J., Ortega, V.E. *et al.* (2019). Step-Up Therapy in Black Childrenand Adults with Poorly Controlled Asthma. New England Journal of Medicine, 381: 1227–1239

37 Walker-Smith, J.A. and Reye, R.D.K. (1971). Small intestinal morphology in Aboriginalchildren. Australian and New Zealand Journal of Medicine, 1(4): 377–384

38 Hernández, M., Argente J., Navarro, A. *et al.* (1992). Growth in Malnutrition Related toGastrointestinal Diseases: Coeliac Disease. Hormonal Research in Paediatrics, 38(1)

39 Sander, G.R., Cummins, A.G., Henshall, T. *et al.* (2005). Rapid disruption of intestinalbarrier function by gliadin involves altered expression of apical junctional proteins. FEBSLett., 579(21): 4851–4855

40 de Punder, K. and Pruimboom, L. (2013). The Dietary Intake of Wheat and other CerealGrains and Their Role in Inflammation. Nutrients, 5(3): 771–787

41 Korponay-Szabó, I.R., Dahlbom, I., Laurila, K. *et al.* (2003). Elevation of IgG antibodiesagainst tissue transglutaminase as a diagnostic tool for coeliac disease in selective IgAdeficiency. British Medical Journal, 52(11): 1567–1571

42 Vojdani, A., O'Bryan, T. and Kellermann, G.H. (2008). The immunology of immediate anddelayed hypersensitivity reaction to gluten. European Journal of Inflammation, 6(1): 1–10

43 Perrier, C. and Corthésy, B. (2011). Gut permeability and food allergies. Clinical andExperimental Allergy, 41(1): 20–28

44 Atteno, M., Costa, L., Tortora, R. *et al.* (2013). The occurrence of lower limb enthesopathyin coeliac disease patients without clinical signs of articular involvement. Rheumatology,52(5): 893–897

45 Funda D.P., Kaas, A., Bock, T. *et al*. (1999). Gluten-free diet prevents diabetes in NODmice. Diabetes/Metabolism Research and Reviews, 15: 323–327
46 Arnson, Y., Amital, H. and Shoenfeld, Y. (2005). Vitamin D and autoimmunity: newaetiological and therapeutic considerations. Journal of Immunology, 175: 4119–4126
47 Alaedini, A., Okamoto, H., Briani, C. *et al*. (2007). Immune Cross-Reactivity in Celiac-Disease: Anti-Gliadin Antibodies Bind to Neuronal Synapsin I. The Journal of Immunology,178: 6590–6595
48 Dohan, F.C. (1980). Hypothesis: Genes and neuroactive peptides from food as cause ofschizophrenia. Advances in Biochemical Psychopharmacology, 22: 535–548
49 Reichelt, K.L., Knivsberg, A.M., Lind, G. *et al*. (1991). Probable etiology and possibletreatment of childhood autism. Brain Dysfunction, 4: 308–319
50 Kalaydjian, A.E., Eaton, W.N., Cascella, A. *et al*. (2005). The gluten connection: Theassociation between schizophrenia and celiac disease. ActaPsychiatricaScandinavica,113(2): 82–90
51 Reichelt, K.L., Knivsberg, A.M. and Nodland, M. (1994). Nature and consequences ofhyperpetiduria and bovine casomorphins found in autistic syndromes. Developmental BrainDysfunction, 7: 71–85
52 Knivsberg, A.M., Reichelt, K.L., Nødland, M. *et al*. (1995). Autistic syndromes and diet: Afollow-up study. Scandinavian Journal of Educational Research, 39(3): 222–236
53 White, J.F. (2003). Minireview: Intestinal pathophysiology in autism. Department ofPhysiology, Emory University, Atlanta, Georgia, Experimental Biology and Medicine, 228:639–649
54 Millward, C., Ferriter, M., Calver, S. *et al*. (2007). Gluten-and casein-free diets for autisticspectrum disorder (Review). The Cochrane Library, available online, www.onlinelibrary.wiley.com
55 Lionetti, E., Gatti, S., Pulvirenti, A. *et al*. (2015). Celiac Disease From a Global Perspective. Best Practice and Research Clinical Gastroenterology, 29(3): 365–379
56 Cranney, A., Zarkadas, M., Graham, I.D. *et al*. (2007). The Canadian Celiac Health Survey. Digestive Diseases and Sciences, 52(4): 1087–1095
57 Rubio-Tapia, A., Kyle, R.A., Kaplan E.L. *et al*. (2009). Increased prevalence and mortalityin undiagnosed celiac disease. Gastroenterology, 137(1): 88–9358 Batt, V.R.M. and Hall, E.J. (1992). Gluten-sensitive enteropathy in the dog. WienerMedizinischeWochenschrift, 79(8): 242–247
59 Daminet, S.C. (1996). Gluten-sensitive enteropathy in a family of Irish setters.CanadianVeterinary Journal, 37(12): 745–746
60 Pemberton, P.W., Lobley, R.W., *et al*. (1997). Gluten-sensitive enteropathy in Irish setterdogs: characterisation of jejunalmicrovillar membrane proteins by two-dimensionalelectrophoresis. Research in Veterinary Science, 62(2): 191–193
61 Hill, P.B., Lo, A., Eden, C.A. *et al*. (2006). Survey of the prevalence, diagnosis and treatmentof dermatological conditions in small animals in general practice. Veterinary Record, 158,533–539

62. Craig L.E. (2001). Cause of death in dogs according to breed: A necropsy survey of five breeds. Journal of the American Animal Hospital Association, 37: 438–443
63. Fleming, J.M., Creevy, K. E. and Promislow, D.E.L. (2011). Mortality in North American dogs from 1984 to 2004: An investigation into age, size and breed related causes of death. Journal of Veterinary Internal Medicine, 25: 187–198
64. St. Sauver, J.L., Warner, D.O., Yawn, B.P. et al. (2013). Why do patients visit their doctors? Assessing the most prevalent conditions in a defined US population. Mayo Clinical Proceedings, 88(1): 56–67
65. Brown, J.J., Jabri, B. and Dermody, T.S. (2018). A viral trigger for celiac disease. PLoS pathogens, 14(9): e1007181.
66. Roudebush, P. (1999). Hypoallergenic Diets for Dogs and Cats. In Kirk's Current Veterinary Therapy XIII, Bonagura, J.D. (ed.), W.B. Saunders Co., Philadelphia, 1999. p530-536
67. Kennis, R. (2006). Food allergies: Update of pathogenesis, diagnoses, and management. Veterinary Clinics of North America: Small Animal Practice, 36(1): 175–184
68. Ricci, R., Granato, A., Vascellari, M. et al. (2013). Identification of undeclared sources of animal origin in canine dry foods used in dietary elimination trials. Journal of Animal Physiology and Animal Nutrition, 97: 32–38
69. Raditic, D.M., Remillard, R.L. and Tater, K.C. (2011). ELISA testing for common food antigens in four dry dog foods used in dietary elimination trials. Journal of Animal Physiology and Animal Nutrition (Berlin), 95(1): 90–97
70. Willis-Mahn, C., Remillard, R. and Tater, K. (2014). ELISA testing for soy antigens in dry dog foods used in dietary elimination trials. Journal of American Animal Hospital Association, 50(6): 383–389
71. Horvath-Ungerboeck, C., Widmann, K. and Handl, S. (2017). Detection of DNA from undeclared animal species in commercial elimination diets for dogs using PCR. Veterinary Dermatology, 28(4):373–386
72. Allenspach, K., Culverwell, C., Chan, D. (2016). Long-term outcome in dogs with chronic enteropathies: 203 cases. Veterinary Record 178(15): 368
73. Volkmann, M., Steiner, J.M., Fosgate, G.T. et al. (2017). Chronic diarrhea in dogs –retrospective study in 136 cases. Journal of Veterinary Internal Medicine, 31: 1043–1055
74. Jeffers J.G., Shanley K.J. and Myer E.K. (1991). Diagnostic testing of dogs for food hypersensitivity. Journal of the American Veterinary Medical Association, 198: 245–250
75. Jeffers, J.G., Meyer, E.K. and Sosis, E.J. (1996). Responses of dogs with food allergies to single-ingredient dietary provocation. Journal of the American Veterinary Medical Association, 209: 608–611

CAPÍTULO 8
Proteínas

Las proteínas son los componentes básicos de la vida. Son la base de todos los tejidos – músculos, huesos, tendones y ligamentos. Es tu pelo, piel y uñas. Son tus articulaciones, vasos sanguíneos y órganos. Las proteínas son vitales para la regeneración celular, mantenimiento, reparación y para la producción de hormonas, enzimas y anticuerpos. Es difícil enfatizar lo importante que son las proteínas de buena calidad para el cuerpo. De hecho, la palabra proteína proviene de la palabra griega *proteios*, que significa 'fundamental'.

De un punto de vista estructural, las proteínas consisten en bloques de construcción individuales llamados aminoácidos, encadenados como un collar. Los animales pueden crear sus propios aminoácidos y son denominados aminoácidos *no-esenciales*, en otras palabras, no necesitan ser consumidos. Los aminoácidos que no se pueden crear son llamados *esenciales*, lo que significa que deben ser consumidos diariamente para satisfacer sus necesidades. Puedes obtener tus aminoácidos esenciales ya sea comiendo otros animales (si es que comes carne), plantas (si eres vegetariano) o de ambos (si es que no eres quisquilloso). Nuestro amigo perteneceprácticamente a la primera categoría.

Los alimentos más comunes seleccionados por el perro figuran pequeños animales que incluyen conejos, roedores, aves, sapos, restos y tal vez pequeñas cantidades de materia vegetal. Mientras que la composición nutricional de pequeñas presas varían según la especie, estación del año y condiciones de vida. Hemos establecido que la relación de proteína es a grasa en animales como en los conejos es un magro 4:1, en base a materia seca. De hecho, pocospresas animales registran menos de 60% de proteína en base a materia seca.[1,2] Millones de años con este tipo de dieta ha hecho que los perros sean especialmente hábiles en digerir carne. Ellos pueden digerir el 89% de un pollo o pavo mientras que los humanos sólo pueden digerir un 79%, y un elevado 91% de pescado comparado con sólo 70% en humanos.[3,4]

Siendo la proteína el pilar de su dieta, podríamos ser perdonados en asumir que la proteína es muy importante para ellos, como también para el resto de nosotros. Los productos de alimentos para mascotas basados en cereales no están de acuerdo. Su postura, perpetuada por la industria veterinaria, indica que demasiada proteína puede ser potencialmente dañina para el perro. A esto le llamaremos la hipótesis de la "mucha proteína". Debido a su importancia en la dieta del perro, examinaremos esta hipótesis desde todos los ángulos.

La Nueva Norma Baja en Proteínas para Perros

Para usar la palabra 'completo' en tu alimento seco, debes cumplir con los requerimientos mínimos de la Association of American Feed Control Officials (AAFCO 2016). AAFCO establece los estándares para los productores de alimentos para mascotas. Ellos dictan los criterios que deben cumplir los fabricantes antes de que la palabra 'completo' pueda ser utilizada en el envase del alimento. Del total de proteína cruda, sus requerimientos en "alimentos completos deben contener un *mínimo de 18% de proteína para perros adultos y 22,5% para cachorros*". He puesto cursiva para llamar la atención a lo que es un punto fundamental en el libro.

El Small Animal Clinical Nutrition (SACN)[5] y el National Research Council(NRC)[6] están de acuerdo en que los requerimientos proteicos mínimos para perros en crecimiento es de 225g de proteína por kilogramo (22.5%) de alimento seco para cachorros entre 4-14 semanas de edad, bajando a 175g por kilo (17.5%) de proteína en alimento seco para perros más adultos. La revista Pet Food Industry está muy de acuerdo (junio 2000, pág.38) indicando que cachorros de raza grande requieren un mínimo de 21% de proteína.

Por alguna razóncon el paso del tiempo, estas directrices de *mínimo*se han transformado en un óptimo para la industria. Revisa el alimento que compras. Es difícilalejarse de esto: tu veterinario recomienda que un alimento seco con la cantidad *mínima* de proteína es la rutaóptimanutricional para tu perro.

Si aceptamos que los perros comen carne y la carne se compone en gran medida de proteína, entonces hasta el más cínico de nosotros levantaría una ceja a esta nueva norma de 18% de proteína (y 50-60% de carbohidratos) para perros. Por lo tanto, los seguidores del SACN deben tener una buena razón para esta postura, ¿verdad?...

Para llegar a sus conclusiones de requerimientos mínimos proteicos, sin duda una de las decisiones más importantes que pueden tomar en cuantoa alimentar a un animal con la misma comida todos los días en su etapa de desarrollo y vida adulta, las ediciones anteriores del SACN[7] se refiere solo a dos estudios para respaldar sus cálculos, uno por Romsos y Ferguson (1983)[8] y el otro por Tôrres *et al.* (2003).[9] Ambos estudios incluían comparaciones de dos pequeños grupos de perros alimentados con alimentos ultra procesados basados en cereales. Ambos concluyeron que el perro parece escoger 25-30% de su EM de las proteínas, con el resto en gran medida de la grasa y algo de carbohidratos. Ya hemos destacado el deseo potencial de los perros por optar a mezclas ultra-procesadas altas en grasa animal, incluso más cuando las otras porciones son cereales o carne. Sin embargo, otro posible defecto en estos estudios fue la elección de las proteínas en las dietas. Romsos y Ferguson (1983)[8] suministraron proteína de vacuno y soja. Tôrres et al. (2003)[9] albergaron seis beagles y probaron seis tipos diferentes de dietas en el transcurso de un año para ver cuál preferían. Sin embargo, en vez de incluir vacuno como fuente de proteína, optaron por incluir caseína y soja en la misma medida. Es claro que ambos estudios pretendían que la elección de un alimento concreto diera resultados por su contenido en proteínas y no por el *origen* de las mismas.

Es justo decir que la soja en perros tiene sus críticas. Daniel (2005) escribió un libro titulado *The Whole Soy Story: The Dark Side of America's Favorite Health Food*, en el que cita más de 170 estudios epidemiológicos, clínicos y de laboratorio que relacionan a la soja procesada con malnutrición, problemas digestivos, disfunción a la tiroides, deterioro cognitivo, desórdenes reproductivos, enfermedades cardíacas y cáncer en humanos. Cuando sabemos que los perros regularán su ingesta de comida en función de sus consecuencias fisiológicas,[10] ninguno de estos estudios permitió el hecho de que tal vez los perros estaban tratando de limitar la ingesta de ciertos ingredientes, como la soja. Después de todo, los fitoestrógenos que se encuentran en la soja poseen efectos beneficiosos y dañinos en perros.[11] Estos autores analizaron el contenido de fitoestrógenos en veinte cuatro alimentos comerciales que poseían soja como ingrediente, y encontraron que todos contenían "fitoestrógenos cuyas concentraciones podrían tener efectos biológicos con un consumo a largo plazo en perros". O tal vez no eran los fitoestrógenos. Tal vez eran los altos niveles de ácido fítico en la soja (conocido en causar problemas de crecimiento en humanos), la presencia de inhibidores de tripsina en la soja (impide el crecimiento), el hecho de que el procesado de la proteína de la soja resulta en la formación de toxico-lisinoalanina y nitrosaminas altamente carcinogénicas, el hecho de que acido glutámico libre (una potente neurotransmisor con potencial excitotóxico) es formado durante el procesamiento de soja, o incluso que los alimentos con soja son conocidos por contener altos niveles de aluminio, lo cual es tóxico para el sistema nervioso y riñones.

Cualquiera sea la razón, los resultados obtenidos de dos pruebas de alimentación involucrando a un puñado de beagles enjaulados, alimentados con una dieta para nada natural basada en vegetales mayoritariamente, deberían tomarse como evidencia anecdótica en el mejor de los casos, indicando un campo en el que se podría hacer más. No debería ser la base del sustento a largo plazo de todos los perros en el planeta, menos en aquellos alimentados con *comida real*. Para un manual que se elogia a sí mismo como 'nutrición basada en la evidencia', es un poco preocupante que estos resultados no sólo se incluyan como respaldo, sino que hasta hace muy poco parecen ser la única base para la producción de millones de toneladas de alimentos extremadamente bajos en proteína cada año.

PROTEÍNAS

En su última edición, bajo la sección titulada *Protein Requirements of Dogs and Cats*, el SACN[5] ni siquiera se refiere a esos dos estudios. En vez de eso, se refiere a un solo trabajo respecto a los requerimientos proteicos del perro. El párrafo dice lo siguiente (con cursiva agregadas por mí para darle efecto):

> El requerimiento proteico mínimo absoluto puede ser estimado al entregar unaproteína de extrema calidad o fuentes proteicas comúnmente usadas. Si laestimación es basada en alimentar con una proteína de alta calidad (ej. lactoalbúmina), un perro en crecimiento requiere un aproximado de 18% de proteína en MS y un perroadulto 8% (NRC 2003).[6] AAFCO ha establecido que los alimentos para perros que contieneningredientes proteicos de uso común deberían contener al menos 22% de proteína en MSpara crecimiento, y 18% de proteína en MS para mantenimiento en adultos (AAFCO 2007). *Es importante tener en cuenta que las recomendaciones de AAFCO deberían ser interpretadascomo ración diaria, no como requerimientos mínimos absolutos.*
>
> **Hand *et al.*, 2010**[5]

Hay mucho en esto. Primero, todo esto viene de la edición más reciente del manual de instrucciones veterinarias en nutrición canina, en el requerimiento total de proteínas en el perro. El libro luego cambia a los gatos, aminoácidos de especial importancia, deficiencia de proteínas, toxicidad proteica y fuentes de proteínas. Antes de ese párrafo estaba la definición de proteína, su estructura y metabolismo, digestibilidad, uso, almacenamiento, excreción, análisis químico, calidad de la proteína. Pero en los requerimientos proteicos en los perros, esta colosal única página (n°1315), ofrece un solo párrafo sobre el tema y dieciocho páginas sobre proteínas en general. En ninguna parte sugiere que un perro puede o podría satisfacer sus requerimientos proteicos con carne fresca.

Obviamente, lo que más preocupa es su sugerencia de que perros adultos pueden mantener una buena salud con un sólo 8% de proteína en su dieta y que por consecuencia "las recomendaciones de AAFCO deberían ser interpretadas como *dosis diaria*, no como requerimientos mínimos absolutos", en lo que AAFCO establece de forma clara que lo son. Esta declaración se respalda en la referencia del *Nutrient Requirement of Cats and Dogs* del National Research Council,[6] el cual usa cinco estudios para respaldar esta postura. Cuatro de estos estudios tienen más de cincuenta años de antigüedad y todos involucran a un puñado de perros. La mayoría tuvo una duración de semanas. Peor aún, solo se midió el 'balance de nitrógeno' en cada perro al final del estudio – no se midió la salud, piel, huesos o estado de los órganos, el comportamiento ni la habilidad reproductiva o cualquier otra área donde la proteína es central.

El último estudio fue de restricción de proteínas en sólo diecisiete beagles por cuarenta y dos meses. Esta vez se reunió algo más de información. Ellos encontraron que los perros mantuvieron su peso corporal y perfiles sanguíneos durante el período, aunque casi todos sufrieron de una deficiencia de taurina (común en carnívoros que comen poca carne), uno padeció MCD y otro estuvo al borde de sufrirlo.

Apartando la calidad de la evidencia, tenemos que preguntarnos, ¿Por qué el SACN y el NRC sólo se enfoca en la *mínima* cantidad de proteína que podemos darle a un perro y no en la óptima? Para ser justos, el NRC (2006) concluye, "…las óptimas concentraciones para otras variables y conclusiones (ej. respuesta inmune óptima, sanación de heridas, salud en perros más viejos) deben ser evaluadas antes de realizar más recomendaciones específicas". Extrañamente, estas pruebas todavía no las hace la industria.

A diferencia de los beagles encerrados en una jaula teniendo una existencia completamente antinatural y sedentaria, la manera normal de probar los efectos de una dieta restringida en proteínas es situar a estos animales bajo alguna situación de estrés, idealmente fuera del laboratorio. Cuando esto se hace, nosotros vemos el verdadero poder de las proteínas. Perros de trineo fueron mantenidos con 16%, 24%, 32% y 40% de sus calorías derivadas de proteína animal de alta calidad. Los perros alimentados con los niveles más altos de proteína mantuvieron un mayor volumen de plasma y glóbulos rojos durante entrenamientos extenuantes.[12] Además, todos los perros que consumieron la dieta baja en proteína tuvieron al menos una lesión durante las sesiones de carrera que provocó que fueran suspendidos de los entrenamientos por un mínimo de una semana. Aquellos perros que consumían la cantidad más alta de proteínas estuvieron libres de lesiones.

Por ahora, te planteo que la cantidad *mínima* de proteína no tiene absolutamente ninguna relevancia para la salud óptima del perro.

¿Por qué la Harina de Carne es la Proteína de más Baja Calidad en el Planeta?

¿No encuentran extraño que mientras en nosotros crece cada vez más la preocupación sobre el origen de nuestros alimentos, los tutores de mascotas rara vez pasan un momento preguntándose de donde provienen los ingredientes del alimento de su mascota? Parece que lo único que nos importa es que si la *cantidad* consumida es la correcta, como si supiéramos que un producto que contiene 18% de proteína es la ruta nutricional óptima para nuestros perros. La idea de que una cantidad correcta de alimento mantendrá la vida se creía olvidada a mediados del siglo XIX. Hasta ese entonces, las personas creían que todos los alimentos poseían un elemento nutricional único, un elemento universal o Gia.[13] Un kilo de carne o de galletas se consideraba que tenía el mismo valor nutricional que un kilo de frutas o verduras. Eran días felices. Todo lo que tenía que hacer una persona era comer suficientes galletas cada día y con eso estaría bien. Hasta que varios marineros murieron de escorbuto, alguien se dio cuenta que tal vez esto no era tan así.

Para profundizar en este punto, si te ofrezco un alimento seco para tu perro adulto preparado por mí y te cuento que tiene una concentración envidiable de proteína animal de 22%, 17% de grasa y 50% de carbohidratos, ¿te gusta cómo suena? Interesantemente para la mayoría de los veterinarios, esta es una amplia descripción de una dieta adecuada para un canino. Si quieres más información respecto a mi nuevo alimento seco, podría informarte que la harina de carne es el primer ingrediente. Para la mayoría, eso es todo lo que aprenderás de los ingredientes que se usan. Ahora, si me presionas para obtener más información y te admito que mi alimento consiste en cuero de zapatos (proteína), aceite de motor usado (grasa) y un montón de aserrín de una fábrica de cerdos (carbohidratos), ¿Qué tan rápido volverías a meter tu billetera en tu bolsillo?

Antes de comprar hamburguesas baratas de dudosa proveniencia, primero debemos saber exactamente qué es lo que estamos comprando. Puede ser una lectura tenebrosa leer los ingredientes permitidos por AAFCO (2008)[14] para su uso en los alimentos para mascotas. Estos incluyen pelo, residuos de alimentos deshidratados, contenidos de rumen deshidratados, desechos deshidratados de aves de corral y porcinos "que no contengan menos de 20% de proteína, 35% de fibra cruda o viruta de madera o elementos adecuados para ser usados como cama y no más de 20% de ceniza". ¡Una delicia!

Las dos tipos de carne más comunes que son usados son los sub-productos y las harinas de carne. No es tan malo como parece, los sub-productos por su propia definición no se clasifica como carne *per se*. Los sub-productos comprenden todo menos la carne de las canales, incluyendo órganos como los pulmones, bazo, riñones, hígado, cerebro, orejas, cola, estómago e intestinos sin su contenido como también libre de sangre, huesos y tejido graso del animal. Cada uno de estos ingredientes, salvo el contenido de los intestinos, es una buena comida para los perros cuando se usa con moderación, equilibrada y en conjunto con una fuente de proteína de carne real. De hecho muchos son vitales. Retomaremos en la Sección 4.

Un tipo más dudoso de *carne* usado por la industria, es la harina de carne o más correcto decir, harina de carne y hueso (HCH). La harina de carne, la cual llega a la fábrica de alimentos como un polvo gris, es un sub-producto rentable del proceso de renderizado. Piensa en la renderización como agregar todos los desechos a una olla de presión gigante que cocina todo a altas temperaturas (121°C) y a alta presión. La mezcla puede consistir en todo tipo de clases. AAFCO (2008),[14] quien estableció las reglas de calidad en los alimentos para mascotas, define los restos animales permitidos en los alimentos como "los productos renderizados de tejido animal, sin incluir sangre, pelo, pezuñas, cuernos, recortes de piel, estiércol, estómago y contenidos del rumen con excepción en las cantidades que *puedan ocurrir inevitablemente* en las buenas prácticas de procesamiento, dejando la puerta abierta posiblemente para productores 'menos cuidadosos'. También se permite en la mezcla cadáveres animales, atropellados y desechos de la industria alimentaria.

Una vez cocinado adecuadamente, la grasa flota hacia a la superficie y se extrae para producir sopas y gelatina. La porción proteica, que consiste en cualquier fragmento de carne o hueso y *otros materiales,* se hunden en el fondo como una sustancia gris grumosa. Esto es retirado, secado con más temperatura y pulverizado. Se almacena en tambores para ser transportada a las compañías de alimentos para mascotas.

Antes de adentrarnos en las calidades nutricionales de estos productos, primero debemos trazar una diferencia importante entre las políticas de Estados Unidos y Europa en materia de plantas de renderizado, en particular en lo que está permitido usar, ya que es justo decir que el sistema de los Estados Unidos es más…… poroso.

La Unión Europea se vio sacudida por la crisis de EEB (Encefalopatía Espongiforme Bovina o Vacas Locas) en los años 90 y desde ese entonces han aplicado medidas más estrictas en las plantas de renderizado. Por ejemplo, las plantas de renderizado en la UE sólo pueden manipular carnes procedentes de mataderos y que hayan sido aprobadas como aptas para consumo humano. La Unión Europea establece:

> …sub-productos derivados de animales que no muestren ser aptospara consumo humano por medio de inspecciones sanitarias no deberíanentrar a la cadena alimenticia…
>
> **Regulación de la EU (EC) No. 1069/2009**

Ellos son muy específicos respecto a esto, afirman que sub-productos derivados de animales no aptos para consumo humano no deberían a la cadena alimenticia, sea de mascota o de humano. Esto excluye inmediatamente a las carne 4D (dead, diseased, dying, disabled) (muerto, enfermo, moribundo, incapacitado), atropellados, desechos de supermercados y restaurantes y animales eutanasiados incluyendo perros y gatos. Estos materiales deben ser enviados para ser cremados y los desechos de esta industria no están permitidos a volver a la cadena alimenticia.

Mientras que la ley de Estados Unidos dicta algo similar a la postura de la EU, el problema es que la FDA y sus varios Departamentos de Agricultura están activamente ignorando esta ley, al menos cuando se trata del sector de alimentos para mascotas. Tan así es que la misma FDA ha emitido su propia Política de Cumplimiento (número 675.400), titulada *Rendered Animal Feed Ingredients* (agregué itálicas en el párrafo). Dice lo siguiente:

PROTEÍNAS

> Ninguna medida reglamentaria será considerada para los ingredientes de alimentos para animales que resulten de un proceso normal de renderizadode la industria, *incluyendo a aquellos animales que hayan muerto de otra forma que no sea el sacrificio*, siempre que no violen la ley por otros motivos.

Respecto a las comidas enlatadas para mascotas, la FDA también tiene una política (690.300), la cual establece (cursivas agregadas por mí):

> Los alimentos para animales de compañía consistentes en material procedentede animales enfermos o que hayan muerto de otra forma que no sea el sacrificio, loque es una violación del artículo 402(a) (5) no será normalmente impugnable, si es queno se infringe la ley. *Será considerado apto para consumo animal*.

La base para evadir esta ley es que el "Center for Veterinary Medicine (CVM) no tiene conocimiento de enfermedades u otro peligro" de este tipo de prácticas en las plantas de envasado de alimentos enlatados.

De esta forma, el sistema americano se deja abierto para la inclusión de algunos ingredientes muy preocupantes, siendo los animales de compañía los que están en la cima de la lista. Descrito como 'cuasi-canibalismo' por el *The New York Times*,[15] seis a siete millones de perros y gatos que mueren anualmente han sido estimados en llegar a las cubas de renderizado de los Estados Unidos.

Se pone peor. En los años 80, un sorprendente 40% de las mascotas eutanasiadas en ciudades de los Estados Unidos fueron transformadas en carne, harina de huesos y en grasa.[16] Martin (1997)[17] destaca esas cifras del National Animal Control Association que afirmó que trece millones de mascotas son eutanasiadas cada año en los Estados Unidos, 200 toneladas mensuales de Los Angeles – ¡200 toneladas! De los treces millones de mascotas, el 30% es enterrado, el 30% es cremado y el resto, 5.2 millones de animales son renderizados. En un fragmento titulado *How Dogs and Cats Get Recycled into Pet Food*, Eckhouse (1990),[18] escribe para el *San Francisco Chronicle*, cita a una empresa de renderizado que estima "procesar un aproximado entre 10.000 a 30.000 libras de perros y gatos de un total entre 250.000 a 500.000 libras de ganado, aves de corral, restos de carnicería y otros materiales."

Nadie puede conocer el destino de esa harina de carne producida por las plantas que renderizan perros y gatos. Ojala que, sólo sea usada para alimentar cerdos y no de vuelta para nuestras mascotas. Las compañías de alimentos para mascotas aseguran, por supuesto que nunca, que por ningún motivo usan harinas que contengan perros. Pero nadie sabe cómo pueden decir eso, a partir de 2007, las compañías de alimentos para mascotas no hacían pruebas de ADN en las harinas de carne que llegaban diariamente a sus plantas. Un comunicado de Pet Food Industry en 2004, que representa a más del 90% de las compañías de alimentos para mascotas en los Estados Unidos, aseguraron a los lectores que la mayoría de sus clientes no usan sub-productos felinos/caninos. Sin embargo, su sitio web está vinculado con las cinco principales plantas de renderizado en el país, dos de las cuales recolectan mascotas. Martin (1997)[17] señala que incluso si decidieran testear las harinas de carne que ingresan, no todos los cargamentos contienen perros y gatos, y una gran cantidad de ADN animal se pierde en la cocción, sin duda con la alta presión y alta temperatura de cocción del alimento extruido para mascotas. Por lo tanto, se requerirían pruebas frecuentes y rigurosas. Éstas serían costosas y demandarían mucho tiempo, así que simplemente no se realizan.

No es que Europa se duerma en los laureles, que no se nos permita, no significa necesariamente que no esté sucediendo. Después de todo, hay dinero en juego. Históricamente, muy similar a los Estados Unidos, Irlanda (y en menor grado el Reino Unido) sacrifica un número terrible de perros cada año. Echemos un vistazo a quienes conocemos durante nuestro período de mayor mortandad, 2007 (las cosas han mejorado bastante desde ese momento). En 2007 el Irish Greyhound Board o Greyhound Racing Ireland (carrera de galgos Irlanda), (un organismo semi-estatal financiado por el gobierno y que recibe donaciones y subvenciones de la EU, como por la Farm Diversification Scheme, pero afortunadamente abierta a la Freedom of Information Act) criaron 34.544 cachorros para las carreras, de los cuales 20.916 recibieron tarjetas de identificación que los convertía en 'aptos para las carreras' para el año siguiente.

Por lo tanto, 13.628 se convierten en 'no contabilizados' en un solo año. Mientras algunos serán recogidos por organizaciones benéficas de reubicación, es difícil tener cifras claras del destino de todos esos perros, ya que en gran parte esto sucede a puertas cerradas como en la industria. Además, estas cifras sólo son de los clubes financiados por el gobierno y no incluyen a las instalaciones de galgos de carrera privadas. Entonces, cualquier perro que logre entrar a las pistas tiene una vida útil de tres años en el mejor de los casos, después de lo cual, a no ser que sean usados para la cría o sean recogidos por agencias de rescate, serán desechados. Aquí es donde se pone más turbio. El 21 de mayo de 2009, el diario *The Sun* expuso a Larry Earle, dueño de un knacker yard (donde los caballos son sacrificados) y licenciado para vender carne (la carne de un knacker yard es generalmente usada para alimentación animal, ya sea porcinos o mascotas). Earle confesó sacrificar Galgos Irlandeses a €10 cada uno con una pistola de perno cautivo. El artículo no se habría elaborado si es que Larry por el precio de €10 se haya desecho adecuadamente de estos perros fuera de su planta de carne de la manera adecuada (las cuales involucraría recoger a todos los perros en una área adecuadamente refrigerada y transportados en un camión de forma mensual, pagando la tasa adecuada por su incineración con los €10 recaudados por cada uno). Todo lo que podemos hacer es confiar en que la carne barata de Larry no haya sido usada por algún productor de alimentos para mascotas irlandés. Y mientras cruzamos nuestros dedos, esperemos que Larry sea el único productor de carne clandestino en Europa, aunque las señales no son buenas.

En el 2013, trece países separados de la Unión Europea fueron atrapados incluyendo carne de caballo, y peor aún para las comunidades musulmanas y judías, carne de cerdo en sus hamburguesas. Probablemente no parece que conociéramos todo lo que realmente está ocurriendo, incluso en nuestra propia industria cárnica. Impulsados por el escándalo de la carne de caballo, la British Food Standards Agency y el defensor de consumidores Which? emitieron un reporte en conjunto en el que se examina la carne de la comida británica para llevar. Durante el curso de sus análisis, ellos encontraron que el cordero usado en varias casas de kebab era rutinariamente reemplazada por cerdo, vacuno, pollo, pavo, y lo que podría ser posiblemente, mascotas. De sesenta platos de cordero testeados, encontraron que veintinueve eran 'sospechosos', diecisiete contenían diferentes carnes, siete no poseían cordero y cinco tenían carne que no podía ser identificada cuando se compararon con las carnes que tenían archivadas. Para ser claro, tenían archivadas todas las carnes usuales como cordero, pollo, vacuno, cerdo, cabra, pescado, conejo y otros tipos más preocupantes, gato, perro, zorro, tejón, roedores. La agencia tuvo la esperanza de que la carne que estaban revisando fuera, algo que no "se come normalmente en el Reino Unido". ¡Delicioso!

En cuanto a Asia, donde existen países con poblaciones masivas, algunas de las cuales consumen perros, otros con un gran número de perros en libertad, puedo asumir que respecto a los controles es igual de pobre como en los Estados Unidos. Aunque la histórica adulteración química y el tratamiento poco ético de los animales deberían aumentar la preocupación de los propietarios de mascotas que compran productos fabricados o que utilizan ingredientes procedentes de esos países (la mayoría de los principales productores de alimentos para mascotas son multinacionales y tienen fábricas en Asia). No es que desanime al mercado en lo más mínimo. El problema es que los productores de alimentos para mascotas no son recompensados, financieramente o de otra manera por la calidad de la harina de carne que usan en sus mezclas. Por lo tanto, lo más barato siempre será lo más atractivo para el productor. Podrías pensar en el escándalo de la melamina en 2007, que mató miles de mascotas alrededor del mundo (más de esto después), podría sugerir a los fabricantes de no utilizar ingredientes procedentes de Asia durante un tiempo. Pero desde ese mismo año ha habido un crecimiento anual en la importación de alimentos para mascotas chinos hacia el mercado de Estados Unidos. Las cifras del USDA (US Department of Agriculture) revelan que en el 2007 los Estados Unidos estaban importando 55 millones de libras de alimento para gatos y perros desde China. Por el 2001 esto había aumentado a 85 millones de libras (*FDA Investigates Animal Illness Linked to Jerky Pet Treats*–FDA investiga enfermedades animales vinculadas a golosinas para mascotas publicado en el sitio web de la FDA en 2012). Entonces, sea la harina importada o simplemente el producto final, existe una gran chance de que millones de clientes americanos de alimentos para mascotas estén nutriendo a sus mascotas con los restos de animales originados de plantas de renderizado asiáticas.

Una forma de probar la posible presencia de mascotas en los alimentos para animales de compañía es buscar el químico pentobarbital de sodio (SPB). Mientras que ocasionalmente se usa el SPB como sedante y a veces como técnica de sacrificio para animales mayores (generalmente caballos), este es la droga que más se usa para eutanasiar pequeños animales como gatos y perros. En 1998, la FDA testeó noventa marcas diferentes de alimento seco para mascotas y cuarenta y cuatro dieron positivo para SPB (casi el 50%), una violación flagrante de la ley federal. En el año 2000, la agencia testeó nuevamente 60 marcas de alimento seco para mascotas y 10 dieron positivo para pentobarbital.[19] En ninguna ocasión la FDA exigió a las compañías de alimentos para mascotas en retirar los productos, de acuerdo con el hecho de que las políticas 675.400 y 690.300 permite este tipo de material que sea incluido en los alimentos para mascotas. Por lo tanto, veinte años después, ellos continúan en ello. En 2017 y 2018 más de treinta marcas estadounidenses de alimentos enlatados fueron retirados voluntariamente cuando se identificó SPB en sus productos. Todavía es la segunda causa más cotidiana de retiros de alimentos para mascotas, representando a más de treinta millones de libras de latas de alimentos retirados desde 2012-2019.[20] Todavía no es la causa de un solo retiro de dietas crudas para perros (a partir de octubre de 2019).

Apartando a las mascotas que comen mascotas, en el año 2018, ABC News en Australia realizó un gran reportaje sobre lo realmente desagradable que puede ser la industria del rendering. Ellos entrevistaron a Dennis Pedretti, un empleado de Australian Tallows Producers que declaró lo siguiente:

> Siendo parte y testigo de lo que sucede en la industria, puedo darme cuenta el por qué las personas están tan alarmadas…tenemos en camino cabezas de oveja. Ellas tienen etiquetas. Estas van al pozo. Podría haber plástico, me refiero que los carniceros que se deshacen de su material no les importan lo que ellos ponenen la basura, entonces podría ser plástico, latas, todo ese tipo de cosas podrías ver…
>
> Una persiana metálica se levanta, un camión entra retrocediendo, levanta la tolvay toneladas de despojos caen al pozo. Pasa por una picadora, esta es triturada y machacada y luego se dirige al proceso de cocinado. Entonces las etiquetas de lasorejas con el calor efectivamente se derriten y luego van al proceso de secado dondeefectivamente se transforman en una cabeza de alfiler.

PROTEÍNAS

La cantidad que sale es en contenedores de 20 toneladas, y varios contenedoressalen diariamente, por lo tanto es mucho contenido, y muchos clientes.

Bastante mal, pero más estaba por venir. Cuando ABC News mostró una foto de esta mezcla de desechos de carne y plástico al dueño de la compañía Dennis King, la conversación fue así:

Angelique Donnellan de ABC: ¿Qué ve usted en estas fotos?

Dennis King: Veo cientos de piezas pequeñas de etiquetas de orejas o podrían ser guantes azules.

Angelique: ¿Daña a las mascotas el plástico?

Dennis: No creo que lo hagan.

Entonces, cuando en el alimento diga *harina de carne,* tú y tu productor de alimentos para mascotas nunca sabrán que realmente hay allí. Un pequeño consejo, el tipo menos-peor de harina de carne es cuando esta denominada como *harina de pollo o harina de carne bovina.* Por lo menos puedes esperar que tenga algo de residuos de pollo o vacuno. Si simplemente esta etiquetada como 'harina de carne', significa que ni siquiera ellos pueden decirte que materia animal estaba en la mezcla.

Con este tipo de carne en el juego, podríamos decir que los perros tienen algo de suerte, ya que los productores de alimentos a base de cereales tienden a no usar esto en gran cantidad de todas formas. Toma por ejemplo un alimento seco basado en cereales para perros que indique en el envase, "con pollo"; los productores están obligados a sólo incluir un 4% de harina de pollo en el producto (requerimientos de AAFCO). El resto del producto, exceptuando el 15% de la grasa animal originada en una planta de rendering, es todo basado en carbohidratos y proteínas vegetales. Cualquier cosa que venga después de esa inclusión del 4%, es una bonificación para tu mascota carnívora. Mientras que los alimentos basados en cereales para mascotas raramente enumeran el porcentaje de "carne" en sus productos, ellos no serán recompensados por esta pequeña bonificación, por lo tanto dejaré que calcules la cifra exacta.

Está claro que las harinas de carne no son usadas en los alimentos para cumplir a fondo con las necesidades nutricionales de tu mascota. Yo recomiendo evitarlas a todo costo. Lamentablemente, no todos están de acuerdo. En 2012, Keith Levy, presidente de Mars Royal Canin USA le expresó a la revista *Forbes* "el origen de la proteína no es importante".[21] Mientras que yo, y seguramente cualquier nutricionista en el planeta que no trabaje en una compañía de alimentos secos para mascotas estaría fuertemente en desacuerdo con estas declaraciones, se hizo en referencia al anuncio de Royal Canin sobre el uso de plumas como fuente de proteína en alimentos para controlar alergias. Como resultado, aparentemente en "poner al perro en el centro de proceso de innovaciones".

Solo una de las razones por lo que el origen es vital, literalmente hablando, es que diferentes alimentos ofrecen diferentes perfiles nutricionales. En particular, ellos se diferencian en su contenido aminoacídico. Existen más de treinta aminoácidos y cada especie necesita uno diferente. De hecho, incluso dentro de una especie un individuo puede necesitar más de un aminoácido que otro, dependiendo de su actual estado fisiológico. Los siguientes aminoácidos son esenciales para los perros:

Arginina estimula el sistema inmune, induce la liberación de la hormona del crecimiento y apoya al hígado en detoxificar el amoníaco.

Histidina libera histamina, es asociada con el control del dolor, dilata los pequeños vasos sanguíneos y estimula la secreción de ácido gástrico.

Isoleucina y **Leucina** – ver Valina

Lisina promueve el crecimiento óseo en cachorros y estimula la secreción de jugos gástricos

Metionina asiste la función de la vesícula biliar, ayuda a prevenir los depósitos de grasa en el hígado, equilibra el pH del tracto urinario y promueve el aumento de la taurina.

Fenilalanina está relacionada con el control del apetito, aumenta la presión sanguínea en casos de hipotensión, se une con minerales para la pigmentación en piel y pelo y produce adrenalina y noradrenalina.

Treonina regula el balance energético, trabaja en el estado de ánimo, produce adrenalina y precursores de la hormona tiroidea.

Triptófano produce serotonina e induce el sueño

Valina (e isoleucina y leucina). Estos aminoácidos esenciales trabajan juntos en regular la renovación de proteínas y metabolismo energético.

Taurina está involucrada en un gran número de procesos metabólicos y puede llegar a ser esencial bajo ciertas circunstancias (aunque falta discutir si es que es realmente esencialen perros, como será discutido más adelante).

Como es lógico, la carne provee todos los aminoácidos esenciales (AAEs) que un perro necesita para hacer funcionar su cuerpo correctamente. Por lo tanto, son denominados como proteínas *completas* para perros, a diferencia de los ingredientes vegetales que no lo son, y son denominados proteínas *incompletas* (ya que carecen de aminoácidos como arginina, lisina, triptófano y taurina). Tampoco es tan simple como sólo decir proteína *animal*. Comparar piel con hueso o los músculos con el hígado., obviamente tendrán un perfil aminoacídico diferente (también habrán diferencias en las vitaminas, minerales y otros elementos). Pato o cordero podría ofrecer mucho más triptófano a tu gato en comparación con pollo o pavo. Conejo y cordero no ofrecen una buena cantidad de taurina. Carnes blancas como pollo y pescado contienen mucho más fósforo que las carnes rojas, por lo que hasta hace poco tendemos a evitarlas en una mascota con enfermedad renal. Y así continúa con cada parte de cada animal.

Acerca de la acotación de Levy, debemos asumir que a cualquier cosa que le falte un ingrediente se podrá añadir en forma de suplemento. Sin embargo, como lo repetiremos continuamente en esta sección, la idea de complementar los alimentos para perros a base de vegetales y, por tanto, deficientes en nutrientes, con proteínas, vitaminas y minerales procedentes defrascos, pareciera ser algo como un arte oscuro, ya que los estudios demuestran que se están equivocando sistemáticamente.

En 2001, niveles excesivos de metionina (considerado uno de los aminoácidos más limitantes en la alimentación animal, pero también uno de los más tóxicos)[22] fueron incluidos por Iams Company resultando en la toxicosis de por lo menos veintiún perros. Acorde al reporte de la FDA, siguiendo las quejas de los consumidores, analizaron los productos y encontraron que la concentración de metionina estaba entre los rangos de 1.60 – 2.75%. AAFCO (2016)[23] recomienda 0.33% de metionina para perros adultos.

Pero de todos los aminoácidos que hay, la taurina es seguramente la más famosa.

¿Por qué la Taurina es tan Famosa?

La taurina es una proteína que se encuentran en los músculos de cualquier animal en el planeta.[24] Es la segunda proteína más abundante en el musculo después de la glutamina. Ayuda al desarrollo neurológico, a la regulación de agua y sales minerales en la sangre. Una deficiencia de taurina causará una variedad de problemas que van desde la ceguera, sordera y una pobre respuesta inmune, hasta abortos, bajo número de fetos, pobre crecimiento neonatal, reducción de peso al nacer y de sobrevivencia, también anormalidades esqueléticas como escoliosis, estatura pequeña y desarrollo anormal de los miembros posteriores. No los llaman aminoácidos por nada. Algo que los gatos nos demostraron ampliamente hace unas cuatro décadas atrás.

En los años 70, gatos que comían alimento procesado comenzaron a perder la visión y morían en grandes números por una nueva patología llamada cardiomiopatía dilatada (CMD). Primera vez documentada en la literatura en 1970,[25] la CMD es una condición donde se engrosa la pared del corazón y produce una disminución de energía, tos, dificultad para respirar y una eventual muerte. En su punto más alto, se estimó que la CMD estaba matando miles de gatos cada año.[26] Típicamente la culpa la tienen los tutores de mascotas, que estaban alimentando gatos con comida para perros y eso estaba causando el problema.[27] Sin embargo, cuando suficientes mascotas han sufrido suficiente daño, el clamor del público no se podría ignorar. University of California, Davis comenzó a investigar y encontró que bajos niveles de taurina en los animales afectados era la causa del problema.[26]

A diferencia de los perros, la taurina es un aminoácido esencial para los gatos, ellos deben consumirlo por medio de la dieta. Desafortunadamente para estos gatos, ya que la carne es costosa, a finales de los años 70 el alimento para gatos ofrecía muy poca carne, por lo tanto una pobre fuente de taurina. Los productores fueron prontamente convencidos en aumentar los niveles de taurina en sus productos, y con esto los gatos dejaron de morir,[28] lo que fue muy bueno. Los mismos productores ahora suelen decir, "después de años de investigaciones, nosotros en Marca X hemos descubierto que los gatos son carnívoros y necesitan taurina en su dieta, por lo tanto a este alimento para gatos se le agregó taurina". No necesariamente agregaron carne.

La taurina es considerada un aminoácido no esencial para perros, ya que ellos pueden producir algo de taurina por medio de aminoácidos sulfurados como cisteína y metionina.[24] Por lo tanto, no se requiere a los productores que lo incluyan en la alimentación. Sin embargo, los perros no están particularmente adeptos a la conversión. Sanderson *et al.* (2001)[29] alimentaron con dietas restringidas en proteínas a diecisiete beagles por cuarenta y dos meses. Ellos se dieron cuenta que la mayoría sufrió de agotamiento de taurina de alguna forma, incluso cuando las dietas fueron suplementadas con cisteína y metionina en niveles superiores a los adecuados. Sucede que también la CMD es una de las complicaciones cardíacas más comunes en perros,[30] algunas de las cuales son claramente genéticas (Cavalier King Charles, Dachshund, Poodle Toy y Miniatura, Doberman Pinscher, Boxer, Golden Retriever y Schnauzer Miniatura sufren más de CMD que otras razas). Sin embargo, a pesar de lo aprendido en los 70s, los alimentos *completos y balanceados* continúan causando CMD en perros.[31-33]

> …..los resultados sugieren que el consumo de ciertas dietas comercialespuede estar asociado con concentraciones bajas de taurina en sangrey CMD en perros. La suplementación con taurina podría resultar en unaprolongación de la sobrevivencia en aquellos perros….
> **Fascetti, (2003)**[33]

PROTEÍNAS

Los alimentos secos para mascotas pueden causar una deficiencia de taurina en tu perro por una variedad de razones. Primero, hay una carencia de ingredientes cárnicos (por lo tanto, taurina) en la mezcla. Luego, como aprenderás pronto, los productores están constantemente equivocándose con los niveles de metionina, crucial para la producción de taurina en el perro. Las altas temperaturas en la cocción destruye la poca taurina que se encuentra presente en los ingredientes de origen animal.[24] Además, la cocción degrada la proteína en complejos que son resistentes a la digestión, entregando sustratos a las bacterias erróneas que están más abajo, y a estas bacterias les encanta comer taurina.[34, 35]

Otro asunto con la croqueta es que la taurina es usada en la bilis, la cual es excretada al principio del tracto intestinal para digerir la grasa. Los animales son generalmente muy eficientes en recuperar esta taurina en el camino al reabsorber las sales biliares en el intestino delgado. Sin embargo, los ingredientes de relleno habituales en la comida para mascotas como el salvado de arroz y pulpa de remolacha, sobras de procesos de alimentación humana, se han demostrado que se unen a las sales biliares, lo que las convierten en indigestibles,[36] siendo la pulpa de remolacha el peor ofensor, reduciendo aún más la disponibilidad de la taurina para el animal.

Junta todos estos factores con razas predisponentes y posiblemente de cuerpos más grandes (requieren más concentraciones de taurina) y tendrás la receta para CMD. Estudios muestran que la CMD ocurre a menudo en mascotas que consumen alimentos *completos* a base de cereales, en especial aquellos formulados con cordero,[32, 37, 38] siendo el cordero (y conejo) los que ofrecen menos cantidades taurina.

El problema de la taurina está tan inculcado en la mente de los tutores que los propietarios de gatos todavía se complican sobre esto, incluso cuando los alimentan con dietas basadas de carne fresca, a pesar de que la mayoría de estas mezclas contienen cantidades más que adecuadas de taurina. La mayoría, no todas.

La carne es alta en taurina, pero no todas las partes son iguales. Los órganos como los riñones de vacuno, hígado y pulmones contienen significativamente más taurina que sus músculos. Aunque en su conjunto todo depende de cual músculo estamos hablando.[24] Dicho eso, fundamentalmente para tutores de gatos, algunas carnes contienen pequeñas cantidades de taurina y mientras sean alimentados con estas carnes por mucho tiempo, puede ocurrir en una deficiencia de taurina. Glasgow *et al.* (2002)[39] compararon dos grupos de gatos, uno que sólo consumía carne de conejo (sin órganos) y el otro con un alimento completo de Purina. Después de un mes, los gatos mostraron beneficios significativos con la dieta de carne, incluyendo: una aumento en el apetito, mejor consistencia de las heces y calidad del pelaje (aunque este último solo fue una observación y no fue calculado). Un gato con la dieta de conejo tuvo un ataque fatal con CMD. El 70% de los restantes con la dieta exclusiva de conejo también se vieron afectados. Es una triste lección de advertencia que: a) la carne de conejo es baja en taurina, y b) una dieta mono-proteica es sólo recomendada por un período corto de tiempo. Como lo destacaremos en nuestra sección final, la variedad es fundamental para obtener una dieta bien balanceada y apropiada para la especie.

En caso de duda, siempre es aconsejable para los tutores de gatos y de perros con riesgo de padecer CMD en limitar la entrega de carnes bajas en taurina, sólo para asegurarse.

¿Por qué la digestibilidad de la proteína es tan importante?

Apartando el origen, otra consideración fundamental en la calidad de la proteína es la digestibilidad, ya que todas las proteínas en el mundo no sirven de nada si es que no puedes digerirlas y absorberlas. La proteína animal es más digestible que la proteína vegetal.[40, 41] Todos podemos ser testigos de esto. Un trabajo poco envidiable que recuerdo que hicieron algunas personas, fue cuando la bahía de Dublín se estaba construyendo en la década de 1980, y se encargó a tres buzos la tarea de documentar el curso de las corrientes submarinas antes de la construcción. Su método consistió en seguir la ruta de desechos vegetales no digeridos (principalmente semillas de tomate y granos de maíz aparentemente) provenientes del alcantarillado que se descargaba hacia la bahía de Dublín en ese tiempo.

Mientras que la cocción aumenta la digestibilidad (y por lo tanto el valor el biológico) de los elementos vegetales al romper la fibra,[42] permitiendo al animal tener acceso a los nutrientes que se encuentran dentro de ellos, sucede lo opuesto con la proteína cárnica una vez que excede la temperatura de 110°C.[43] Procesar puede afectar negativamente a los aminoácidos en una variedad de formas, por medio de la proteólisis (el rompimiento de los aminoácidos en partículas más pequeñas), reticulación de proteínas, reacciones oxidativas y reacción de Maillard.[44] De todos los procesos, el calor es el enemigo más grande de las proteínas así como los nutrientes termo-dependientes que posee. Altas temperaturas de cocción aumenta la *mutagenicidad* de la proteína cárnica y vegetal [45-47] al inducir reacciones no enzimáticas, a menudo denominada reacción de Maillard en honor a su descubridor, entre proteínas y azúcares, produciendo esencialmente proteínas, esas proteínas se agregan y se entrecruzan. Tú puedes observar esta mutación cuando la clara transparente del huevo se torna blanca en el sartén, o esas deliciosas líneas marcadas de tu carne asada al fuego en la parrilla. De hecho, ese sabor que disfrutas es un sub-producto de esta reacción de Maillard (llamados PRMs, Productos de la Reacción de Maillard). Apartando el sabor, el problema es que esta reacción también hace que la carne sea más difícil de digerir. Piensa cuando dejas un trozo de carne en el sartén por mucho tiempo, eso te significará después masticar esa carne por un largo rato. Este proceso es causado por la pérdida de enzimas naturales presentes en todas las células animales. Cuando masticas y eventualmente se rompen estas células en el estómago, se liberan las enzimas que nos ayudan a digerir nuestra cena,[48] otorgándonos una ventaja digestiva. Sin embargo, calentar la carne por sobre los 40°C se destruyen las enzimas naturales presentes en todas las células de la carne cruda.[48]

Por estas razones, sabemos que las proteínas mutadas por altas temperaturas son significativamente más difíciles de digerir por humanos,[49] gatos,[50] perros[51] y cualquier otro animal estudiado a la fecha [3, 52-59], algo que sabemos desde 1933.[60] Esta es la razón la cual no debes dar huesos cocidos a los perros. Rayos X muestran que son más resistentes a la digestión.[61] Fragmentos puntiagudos y no digeridos pueden pasar al intestino donde se pueden acumular, causando impactación en el perro o perforación del intestino.

La carne que se usa en los alimentos secos para mascotas sufren por lo menos el doble y en el caso de la harina de carne el triple de tratamiento de calor. Los ingredientes cárnicos son producidos al renderizar una mezcla de proteína animal por al menos treinta minutos a altas temperaturas y presión. En este proceso está demostrado que se reduce drásticamente la disponibilidad de aminoácidos.[55,62-64] En el rendering se pierde significativamente lisina, metionina, treonina, leucina, taurina, valina, fenilalanina, cisteína, serina y acido aspártico.[54] El caldo proteico que se cosecha de este proceso es secada a altas temperaturas hasta convertirse en un polvo. Por lo tanto los ingredientes de la harina de carne renderizada son mucho más inferiores en comparación a la carne fresca.[65] Todavía no terminamos. La harina luego es transportada a la fábrica donde es cocinada nuevamente a altas temperaturas (121°C, 250°F) y sometida a una intensa presión durante el proceso de extrusión, todo lo cual reduce aún más la biodisponibilidad de la proteína para el perro.[66] Cómo es lógico, los gatos demuestran digerir significativamente más materia seca, proteína cruda y energía cuando consumen dietas basadas en carne cruda que dietas basadas en croquetas.[67, 68] Similarmente, la proteína en dietas crudas para perros, que resultan ser altamente digestibles, son significativamente mejor digeridas que la proteína en croquetas.[70]

La reducción en la digestibilidad de la proteína es un punto importante. Sabemos que los perros necesitan 18% de Proteína Cruda (significa proteína total, PC) como un *mínimo* absoluto para una función normal por seis meses (en un ambiente cerrado (jaula)). Por lo tanto, casi todos los alimentos basados en cereales denominados 'completos´ contienen un aproximado de esta lujosa cantidad de proteína. Sin embargo, la PC de un paquete de alimento ha sido determinado *en-vitro* (en un laboratorio) mediante la combustión de la muestra completa en fuego. En la realidad (*en vivo*), la digestión completa de la proteína presente en estos alimentos raramente ocurre, lo que significa que no todo se encuentra biodisponible para el perro. Un número de factores contribuyen a esto. Toma por ejemplo el siguiente alimento para cachorros promocionado por veterinarios. Nos dice que el contenido promedio de PC de este alimento es de 23%. Los primeros cinco ingredientes son harina de pollo, arroz integral, arroz, harina de gluten de maíz, harina de gluten de trigo. En términos de biodisponibilidad, el primer problema acá es la harina. Sabemos que los perros encuentran la harina de pollo difícil de digerir.[52-54,66] De hecho, no todas las harinas son digeridas de manera similar. Un estudio de tres alimentos extruidos para perros con harinas de cordero, ave y pescado, encontró que los perros (y visones) digerían un 71,5% de la proteína cruda disponible en las croquetas de cordero, comparado con 80.2 y 87.0% de los alimentos con harinas de aves y pescados respectivamente.[71]

Segundo, no todas las proteínas en este alimento provienen de la carne. Los próximos dos ingredientes son arroz, los cuales son en gran parte carbohidratos aunque el arroz integral ofrecerá una pequeña fracción de proteína. El cuarto y quinto ingrediente, harina de gluten de maíz y de trigo, son sub-productos de la fabricación de alimentos para humanos. Sabemos que son fuentes de proteínas prácticamente indigestibles para perros.[4, 72] Estas son usadas para aumentar los niveles de proteínas en la información nutricional del envase.

Repitiendo, las proteínas son los componentes básicos de la vida. Una proteína de buena calidad es vital para el desarrollo de articulaciones sólidas, órganos y huesos. Tener una cantidad suficiente es obviamente fundamental. Acorde a AAF-CO (2016), un 22,5% de proteína es el "requerimiento mínimo para un desarrollo normal de un cachorro". Con esto en mente, ¿Qué cantidad de PC mencionada en el envase es realmente disponible para el cachorro? Krogdahl *et al.* (2004)[73] examinaron esta pregunta de la disponibilidad de PC en cachorros. Los autores testearon un rango de diferentes alimentos secos para mascotas en visones, incluyendo Eukanuba Puppy, Proplan Puppy, Royal Canin Puppy y Hill´s Puppy. Ellos encontraron que de la cantidad de proteína declarada, menos del 75% era disponible para el animal. En promedio, Eukanuba Puppy declaraba 27,9% de proteína, de la cual sólo el 20.3% estaba realmente disponible; Proplan Puppy declaraba 26.2% de proteína, de la cual sólo el 20.1% estaba disponible para los animales en prueba; Royal Canin Puppy declaró 21.7% de proteína, sólo el 16.7% estaba disponible; Hill´s Puppy declaraba 26.8% de proteína, sólo el 20.8% estaba disponible para los animales. Además, Krogdahl *et al.*[73] no encontraron grandes diferencias en el contenido nutricional, calidad de proteína o digestibilidad de esta entre los alimentos de baja calidad (baratos) y estos alimentos más premium.

Los Efectos de laInsuficiencia de Proteínas en el Perro

En el muy corto plazo, hay pocos efectos adversos perceptibles en tu perro. Sin embargo, a largo plazo los efectos de una deficiencia de proteínas son devastadores para el animal. Mientras que la proteína posee funciones en cada parte y en cada proceso de nuestro cuerpo, las víctimas de una deficiencia de proteínas pueden sufrir un gran conjunto de problemas. Cuando la ingesta de proteínas es insuficiente, la renovación de proteínas se enlentece y la masa magra corporal se agota de forma gradual, conduciendo a un aumento de la morbilidad y mortandad.[74] Ya en 1968, estudios mostraban que perros mantenidos con una proteína de baja calidad tenían más probabilidad de padecer problemas óseos y de tejidos blandos, una reducción del largo de las vellosidades intestinales y del volumen de los tejidos mucosos.[75] El estudio por Reynolds *et al.* (1996)[12] aclara aún más esto, cuando perros de trineo fueron alimentados con 16%, 24%, 32% y 40% de EM proveniente de proteínas, se observó que lograron un mayor volumen de plasma y glóbulos rojos durante ejercicios extenuantes, y menos lesiones mientras más proteínas consumían. De hecho, los perros de trineo han demostrado repetidamente que los perros de trabajo necesitan proteína y grasa. Kronfeld (1977)[76] demostró que sus perros de trineo trabajaban mejor con dietas de 1:1 de proteína es a grasa en comparación con dietas que contenían carbohidratos, un resultado de su habilidad de mantener concentraciones más elevadas de albumina, calcio, magnesio y ácidos grasos libres durante el período de carreras. También mostraron un mayor conteo de glóbulos rojos, concentración de hemoglobina y volumen celular. Hay que señalar que estos son perros de resistencia. Estudios también muestran que una proteína moderada y grasa (24% de EM de proteína, 33% de EM de grasa y 43% de EM de carbohidratos) también puede ser beneficiosa para perros de carreras cortas, como se indica en los tiempos de carreras de distancias de 500m. (32.43 ± 0.48 vs 32.61 ± 0.50 s; $P < 0.05$)[77] Esto es posiblemente un resultado de que los perros de carreras cortas tienen más contracciones musculares, algo que es normal para un perro de carreras, lo cual para un perro típico no lo es. Los perros son generalmente maquinas corredoras de larga distancia y lo realizan con mejores fuentes de energía.[78]

Una deficiencia de proteína en un perro promedio es probable que sea más sutil. Burns *et al.* (1982)[40] estudiaron los efectos en la cantidad y calidad de proteína en el crecimiento de perros y ratas. Ellos concluyeron que la rata es un modelo útil para examinar la calidad de proteína suministrada a perros. Teniendo en cuenta esto, Stewart *et al.* (1975)[79] probaron una marginal deficiencia de proteína en ratas por doce generaciones. Ellos documentaron que la proporción del tamaño de las crías respecto a su edad era diez veces más pequeña que en una colonia bien nutrida. Además, estas ratas sufrieron un crecimiento más lento, un retraso en la madurez sexual (especialmente en las hembras) y en la adultez, ambos sexos eran significativamente más ligeros y pequeños en comparación con adultos de colonias bien alimentadas. Platt y Stewart (1968)[75] encontraron que perros mantenidos con dietas bajas en proteínas desde el destete crecían de forma lenta y desarrollaban cambios en sus huesos, cerebro y comportamiento.

Interesantemente, Stewart *et al.* (1975),[79] observaron que, en términos absolutos, los órganos pesaban menos, sobre todo los cerebros, que eran un 53,5% más ligeros que los de los animales bien alimentados. Y esto tuvo un efecto en su comportamiento. Las ratas afectadas sufrieron una mayor sensibilidad al ruido, y de adultos mostraron marcadas diferencias en los patrones de aprendizaje. "Fue difícil atraer y mantener su atención". Como en humanos y en monos, una carencia crónica de proteína ha mostrado que causa alteraciones en el comportamiento en perros, resultando en defectos en el aprendizaje.[80, 81] Los investigadores más tarde encontraron que esto es debido a un adelgazamiento de las vainas de mielina,[75] esto fue más notorio en el cerebelo donde la pérdida era mayor.

Además del crecimiento, alteraciones en el comportamiento y rendimiento, los perros con una dieta de baja calidad proteica pueden esperar una alteración del balance endocrino, produciendo marcadas aberraciones en el control del metabolismo de los carbohidratos,[82] la cual es una particular preocupación en perros alimentados con dietas altas en carbohidratos – un problema que persiste incluso después cambiar a una dieta apropiada.

Es esperable que una dieta deficiente en proteínas afecte la calidad del pelaje del perro. Por lo tanto, la condición del pelaje es uno de los principales beneficios citados por los que alimentan con crudo. Como encontrarás a lo largo de esta sección, hay muchas razones potenciales por lo que sucede esto, incluyendo la falta de absorción de zinc y la carencia de grasas frescas, aunque por lejos, la proteína es lo más importante. La piel y pelaje de tu perro están compuestos casi exclusivamente de proteína. De hecho, más del 30% de la proteína que consume tu perro va directamente al mantenimiento de la piel y pelaje diariamente.[83] Cuando haces que un perro exista con la cantidad mínima de proteína requerida para su normal metabolismo, se deja para el final o incluso se priva el uso de la proteína con fines estéticos. Investigadores de la University of California, Davis, observaron que una dieta de carne cruda y huesos producían un pelaje más suave y frondoso en comparación a dietas basadas en cereales en gatos,[39] aunque lamentablemente, ellos fallaron en darle una medida significativa.

Productos de la Reacción de Maillard

Luego llegamos a los peligros de comer carne cocida como estrategia de alimentación a largo plazo, nos lleva a las reacciones de Maillard. Cocer carne a altas temperaturas produce compuestos denominados productos de la reacción de Maillard (PRMs), algunos de los cuales ya conoces desde hace tiempo: el exquisito olor del bistec en el sartén, el color café de la carne y el sabor de una hamburguesa asada. Todos son PRMs. Puedes estar seguro que los productores de alimentos para mascotas están conscientes de estos pequeños compuestos. Los análisis sensoriales de alimentos para mascotas han sido considerados un importante campo de estudio para la industria durante al menos tres décadas.[90] La industria ha usado ciertos PRMs por años para potenciar el sabor, palatabilidad y por lo tanto, el consumo de sus productos.[84]

El inconveniente es cuando tratan de matarte. En el caso de los humanos, una variedad de PRMs son relacionados con cáncer,[85] procesos inflamatorios y degenerativos relacionados con la edad,[86] como también tener un posible rol en diabetes y en enfermedades renales y cardiovasculares.[87] Con el reciente aumento de los alimentos secos a base de carne para nuestras mascotas, esto es ahora un tema que necesita atención inmediata.

Van Roojien *et al.* (2014)[88] buscaron la presencia de PRMs dañinos en 67 alimentos para perros y gatos extruidos, enlatados y peletizados usados para el crecimiento y mantenimiento. Encontraron que el consumo promedio de ciertos PRMs era 122 veces más alto en perros y 38 veces más alto en gatos, en comparación al consumo promedio en humanos adultos. Los autores concluyeron en la necesidad de más investigación a largo plazo para conocer las implicancias en la salud de perros y gatos con el consumo de PRMs.

Gentzel (2013)[89] afirma que la bioacumulación de productos finales de glicación avanzada (advanced glycation end products, AGEs), un PRM, es relacionado con inflamación crónica sistémica y cáncer en humanos y en perros. La acrilamida (un PRM) ha sido estudiada intensivamente en la última década, en gran parte es carcinogénico en humanos,[85] y aun lamentablemente es muy prevalente en muchos de los alimentos que disfrutamos día a día. Desde papas fritas o pastelitos hasta cereales para el desayuno, donde haya alimentos procesados, a menudo encontrarás acrilamidas. Interesantemente, esto fue descubierto cuando el Dra. Eden Tareke estaba comparando los niveles de acrilamida en animales salvajes con mascotas. Ella encontró niveles inesperadamente altos de acrilamida en mascotas atribuible al consumo de alimentos altamente procesados.[90]

Otros elementos de particular interés son las aminas heterocíclicas (Heterocyclic Amines, HCAs), que son los sub-productos altamente mutagénicos y potencialmente carcinogénicos formados durante la cocción de la carne.[49] Las aminas heterocíclicas son también potentes carcinógenos en roedores y humanos.[91-97] Investigadores del National Cancer Institute (www.cancer.gov) encontraron que sujetos humanos que comían carne a término medio, poseían menos de un tercio del riesgo en padecer cáncer de estómago en comparación con quienes comían carne más cocida. Ellos recomiendan cocer carne bajo los 100°C (212°F) para evitar HCAs. La gran mayoría de los alimentos para mascotas son cocinados a 121°C (250°F) bajo a una gran presión por treinta minutos. Además, la disminución del contenido de agua de la carne previo antes de calentar, aumenta la formación de mutágenos.[98] Todo esto debería ser muy malas noticias para los productos que usan harina de carne cocinada cuatro veces como fuente de proteína (una durante el renderizado, luego durante el secado, otra durante el proceso de extrusión y nuevamente secado). Knize *et al.* (2003)[99] analizaron 25 alimentos para mascotas en busca de actividad mutagénica (HCAs) y todos excepto uno dieron respuesta positiva. Los autores concluyeron que existe una conexión entre el consumo diario de alimentos con HCAs y cáncer en gatos y perros.

Peor aún, estos complejos pueden alterar la respuesta inmune hacia la proteína en cuestión, provocando un aumento en la sensibilidad, lo cual puede resultar en una alergia hacia esa proteína tanto en humanos[100] como en gatos.[50] Guildford *et al.* (1996)[51] encontraron que complejos proteicos cocinados e indigestibles son conocidos por provocar al sistema inmune alrededor de la mucosa intestinal del perro, resultando en complicaciones intestinales.

Tomen nota todos los propietarios de perros con una sensibilidad al pollo o vacuno. Los ingredientes procesados son significativamente más probables en provocar una respuesta inmune que en su forma cruda. Vojdani (2009)[101] señaló cómo los anticuerpos IgE (fundamental en la ruta de la verdadera alergia) aumentaban de tres a ocho veces en pacientes humanos con alimentos procesados en comparación al antígeno en forma cruda. Sin embargo, no hay que decir que los perros no puedan ser sensibles a la forma cruda de una proteína. Interesantemente, Bethlehema *et al.* (2012),[102] utilizando pruebas de parche, encontraron que algunos perros pueden reaccionar a la versión cruda de una carne y no a la forma cocinada. Por lo tanto, cuando se conducen dietas de eliminación en perros, dietas caseras cocinadas no deberían ser excluidas enteramente.

Interesantemente, al contrario de los humanos que nacen con la condición, las reacciones verdaderamente alérgicas e hipersensibles (mediada por IgE) parecen materializarse de repente en perros que no han mostrado problemas previos, la mayoría sucede en perros que consumen la misma dieta por más de dos años.[104] Denominada hipersensibilidad de origen espontáneo, puede surgir en una variedad de proteínas aunque las más comunes son pollo y vacuno. Existen dos teorías por las que esto puede suceder. La primera es la gran cantidadde alimentos secos con proteína de pollo y vacuno, es la más barata disponible. En caso de que ese animal desarrolle un problema crónico intestinal tras una vida de consumo de comida ultra-procesada, sufrir de intestino permeable es un potencial final para esa condición. Si el pollo o vacuno es una de las principales proteínas de la mezcla, será una de las primera en atravesar los orificios en el intestino, alarmando al cuerpo y resultando en una potencial sensibilidad a dichas proteínas en el futuro.

La segunda teoría se refiere a la sobrevacunación que sufren nuestros perros hoy día. Con poco apoyo de la ciencia, y contrario a las directrices del World Small Animal Veterinary Association (WSAVA), la que establece vacunar cada tres años, los veterinarios alrededor del mundo, guiados por la información de las farmacéuticas, continúan haciéndolo anualmente, a pesar de haber sido adecuadamente vacunados contra virus cuando cachorros. Sin embargo, sabemos que las vacunas perduran en los perros, al igual que en los humanos. Un estudio financiado por Pfizer encontró que las vacunas caninas estimulan una respuesta inmune en perros más allá de los cuatros años, para los cinco antígenos testeados. Mouzin *et al.* (2004)[104], los autores, concluyeron cuestionando el actual intervalo anual. El líder mundial en inmunología veterinaria Dr. Ronald Schultz está muy de acuerdo, documentando repetidamente mediante serología y pruebas de provocación que las tres vacunas principales en perros (parvovirus, adenovirus, distemper) duran muchos años.[105] Por esta razón, los inmunólogos veterinarios piensan que la inmunidad en perros hacia muchos virus dura probablemente toda la vida.[106] Por lo que no hay duda de que los veterinarios están vacunando con refuerzos en exceso sin ningún beneficio para la salud.

El problema es que muchos de estos refuerzos están hechos con suero de pollo y vacuno[107] y eso es inyectado directo al torrente sanguíneo del animal en vez de ser digerido completamente y pase por la barrera intestinal en una forma aceptable para el sistema inmune. La respuesta del sistema inmunitario puede hacer que el organismo identifique esa proteína cárnica como una amenaza potencial en el futuro. Apoyando esto, en octubre de 2015, Arumugham publicó un estudio titulado *Evidence that Food Proteins in Vaccines Cause the Development of Food Allergies and Its Implications for Vaccine Policy*. Con más de veinte estudios en apoyo (la mayoría en humanos), se dijo que:

> Numerosos estudios han demostrado que las proteínas alimentarias que seencuentran en vacunas/inyecciones inducen alergia alimentaria. El informe autorizado por el IOM (Institute of Medicine) ha concluido lo mismo. La cantidadde alérgenos en las vacunas no está regulada. [...] El calendario de vacunas ha aumentado el número de vacunas a 30-40 y se administran simultáneamentehasta cinco vacunas a los niños. Las vacunas también contienen adyuvantes comocompuestos de aluminio y toxina de pertussis que estimula la síntesis de IgE. Dadas estas condiciones, los resultados predecibles y observados es una epidemiade alergias alimentarias.

Por todas estas razones, el duro tratamiento térmico que se somete a la proteína en la producción de alimentos para mascotas es considerado un riesgo para la salud para quienes las consumen. Muchas marcas de croquetas están conscientes de esto, o al menos el público desea evitar estos productos y usar una mayor presión, conocido como *prensado en frío*, lo que reduce la temperatura requerida para la cocción. Estos productos presumen de cocinar con temperaturas de 40-70°C. Sin embargo, y como sucede con la deshidratación o golosinas secadas al aire, la mayoría usa altas temperaturas en algún momento como un paso necesario para eliminar a las bacterias. El tiempo que dura ese proceso depende completamente de ellos.

Reducir las Proteínas en una Dieta para Perros Senior Puede Ser Perjudicial

Las dietas senior contienen más a menudo menos proteína que las versiones del mismo alimento para adultos (usa Google y busca tu marca favorita). En este punto, los productores muestran ejemplos de cuando una dieta baja en proteínas puede ayudar en humanos, como los que sufren de alguna enfermedad renal. Es muy cierto para pacientes que sufren proteinuria, donde la proteína se acumula en la sangre hasta el punto de correr el riesgo de envenenarlos. Sin embargo, no es el caso para todos o incluso para pacientes que sufren de enfermedades renales. Después de estudiar 1.524 pacientes severamente enfermos con enfermedad crónica renal, Foque *et al.* (2006)[100] concluyó que reducir las proteínas en la dieta ayudó en 31% de los casos. Sobre el efecto de bajar el contenido de proteína en el restante 69% es desconocido, pero los resultados sugieren eso, en algunos humanos que sufren enfermedad crónica renal, puede tener un beneficio. También, algunos doctores recomiendan que los pacientes que están a punto de someterse a diálisis debieran reducir su ingesta de proteínas previo al primer uso de la máquina, pero después de eso, realmente aumentar la cantidad de proteínas de alta calidad en su dieta. Fuera de estas instancias, es menos frecuente que los pacientes renales se preocupen de las concentraciones de proteínas, sumado a que los humanos son omnívoros.

Mientras que los humanos y perros son usados en estudios comparativos de progresión de enfermedades como el cáncer, como también en sensibilidades alimentarias,[108] debe ser recordado que digestivamente, los perros pueden diferenciarse marcadamente de los humanos. Por un lado, los perros, como carnívoros poseen un estómago más ácido. Ellos también poseen tracto intestinal corto y de mejor rendimiento. Lo más importante, como carnívoros, ellos difieren significativamente en su habilidad de procesar y metabolizar la proteína. En ninguna parte es esto más evidente que en los estudios de la respuesta renal en perros al aumento de proteína en la dieta. Por cincuenta años hemos sabido que una dieta basada en carne beneficia a la función renal al mejorar la tasa de filtración glomerular en perros previamente alimentados con comida seca.[109] Estudios en perros con enfermedad renal crónica muestran que más alta es la proteína, mejor se encuentra el perro. Incluso cuando los autores artificialmente removieron el 75-90% de su función renal para replicar una enfermedad renal crónica (ERC), a todos los perros que fueron alimentados con una dieta alta en proteína les fue mejor, sin excepción.[74, 110-112] Algunos encontraron que disminuir el fósforo de 0.4% versus 1.4% ayudó significativamente, aunque destacamos en la Sección 4 que esto no puede ser interpretado como relevante para perros alimentados con formas de naturales de fósforo. Finco *et al.* (1994)[113] hicieron la prueba por dos años. Robertson *et al.* (1986)[110] hicieron la prueba por cuatro años. En perros con insuficiencia renal crónica, las respuestas clínicas, hematológicas y bioquímicas a una combinación de baja proteína (13- 16%ME) y bajo en fósforo (0,4% DM) fueron negativas en tres de cuatro ensayos clínicos.[114] Además, no hay evidencia sobre un declive en la eficiencia digestiva en perros relacionado con la edad.[115] En el estudio tal vez más condenatorio de todos para probar que la restricción de proteína es innecesaria en perros senior, Finco *et al.* (1994)[113] nefrectomizó treinta y un perros de tres razas, todos de 7 y 8 años de edad, para aumentar el riesgo de daño renal asociado con la reducción de masa renal. El estudio, que duró cuatro años, probó dos dietas con distintas concentraciones de proteínas, las cuales fueron usadas para probar la hipótesis de que una ingesta elevada de proteína causa daño renal en perros de edad. Dieciséis perros fueron alimentados con una dieta que contenía 18% de proteína; los otros quince perros consumieron una dieta que poseía 34% de proteína. Después de cuarenta y ocho meses, los perros que sobrevivieron a la prueba fueron eutanasiados y se examinaron sus tejidos. No solamente hubo ninguna diferencia en la tasa de filtración glomerular, que es un buen indicador de función renal, sino que solo el 63% del grupo A sobrevivió, comparado con el 87% del grupo B. Mientras que estos resultados no sean estadísticamente significantes debido al número de perros usados, se sugiere que incluso con una función renal masivamente disminuida, los perros mayores siguen teniendo una mejor respuesta con una dieta alta en proteína que con una baja en proteínas. Esto indica que incluso en sus últimos años, ellos son máquinas que digieren proteínas.

Mientras que numerosos estudios confirman que la proteína no afecta de manera adversa a sus riñones, incluso durante muchos tipos de enfermedades renales y que perros con enfermedad renal crónica (ERC) les va mejor con dietas *altas* en proteínas, la práctica de reducir las proteínas en perros mayores para 'el beneficio de sus riñones' o incluso en aquellos perros con ERC, parece altamente cuestionable. De hecho, más que necesitar menos, hemos sabido por cincuenta años que perros sanos mayores realmente necesitan 50% más proteína de alta calidad en sus dietas.[74, 116]

> La restricción de proteínas en perros sanos mayores no solamente es innecesaria, puede ser perjudicial. Aunque sus requerimientos energéticos tienden a disminuir, los requerimientos proteicos de hecho aumentan casi un 50% en perros mayores. Cuando se entrega proteína insuficiente, puede agravar la pérdida de masa muscular asociada a la edad y puede contribuir a una mortalidad temprana.
>
> **Laflamme, 2008**[74]

Esta información es imperdonablemente olvidada tanto por la industria como los que pregonan sus necedades. La reducción de proteína en perros mayores es nada más que una odiosa técnica de ahorro económico a costa de la salud de los perros en el mundo. Y todavía persiste. Si te sientes así de molesto como yo en este tema en particular, te imploro que imprimas esta sección de las proteínas y discútela con tu veterinario. Estarás ayudando al viejo amigo de alguien.

La Hipótesis de la "Mucha Proteína"

Sabemos que los perros son carnívoros, máquinas que procesan proteína cárnica. Ellos evolucionaron con dietas de carnes magras, aproximadamente cuatro partes de proteína animal y una parte de grasa. Si le dan la opción de escoger, los perros eligen sus calorías de la proteína y grasa, no carbohidratos. Estudios muestran que perros alimentados con dietas altas en proteína tienen mejor rendimiento en el ejercicio y en pruebas de función renal.

A pesar de esto, la mayoría de los perros occidentales se alimentan con comidas bajas en proteínas, basadas en cereales con adición de *carne* de forma simbólica. En el mejor de los casos, estos alimentos son formulados para proveer la mínima cantidad de proteína requerida para un desarrollo normal. En el peor de los casos, debido a una pobre biodisponibilidad de la proteína (resultado de la utilización de harina de carne, de un fuerte procesamiento que reduce la digestibilidad y de inclusiones de proteínas vegetales no digeribles), los perros que se alimentan con este tipo de comidas están consumiendo menos de la cantidad mínima de proteína requerida para un desarrollo normal, lo que sin duda deteriora su salud.

Para sugerir que los perros pueden tener un problema con dietas altas en proteínas es completamente infundada y pareciera ser muy poco probable. A pesar de esto, la industria continúa impulsando el mito de que mucha proteína es potencialmente dañina para tu perro, relacionándola con aumento de enfermedades renales, dermatológicas e intestinales en la población general de perros (alimentados con croquetas). Un mito que lamentablemente es perpetuado por la industria veterinaria.

Irónicamente, demasiada proteína puede ser un *posible* factor de riesgo en estas enfermedades, sólo que no en la manera que ellos sugieren. No es un asunto de cantidad, *per se,* si no de *calidad* de la proteína. Como lo hemos discutido, la cocción de la carne en los alimentos para mascotas muestra que producen una variedad de Productos de la Reacción de Maillard (PRMs) que son dañinos. Estos compuestos son conocidos por causar una variedad de problemas en el perro, desde hacer que la proteína cárnica sea más difícil de digerir, a diversos males incluyendo problemas intestinales, cáncer y sensibilidades alimentarias. Cuando sabemos que la cantidad de antígenos ingeridos en este punto tiene un rol importante en la magnitud de la reacción en el paciente,[124] más la pobre calidad de los ingredientes como la harina de carne renderizada que contiene significativamente más PRMs que la carne fresca, entonces sí, se podría discutir que 20% de proteína cárnica desnaturalizada y antigénica frente el 30% podría ser un debate que valga la pena.

PROTEÍNAS

Puntos a destacar

✓ La proteína de lacarne es la porción principal de la dieta de un perro

✓ Los perros evolucionaron con una dieta magra, comprendiendo un aproximado de 60% de proteína y 10-15% de grasa. Esto nos da una ración de energía metabolizable aproximadamente de 7:3.

✓ AAFCO establece que la mínima cantidad de proteína que un productor puede incluir en el alimento para perros adultos y así llamarlo completo es de 18%. Esto se ha convertido en el punto de referencia de los alimentos para mascotas con el paso del tiempo. La ciencia que respalda estas cifras está basada en dos ensayos, usando un puñado de Beagles enjaulados alimentados con una dieta seca ultra-procesada.

✓ Perros de trineo fueron mantenidos con una serie de dietas. Se encontró que mientras más proteína consumían durante el entrenamiento, mayor volumen plasmático y glóbulos rojos poseían durante entrenamientos intensos. Además, perros que consumían la dieta más alta de proteína se encontraban libres de lesiones.

✓ El origen de la proteína es vital.

✓ Los sub-productos de carne son todo excepto la carne de la carcasa, incluye a los órganos como pulmones, bazo, riñones, hígado, cerebro, orejas, cola, estómago e intestinos libres de su contenido (o algo así), como también de la sangre, hueso y tejido graso del animal.

✓ La harina de carne es una fuente de proteína significativamente más pobre. Es un sub-producto ultra procesado de la industria del rendering y llega a la fábrica de alimentos para mascotas como un polvo gris.

✓ La industria del rendering recoge los desechos de carne que no pueden ser manipulados normalmente. En los Estados Unidos, esto incluye pelo, pezuñas, cuernos, cuero, estiércol, cadáveres de animales dañados (conocido como carnes 4D – dead, diseased, dying, disabled (muerto, enfermo, moribundo, discapacitado)), atropellados, desechos de restoranes y de supermercados, y **mascotas eutanasiadas.** La Unión Europea no renderiza animales que no sean aptos para consumo humano (eliminan carnes estropeadas, animales atropellados y mascotas) desde la crisis de la EEB (encefalopatía espongiforme bovina).

✓ Una forma de comprobar animales eutanasiados es testear la presencia de pentobarbital de sodio. Los alimentos secos constantemente están fallando en esto. Continúa siendo la segunda causa más probable de retiros de alimentos secos y enlatados en los Estados Unidos.

✓ La carne fresca provee todos los aminoácidos esenciales que necesitan los perros, sólo que no en cada pieza. Algunas de ellas poseen más proteínas (o ausentes). Debes entregar una variedad de partes y tipos de carne para lograr el balance proteico.

✓ En los años 70 los alimentos para mascotas ultra-procesados estaban matando miles de gatos cada año. Se encontró que el problema era Cardiomiopatía Dilatada debido a una deficiencia de taurina. La taurina es uno de los aminoácidos más abundantes en la carne fresca. En acorde a los principios de una buena nutrición canina de 'semejante alimenta a semejante', el corazón posee uno de los niveles más altos de taurina.

✓ Estudios muestran que los perros no pueden utilizar toda la proteína ofrecida por estos alimentos. Primero, muchos de los ingredientes que adicionan proteína son prácticamente indigestibles (maíz y gluten de trigo). Segundo, la carne usada en los alimentos ultra-procesados es cocinada a altas temperaturas, a menudo varias veces. La cocción a altas temperaturas reduce la digestibilidad de la carne por proteólisis (el rompimiento de los aminoácidos en pequeñas partículas), entrecruzamiento de proteínas, reacciones oxidativas y reacción de Maillard. Este es un problema si es que estas dando un alimento con la mínima cantidad de proteína requerida para sobrevivir en una jaula por seis meses, acorde con los estándares de AAFCO.

✓ Una deficiencia crónica de proteína probablemente resulte en una disminución de la aptitud y de masa muscular, un pobre pelaje, problemas estructurales, falla orgánica y alteraciones en el comportamiento.

✓ La carne cocida es sabrosa debido a que las altas temperaturas producen unos compuestos llamados Productos de la Reacción de Maillard (PRMs). Estos PRMs son usados en los procesos de producción de alimentos para aumentar el olor, sabor y por lo tanto palatabilidad de sus productos. Desafortunadamente, estos compuestos están muy relacionados con el cáncer, procesos inflamatorios y de envejecimiento, diabetes y enfermedades renales y cardiovasculares. Estudios muestran que los alimentos para mascotas contienen grandes cantidades de PRMs. Cocinar carne bajo los 100°C es vital.

✓ Los ingredientes procesados poseen una gran probabilidad de gatillar una respuesta inmune en perros.

> - ✓ Existe poca evidencia que dietas altas en proteínas puedan dañar a los riñones de los perros. Estudios que replican a perros con enfermedad crónica renal muestran un mejor pronóstico cuando consumen más proteína.
>
> - ✓ No existe un declive en la eficiencia digestiva relacionada con la edad en perros. De hecho, perros mayores sanos requieren 50% más proteína de alta calidad en sus dietas.
>
> - ✓ La práctica de la industria de reducir la proteína en dietas de perros senior probablemente sea dañina para el animal.

Referencias del Capítulo Ocho

1. Dierenfeld, E.S., Alcorn, H.L. and Jacobsen, K.L. (2002). *Nutrient Composition of Whole Vertebrate Prey (Excluding Fish) Fed in Zoos*. U.S. Department of Agriculture. Available online, www.researchgate.net
2. McWilliams, S. (2013). Non-destructive techniques to assess body composition of birds: A review and validation study. Journal of Ornithology, 154(3): 597–618
3. Mabee, D.M. and Morgan, A.F. (1951). Evaluation of dog growth of egg yolk protein and six other partially purified proteins, some after heat treatment. Journal of Nutrition, 43(2): 261–279
4. Neirinck, K., Istasse, L., Gabriel, A. et al. (1991). Amino acid composition and digestibility of four protein sources for dogs. Journal of Nutrition, 121: S64–S65
5. Hand, M.S., Thatcher, C.D., Remillard, R.L. et al. (2010). *Small Animal Clinical Nutrition*, 5th Edition. Published by the Mark Morris Institute, Topeka, KS
6. National Research Council (NRC, 1985). *Nutrient Requirements of Dogs*, Revised. National Academy Press,
7. Hand, M.S., Thatcher, C.D., Remillard, R.F. et al. (1998). *Small Animal Clinical Nutrition* (4th ed.). Topeka, KS: Mark Morris Associates
8. Romsos, D.R. and Ferguson, D. (1983). Regulation of protein intake in adult dogs. Journal of the American Veterinary Medical Association, 182: 41–43
9. Tôrres, C.L., Hickenbottom, S.J. and Rogers, Q.R. (2003). Palatability affects the percentage of metabolizable energy as protein selected by adult beagles. Journal of Nutrition, 133: 3516–3522
10. Serpell, J. (1995). The domestic dog: Its evolution, behaviour, and interactions with people. Cambridge, UK: Cambridge University Press
11. Cerundolo, R., Court, M.H., Hao, Q. et al. (2004). Identification and concentration of soy phytoestrogens in commercial dog foods. American Journal of Veterinary Research. 65(5): 592–596
12. Reynolds, A.J., Taylor, C.R., Hoppler, H. et al. (1996). *The effect of diet on sled dog performance, oxidative capacity, skeletal muscle microstucture, and muscle glycogenmetabolism.*

In: Carey, D.P., Norton, S.A., Bolser, S.M., eds. Recent Advances in Canineand Feline Nutritional Research: Proceedings of the 1996 Iams International NutritionSymposium. Wilmington OH: Orange Frazer Press, 181–198

13 Bryson, B. (2010). *At home: A short history of private life*. New York: Doubleday
14 AAFCO (Association of American Feed Control Officials) 2008. *Official feed terms*. OfficialPublication
15 Blakeslee, S. (1997). *Fear of disease prompts new look at rendering*. The New York Times. Published online, Mar 11th, available online, www.nytimes.com
16 O'Connor, J.J., Stowe, C.M. and Robinson, R.R. (1985). Fate of sodium pentobarbital inendered products. American Journal of Veterinary Research, 46(8): 1721–1724
17 Martin, A.M. (2008). *Food pets die for: Shocking facts about pet food. 3rd Edition.*NewsagePress.
18 Eckhouse (1990). *How Dogs and Cats Get Recycled into Pet Food*. San Francisco Chronicle.Published online, Feb 19th, available online, www.sfchronicle.com
19 FDA (2001). *Dog Food Survey Results - Survey #1, Qualitative Analyses for Pentobarbital-Residue*. Published online, Feb 28th, available online, www.fda.gov
20 Thixton, S. (2019). *When second place is very bad*.Published online, Mar 14th, 2019, www.truthaboutpetfood.com
21 Babej, M.E. (2013). *Dog Food Made From Feathers: A Win-Win for Royal Canin*. Publishedonline, May 29th, available online, www.forbes.com
22 Ekperigin, H.E., Vora, P. (1980). Histological and biochemical effects of feeding excessdietary methionine to broiler chicks. Avian Diseases, 24(1): 82–95
23 AAFCO (Association of American Feed Control Officials) 2016. *Dog and Cat Food NutrientProfiles*. Official Publication, See www.aafco.org
24 Spitze, A.R., Wong, D.L., Rogers, Q.R. *et al*. (2003). Taurine concentrations in animal feedingredients; cooking influences taurine content. Journal of Animal Physiology and AnimalNutrition 87(7–8): 251–262
25 Ettinger, S., Bolton, G. and Lord, P. (1970). Idiopathic cardiomyopathy in the dog. Journalof the American Veterinary Association, 156: 1225
26 Pion, P.D., Kittleson, M.D., Rogers, Q.R. *et al*. (1987). Myocardial failure in cats associatedwith low plasma taurine: a reversible cardiomyopathy. Science, 237(4816): 764–768
27 Aguirre, G.D. (1978). Retinal degeneration associated with the feeding of dog foods to cats. Journal of American Veterinary Medical Association, 172(7): 791–796
28 Pion, P.D. And Kittleson, M.D. (1990). Taurine's role in clinical practice. Journal of SmallAnimal Practice, 31: 510–518
29 Sanderson, S.L., Gross, K.L., Ogburn, P.N. *et al*. (2001). Effects of dietary fat and L-carnitineon plasma and whole blood taurine concentrations and cardiac function in healthy dogs fedprotein-restricted diets. American Journal of Veterinary Research, 62(10): 1616–1623
30 Tidholm, A. Haggstrom, J., Borgarelli, M. *et al*. (2001). Canine idiopathic dilatedcardiomyopathy. Part I: Aetiology, clinical characteristics, epidemiology and pathology. TheVeterinary Journal, 162(2): 92–107
31 Freeman, L.M., Michel, K.E., Brown, D.J. *et al*. (1996). Idiopathic dilated cardiomyopathyin Dalmatians: nine cases (1990-1995). Journal of the American Veterinary MedicalAssociation, 209(9): 1592–1596

32. Tôrres, C.L., Backus, R.C., Fascetti, A.J. et al. (2003). Taurine status in normal dogs fed acommercial diet associated with taurine deficiency and dilated cardiomyopathy. Journal ofAnimal Physiology and Animal Nutrition (Berl), 87(9-10): 359–72
33. Fascetti, A. (2003). Taurine deficiency in dogs with dilated cardiomyopathy. Journal of theAmerican Veterinary Medical Association, 223(8): 1137–1141
34. Hickman, M.A., Rogers, Q.R. and Morris, J.G. (1990). Effect of Processing on Fate ofDietary carbon-14 Taurine in Cats. The Journal of Nutrition, 120(9): 995–1000
35. Kim, S.W., Rogers, Q.R. and Morris, J.G. (1996). Maillard reaction products in purifieddiets induce taurine depletion in cats which is reversed by antibiotics. Journal of Nutrition,126(1):195–201
36. Ko, K.S. and Fascetti, A.J. (2016). Dietary beet pulp decreases taurine status in dogs fed lowprotein diet. Journal of Animal Science and Technology, 58: 29
37. Delaney, S.J., Kass, P.H., Rogers, Q.R. et al. (2003). Plasma and whole blood taurine innormal dogs of varying size fed commercially prepared food. Journal of Animal Physiologyand Animal Nutrition (Berl), 87(5-6): 236–44
38. Fascetti, A.J., Reed, J.R., Rogers, Q.R. et al. (2003). Taurine deficiency in dogs withdilated cardiomyopathy: 12 cases (1997-2001). Journal of the American Veterinary MedicalAssociation, 223(8): 1137–1141
39. Glasgow, A.G., Cave, N.J., Marks, S.L. et al. (2002). *Role of Diet in the Health of the FelineIntestinal Tract and in Inflammatory Bowel Disease*. Center for Companion Animal Health, School of Veterinary Medicine, University of California, Davis, California
40. Burns, R.A., Le Faivre, M.H. and Milner, J.A. (1982). Effects of dietary protein quantity andquality on the growth of dogs and rats. Journal of Nutrition, 112(10): 1843–1853
41. Brown, R.G. (1989). Protein in dog food. Canadian Veterinarian Journal, 30(6): 528–531
42. Oste, R.E. (1991). Digestibility of processed food protein. Advanced Experimental MedicalBiology, 289: 371–388
43. Teodorowicz, M., van Neerven, J. and Savelkoul, H. (2017). Food Processing: The Influenceof the Maillard Reaction on Immunogenicity and Allergenicity of Food Proteins. Nutrients,9(8): 835
44. Meade, S.J., Reid, E.A., Gerrard, J.A. (2005). The impact of processing on the nutritionalquality of food proteins. Journal of AOAC International, 88: 904–922
45. Knize, M.G., Andressen, B.D., Healy, S.K. et al. (1985). Effect of temperature, pattythickness and fat content on the production of mutagens in fried ground beef. Food ChemistryToxicology, 23: 1035–1040
46. Knize, M.G., Salmon, C.P., Pais, P. et al. (1999) Food heating and the formation ofheterocyclic aromatic amine and polycylcic aromatic hydrocarbon mutagens/carcinogens.Advanced Experimental Medical Biology, 459: 179–193
47. Knize, M.G., Cunningham, P.L., Avila, J.R. et al. (1994). Formation of mutagenic activityfrom amino acids heated at cooking temperatures. Food and Chemical Toxicology, 32(1):55–60
48. Townsend, W.E. and Blankinship, L.C. (1987). Enzyme profile of raw and heat-processedbeef, pork and turkey using the "Apizym" system. Journal of Food Science, 52(2): 511–512
49. Oberli, M., Marsset-Baglieri, A., Airinei, G. et al. (2015). High true ileal digestibility butnot postprandial utilization of nitrogen from bovine meat protein in humans is moderatelydecreased by high-temperature, long-duration cooking. The Journal of Nutrition, 145(10):2221–2228

50 de Wit, M. (2013). *Immunological response to dietary proteins in cats*. Veterinary Medicine, Research Project at Massey University, Palmerston North, New Zealand. VeterinaryResearch Project. August 2013

51 Guildford, W. G., Center, S. A., Strombeck, D. R. *et al.* (1996). *Strombeck's Small AnimalGastroenterology (3rd ed.)* Philadelphia, PA: Saunders

52 Murray, S. M., Patil, A. R., Fahey, G. C. *et al.* (1997). Raw and rendered animal by-productsas ingredients in dog diets. Journal of Animal Science, 75(9): 2497–2505

53 Johnson, M.L., Parsons, C.M., Fahey, G.C. *et al.* (1998). Effects of species raw materialsource, ash content, and processing temperature on amino acid digestibility of animalby-product meals by cecectomized roosters and ileal cannulated dogs. Journal of AnimalScience, 76(4): 1112–1122

54 Pérez-Calvo, E., Castrillo, C., Baucells, M.D. *et al.* (2010). Effect of rendering on proteinand fat quality of animal by-products. Journal of Animal Physiology and Animal Nutrition,94(5): e154–e164

55 Hendriks, W.H., Emmens M.M., Trass, B. *et al.* (1999). Heat processing changes the proteinquality of canned cat food as measured with a rat bioassay. Journal of Animal Science, 77:669–676

56 Campbell, M.K. and Farrell, S.O. (2003). *Biochemistry* (4th ed.). Belmont, CA: Thomson-Brooks/Cole

57 Kondos, A.C. and McClymont, G.L. (1972). Nutritional evaluation of meat meals forpoultry. VII. Effect of processing temperature on total and biologically available aminoacids. Australian Journal of Agricultural Research, 23(5): 913–922

58 Björck, I. and Asp, N.G. (1983). The effects of extrusion cooking on nutritional value – Aliterature review. Journal of Food Engineering, 2(4): 281–308

59 Johnson, M.L. and Parsons, C.M. (1997). Effects of raw material source, ash content, andassay length on protein efficiency ratio and net protein ratio values for animal protein meals. Poultry Science, 76(12): 1722–1727

60 Morgan, A F. and Kern, G.E. (1934). The effect of heat upon the biological value of meatprotein. Journal of Nutrition, 7(4): 367–379

61 Lonsdale, T. (1992). *Raw meaty bones promote health*. Control and Therapy series no. 3323. Sydney, Australia: University of Sydney.

62 Wiseman, J., Jagger, S., Cole, D. J. A. *et al.* (1991). The digestion and utilization of aminoacids of heat-treated fish meal by growing/finishing pigs. Animal Production, 53(2):215–225

63 Wang, X. and Parsons, C.M. (1998). Effect of raw material source, processing systems, andprocessing temperatures on amino acid digestibility of meat and bone meal. Poultry Science,77(6): 834–841

64 Shirley, R.B. and Parsons, C.M. (2000). Effect of pressure processing on amino acidsdigestibility of meat and bone meal for poultry. Poultry Science, 79(12): 1775–1781

65 Cramer, K.R., Greenwood, M.W., Moritz, J.S. *et al.* (2007). Protein quality of various rawand rendered byproduct meals commonly incorporated into companion animal diets. Journalof Animal Science, 85(12): 3285–3293

66 Stroucken, W.P., van der Poel, A.F., Kappert, H.J. *et al.* (1996). Extruding vs Pelleting ofa Feed Mixture Lowers Apparent Nitrogen Digestibility in Dogs. Journal of the Science ofFood and Agriculture, 71(4): 520–522

67 Crissey, S.D., Swanson, J.A., Lintzenich, B.A. et al. (1997). Use of a raw meat-based dietor a dry kibble diet for sand cats (Felis margarita). Journal of Animal Science, 75(8): 2154–2160

68 Kerr, K.R., VesterBoler, B.M., Morris, C.L. et al. (2012). Apparent total tract energy andmacronutrient digestibility and fecal fermentative end-product concentrations of domesticcats fed extruded, raw beef-based, and cooked beef-based diets. Journal of Animal Science,90: 515–522

69 Beloshapka, A.N., Duclos, L.M., VesterBoler, B.M. et al. (2012). Effects of inulin or yeast cell-wall extract on nutrient digestibility, fecal fermentative end-product concentrations, andblood metabolite concentrations in adult dogs fed raw meat-based diets. American Journalof Veterinary Research, 73(7): 1016–1023

70 Algya, K.M. Cross, T.L., Leuck, K.N. et al. (2018). Apparent total tract macronutrientdigestibility, serum chemistry, urinalysis, and fecal characteristics, metabolites andmicrobiota of adult dogs fed extruded, mildly cooked, and raw diets. Journal of AnimalScience, 96(9): 3670–3683

71 Tjernsbekk, M.T., Tauson, A.H., Matthiesen, C.F. et al. (2016). Protein and amino acidbioavailability of extruded dog food with protein meals of different quality using growingmink as a model. Journal of Animal Science, 94(9): 3796-3804

72 Faber, T.A., Hernot, D.C., Parsons, C.M. et al. (2009). Protein digestibility evaluations ofmeat and fish substrates using laboratory, avian, and ileal cannulated dog assays. Journal ofAnimal Science, 88: 1421–1432

73 Krogdahl, A., Ahlstrøm, Ø. and Skrede, A. (2004). Nutrient digestibility of commercial dogfoods using mink as a model. American Journal of Nutrition, 134: 2141S–2144S

74 Laflamme, D.P. (2008). Pet food safety: Dietary protein. Topics in Companion AnimalMedicine, 23(3): 154–157

75 Platt, B.S. and Stewart, R.J.C. (1968). Effects of Protein-Calorie Deficiency on Dogs.Reproduction, Growth and Behaviour. Developmental Medicine & Child Neurology, 10(1):3–24

76 Kronfeld, D.S., Hammel, E.P., Ramberg, C.F. et al. (1977). Hematological and metabolicresponses to training in racing sled dogs fed diets containing medium, low or zerocarbohydrate. American Journal of Clinical Nutrition, 30: 419-430

77 Hill, R.C., Lewis, D.D. and Scott, K.C. et al. (2001). Effect of increased dietary protein anddecreased dietary carbohydrate on performance and body composition in racing Greyhounds.American Journal of Veterinary Research, 62: 440–447

78 Hill, D.E., Forbes, L., Zarlenga, D.S. et al. (2009). Survival of North American genotypesof *Trichinella* in frozen pork. Journal of Food Protection, 72(12): 2565–2570

79 Stewart, R.J.C., Preece, R.F. and Sheppar, H.A. (1975). Twelve generations of marginalprotein deficiency. British Journal of Nutrition, 33: 233

80 Platt, B.S., Heard, C.R.C. and Stewart, R.J.C. (1964). *Experimental protein and caloriedeficiency*.In N. H. Munro and J. B. Allison (Eds.), Mammalian protein metabolism. NewYork: Academic Press, Vol. 2, pp445–522

81 Chopra, J.S. and Sharma, A. (1992). Protein energy malnutrition and the nervous system. Journal of the Neurological Sciences. 110(1–2): 8–20

82 Heard, C.R.C. and Stewart, R.J.C. (1971). Protein-calorie deficiency and disorders of theendocrine glands. Hormones, 2: 40–64

83 Scott, D.W., Miller, W.H. and Griffin C.E. (2001). *Muller and Kirk's Small AnimalDermatology* 6th ed. Philadelphia, WB Saunders Company

84 Hagen-Plantinga, E.A., Orlanes, D.F., Bosch, G. *et al.* (2017). Retorting conditions affectpalatability and physical characteristics of canned cat food. Journal of Nutritional Science,6: e23

85 O lesen, P.T., Olsen, A., Frandsen, H. *et al.* (2008). Acrylamide exposure and incidence ofbreast cancer among postmenopausal women in the Danish Diet, Cancer and Health Study. International Journal of Cancer, 122(9): 2094–2100

86 Webster, J., Wilke, M., Stahl, P. *et al.* (2005). Maillard reaction products in food as proinflammatoryand pro-arteriosclerotic factors of degenerative diseases.ZeitschriftfürGerontologie und Geriatrie, 38(5):347–353

87 Tessier, F.J. and Birlouez-Aragon, I. (2012). Health effects of dietary Maillard reactionproducts: the results of ICARE and other studies. Amino Acids, 42(4): 1119–1131

88 van Rooijen, C., Bosch, G., van der Poel, A.F.B. *et al.* (2014). Quantitation of Maillardreaction products in commercially available pet foods. Journal of Agricultural and FoodChemistry, 62(35): 8883–8891

89 Gentzel, J.B. (2013). Does contemporary canine diet cause cancer? A review. VeterinaryWorld, EISSN: 2231-0916

90 Everts, S. (2012). The Maillard Reaction Turns 100. Chemical and Engineering News,90(4): 58–60

91 Layton, D.W., Bogen, K.T., Knize. M.G. *et al.* (1995) Cancer risk of heterocyclic amines incooked foods: an analysis and implications for research. Carcinogenesis, 16: 38–52

92 Skog, K., Johansson, M.A. and Jägerstadt, M.I. (1998). Carcinogenic heterocyclic aminesin model systems and cooked food: a review on formation, occurrence and intake. FoodChemistry and Toxicology, 36: 879–896

93 Knize, M.G., Salmon, C.P., Pais, P. *et al.* (1999) Food heating and the formation ofheterocyclic aromatic amine and polycylcic aromatic hydrocarbon mutagens/carcinogens.Advanced Experimental Medical Biology, 459: 179–193

94 Sinha, R., Chow, W.H., Kulldorff, M. *et al.* (1999). Well-done, grilled red meat increases therisk of colorectal adenomas. Cancer Research, 59: 4320–4324

95 Sinha, R., Kulldorff, M., Swanson, C.A. *et al.* (2000) Dietary heterocyclic amines and therisk of lung cancer among Missouri women.Cancer Research, 60: 3753–3756

96 Sinha, R., Kulldorff, M., Chow, W.H. *et al.*.(2001) Dietary intake of heterocyclic amines, meat-derived mutagenic activity and risk of colorectal adenomas. Cancer Epidemiology andBiomarkersPrevelance, 10: 559

97 Kikugawa, K. (2004). Prevention of mutagen formation in heated meats and model s ystems.Mutagenesis, 19(6): 431–439

98 Taylor, R.T., Fultz, E. and Knize, M.G. (1986) Mutagen formation in a model beef supernatantfraction. Elucidation of role of water in fried ground beef mutagenicity. EnvironmentalMutagen, 8(6): 65

99 Knize, M.G., Salmon, C.P. and Felton, J.S. (2003). Mutagenic activity and heterocyclicamine carcinogens in commercial pet foods. Environmental Mutagenesis, 539(1–2): 195–201

100 Foque, D., Laville, M. and Boissel, J.P. (2006). Low protein diets for chronic kidney diseasein non-diabetic adults. Cochrane Database System Review, 19(2): CD001892

PROTEÍNAS

101 Vojdani, A. (2009). Detection of IgE, IgG, IgA and IgM antibodies against raw and processedfood antigens. Nutrition and Metabolism, 6:22

102 Bethlehema, S., Bexley, J. and Muller, R.S. (2012). Patch testing and allergen-specificserum IgE and IgG antibodies in the diagnosis of canine adverse food reactions. VeterinaryImmunology and Immunopathology, 145(3–4): 582–589

103 Day, M.J. (2005). The canine model of dietary hypersensitivity. Journal of the NutritionSociety, 64: 458–464.

104 Mouzin, D.E., Lorenzen, M.J., Haworth, J.D. *et al.* (2004). Duration of serologic response tofive viral antigens in dogs. Journal of the American Veterinary Medical Association, 224(1):55–60

105 Schultz, R.D. (2006). Duration of immunity for canine and feline vaccines: A review.Veterinary Microbiology, 117(1): 75–79

106 Bonagura, J.D. and Twedt, D.C. (2008). *Kirk's current veterinary therapy XIV*. Philadelphia, PA: Saunders

107 HogenEsch, H., Dunham, A.D., Scott-Moncrieff, C. *et al.* (2002). Effect of Vaccination onSerum Concentrations of Total and Antigen-Specific Immunoglobulin E in Dogs. AmericanJournal of Veterinary Research, 63(4): 611–616

108 Wang, G.D., Zhai, W., Yang, H.C. *et al.* (2013). The genomics of selection in dogs and theparallel evolution between dogs and humans. Nature Communications, 4(1860)

109 O'Connor, J. and Summerhill, R.A. (1976). The effect of a meal of meat on glomularfiltration rate in dogs at normal urine flows. Journal of Physiology, 256: 81–91

110 Robertson, J.L., Goldschmidt, M., Kronfeld, D.S. *et al.* (1986). Long-term renal responsesto high dietary protein in dogs with 75% nephrectomy. Kidney International, 29: 511–519

111 Bovée, K.C. (1991) Influence of dietary protein on renal function in dogs. Journal ofNutrition, 121(11): Suppl. S128–S139

112 Hansen, B., DiBartola, S.P., Chew, D.J. *et al.* (1992). Clinical and metabolic findings in dogswith chronic renal failure fed two diets. American Journal of Veterinary Research, 53(3):326–334

113 Finco, D.R., Brown, S.A., Crowell, W.A. *et al.* (1994). Effects of aging and dietary proteinintake on uninephrectomized geriatric dogs. American Journal of Veterinary Research, 55:1282–1290

114 Kronfeld, D.S. (1994). Dietary management of renal senescence and failure in dogs.Australian Veterinary Journal, 71(10): 328–331

115 Harper, E.J. (1998). Changing Perspectives on Aging and Energy Requirements: Aging andDigestive Function in Humans, Dogs and Cats. Journal of Nutrition, 128(12): 2632S-2635S

116 Wannemacher, R.W. and McCoy, J.R. (1966). Determination of optimal dietary Protein requirements of young and old dogs. Journal of Nutrition, 88: 66–74

CAPÍTULO 9
Vitaminas y Minerales

Introducción

La Association of American Feed Control Officials (AAFCO) fijó los parámetros del contenido nutricional del alimento para tu mascota. Todos los buenos alimentos secos presumen en sus envases que se ajustan los perfiles nutricionales de AAFCO. Luego volveremos a ellos en nuestra investigación llamada: "¿Quién es la policía de los alimentos para mascotas?", por ahora es importante que entendamos que los perfiles nutricionales de AAFCO son de hecho requerimientos mínimos. Para citar a AAFCO:

> "…producto final es comparado con los valores nutricionales mínimos….
> **AAFCO 2016, "Dog and Cat Food Nutrient Profiles"**

La palabra 'mínimo' es raramente mencionada por los representantes de alimentos para mascotas.

En ningún punto del perfil nutricional de AAFCO se considera lo óptimo. Por un lado, esto es entendible. Los estudios para un óptimo son muy complejos. Con muchas variables en juego, se requeriría de miles de perros por años bajo diversas condiciones. Por lo tanto, no se realizan. Hoy en día, todavía tenemos que establecer los niveles óptimos de nutrientes en el perro y gato. Afortunadamente para los productores, AAFCO solo pide que sus productos alcancen la vertiginosa escala de "niveles mínimos para función normal" y así puedan usar la palabra "completo" en sus envases. Y así es.

Lo que más preocupa, ya que, o bien carecen de ingredientes, o bien su contenido nutricional está procesado hasta desaparecer, la industria de los alimentos ultra-procesados para mascotas se apoya en gran medida de las inclusiones de nutrientes sintéticos. Como pronto lo descubrirás, tales inclusiones no son metabolizadas de la misma manera como las vitaminas y minerales en su forma natural. Una pobre absorción de dichos suplementos conduce a una deficiencia, mientras que grandes excesos regularmente enferman y matan perros y gatos. Por lo tanto, es preocupante que sólo un puñado de informes de máximos nutrientes se mencione en el perfil de alimentación de AAFCO, y muchos de estos parecieran que están desapareciendo. Por ejemplo, hasta 2007, la cantidad máxima de zinc crudo permitido era de 1000mg/kg de alimento seco (cuando el mínimo es 120mg/kg de alimento seco). En 2007, AAFCO decidió remover este máximo ya que se basó en "la concentración máxima tolerable recomendada para raciones para porcinos"[1] No hay datos para un máximo de zinc hoy día. Puedes usar la cantidad que quieras.

Hasta 2007, el contenido mínimo y máximo de hierro era de 80mg/kg y 3000mg/kg de alimento seco respectivamente. Esto implica que consumir 37 veces su RDA (ingesta diaria recomendada) de hierro crudo por día es casi segura y cualquier lugar entre esas dos cifras es asumido que es bueno para una alimentación de por vida. Luego, en 2007, AAFCO cambió el mínimo para perros a 40mg/kg para estar en línea con las directrices de la NRC (2006)[2] y nuevamente eliminaron la máxima cantidad de hierro. Ellos citaron dos razones para proceder con esto. Primero, ellos nunca han tenido datos que indiquen que 3000mg/kg era seguro para perros, esta cifra viene de nuevo de los cerdos (y el cual en 2005, fue una reevaluación apresurada, ya que tampoco existían estudios de seguridad a largo plazo para los cerdos).

La segunda razón es que no podían estar seguros de la digestibilidad del hierro utilizado en los alimentos para mascotas. Normalmente, la fuente de hierro que utilizan los perros viene en dos formas – hierro hem o hemo (de la ingesta de sangre y productos cárnicos), siendo por lejos el que más fácil se absorben y el hierro no-hemo (al comer material vegetal y este hierro se almacena en el cuerpo de un herbívoro). Ambos son quelados a una proteína, lo que significa que ambos pueden ser absorbidos por el cuerpo a una tasa predecible. Los productores de alimentos para mascotas prefieren el óxido de hierro (oxidado), ya que no solo es barato, sino que también le entrega un color café-rojizo a la croqueta normalmente gris. El problema es que el óxido de hierro no es fácilmente absorbido por los perros. Se estima que los perros pueden absorber un 10-20% del hierro en las mezclas. Cuando esto se une al hecho de que los ingredientes se entrecruzan, reduciendo aún más la disponibilidad de hierro y otros minerales para el animal, la industria aún no ha resuelto qué cantidad exacta de este tipo de hierro es realmente segura para el perro. Considerando lo que sabemos en humanos, esperemos que lo hagan pronto. El Institute of Medicine (2001) sugiere la RDA de hierro en una persona es de 8mg/día. Sin embargo, probablemente debido a nuestro alto consumo de carne, estamos promediando cerca del doble, unos 16mg/día de hierro. El instituto establece que los valores máximos de ingesta tolerable (UL) para el hierro son de 45mg/día, ni llega a seis veces nuestra RDA de hierro, este nivel se basa en malestar gastrointestinal como efecto adverso. Un consumo mayor a eso de forma diaria se prevé que tenga consecuencias muy negativas.

> ....como el hierro puede formar radicales libres, su concentración en tejidos debeser regulada estrictamente ya que en cantidades excesivas, puede conducir a dañosel tejido....y posiblemente a enfermedades neurodegenerativas
>
> **Abbaspour *et al.*, 2014**[3]

Sucede lo mismo con el cobre. Fuentes comerciales de cobre se encuentran como óxido de cobre o sulfato de cobre. El último es sintéticamente producido al tratar cobre en estado puro, o más probablemente óxido de cobre con ácido sulfúrico para obtener una sal azul llamada sulfato de cobre. AAFCO (2014)[1] establece: "debido a la muy mala digestibilidad aparente, el cobre de fuentes oxidadas que son incorporadas a la dieta, no deben tenerse en cuenta a la hora de determinar la concentración mínima de cobre". El cobre es un micro-mineral, lo que significa que se necesita muy poco en la dieta, pero estudios indican que los perros están consumiendo demasiado. Autores que buscan entender la alta incidencia de enfermedad hepática en algunas razas concluyen "creemos que la cantidad de cobre es excesiva en muchos alimentos para mascotas, y debido a la popularidad de los Labradores Retriever como mascotas, podrían servir como centinelas para las tendencias para las concentraciones hepáticas de cobre en la población general de perros".[4]

De hecho, después de más de 70 años de producción de croquetas, de los doce minerales que están en la lista de AAFCO Nutritional Profile (perfiles nutricionales), hay lugar solamente para cuatro minerales en los cálculos para un máximo (calcio, fósforo, yodo y selenio). De las once vitaminas en la lista que tienen un máximo permitido, solo existen para dos. Increíblemente, mientras el exceso de sal que se encuentra en los alimentos ultra-procesados llama la atención en los humanos, de alguna manera, AAFCO todavía no ha conseguido establecer un máximo para el sodio, potasio o cloro que potencia el sabor pero daña a los riñones de perros y gatos. Hasta que ellos lo hagan, puedes usar la cantidad que quieras en la comida y golosinas.

Esto es solo una pincelada de donde hoy nos encontramos con los requerimientos de vitaminas y minerales para perros. ¿Increíble, no es así? Y todavía, vestidos con pipetas y matrices, los productores de alimentos de mascotas aseguran que gracias a la 'ciencia' tu mascota nunca ha tenido sus requerimientos nutricionales con tanta precisión. Tengo que admitir, no estoy muy seguro. Para aprender más, veamos algunos de los problemas que enfrentan los productores mientras tratan de inventar la píldora de vitaminas y minerales como la de los Supersónicos (conocido como The Jetsons de Hanna & Barbera).

Inclusiones Erráticas de Vitaminas

Desde al menos la época de Hipócrates (460-377 A.C.), el fundador de la medicina moderna, que hemos sospechado que elementos como frutas y vegetales parecieran tener *algo* que otorga salud en una persona. Sabemos que esos pequeños compuestos bioactivos son las vitaminas y minerales, pero no fue hasta bien entrado el siglo XIX que nos dimos cuenta de esto – y fue gracias a los marineros que los encontramos. Antes de eso, los marineros estaban muriendo en números asombrosos por carencia de Vitamina C, tanto como el 75% de 2.000 hombres de mar en algunos viajes.[5] Simplemente no teníamos idea de que existían pequeñas moléculas en algunos alimentos y no en otros que nos daban vida. Bryson destaca la lentitud con la que se ha producido todo el proceso de nutrición a partir de ese momento. No fue hasta finales del siglo XIX que un médico holandés que trabajaba en la isla de Java relacionó los dos hechos. Personas que consumían arroz integral no padecían de beriberi, mientras que las personas que consumía arroz pulido si lo sufrían a menudo. La etiología de esta enfermedad, un trastorno crónico nervioso que resulta de una carencia de tiamina (vitamina B_1), fue descubierta en 1912 por un bioquímico Polaco que tenía el nombre bastante envidiable de Casimir (Kazimierz) Funk. Utilizando perros como sus sujetos de prueba, él fue el primero en identificar la relación entre deficiencias de vitaminas con la aparición de enfermedades, en particular escorbuto (Vitamina C), pelagra (Vitamina B_3) y raquitismo (Vitamina D).

Sabemos que las vitaminas son positivamente vitales para la vida. Necesitas consumirlas todos los días, pero exactamente cuánto y que tan a menudo todavía es un tema de debate. Por ejemplo, nadie puso mucha atención a los hallazgos de Casimir Funk (¿Por qué no tengo ese nombre?) sino hasta 1939, cuando un cirujano del Harvard Medical School llamado John Crandon, se privó a si mismo completamente de vitamina C durante el tiempo necesario para enfermar. Fue sorprendentemente un largo tiempo. Por las primeras dieciocho semanas su sólo síntoma fue fatiga, pero en la semana diecinueve se puso peor y ciertamente habría muerto si no fuera por la intervención de sus amigos médicos. Ellos inyectaron grandes dosis de vitamina C y Crandon se recuperó casi inmediatamente.[1]

El ejemplo anterior destaca lo engañoso que puede ser la carencia de alguna vitamina. Los estudios muestran que la vitamina C tiene múltiples roles en perros y humanos. Es un potente inmuno-modelador y antiinflamatorio. Es esencial para el colágeno, piel, tendones, huesos, cartílago y tejido conectivo. Es un antioxidante, un combatiente de la gripe y un fortalecedor del esmalte dental.

Es muy importante, ya que trabaja en el sistema nervioso, relaja los nervios y funciona como un antidepresivo natural. Ayuda a combatir contra los efectos negativos de las drogas y a combatir enfermedades. La vitamina C es tu primera línea en la pelea contra el cáncer. También tiene una excelente función anti estrés. Investigadores alemanes sometieron a 120 personas a un potente detonador de estrés – una tarea de hablar en público combinado odiosamente con unos complejos problemas matemáticos. A la mitad de los participantes se les dio 1.000mg de vitamina C previamente. Los otros recibieron una píldora de azúcar. El estrés fue monitoreado midiéndose la presión sanguínea y la hormona del estrés cortisol. Ambos fueron significativamente más altos en aquellos que no consumieron el suplemento vitamínico.[6]

Y aún, a pesar de que la vitamina C sea posiblemente la vitamina más importante en nuestro cuerpo, sin duda por la cantidad, al parecer puedes existir por cinco meses sin ella solamente sintiendo un poco de cansancio. Si esto es lo que demora en materializarse una carencia total de nuestra vitamina más importante, es fácil ver como una simple deficiencia de cualquiera de ellas pueda ser indetectable por tanto tiempo. Los efectos son tan leves ytan crónicos, que ni siquiera tú ni tu doctor podrá determinar el problema de la carencia de la misma. Todos tratamos de comer saludable (alimentos frescos) y esperamos que estemos recibiendo lo suficiente de los nutrientes relevantes. Grandes cantidades de estudios y reportes, sin embargo, nos dicen que nosotros los occidentales lo estamos haciendo muy mal. Diariamente, nos estamos sub-alimentando y a la vez sobre-alimentando en relación a vitaminas y minerales.

Siendo realmente conscientes de su importancia como también de la falta de ellas, la industria apareció para llenar los vacíos. En vez de tener la dieta correcta, una molestia en el mejor de los casos, el mercado ha aislado y purificado vitaminas y minerales para ti y las puso en un comprimido. Desafortunadamente, estos suplementos nutricionales no están exentos de críticas.

Un colosal estudio por el US Preventive Task Force, publicado en el *Annals of Internal medicine* (2016) combinó todos los estudios que citan beneficios (o carencia de ellos) de los suplementos de vitaminas y minerales e incluyeron más de 450.000 participantes. Encontraron que, con la única excepción en una menor incidencia de algunos tipos de cáncer en hombres que tomaban multivitamínicos o minerales, los suplementos no ofrecieron pruebas consistentes en beneficios para enfermedades cardiacas, cáncer o longevidad.

Peor aún, su uso ha sido relacionado a daños muchas veces. Una revisión publicada en 2012, examinó las conclusiones de veintisiete ensayos clínicos que evaluaron la eficacia de una variedad de vitaminas antioxidantes y los resultados estaban lejos de ser favorables. Sólo siete estudios reportaron que la suplementación posiblemente condujo a algún beneficio en la salud. Diez estudios mostraron ningún tipo de beneficio. Los otros diez estudios encontraron que muchos pacientes estaban en una situación peor después de la suplementación, incluyendo un aumento en el riesgo de sufrir de cáncer de pulmón y de mama.[7]

VITAMINAS Y MINERALES

Mientras que algunos suplementos han tenido algo de éxito, tales como la ingesta de ácido fólico (Vitamina B_9) en madres embarazadas para reducir defectos en el nacimiento,[8] como también una reducción aparente en la posibilidad de sufrir ataques cerebro-vasculares[5] y algunos cánceres en hombres,[9] muchas revisiones de estudios que examinan los efectos a largo plazo poseen diferentes resultados. Por ejemplo, en 2006 un estudio en mujeres post-menopaúsicas de Estados Unidos, encontró que después de diez años de consumir diariamente ácido fólico (vitamina B_9), el riesgo de padecer cáncer de mama aumentó en un 20% en comparación a aquellas mujeres que no consumían el suplemento.[10] Esto es una terrible dicotomía para las mujeres con la esperanza de concebir. Para hacer las cosas un poco peor para ellas, un estudio de 35.000 futuras madres encontró que el uso de multivitamínicos en las semanas antes de concebir fue asociado con un leve aumento de riesgo de muerte fetal temprana.[11]

Un estudio de 29.133 personas finlandesas fumadoras en sus cincuentas, encontró que aquellos que recibían un suplemento vitamínico de beta-caroteno tenía un 16% más de probabilidad de morir de cáncer de pulmón.[12] Dos años después, un estudio con más de 1000 fumadores empedernidos tuvo que terminar dos años antes de lo previsto, debido a que después de cuatro años de suplementación de vitamina A y beta-caroteno, hubo un 28% de aumento en la tasa de cáncer de pulmón y un aumento de un 17% de aumento en aquellos que habían muerto.[13]

Hombres que tomaron multivitamínicos tuvieron el doble de probabilidad de morir de cáncer de próstata en comparación a quienes no consumieron,[14] un hecho que fue corroborado en 2011, cuando se hizo un estudio de 35.533 hombres sanos que encontró que la suplementación de vitamina E y el selenio aumentó el cáncer de próstata en un 17%.[15] Un meta-análisis de sesenta y siete ensayos aleatorios encontró que los suplementos de vitamina E, vitamina A y beta-caroteno podrían estar asociados en un aumento en la incidencia de mortalidad.[16]

Mientras que la vitamina C es claramente un antioxidante vital, un hallazgo particularmente estremecedor fue que consumir demasiada vitamina C podría realmente *incrementar* el riesgo de cáncer.[17] Se teoriza que la vitamina C protege *todas* las células del efecto dañino de los radicales libres, tanto a las células buenas como a las malas. Investigadores llaman a esto, 'la paradoja de los antioxidantes'.

Por lo tanto, mientras que la nutrición occidental pueda reconocer que frutas y vegetales entregan propiedades beneficiosas con propiedades preventivas de enfermedades, los científicos intentan aislar los componentes de estos alimentos para así incorporarlos en una "píldora mágica" para la prevención de enfermedades, batallando para conferir los mismos beneficios como cuando son consumidos a partir de los alimentos enteros. Lamentablemente, esto no detiene a nuestra cultura adicta a los medicamentos que cree en la píldora mágica para la salud de los Supersónicos. Alrededor del 50% de los americanos consumen suplementos nutricionales para obtener beneficios para la salud, y el número de usuarios crece rápidamente.[13] Después de todo, tomar una píldora es mucho más fácil que evitar un trozo de pizza, comer vegetales e ir a dar un buen largo paseo. Si se combina esta necesidad de creer junto a una gran cantidad de pruebas científicas internas, y se remata todo con una jerga elegante, tendremos marketing de oro.

Según la US Food & Drug Administration (FDA) y el *Nutritional Business Journal*, en 2012 las ventas de sólo suplementos nutricionales generaron ingresos cercanos a los $32 billones de dólares. Para 2020 se proyectan ventas que se dupliquen y superen los $60 billones, apoyando a más de 450.000 puestos de trabajo en el país.

Queda bastante claro que la suplementación de vitaminas sintéticas en los humanos es todavía un trabajo en progreso. Su uso es algo como un estilo de arte oscuro con consecuencias no predecibles, que en el mejor de los casos ha tenido algunos beneficios, y en el peor, resultados claramente peligrosos. La industria de alimentos para mascotas depende casi por completo en la suplementación sintética de minerales y vitaminas, un efecto doble debido a la elección de ingredientes y a los efectos perjudiciales de su proceso de producción.

Si este es el estado actual en el conocimiento de nuestros requerimientos de vitaminas, lo que conocemos acerca de los requerimientos para vitaminas para perros está en la edad de piedra. No poseemos ni un contenido óptimo de alguna vitamina para el perro. Hasta ahora hemos estado operando con los niveles mínimos requeridos para una función normal. Estos tipos de estudios son demasiado complejos, por lo tanto no se realizan en perros. Todo lo que tenemos hasta ahora es una idea sobre los mínimos y los máximos. Actualmente a los productores de alimentos para mascotas solo están obligados en incluir vitaminas en los niveles *mínimos exigidos para un crecimiento normal*.

Antes de considerar qué efectos negativos puede tener el calor y almacenamiento en estos valores mínimos, echemos una mirada a siguiente lista. Trata de identificar un nutriente de esta lista la cual no te molestaría en que tu hijo la consuma por seis meses en sus niveles mínimos para su desarrollo normal.

Vitaminas Liposolubles

Las vitaminas A, D, E y K se encuentran comúnmente en la carne y en productos cárnicos, estas son transportadas en el cuerpo por grasa. Cualquier exceso se almacena en tu hígado y tejidos grasos. Esto significa que no las necesitas diariamente.

Vitamina A: Esencial para los ojos y otros órganos como la piel. También es importante para los huesos, dientes, pelo y sistema inmune.

VITAMINAS Y MINERALES

Vitamina D: Conocida por los humanos como la vitamina del sol (y en realidad es una hormona), los perros y gatos no pueden sintetizar su propia vitamina D por medio del sol como lo hacen los humanos. Incluso así, todos los animales la necesitan para el crecimiento de sus huesos como a la regulación en la absorción de calcio y fósforo por el cuerpo. Por lo cual, una deficiencia de vitamina D se materializa con problemas articulares y óseos, incluyendo raquitismo. Pero, como con las otras, la vitamina D es vital para la mayoría de las áreas del cuerpo incluyendo los ojos, corazón, riñones, sistema nervioso y glandular, piel y dientes.

Vitamina E: Más conocida como la combatiente contra el envejecimiento, la vitamina E es la principal antioxidante del cuerpo. Combate contra los radicales libres en el cuerpo (formados cuando la grasa se enrancia), los cuales son los responsables del envejecimiento. Los productores de alimentos secos pulverizan la grasa en el exterior de la croqueta antes de ser almacenada para estimular al perro a que coma el producto. Con un largo período de almacenamiento posterior, existe un gran potencial de rancidez de la grasa. El calor y almacenamiento destruye la vitamina E (por lo tanto los perros alimentados con alimento seco requieren una suplementación abundante de vitamina E, aproximadamente 10-20mg/kg de peso corporal por día).

AAFCO (2016) exige 50UI de vitamina E por kilo de materia seca. Mientras que la mayoría de las presas animales parecieran tener vitamina E más que suficiente, algunas presas importantes, incluyendo conejos domésticos se quedan muy cortos, promediando menos de 20UI de vitamina E/Kg de MS.[18] Dicho esto, mientras muchas vitaminas sintéticas parecieran ser manejadas sin problemas por el cuerpo, incluso más con algunas versiones, este no es el caso con la vitamina E. Estudios en humanos y en varios animales de granja, muestran que las formas naturales de vitamina E son absorbidas y utilizadas con el doble de eficacia en comparación a su forma sintética en suplementos dietéticos.[19] Lamentablemente, como los estudios de perros alimentados con nutrientes en su forma normal no son realizados por la industria, no podemos estar seguros de cuanta vitamina E natural es realmente requerida por los perros diariamente. También existen algunas diferencias en la utilización de beta carotenos naturales y sintéticos (el precursor de la vitamina A), vitamina D y vitamina K.[19]

Vitamina K: Es la vitamina anti-hemorragias, la función de la vitamina K es coagular la sangre como cumple función en la piel y huesos. Es creada por bacterias, que viven en tu intestino. Por lo tanto, las fecas pueden ser una gran fuente de vitamina K (una de las posibles causas de coprofagia en perros alimentados con seco). Esta vitamina no está incluida en los alimentos secos para mascotas debido a que ellas pueden sintetizarlas por sí mismo (cuando están sanas).

Vitaminas hidrosolubles

Las vitaminas B y C se encuentran en varios alimentos, incluyendo carne, pescados, frutas, vegetales y granos enteros. Estos son transportados en el cuerpo por agua. Esto significa que tu cuerpo no puede almacenarlas ya que el exceso se elimina por la orina. Necesitas consumir alimentos que contienen estas vitaminas diariamente. Las vitaminas hidrosolubles son las primeras en ser destruidas por la cocción, por lo tanto al vapor o a la parrilla es mejor que hervido.

Vitaminas del complejo B: son llamadas así porque existe una variedad de ellas. Las vitaminas del complejo B son esenciales para la producción de energía como también para el bienestar mental y emocional. En los humanos, las vitaminas B son usadas en el tratamiento de la depresión[20], trastorno de déficit atencional[21] e hiperactividad[22] por nombrar algunas. De hecho, Harding *et al.* (2003b)[22] encontraron que dosis del complejo B son tan efectivas como el Ritalin en frenar la hiperactividad en niños. El estudio de esta sola vitamina dio lugar a una nueva ciencia – La psicodietética, la cual estudia la relación entre la comida y la salud emocional.[23] Debido a que no pueden ser almacenadas, necesitas un suministro fresco constante para mantener una buena salud emocional.

Vitamina B_1 (tiamina): El cerebro necesita tiamina para convertir la glucosa en combustible. Por lo tanto es esencial para el cerebro y el sistema nervioso. Sin esta, el cerebro rápidamente se queda sin energía. Esta puede conducir a fatiga, depresión, irritabilidad y ansiedad en general. Deficiencias también pueden causar problemas a la memoria, pérdida del apetito, insomnio y desórdenes gastrointestinales. El consumo de carbohidratos refinados (procesados) agota los suministros de tiamina en el cuerpo y puede ser una causa importante en alteraciones del comportamiento.

Vitamina B_2 (riboflavina): La riboflavina es usada para producir enzimas que liberan energía hacia las células. Es particularmente importante para una visión y piel saludable. También ayuda a estimular el sistema inmune.

Vitamina B_3 (niacina): La niacina apoya a la producción de energía y a muchas reacciones químicas. Ayuda en el sueño y a la función de la memoria como a la producción de hormonas sexuales. La pelagra, una enfermedad que produce psicosis y demencia, es causada por una deficiencia de niacina. Una deficiencia de esta vitamina puede mostrar síntomas como intranquilidad y ansiedad, como también un enlentecimiento mental y físico.

Vitamina B_5 (ácido pantoténico): Al igual que las otras vitaminas B, el ácido pantoténico apoya a la producción de energía y fortalecimiento del sistema inmune. Es vital para la digestión de grasas y captación de aminoácidos. El ácido pantoténico es necesario para la formación de hormonas y de la sustancia química cerebral acetilcolina, la cual se combina para prevenir ciertos tipos de depresión. Los síntomas de deficiencia incluyen fatiga, estrés crónico y depresión.

Vitamina B$_6$ (piridoxina): Nuevamente, con un rol de sostén en la producción de energía, esta vitamina ayuda en el procesamiento de aminoácidos para que el cuerpo pueda utilizarlos. Estimula la función del sistema inmune y es vital para la producción de hormonas como la serotonina, melatonina y dopamina, los tres pilares de la salud emocional y bienestar. Por lo tanto, una deficiencia de esta vitamina causa deterioro del sistema inmune, lesiones en piel y confusión mental.

Vitamina B$_9$ (ácido fólico): el ácido fólico tiene un rol directo en el mantenimiento y crecimiento celular. Es necesario para la síntesis de ADN y para el sistema inmune. Se hizo famosa al descubrir su importancia para mujeres embarazadas, al prevenir defectos en el tubo neural en fetos en desarrollo.

Vitamina B$_{12}$ (cobalamina): Sólo se encuentra en productos animales. La vitamina B$_{12}$ es vital para la formación de glóbulos rojos y para el mantenimiento de las funciones del sistema nervioso e inmune. También es un pilar esencial para el tejido cerebral. Las deficiencias se relacionan con una variedad de problemas neurológicos, incluyendo irritabilidad, confusión, demencia o manía. Estas deficiencias toman tiempo en desarrollarse ya que el hígado puede almacenar reservas por 3 a 5 años.

Vitamina C (ácido ascórbico): La vitamina C posee una multifuncionalidad. Es LA vitamina del sistema inmune, actúa como un antioxidante y un antiinflamatorio. También es el pilar principal del colágeno (piel, tendones, huesos, cartílagos, tejido conectivo) Es la más grande hormona anti-estrés que ayuda a combatir los efectos negativos de las drogas. Combate enfermedades. A pesar de su importancia, la vitamina C no es incluida en las croquetas para mascotas, debido a que perros sanos por sí solos pueden producirla en pequeñas cantidades,[2]aunque parezcan no ser tan buenos en ello. Por ejemplo, los perros poseen tasas muy bajas de producción de ácido ascórbico en comparación con otros animales, como cabras, vacas, ratas y conejos.[24] Por esta razón, algunos autores creen que hay pocos beneficios en dar vitamina C adicional a un perro normal y sano.[25] De hecho, la suplementación de vitamina C podría dificultar el rendimiento de galgos de carrera.[26] Sin embargo, no son los perros normales ni los perros de carrera los que nos importan en este caso, son los enfermos. La tasa de síntesis de vitamina C en el tejido hepático del perro es más bajo que otra especie animal.[24] Autores notan que durante el estrés o ejercicio intenso, el requerimiento de vitamina C puede exceder la capacidad de síntesis de su hígado.[2] En caso de que surja un problema con tu perro alimentado con croquetas, como en un período de enfermedad, estrés o lesión, cuando un pequeño refuerzo de vitamina C sería muy beneficioso para ellos, este refuerzo de vitamina nunca llegará. Esta es probablemente la razón por la que los perros enfermos, como aquellos con el virus del distemper canino, pueden beneficiarse con suplementos de vitamina C. Belfield (1967)[27]describió como diez perros contagiados con distemper parecieron beneficiarse con 1-2 g/día de vitamina C intravenosa durante tres días. Motivado por estos hallazgos y utilizando dieciséis perros, Leveque (1969)[28] incrementó sus posibilidades de sobrevivencia de 5-10% a 44%. Este tipo de refuerzos de vitaminas no se encuentran disponibles de ninguna manera para perros enfermos alimentados con croquetas.

Por esta razón, muchos veterinarios naturales recomiendan que perros alimentados con una dieta seca deberían ser suplementados con 50-100 mg/kg de peso corporal por día (bajo estrés ligero: 100mg/kg; bajo estrés moderado: 200mg/kg; bajo fuerte estrés: 350mg/kg.[29] No puedes tener una sobredosis de vitamina C, aunque alguna diarrea podría ocurrir con dosis altas. Cuando suplementes con vitamina C, usa la forma de ácido ascórbico – de esta forma no estás adicionando el calcio, sodio o magnesio extra que encuentras en la forma de ascorbato.

Biotina: Existen otras vitaminas, como la biotina (parte del complejo B), la cual nuestro cuerpo está lleno de esta. Aún no sabemos exactamente lo que hace, o como se demuestra una deficiencia. Podríamos andar con algo menos de memoria, unos cinco puntos menos de CI, dedos más cortos - ¿Quién sabe? – Sospechamos que posee funciones en la medula ósea, en los sistemas metabólicos y glandulares, músculos, pelo y piel. En perros, AAFCO (2016)[30] recientemente permitió algo de esta vitamina en los alimentos 'completos' (0.07mg/kg de peso corporal) mientras que la FEDIAF (The European Pet Food Industry Federation, un acrónimo francés) afirma que no es necesaria para los perros. El problema que tienen los alimentos procesados para mascotas es que el calor es el enemigo de las vitaminas hidrosolubles. Es por eso que no deberíamos cocinar demasiado las verduras verdes. Lešková et al. (2006)[31] encontraron perdidas significantes (>33%) de vitaminas sensibles al calor como el retinol, vitamina C, folato y tiamina durante la cocción de alimentos a tan solo 100°C (212°F). La comida seca se somete al calor de al menos 120°C (250°F) por treinta minutos durante el proceso de extrusión, y los estudios muestran repetidamente que este método destruye el contenido de vitaminas.[32-35] En su revisión del proceso de extrusión, Björck y Asp (1983)[32], notaron perdidas significantes de las vitaminas B_1, B_5, B_{12} y C en la comida seca. Mooney (2010)[35] encontró que en todos los casos, las concentraciones de vitaminas en la comida extruida para mascotas que salían de la extrusora y secadora eran inferiores a los niveles objetivo. Hoffmann LaRoche y Nutley (1995)[34] señalaron una disminución del 34% en carotenos después del proceso, un descenso de 15% de vitamina E después de procesar comida seca a 110°C por treinta minutos (20°C más frío que la temperatura normal).

Peor aún, Mooney (2010)[35] notó que la cantidad de vitaminas en comida extruida para mascotas declinó aproximadamente en un 50% durante seis meses de almacenamiento en condiciones ambientales. Hoffmann La Roche (1995)[36] encontró que después de seis meses de almacenamiento, la vitamina B_1 cayó más de 57%, la vitamina B_2 bajó más de 32%, vitamina B_{12} cayó más de 34%, vitamina C un 14% y la vitamina E disminuyó un 29%. Increíblemente, estos autores documentaron una destrucción del 100% de vitamina C, una pérdida de 89% de vitamina B_6, pérdida del 50% de vitamina A, B y biotina en alimentos para perros en lata. De hecho, Mooney (2010)[35] encontró que la mayoría de los nutrientes eran afectados negativamente después de seis semanas de prueba útil estresada.

Esto es preocupante. Ahora estamos obligados en preguntar ¿cuánto de lo que se está escrito en el envase será realmente absorbido por mi perro? Un producto manufacturado hace meses atrás, sacado de una bolsa de papel que ha viajado miles de kilómetros, almacenado en bodegas de tiendas de mascotas, posiblemente a temperaturas no adecuadas y que sea abierto por un par de semanas. Es algo que no podemos saber. ¿Y la solución para toda esta destrucción de nutrientes? Agregar montones y montones de las vitaminas más sensibles para asegurarse de que algo le llegará a tu perro.

Como fue tratado ampliamente por Anne Martin en su libro *Food Pets Die For* (Alimentos por los que mueren las mascotas) (2007), esta práctica de suplementación artificial por los productores es lejos de ser una ciencia exacta. En su caso, causado por la hipervitaminosis (por vitamina D) con la lamentable muerte de su pequeño perro. Por esto, Martin persiguió a la compañía en una batalla judicial por los $120 dólares que costó la atención veterinaria. La compañía estuvo de acuerdo con pagar, pero se le exigió a Martin que firmar una exención de responsabilidad, esencialmente prohibiéndole gritar a los cuatro vientos, lo que podría impedirles vender el producto en otros lugares.

Por suerte, Martin no acepto esta oferta. La compañía entonces contrato tres buffet de abogados con un gasto de $50.000 dólares para mantenerla callada. Este es el poder de la industria, afortunadamente, esta contienda con la industria creó una voz ardiente para los tutores de perros encabezados por Martin.

Tampoco es la única. En su revisión titulada *Class I and Class II Pet Food Recalls Involving Chemical Contaminants from 1996 to 2008* (retiros de alimentos para animales de compañía de clase 1 y clase 2 relacionados con contaminantes químicos entre 1996 y 2008), Rumbeiha y Morrison (2011)[37] notaron que hubo un total de 22 retiros de alimentos para mascotas clase 1 y 2 (las formas de retiros del mercado más serias, donde se han documentado enfermedades, la producción debe parar, los productos deben ser retirados inmediatamente y, en la medida de lo posible, informar a los clientes de lo que está sucediendo). De aquellos, el 27% fue debido a una excesiva adulteración de químicos, la mayoría por exceso o insuficiencia de suplementos vitamínicos que han provocado daño y la muerte de numerosos animales de compañía. Estos incluyen exceso de colecalciferol (Vitamina D) en comida seca en 1999, el que lastimó o causó la muerte de al menos veinticinco perros y nuevamente en 2006, esta vez en cuatro productos diferentes de Royal Canin, causando toxicosis en al menos seis perros y cinco gatos.

La saga de la vitamina D continúa en el día de hoy. Recientemente, con altos niveles de vitamina D, Hill´s Pet Food estuvo involucrado en un retiro colosal en varios de sus productos. Se trataba de los siguientes productos:

    Hill´s Prescription Diet c/d Multicare Canine Chicken & Vegetable Stew

    Hill´s Prescription Diet i/d Canine Chicken & Vegetable Stew

    Hill´s Prescription Diet i/d Canine

    Hill´s Prescription Diet i/d Low Fat Canine Rice, Vegetable & Chicken Stew

    Hill´s Prescription Diet z/d Canine

    Hill´s Prescription Diet g/d Canine

    Hill´s Prescription Diet j/d Canine

    Hill´s Prescription Diet k/d Canine

    Hill´s Prescription Diet w/d Canine Vegetable & Chicken Stew

    Hill´s Prescription Diet w/d Canine

    Hill´s Prescription Diet Metabolic + Mobility Canine Vegetable & Tuna Stew

    Hill´s Prescription Diet Derm Defence Canine Chicken & Vegetable Stew

    Hill´s Science Diet Adult 7+ Small & Toy Breed Chicken Vegetable Stew

    Hill´s Science Diet Puppy Chicken & Barley Entrée

    Hill´s Science Diet Adult Chicken & Barley Entrée Dog Food

    Hill´s Science Diet Adult Turkey & Barley Dog Food

    Hill´s Science Diet Adult Light With Liver Dog Food

    Hill´s Science Diet Adult 7+ Chicken & Barley Entrée Dog Food

    Hill´s Science Diet Adult 7+ Beef & Barley Entrée Dog Food

    Hill´s Science Diet Adult 7+ Turkey & Barley Entrée

    Hill´s Science Diet Adult 7+ Healthy Cuisine Braised Beef, Carrots & Peas Stew Dog Food

    Hill´s Science Diet Adult 7+ Youthful Vitality Chicken & Vegetable Stew Dog

    Hill´s Prescription Diet k/d Kidney Care with Lamb Canned Dog Food

Hill´s Prescription Diet c/d Multicare Urinary Care Chicken & Vegetable Stew Canned Dog Food

Hill´s Prescription Diet i/d Digestive Care Chicken & Vegetable Stew Canned Dog Food

Hill´s Prescription Diet i/d Low Fat Canine Rice, vegetable & Chicken Stew

Hill´s Prescription Diet i/d Low Fat Digestive Care Rice, Vegetable & Chicken Stew Canned Dog Food

Hill´s Prescription Diet g/d Aging Care Turkey Flavour Canned Dog Food

Hill´s Prescription Diet w/d Digestive/Weight/Glucose Management Vegetable & Chicken Stew Canned Dog Food

Hill´s Prescription Diet w/d Digestive/Weight/Glucose Management with Chicken Canned Dog Food

Hill´s Prescription Diet r/d Canine

Hill´s Prescription Diet Digestive Care with Turkey Canned Dog Food

Hill´s Science Diet Adult Chicken & Barley Entrée Canned Dog Food

Hill´s Science Diet Adult Beef & Barley Entrée Canned Dog Food

Hill´s Science Diet Adult Chicken & Beef Entrée Canned Dog Food

Hill´s Science Diet Adult 7+ Healthy Cuisine Roasted Chicken, Carrots & Spinach Canned Dog Food

Hill´s Science Diet Healthy Cuisine Adult Braised Beef, Carrots & Peas Stew Canned Dog Food

Hill´s Science Diet Healthy Cuisine Adult 7+ Braised Beef, Carrots & Peas Stew Canned Dog Food

Hill´s Science Diet Adult Perfect Weight Chicken & Vegetable Entrée Dog Food

En términos de una sola marca, con un millón de casos, es ahora uno de los retiros más grandes en la historia. Mientras que Hill´s trató de culpar a su proveedor de premix de vitaminas, la FDA mencionó que Hill´s falló en seguir los procedimientos de la compañía para verificar sistemáticamente la calidad de los ingredientes en sus productos (Carta de advertencia de la FDA a Hill´s MARCS-CMS 576564, búscala en línea). Al final del día, Hill´s produjo 22 millones de latas de alimento para mascotas y revisó *ni una sola lata* antes de dejar la fábrica.

Mientras que la FDA aún no ha revelado el número de mascotas muertas por este error, *The Washington Post* notó que las páginas de Facebook y Twitter de

Hill´s estaban saturadas de comentarios de tutores en apuros, muchos de ellos afirmaron que sus perros habían enfermado gravemente o habían fallecido después de consumir el alimento. Algunos mencionaron que gastaron mucho dinero en atención médica.[38] En 2019, un panel judicial consolidó 35 demandas en contra Hill´s Pet Nutrition en una única acción judicial federal.[39] La tiamina (Vitamina B_1) pareciera ser uno de los nutrientes más complicados para los productores. AAFCO (2016)[30] afirma que:

> ...debido a que el proceso puede destruir hasta el 90% de la tiamina en la dieta, se debe garantizar el cumplimiento del nivel mínimo de nutrientes después del procesamiento...

Por lo tanto, los productores incluyen varias cantidades de mononitrato de tiamina para reemplazar a toda la vitamina B_1 que saben que se destruirá durante el proceso. Lamentablemente, al analizar los principales retiros de alimentos para mascotas durante ocho años hasta 2017, solo por deficiencia/exceso de vitaminas, todos ocurridos en alimentos enlatados y secos para mascotas, revela que la tiamina está en el centro de cinco de ellos. (Para más detalles visita www.fda.gov "Animal and Veterinary Recalls Archive")

- 2017 JM Smucker Company (dos veces). Bajos niveles posibles de tiamina (vitamina B_1)
- 2016 Addiction Pet Foods, elevados niveles de vitamina A
- 2016 Fromm Family Foods, elevados niveles de vitamina D
- 2016 Nestlé Purina, "puede no contener los niveles recomendados de vitaminas y minerales".
- 2015 Ainsworth Pet Nutrition, retiro voluntario de alimento para gatos por "niveles potencialmente elevados de vitamina D"
- 2014 Natura Pet, retiro de alimento para gatos debido a insuficiencia de vitaminas
- 2013 Premium Edge, Diamond Naturals y 4health, retiro voluntario de fórmulas para gato debido a posibles niveles bajos de tiamina (vitamina B_1)
- 2012 Nestlé Purina, retiro voluntario de su alimento terapéutico enlatado para gatos debido a bajos niveles de tiamina (vitamina B_1)
- 2011 Wellpet LLC, retiro voluntario de alimento enlatado para gatos debido a niveles menos de lo recomendado de tiamina (vitamina B_1). Wellpet decidió a realizar el retiro por "precaución"

VITAMINAS Y MINERALES

- 2010 Blue Buffalo Company, retiro de su alimento seco para perros debido a posible exceso de vitamina D. Blue Buffalo asimiló esta condición en sus productos cuando recibió reportes de treinta y seis perros diagnosticados con altos niveles de vitamina D después de consumir sus productos.
- 2010 P&G, retiro de alimentos enlatados para gatos debido a bajos niveles de tiamina (vitamina B_1)
- 2009 Diamond Pet Foods anuncia el retiro de Premium Edge Adult Cat y Premium Edge Hairball Cat Food por niveles potencialmente bajos de tiamina. Veintiún casos en gatos confirmados al consumir este producto.

Por supuesto que esto sólo sucede SI ES QUE se detecta un problema. Por ejemplo, fueron los astutos investigadores del Michigan State University´s Diagnostic Center for Population and Animal Health (DCPAH) que llevaron el retiro del alimento Blue Buffalo en 2010 por peligrosos niveles de vitamina D. Ellos comenzaron a recibir muestras pertenecientes a perros hipercalcémicos de todo el país. El endocrinólogo de DCPAH Kent Refsal por suerte encontró un patrón y el equipo investigó más a fondo al telefonear a los veterinarios a cargo de los casos. Una vez identificado el factor en común, avisaron a la FDA y alertaron sobre el problema. Cuatro años con esta situación y los alimentos no mejoran. Markovich *et al.* (2014)[40] observaron un amplio rango de concentraciones de tiamina en comida para mascotas. 12 de 90 alimentos estaban por debajo del protocolo establecido por AAFCO. Ellos concluyeron que los clínicos deberían considerar la deficiencia de tiamina como un diagnóstico diferencial en gatos con disfunción neurológica aguda.

Se sostiene que ningún productor de alimentos puede decirte de forma fiable el contenido de vitaminas en la comida para tu perro. Tal vez esto no sería tan malo si es que el alimento no fuera nombrado como 'completo' y por lo tanto adecuado para alimentar a tu perro como su única fuente de aporte nutricional por el resto de su vida. Solo se necesita que un nutriente este fuera de rango (pronto lo demostraremos lo a menudo que ocurre), y con el paso del tiempo tu perro sufrirá las consecuencias. Cuando este problema aparezca, tú y tu veterinario no se darán cuenta de la causa real.

Es revelador que cuando las vitaminas se adicionan a la comida seca 'completa', los perros se benefician. Como fue mencionado anteriormente, la adición de vitamina C aumentó significativamente los tiempos de supervivencia de perros con distemper alimentados con comida seca. Chew *et al.* (2000)[41] encontraron que perros alimentados con una dieta seca comercial de Iams complementada con betacarotenos (vitamina A), tuvieron una mayor respuesta inmunitaria celular y humoral al ser expuesto a desafíos. Perros con una dieta 'nutricionalmente completa y balanceada' de Mars Pet Food fue suplementada diariamente con una mezcla de vitaminas C, E, betacaroteno y luteína (también taurina y licopeno), ellos lograron un incremento sustancial en niveles circulantes de antioxidantes que ejercieron un efecto protector al disminuir el daño al ADN, conduciendo a una mejora en el rendimiento de la respuesta inmunológica.[42] Estos autores también informaron de que durante un curso de vacunación antirrábica de ocho semanas, los perros suplementados demostraron niveles de anticuerpos neutralizantes del virus específico de la vacuna significativamente más altos, con una tendencia a establecer una respuesta de anticuerpos específicos de la vacuna más rápidamente que el grupo de perros de control. Khoo *et al.* (2005)[43] dieron de comer a un grupo de cachorros con un alimento 'completo y balanceado'. A un grupo le agregaron un mix de vitaminas antioxidantes que contenía vitamina E, vitamina C, betacaroteno y selenio. Luego, a ambos grupos se les administró un protocolo estándar de vacunación contra parvovirus y distemper a las dos y cuatro semanas. Los resultados mostraron que los animales suplementados con estas vitaminas antioxidantes tenían un aumento significativo de concentraciones de células de memoria e IgE en suero en comparación con el grupo de control, el cual los autores señalan que "puede ayudar a proveer una protección más duradera contra infecciones". De forma determinante, Khoo *et al.* (2005)[43] concluyen:

> La recomendación mínima de vitamina E por AAFCO (50 UI/kg) puede ser no suficientepara proteger a las células en períodos de estrés inmune.

En otras palabras, mientras que AAFCO ha definido la cantidad mínima de Vitamina E (50UI/kg) para cachorros, en caso de que necesiten un extra de antioxidantes en tiempos de enfermedad, estrés o vacunación, no tendrán de donde obtener este extra. Este es un tema crucial en las dietas completas. ¿Completas para quienes?

A pesar de que sabemos que el proceso y almacenamiento destruye el contenido de vitaminas de la comida para mascotas con el paso del tiempo; a pesar de que sus productos están siendo constantemente retirados por un exceso o una insuficiencia de vitaminas con el costo de vidas de mascotas; a pesar del hecho que sabemos que cuando los alimentos 'completos' son suplementados con algunas vitaminas los perros se benefician, y a pesar de que la industria humana de suplementos está plagada de problemas, llega a ser interesante (pero no sorprende) que los productores de alimentos para mascotas tengan la osadía en afirmar que han creado productos alimenticios 'completos' para perros que no sólo son buenos, sino que son *mejores* que los ingredientes frescos. Es una audacia increíble, incluso la NASA no puede crear una dieta completa para sus astronautas, siendo la fluctuación en la disponibilidad de las vitaminas su mayor preocupación. En un artículo titulado *How To Feed an Astronaut: a talk with NASA*[44] (como alimentar a un astronauta, una charla con NASA), se le preguntó a Michelle Perchonok en como la NASA mantenía el valor nutricional de las comidas cuando estas requieren un año de vida útil. Ella responde:

> ….Es un gran, gran desafío y todavía no llegamos ahí……algunas de las vitaminas se pierdensignificativamente…..sabemos que los métodos que utilizamos para conservar los alimentosson parte de los culpables de la pérdida del valor nutritivo……y, por supuesto, la nutrición se pierde con el tiempo

Los tontos de la NASA podrían ahorrar mucho dinero y tiempo si le preguntan al equipo científico de la industria de alimentos para mascotas alguno de sus secretos comerciales.

Los Problemas con la Suplementación de Minerales

La palabra mineral se usa para aquellos elementos químicos que el cuerpo necesita para funcionar. Estos incluyen al calcio, hierro, sodio, yodo, zinc y magnesio. Las vitaminas y minerales son realmente unos guisantes en una vaina. La única diferencia real es que las vitaminas provienen de seres vivos como plantas y bacterias mientras que los minerales no.

Como la mayoría de las vitaminas, los minerales no son producidos en el cuerpo; los debemos consumir. Están divididos en dos grupos – macro – y micro-minerales. Los macro-minerales, llamados así porque los necesitamos relativamente en mayor cantidad, son elementos de gran valor como el calcio, fósforo, sodio, potasio y magnesio. Su peso es normalmente medido en miligramos. Los micro-minerales, más conocidos como oligoelementos incluye al hierro, cobre, zinc, manganeso y yodo. Necesitamos cantidades más pequeñas de estos elementos en nuestra dieta diaria.

De nuevo como con las vitaminas, no podemos continuar sin ellos por mucho tiempo y esperar que estemos bien. Una deficiencia de minerales provoca retrasos en el crecimiento, osteoporosis y anemia (causada por una carencia de zinc, calcio y hierro respectivamente). Mientras esto sucede todo el tiempo en nosotros, la sociedad occidental también está plagada con un peligroso exceso de minerales – sal, NaCl, cloruro de sodio, siendo el tema principal en las últimas décadas.

El exceso de sal proviene de los alimentos procesados que consumimos, donde los productores usan cloruro de sodio y de potasio para potenciar artificialmente el sabor de sus insípidos productos. Me refiero, ¿quién iba a pensar que un kilo de hojuelas de maíz contiene más sal que un kilo de maní salado? De hecho casi el doble, una sola porción tiene la mitad de la dosis diaria recomendada.

Los minerales son realmente interesantes. Por ejemplo, el cuerpo humano tiene hierro suficiente para hacer un clavo de tres pulgadas, suficiente azufre para matar a todas las pulgas de un perro promedio, el carbono suficiente para crear 900 lápices, suficiente potasio para disparar un cañón miniatura y bastante fósforo para hacer 2.200 cerillas.[5] Después de eso, se pone un poco confuso. Tienes suficiente bromo en tu cuerpo para llenar un dedal, pero ¿para qué sirve? – nadie está realmente seguro. La mayoría de los nutricionistas están de acuerdo que el arsénico, encontrado en apio y espárrago, tienen un rol en la digestión. Es tan venenoso que la cantidad de una cabeza de fósforo puede causar una muerte repentina.

Y con todo lo que nos importan, aún sufrimos graves insuficiencias y excesos de minerales. Todos estamos consumiendo muy bajas dosis de magnesio y manganeso (ya que no estamos comiendo alimentos frescos) y estamos sobre-alimentándonos con otros minerales como calcio y sodio, reflejo de nuestra preferencia de proteínas de origen animal (leche, queso) y alimentos procesados en general.

De hecho, en cuanto al zinc, calcio y sodio, pareciera que está sucediendo lo mismo en nuestros perros.

Nuevamente, mientras nos mantenemos sólo con los mínimos, algunos de los máximos no existen y con excepción del calcio y fósforo, estamos completamente ignorantes en los óptimos en el perro. Sin embargo, menos se sabe sobre los micro-minerales como el cobre, manganeso, zinc, yodo y selenio. Esto es evidente en el hecho de que AAFCO (2016)[30] recomienda que los adultos y cachorros necesitan la misma cantidad en su dieta. Obviamente eso no está bien. Para un desarrollo óptimo, cachorros en crecimiento y perros mayores necesitan diferentes cantidades de cada uno de estos elementos. Sólo que la ciencia aún todavía no llega ahí. Mientras que podemos estudiar fácilmente los efectos en dietas desprovistas de estos nutrientes, los efectos con una simple deficiencia son muy difíciles de precisar. Si dejamos de lado la humanidad básica, vender tu alma y probar en animales, necesitaríamos un gran número de perros enjaulados por años en varias etapas de deficiencia de minerales. Esto se transforma en algo no viable económicamente.

Una Nota Sobre el Contenido de Calcio y Fósforo en las Croquetas

Así como nos referimos como proteína cruda a todos los tipos de proteínas usadas en los alimentos ultra-procesados, digeribles o no, lo mismo aplica para el calcio y el fósforo. El calcio crudo (Ca) y fósforo crudo (P) indica a todo el Ca y P natural que proviene de los ingredientes utilizados, pero también el Ca y P que son adicionados como suplementos por el productor.

La cantidad de calcio y fósforo crudo utilizados hoy en los alimentos ultra-procesados para mascotas es una preocupación mayor. Aunque la cifra se revisa constantemente, el consenso general es que estos nutrientes en la comida para perros no debería exceder el 0.8% de calcio crudo (Ca) requerido y 0.69% de fósforo crudo (P) por kilogramo de materia seca (MS) para el crecimiento normal en cachorros de raza pequeña y de raza grande (aunque esta cifra probablemente supere los requerimientos metabólicos en razas gigantes).[45-48] Todos estos autores estipulan que la relación Ca:P de 1.2:1 en alimentos ultra-procesados para mascotas es importantes.

A pesar de estos hallazgos, las directrices actuales de AAFCO (2016)[30] de 1,2% Ca y 1% P en MS para crecimiento, son aproximadamente 50% superiores a los autores anteriores. Y es peor, la influyente NRC (2006)[2] permite hasta 2% de Ca en alimentos para mascotas. Y sigue peor aún más, hasta que AAFCO recientemente revisó sus cifras, ellos permitieron 2,5% de Ca en alimentos para mascotas, más de tres veces el Ca recomendado por los autores anteriores y que tu mascota consume diariamente por toda su vida, presumiblemente antes de que se convierta un peligro, la NRC (2006)[2] afirma:

> ...Para la mayoría de las razas, la concentración máxima tolerable de calcio en la dieta es del 2%. La mayoría de las razas de perros sufrirán una reducción en la ingesta de comida y crecimiento si es que el calcio en la dieta excede un 2.3%

Lamentablemente, mientras que la concentración máxima de Ca crudo ahora está fijado en 1.8 o 2%, AAFCO (2016)[30] y NRC (2006)[2] respectivamente, los autores notan que incluso los alimentos premiumpara mascotas regularmente exceden esta cifra. Thixton (2015)[49] condujo un análisis profundo de las marcas principales de alimentos para mascotas, incluyendo Royal Canin, Hill´s Science Diet, Caesar and muchas otras marcas. La autora pide doce marcas diferentes en línea y las envía directamente a un laboratorio, una medida inteligente para evitar acusaciones de parcialidad de los manipuladores. Encontraron que un alimento para gatos de Nestlé Purina contenía 3.14% de Ca crudo. Caesar que es un alimento para perros de la compañía Mars contenía 3.17% de Ca. crudo. Increíblemente, encontraron un 7.7% de Ca y 4% De P en un alimento Hill´s Prescription Diet para la salud del tracto urinario en perros. Con niveles de Ca y P diez veces más altos de lo recomendado, y que deben ser eliminados por los riñones, esto es extremadamente peligroso para un animal enfermo renal.

Sabemos que es un problema común. Podrías fijarte en el envase del alimento de tu perro que el calcio es a menudo expresado como "contiene no menos de 1% de calcio y 0.8% de fósforo". Incluso el alimento prescrito por veterinarios para cachorros de raza grande más caro y popular encontrado en Irlanda presume (en el momento de la redacción) una concentración de calcio de 1.4% y de fósforo de 1.1% lo cual afirma, fomenta el "sano desarrollo" de tu cachorro.

Antes de discutir los efectos de consumir constantemente estas altas dosis de calcio y fósforo de forma diaria, debemos preguntarnos por qué los productores incluirían más calcio y fósforo de lo absolutamente necesario, especialmente cuando los estudios repetidamente demuestran que es mejor mantener el calcio a bajos niveles en la comida para mascotas o correr el riesgo de sufrir deformidades en el crecimiento. [46, 48, 50-56]

La respuesta probablemente radica en la cantidad de harina de carne y hueso usada por el productor. Además de añadir porciones baratas de 'carne" al producto, deseable que aparezca en la etiqueta, la harina de carne y hueso en polvo contiene una gran cantidad de minerales que deben figurar en el costado del envase, sobre todo el calcio y fósforo además de los micro-minerales como el selenio, hierro, cobre y magnesio que los productores necesitan que estén en la mezcla. Lamentablemente, mientras más harina agregues, más calcio habrá en la mezcla y al final la harina de carne y hueso se llamaría más bien harina de hueso. La preciada poca cantidad de 'carne' hace su camino a la cuba de rendering. Se produce así un acto de equilibrio entre la necesidad de un ingrediente de proteína animal barata y el exceso de calcio en la mezcla.

Centrándonos en el alimento prescrito por veterinarios para cachorros de raza grande mencionado atrás que contiene 1.4% de calcio crudo y 1.1% de fosforo crudo, ¿Cuál es el efecto en un cachorro en desarrollo que consume 75% más de la dosis diaria recomendada de calcio y 38% más de fósforo diario recomendado, cada día de su vida en desarrollo? Todos los estudios independientes disponibles hasta la fecha afirman que las implicaciones son nefastas para el perro.

A diferencia de los perros adultos, los cachorros parecieran tener mecanismos ineficientes para regular la absorción de calcio proveniente de su dieta. En tiempos de ingesta alta de calcio, los cachorros absorberán y retendrán más calcio.[52,57] Lauten et al. (2002)[48] demostraron que el aumento de las concentraciones de calcio y fósforo en la comida para mascotas se reflejan rápidamente en el contenido mineral de los huesos, masa magra y grasa corporal de cachorros jóvenes de menos de seis meses. Un exceso de calcio y fósforo en la sangre se combina para formar depósitos duros, conocidos como calcificaciones en el tejido blando del cuerpo. Estos pueden acumularse en las articulaciones, haciéndolas rígidas y dolorosas, e incluso más preocupante, estas pueden bloquear los vasos sanguíneos provocando enfermedad cardíaca y pulmonar en el animal. Ingestas constantemente elevadas en calcio (a veces pequeñas cantidades) y de fósforo son muy perjudiciales para un esqueleto inmaduro en desarrollo, particularmente en razas grandes. Estudios muestran que los huesos se vuelven más gruesos y densos, donde el excesivo crecimiento crea espolones óseos que son un problema para los huesos y también alteraciones en las articulaciones, en particular FPC (Fragmentación del Proceso Coronoides), OCD (Osteocondritis Disecante) y DCC (Displasia de Cadera Canina).[46, 50, 52-55, 58]

Mientras que mantener un contenido bajo de Ca y P y de hecho una relación de 1.2:1 parece ser fundamental en la comida ultra-procesada para mascotas, es menos probable que se aplique a la comida real. El problema es el tipo de minerales que se usan, en particular la presencia de carbonato de calcio (una fuente barata de calcio, que acá también actúa como preservante y agente de retención del color) y fosfato dicálcico (un suplemento de calcio y fósforo, también es un agente controlador de sarro y provoca una mejora en la textura del producto).

Como los metales, aunque a menudo sean blandos, los minerales son parte del grupo inorgánico de elementos naturales. En otras palabras, no viene de la tierra de los vivos. Como debes sospechar, los elementos inorgánicos son relativamente difíciles de absorber. El intestino no les concede fácilmente paso libre para que sean absorbidos. Ellos deben estar en una forma orgánica, y esto es unido a una proteína (una molécula de carbono). El cuerpo reconoce este complejo proteínico natural y permite al compuesto completo pasar. Es algo así como traer a un amigo a una fiesta privada. Sin ti, tu amigo no podría entrar – incluso si él fuera el DJ.

Los minerales orgánicos son, por tanto, mejor absorbidos y utilizados por el cuerpo en comparación con los minerales inorgánicos.[1,57] Es por esta razón que algunos de los mejores suplementos creados por el hombre son basados en minerales quelados. Aquí es donde los minerales inorgánicos son artificialmente unidos a una molécula de carbono en un laboratorio. Desafortunadamente, el proceso es muy caro, por lo que este tipo de minerales rara vez o nunca se incluyen de esta forma en los suplementos para humanos y mucho menos en los alimentos para mascotas.

Napoli *et al.* (2007)[59] dividieron 183 mujeres en tres grupos – un grupo (el grupo de 'dieta') consumió al menos el 70% de su calcio diario a partir de alimentos reales, otro grupo (el grupo 'suplementado') consumió al menos un 70% de su calcio diario a partir de tabletas o píldoras (fuente de origen exacta del calcio no especificada) y un tercer grupo cuyos porcentajes de fuentes de calcio se encontraban entre estos rangos. Ellos encontraron que el grupo de 'dieta' tomó la menor cantidad de calcio, un promedio de 830mg por día y aun así este grupo tenía una mayor densidad ósea en la columna vertebral y huesos de la cadera en comparación a las mujeres del grupo 'suplementado', quienes consumieron 1.030mg por día.

Lo mismo aplica para el fósforo. Históricamente nos han contado que los alimentos ultra-procesados altos en fósforo son un factor de riesgo para la enfermedad renal, pero ¿Qué tipo de fósforo? Contrario al fósforo inorgánico que más se usa en la comida seca (fosfato monosódico y dicálcico), el fósforo que se encuentra de forma natural en alimentos como carne o vegetales parece tener poco a ningún efecto en el fósforo plasmático postprandial en gatos.[60, 61]

Es lógico que el cuerpo pueda manejar de mejor manera las mayores fluctuaciones de minerales que se encuentran de forma natural en la dieta. Los minerales nunca se presentan de manera uniforme a un animal en la naturaleza. Una carcasa será alta en hueso. Una carcasa de conejo será muy diferente a una carcasa de ardilla. Incluso en las mismas especies, los animales varían durante el año. De hecho, ninguna presa animal que he podido encontrar tiene una relación de Ca:P de 1.2:1. El más bajo que pude encontrar es 1.4:1 en terneros y ciervos,[65] que en gran medida no estarían disponibles para un perro asilvestrado excepto que se encuentren en forma de carcasa. Las presas animales potenciales muestran proporciones más altas, con relaciones de 1.7 y 1.8:1 de Ca y P para conejos y ratas, mientras que ratones, ardillas y ranas parecen en promediar aproximadamente 2:1 Ca:P.[18]

¿Debemos preocuparnos por un cachorro que come uno o dos huesos carnoso a la semana (y que, por lo tanto, echa por la borda su ración semanal de calcio) se convierta en una estatua de huesos? El cuerpo lo regula, si es que presenta con los nutrientes adecuados. Debe hacerlo. Deja que ese cachorro mastique suplementos de calcio con libre albedrío dos veces a la semana y los resultados serán seguramente más graves en el futuro.

Lamentablemente, no poseemos cifras de cuanto calcio y fosforo orgánico un perro necesita en su dieta. Todos los estudios se han hecho en perros alimentados con comida seca. Lo que sí sabemos es que los suplementos de calcio nunca deben ser usados en perros en etapas de desarrollo y en especial en perros alimentados con comida seca, a no ser que sea bajo la supervisión de un veterinario que tenga una capacitación formal en nutrición.

Zinc

Mientras que ahora pueda parecer ridículo, hace poco en 1977, se pensaba que el zinc tenía ningún rol en la dieta.[62] Ahora sabemos que el zinc es vital para la piel de tu perro, pelaje y crecimiento de huesos. Juega un papel fundamental en casi todas las formas de crecimiento en tu cuerpo y en la de tu perro. Y como en el resto de nosotros, ellos no pueden almacenarlo. Por lo tanto, debes tener un suministro pleno en la dieta.

Como vimos con la cantidad de proteína indicada en el costado del envase, no todo el zinc en la comida seca para perros es biodisponible para tu perro. El problema es que la absorción del zinc va a variar dependiendo del origen del zinc usado en la dieta.[63-65] El zinc quelado, es decir, acetato de zinc o citrato de zinc son más fáciles de ser absorbidos por el cuerpo y se consideran más biodisponibles en su conjunto, comparado con la versión barata e inorgánica del zinc, que incluyen el óxido y sulfato de zinc. Lamentablemente, aunque esperable, es este último el que encontrarás en la comida ultra-procesada para mascotas ya que es muy barato en producir. A pesar de que los autores señalan que el óxido de zinc es pobremente utilizado por el perro[66] y que el zinc natural es mejor utilizado en 60-80%,[67,68] el óxido de zinc sigue siendo la elección para los productores de alimentos para mascotas. Los autores repetidamente demuestran que los perros alimentados con dietas secas que tengan óxido de zinc tienen un pobre crecimiento y mala condición del pelaje.[69]

Para empeorar las cosas, la disponibilidad del zinc en perros está sujeto a la presencia o ausencia de antagonistas dietarios, como el calcio.[67] Un exceso de calcio, especialmente en presencia de fitatos (encontrado en cereales), se une al zinc, perjudicando el crecimiento y utilización de minerales en ratas y perros,[70-76] siendo esto malas noticias considerando la cantidad de calcio y cereales que se usan en la comida para mascotas.

Como hemos discutido previamente, el ácido fítico que se encuentra en los cereales son conocidos por unirse a grandes cantidades de zinc, magnesio y hierro de la dieta, reduciendo drásticamente la disponibilidad para los humanos, retardando el crecimiento esquelético e induciendo raquitismo y osteomalacia en virtualmente todos los animales estudiados, incluyendo perros. [77-83]

Incluyendo simplemente más óxido de zinc tampoco es la respuesta, un exceso puede resultar en una interacción con otros minerales, reduciendo la disponibilidad por ejemplo del cobre intrínseco, entre otros elementos.[72]

Por lo tanto, agregar zinc en una forma que es pobremente utilizada por el perro a un producto que intenta ser 'completo', se espera que cause serios problemas. Una deficiencia de zinc en cachorros afectará la utilización de minerales, conduciendo a un pobre y anormal crecimiento con una piel escamosa y con posibles lesiones (en especial en las almohadillas) e infecciones secundarias, costras gruesas en los codos y un pelaje apagado.[77, 84, 85] Una solución rápida y temporal para esta condición es aplicar en la área afectada cualquier aceite de semillas o frutos secos (muy alto en zinc y vitamina E), como el aceite de coco y almendras, aunque nada reemplaza a una dieta con las dosis adecuadas de nutrientes que sean fácilmente absorbibles.

Es interesante señalar que otro síntoma de una deficiencia de zinc en humanos se conoce como hipogeusia, donde pierdes el gusto y la comida sabe a nada.[86] Esto es una potencial ventaja para perros que viven con una dieta de comida seca.

La pobre absorción de zinc en los alimentos ultra-procesados para mascotas puso en aprietos a los productores de dietas crudas.

Hasta que en 2016, AAFCO quiso un mínimo de 120mg de zinc por kilo en un alimento 'completo' para cachorros. En su versión revisada, esta cifra baja a 100mg/kg. Pero incluso con esta cifra será complicado en encontrar una sola presa animal que ofrezca un contenido cercano a esta cantidad de zinc.[18] Esto significa que, si tú formulas una dieta cruda 'completa' para perros utilizando presas enteras, tu perro o gato podría ser considerado como deficiente en zinc según las normas de AAFCO, y tendrás que correr a buscar otros ingredientes para aumentar el contenido de zinc de tu dieta entera para que tu producto apropiado y fresco para la especie cumpla con los principios nutricionales de la industria de alimentos sintéticos para mascotas. ¿Cómo esto tiene sentido?

Exceso de sal

El exceso de sal se usa como potenciador del sabor, es una vieja práctica de las compañías de alimentos procesados para darle algo de sabor a sus productos. Esta es una de las razones el por qué nos aconsejan en reducir el consumo de este tipo de alimentos. Como los carnívoros, perros y gatos tienen una preferencia innata por la comida salada.[87,89] Pruebas de palatabilidad revelan que los perros prefieren el sabor de un alimento húmedo a medida que aumenta el contenido de sal. Sin embargo, parece que este efecto no es tan evidente con la comida seca. Una de las razones citadas por el SACN (2010)[87] es que a este producto se le añaden potenciadores de la palatabilidad por vía tópica, lo que "probablemente enmascara cualquier efecto gustativo del cloruro de sodio u otro tipo de sales". Lamentablemente, encontrar el contenido de sal en el alimento seco para mascotas no es fácil, no ayuda el hecho de que, al igual que los hidratos de carbono, no es obligatorio indicarlo en la etiqueta.

Los perros guía en Australia son alimentados con Mars Advance Pet Food, a partir de 2016...

> Para garantizar su salud desde cachorros hasta la adultez, ADVANCE se utiliza exclusivamentepara criar, alimentar y nutrir Perros Guía en Australia
> **Advance Website, 2016, www.advancepet.com.au/breed-profiles/ dog-breeds/guide-dogs.asp.**

Aquí están los primeros trece ingredientes de su alimento para cachorros saborizado con pollo, a partir de 2016:

Pollo, Gluten de Maíz, Grasa de Pollo, Arroz, Maíz, Sorgo, sabor natural (pollo), Atún, Pulpa de remolacha, aceite de girasol, **Sal Yodada, Cloruro de Potasio,** inulina.

En negritas se encuentran las adiciones de sal. Ellos se encuentran obligados en declarar el contenido de sodio. Este producto posee 0.6g de sodio por cada 100g. Eso es el equivalente de 1.5g de sal por 100g, ya que la sal (NaCl) es 40% sodio y 60% cloruro. El cloruro de potasio es un popular potenciador del sabor libre de sodio. No están obligados en declarar la cantidad de cloruro de potasio, que es el siguiente ingrediente en la mezcla por orden de peso.

Una intoxicación por cloruro de potasio en una persona sana, es aproximadamente similar a la de la sal de mesa y posee los mismos efectos en los riñones.[89] Me comuniqué con Mars para conocer cuánto cloruro de potasio se encontraba en la mezcla, pero lamentablemente, era información confidencial y no se me permitía saberlo. Lo que nos dice el envase es que hay 0.5g de inulina en la mezcla. Por lo tanto, debe haber entre 0.5g y 1.5g de cloruro de potasio ahí (estas cifras corresponden a la concentración de inulina y sal yodada respectivamente). Vamos a darles el beneficio de la duda e iremos con el valor más bajo de 0.5g de cloruro de potasio.

Esto ahora equivale al contenido de sal de 2% (1.5% de cloruro de sodio + 0.5% de cloruro de potasio). Para darle algo de contexto a esta cifra, haría que este alimento seco sea el doble de salado que el maní salado (aproximadamente 1% de sal) y veinte veces más salado que la carne fresca (más menos 0.1% de sal)

Los requerimientos de sodio (Na) en un perro adulto se sitúan entre 4.6 y 11.5mg/kg de peso corporal (NRC 2006).[51] Si tomamos el nivel superior para este ejemplo, entonces un labrador de 30 kilos requiere 350mg de sodio por día, u **860mg** de sal por día, para una función normal.

Excluyendo el contenido de 0.5% de cloruro de potasio de este producto por un momento, al 1.5% de cloruro de sodio para un labrador de 30kg, comiendo lo recomendado de 440g de esta comida, el estaría consumiendo **6.600mg** de sal por día (2.640mg de sodio).

Por tanto, con 6.600mg de sal por día, un labrador de 30kg está consumiendo una cantidad cercana de ocho veces lo que necesita para una función normal en cada plato de su vida, y en esto no está incluida la otra sal, como el cloruro de potasio.

Esto se permite en la industria. Aquí hay una declaración de AAFCO sobre la razón ellos por la que no han fijado un máximo para el sodio en la comida para mascotas:

> Como fue señalado en 1990 por el CNES [The AAFCO Canine Nutrition Expert Subcomittee], debido a que la palatabilidad y consumo del alimento disminuiría por el exceso de sodio antesde que se observaran afectos adversos en la salud, fijar una máxima concentración de sodiono es una preocupación práctica.
>
> **AAFCO, 2014**[90]

¡Perfecto!, entonces ¿Cuáles serían los efectos de comer ocho veces la dosis recomendada de sal por día? Bueno, se recomienda a que un humano promedio (75kg) no consuma más de 6g de sal al día, pero los adultos del Reino Unido están promediando un consumo de por lo menos 9g al día[91] o 1.5 veces la RDA de sal.

En su revisión de toda la ciencia disponible sobre el tema, la OMS relaciona este consumo de sal en los humanos con un aumento significativo de hipertensión, enfermedad cardiovascular, osteoporosis, ulceras estomacales, cáncer, enfermedad renal y ósea.[93] Lo importante es que, estamos encarecidamente aconsejados en disminuir nuestro consumo de sal por debajo de los 6g diarios.

A no ser que los perros hayan evolucionado un mecanismo para exudar sal por medio de su piel o escupiéndola por la nariz como una iguana marina, se te perdonaría pensar que casi ocho veces la RDA de sal haría más daño en perros que 1.5 veces la RDA en humanos, especialmente cuando sabemos un exceso de ingesta de sal induce hipertensión en perros[92] tal como lo hace en los humanos. Y esa hipertensión es asociada con obesidad, enfermedad crónica renal y muchas enfermedades endocrinológicas como hipo e hipertiroidismo en perros.[93-97] También, como el 43% del sodio que un perro consume se almacena en sus huesos,[2] podemos esperar que tenga los mismos efectos perjudiciales en sus huesos y articulaciones, como sucede con nosotros.

Se esperaría que la industria tenga un apoyo científico importante para tranquilizarnos con respecto a estos altos niveles de sal.

¿Te estás acostumbrando a decepcionarte?

El profesor Scott Brown, un veterinario norteamericano altamente calificado con veinticuatro años de experiencia en medicina interna y fisiopatología renal, actualmente Profesor de Fisiología en la Universidad de Georgia y ganador del Royal Canin Award en 2010 por su contribución a la medicina de animales menores, escribió un artículo para Royal Canin/Mars titulado, *Salt, Hypertension and Chronic Kidney Disease*.[101] Este artículo fue publicado en la revista *Veterinary Focus* (propiedad de Mars Inc.), donde el Profesor Brown expone el argumento de que los perros son capaces de hacer frente a altas concentraciones de sal, concluyendo:

> ...mientras que sea probable que haya variaciones individuales en los animales como lagenética, medio ambiente y factores de enfermedad, parece ser poco probable que perros con ERC en etapa I-III sean particularmente sensibles a la sal...
>
> **Brown (2007)**[98]

Esto es alentador. Pero si eres una persona curiosa y quisieras conocer los estudios actuales que respaldan esta declaración, puede ser que esto no te de mucha tranquilidad.

Las dos referencias usadas para respaldar esta opinión son por Krieger *et al.* (1990)[99] y Greco *et al.* (1994).[100] Krieger *et al* (1990)[99] utilizaron seis perros en jaulas e hicieron el ensayo por siete días. Lo que no se menciona en el artículo fue el hecho de que estos autores sí encontraron un aumento significativo en el gasto cardíaco (GC, frecuencia cardíaca) al día 2. Para compensar este efecto, el sistema del perro disminuyó la resistencia periférica total (RPT), permitiendo que la sangre fluya más fácilmente. GC y RPT volvieron a los valores de control sólo cuando el consumo de sal disminuyó.

Este ensayo sólo duró una semana. Un aumento del gasto cardíaco se relaciona con enfermedad cardíaca y una susceptibilidad a sufrir otras enfermedades a lo *largo del tiempo*. Okin *et al.* (2010)[101] estudiaron 9.000 pacientes cardiópatas y concluyeron que los médicos deben rastrear el patrón del incremento de la frecuencia cardíaca con el paso del tiempo, no sólo considerar lecturas individuales. La sal es una grande y lenta asesina. No son las papas fritas que comes de vez en cuando, pero trata de comerlas al desayuno y cena por unos años. Por lo tanto, si de algo sirve ese estudio, es para asustarme, no para calmarme. Esperemos que el segundo estudio sea un poco más esperanzador.

Greco *et al.* (1994)[100] utilizaron 8 perros, pero esta vez hicieron la prueba por unas cuatro semanas. Ellos primero nefrectomizaron parcialmente a los perros (removieron el 75% de su función renal), luego alimentaron a un grupo con pienso bajo, luego alto y nuevamente bajo en niveles de sodio (LHL (Low-High-Low – Bajo-Alto-Bajo)) y el otro con pienso alto, luego bajo y nuevamente alto en sodio (HLH (High-Low-High – Alto-Bajo-Alto)) para ver si los perros con falla renal son sensibles a las fluctuaciones de sodio en su dieta. La presión arterial media era considerablemente alta en el grupo LHL, aunque no estadísticamente significante.

¿Puedes hoy día imaginarte a una compañía, que produzca un alimento 'completo' para humanos que te haría consumir 48g de sal por día en vez de los 6g que es lo aconsejado? Y luego, para defender su producto alto en sal, realizan dos estudios, el primero utilizando seis personas con una duración de sólo una semana (donde se observó un incremento significativo en el gasto cardíaco) y el segundo donde participan ocho personas por un mes (donde la presión arterial media era mayor, solo que no de forma significativa).

Las autoridades tendrían un ataque cardíaco.

Una última cita sobre la sal: mientras que un uso excesivo de la sal de seguro terminará con tu vida de forma rápida, debo señalar que la sal tiene un papel fundamental en nuestra salud. Me refiero, ¿has visto lo que hacen los íbices para tener su dosis de sal en la pared de la represa de Cingino en Italia? Es aterrador. (N.del.T.: los íbices o cabra salvaje son excelentes trepadores de montañas)

Mientras que las dietas altas en sal han sido inculpadas en el pasado, es importante señalar que las dietas bajas en sal también tienen sus problemas. Un gran análisis conjunto de 133.118 individuos (63.559 con hipertensión, 69.559 sin hipertensión) encontró que una ingesta alta de sodio en comparación con un consumo moderado, es en efecto, asociado con un aumento en el riesgo de sufrir accidentes cardiovasculares y muerte en poblaciones previamente hipertensas. Sin embargo, no se vieron efectos en personas sin hipertensión. Por otra parte, una ingesta baja en sodio es asociada con un aumento en riesgo de accidentes cardiovasculares y muerte en ambos con y sin hipertensión.[102]

Todo está relacionado con los electrolitos. Existen siete electrolitos principales en el cuerpo que incluyen el sodio (Na+), cloruro (CL-), potasio (K+), magnesio (Mg++), calcio (Ca++), fosfato (HPO4-), bicarbonato (HCO3-). Estos chicos tienen un papel fundamental en el cuerpo y muchos de ellos no los estamos consumiendo en cantidades suficientes. Los electrolitos son como las bujías, sustancias químicas que ayudan a funcionar al sistema nervioso. Ellos hacen que sea posible para las células generar energía, para el corazón, cerebro y músculos. Ellos también controlan el equilibrio ácido/base, algo que nuestro cuerpo está constantemente tratando de mantener. Controlan la estructura de la pared celular y la entrada y salida del agua en la célula. De esta manera, un consumo moderado de una sal de buena calidad puede ser una adición nutritiva a tu cocina y a tu perro. La sal del Himalaya es muy buena. La mejor es la sal de mar no refinada y no oxidada (no secada al aire).

De hecho, puedes tratar de hacer un pequeño experimento en casa, pero no en un perro alimentado con comida seca que ya consuma peligrosas cantidades de sal. Grupos de Facebook aparecen respaldando el hecho de que una terapia de sal puede ayudar a perros enfermos o con prurito. Es un enfoque sencillo. Vas a ofrecer a tu perro dos tipos de agua, una es agua filtrada. La otra es agua filtrada con una cuchara disuelta de sal de alta calidad.

Ahora deja que tu perro se aproxime a los platos y observa lo que hace. Los perros tienen una nariz asombrosa, cientos a miles de veces mejor que la nuestra, depende de con quien lo hables. Piensa por un segundo en esa cifra. Imagina una nariz el doble de mejor que la que tienes ahora, o incluso tres veces mejor. Es difícil de imaginar. Pero cientos de veces es imposible de comprender, similar a imaginar a tener la visión de un águila (ocho veces mejor que la nuestra) que no sólo puede divisar un conejo camuflado mientras está en el aire a tres kilómetros, sino que de hecho ¡puede hacer zoom a su presa una vez marcada! Los perros perciben el mundo de una manera que no podemos comprender. Es universalmente aceptado que los perros pueden oler las vitaminas y minerales en el agua, muy similar a un tiburón que puede detectar una gota de sangre en una piscina olímpica, la cual sería una de las razones por que ellos practican la coprofagia selectiva (comer heces para rellenar algunos elementos de su dieta que están faltando) o en que seleccionen ciertos tallos de hierba. De esta forma, se cree que si el perro requiere electrolitos, ellos seleccionaran el agua con sal en vez del agua pura.

He visto como este simple paso reduce el prurito y enrojecimiento de la piel de forma significativa por la noche, entre otra serie de interesantes observaciones, más energía, aumento del apetito, etc. Siempre recomiendo a mis clientes que intenten este pequeño experimento en su perro alimentado con dieta cruda cuando se asoma un obstinado problema de inflamación (siempre y cuando no este con una dieta alta en sal). Las personas siempre se sienten mejor cuando realizan pequeños experimentos y medicinas caseras. También puede ser muy útil después del trabajo en perros que comen crudo, por ejemplo: correr, andar en trineo, pruebas de agilidad y pastoreo de ovejas.

Puntos a destacar

✓ Todavía es muy poco lo que sabemos sobre nuestros requerimientos de minerales. Se mantiene que el conocimiento de los requerimientos en el perro, especialmente de los micro-minerales (cobre, manganeso, zinc, yodo, selenio, etc.) se encuentran en la edad media.

✓ Mientras que las vitaminas provienen de la tierra de los vivos, como las plantas y bacterias, los minerales no lo son.

✓ El contenido de calcio (Ca) y fósforo (P) en el alimento para mascotas surgen tanto de los ingredientes utilizados como de los aditivos artificiales incluidos en la fase de mezcla, incluyendo al carbonato de calcio y el fosfato dicálcico. El cuerpo no trata de la misma manera a estos nutrientes. Por ahora, incluiremos a ambos componentes bajo el nombre de Ca o P.

✓ Por ahora, el consenso general es que el contenido ideal de Ca y P en los alimentos secos ultra-procesados es de 0.8% para Ca crudo y 0.69% de P crudo para cachorros en crecimiento (aunque esto posiblemente exceda los requerimientos en razas gigantes). La relación 1.2:1 Ca:P es importante en los alimentos ultra-procesados.

✓ Hasta hace muy poco, AAFCO permitió 2.5% de Ca en comida para mascotas, tres veces la cantidad ideal de Ca crudo. Ellos hace poco redujeron esa cantidad a 1.8% de Ca crudo. Y aún, las compañías de alimentos secos para mascotas exceden ese nivel, probablemente debido a la cantidad que se usa de harina de hueso.

- ✓ Estudios muestran que demasiado Ca en alimentos ultra-procesados conducen a problemas articulares en perros, particularmente en perros de raza grande, por lo tanto se aconseja mantener niveles bajos de Ca y P.

- ✓ Sin embargo, esto es poco probable que se aplique a formas naturales de Ca. Los minerales en su 'forma natural', o sea, quelada o unida a una molécula de carbono, son significativamente mejor absorbidas y utilizadas por el cuerpo en comparación con los minerales sintéticos producidos en laboratorios.

- ✓ Lo mismo aplica para el P donde se origina de forma natural en alimentos como carne o vegetales, estos parecieran tener muy poco o ningún efecto en el fósforo plasmático postprandial en gatos.

- ✓ Los minerales raramente se presentan en un animal de manera uniforme en la naturaleza. Por ejemplo, ninguna presa animal tiene una relación de Ca:P cercano a 1.2:1. El promedio bordea 1.8:1

- ✓ El óxido de zinc permanece siendo el zinc de elección para los productores de alimentos secos para mascotas a pesar de que los perros lo utilizan pobremente. Los perros alimentados con dietas que contienen óxido de zinc poseen un pobre crecimiento de su pelo y una mala condición de su pelaje.

- ✓ El ácido fítico de los cereales y el exceso de calcio se unen aún más al zinc disponible de la dieta. Agregar extra zinc a la dieta para superar esta situación no funcionará ya que reduce la disponibilidad del cobre.

- ✓ Una deficiencia de zinc se materializara con un pobre pelaje y piel, crecimiento escaso, infecciones dermatológicas, costras gruesas en los codos. Frotando con cualquier aceite de semilla o fruto seco puede ayudar a este último de gran manera.

- ✓ Grandes cantidades de sal se usan como potenciador del sabor y preservante en comida seca para mascotas.

- ✓ Algunas de las principales comidas secas para mascotas contienen 2% de sal (cloruro de sodio, cloruro de potasio), haciéndolas el doble de salado que el maní salado, veinte veces más salada que la carne fresca.

VITAMINAS Y MINERALES

- ✓ Tomando la porción de 1.5% de cloruro de sodio (NaCL) que se usa en la mayoría de los alimentos para mascotas, esto hace que un Labrador consuma 6.6g de NaCl por día, u ocho veces su RDA de sal diaria.

- ✓ Si nosotros como humanos consumimos 1.5 veces nuestra RDA de sal, moriríamos rápidamente de hipertensión, enfermedad cardiovascular, osteoporosis, úlceras estomacales, cáncer y enfermedad renal y ósea.

- ✓ No hay estudios de ningún valor que respalden la seguridad de estas altas inclusiones de sal.

- ✓ AAFCO continúa en no establecer un máximo de sal en la comida para mascotas.

- ✓ Mientras que la sal obtiene una mala reputación, una buena sal es beneficiosa si se entrega con moderación ya que está llena de electrolitos. Considera en realizar el experimento del agua con sal en perros alimentados con dieta cruda usando una sal de buena calidad.

- ✓ Las vitaminas son esenciales para la salud. Las necesitas constantemente. Sin embargo, puedes estar sin ellas por un largo período antes de que algo dramático suceda, por lo tanto una deficiencia es algo difícil de detectar.

- ✓ Los científicos intentan aislar componentes individuales de los alimentos, como las vitaminas e incorporarlas en una 'píldora mágica' para la prevención de enfermedades, luchan por conferir los mismos beneficios como cuando se consumen a partir de alimentos enteros.

- ✓ La mayoría de las vitaminas se ven afectadas negativamente por los tratamientos térmicos, pero las vitaminas hidrosolubles (complejo B, C) son particularmente sensibles al calor y al tiempo de almacenamiento.

- ✓ Las vitaminas del complejo B se añaden sintéticamente al alimento durante el proceso de mezcla. La tiamina (vitamina B1) pareciera ser particularmente complicada para la alimentación procesada, ya que cuenta con múltiples retiros a gran escala anualmente.

- ✓ La vitamina C no es requerida en el alimento para perros ya que ellos pueden producirlo por si solos, aunque son poco eficaces en ello. La habilidad de sintetizar vitamina C sea probablemente superada en perros enfermos y estresados. Estudios muestra que perros enfermos se benefician de la adición de vitamina C en su comida diaria. Con una dieta basada en un alimento ultra-procesado, un esperado refuerzo vitamínico nunca llegará.

✓ Las dosis recomendadas de vitamina C son las siguientes:
- 100mg/kg peso corporal bajo estrés ligero
- 200mg/kg bajo estrés moderado
- 300mg/kg bajo fuerte estrés

✓ La suplementación incorrecta de vitamina D de los alimentos para mascotas ultra-procesados continúan siendo una amenaza letal para ellas, evidente con la última colosal retirada de la marca Hill´s.

✓ Tal y como están las cosas, ningún productor de alimentos secos te dirá de forma fiable el contenido de vitaminas en el alimento de tu perro al momento de que lo coma.

✓ Varios estudios muestran que perros que viven con una dieta ultra-procesada se benefician de vitaminas añadidas en su dieta.

Referencias Capítulo Nueve

1   AAFCO (Association of American Feed Control Officials) 2014. Proposed Revisions Editedper Comments for 2014 Official Publication. Available online, www.aafco.orf
2   National Research Council (NRC, 2006). *Your dog's nutritional needs. A Science-Based-Guide For Pet Owners*. National Academy of Sciences.
3   Abbaspour, N., Hurrell, R. and Kelishadi, R. (2014). Review on iron and its importance forhuman health. Journal of Research in Medical Sciences, 19(2): 164–174
4   Johnston, A.N., Center, S.A., McDonough, S.P. *et al*. (2013). Hepatic copper concentrationsin Labrador Retrievers with and without chronic hepatitis: 72 cases (1980–2010). Journal ofthe American Veterinary Medical Association, 242(3): 372–380
5   Bryson, B. (2010). *At home: A short history of private life*. New York: Doubleday
6   Brody, S. Preut, R., Schommer, K. *et al*. (2002). A randomized controlled trial of highdose ascorbic acid for reduction of blood pressure, cortisol, and subjective responses topsychological stress. Psychopharmacology, 159(3): 319–324
7   Villanueva, C. and Kross, R.D. (2012). Review: Antioxidant-Induced Stress. International-Journal of Molecular Science, 13: 2091–2109

8   Milunsky, A., Jick, H., Jick, S.S. et al. (1989). Multivitamin/Folic Acid Supplementation inEarly Pregnancy Reduces the Prevalence of Neural Tube Defects. Journal of the AmericanMedical Association, 262(20): 2847–2852

9   Wang, X., Qin, X., Demirtas, H. et al. (2007). Efficacy of folic acid supplementation instroke prevention: A meta-analysis. The Lancet, 369(9576): 1876–188210 Kim, Y.I. (2006). Does a High Folate Intake Increase the Risk of Breast Cancer? NutritionReview, 64(10): 468–475

11 Nohr, E.A. Olsen, J., Bech. B.H., Bodnar, L.M., Olsen, S.F., Catov, J.M. (2014).Periconceptional intake of vitamins and fetal death: A cohort study on multivitamins andfolate. International Journal of Epidemiology, 43(1): 174–184

12 The Alpha-Tocopherol Beta Carotene Cancer Prevention Study Group (1994). The Effect ofVitamin E and Beta Carotene on the Incidence of Lung Cancer and Other Cancers in MaleSmokers (1994). New England Journal of Medicine, 330:1029–1035

13 Omenn, G.S., Goodman, G.E., Thornquist, M.D. et al. (1996). Risk Factors for Lung Cancerand for Intervention Effects in CARE T, the Beta-Carotene and Retinol Efficacy Trial. Journalof the National Cancer Institute, 88(21): 1550–1559

14 Bjelakovic, B. and Gluud, C. (2007). Surviving Antioxidant Supplements. Journal of theNational Cancer Institute, 99(10): 742–743

15 Klein, E.A., Thompson, I.M., Tangen, C.M. (2011). Vitamin E and the Risk of ProstateCancer. The Journal of the American Medical Association, 306(14): 1549–1556

16 Bjelakovic, G., Nikolova, D. and Gluud C. (2013). Meta-regression analyses, meta-analyses, and trial sequential analyses of the effects of supplementation with beta-carotene, vitaminA, and vitamin E singly or in different combinations on all-cause mortality: Do we haveevidence for lack of harm? PLoS One, 8(9):e74558

17 Soni, M.G., Thurmond, T.S., Miller, E.R. et al. (2010). Safety of Vitamins and Minerals:-Controversies and Perspective. Toxicological Sciences, 118(2): 348–355

18 Dierenfeld, E.S., Alcorn, H.L. and Jacobsen, K.L. (2002). Nutrient Composition of Whole-Vertebrate Prey (Excluding Fish) Fed in Zoos.U.S. Department of Agriculture. Publishedonline, www.researchgate.net

19 Levin, E. (2005). Vitamin E isn't helpful and may be harmful. British Medical Journal, 330:0–f

20 Mikkelsen, K., Stojanovska, L. and Apostolopoulos, V. (2016). The Effects of Vitamin B inDepression. Current Medicinal Chemistry, 23(38): 4317–4337

21 Harding, K.L, Judah, R.D. and Gant, C.E. (2003a). Outcome-Based Comparison of Ritalinversus Food-Supplement Treated Children with AD/HD. Alternative Medicine Review,8(3): 319–330

22 Harding, K. L., Judah, R. D. and Gant, C. E. (2003b). Nutrient supplementation is as effectiveas ritalin for curing ADHD and hyperactivity. Alternative Medicine Review, 8(3): 319–331

23 Cheraskin, E., Ringsdorf, W. M., Brecher, A. (1981). *Psychodietetics.Food as the key toemotional health*. Stein & Day Publishers

24 Chatterjee, A. Majumder, B. Nandi, N. Subramanian (1975). Synthesis and some majorfunctions of vitamin C in animals. Annals of the New York Academy of Science, 258: 24–47

25 Hesta, M., Ottermans, C., Krammer-Lukas, S. *et al.* (2009). The effect of vitamin Csupplementation in healthy dogs on antioxidative capacity and immune parameters. AnimalPhysiology and Animal Nutrition, 93(1): 26–34

26 Marshall, R.J., Scott, K.C., Hill, R.C. *et al.* (2002). Supplemental vitamin C appears to slowracing greyhounds. Journal of Nutrition, 132(6, Suppl 2): 1616S–1621S

27 Belfield, W.O. (1967). Vitamin C in treatment of canine and feline distemper complex.Veterinary Medicine in Small Animal Clinics, 62(4): 345–348

28 Leveque, J.I. (1969). Ascorbic acid in treatment of the canine distemper complex. VeterinaryMedicine in Small Animal Clinics, 64: 997–1001

29 Billinghurst, I. (1993). *Give your dog a bone*. Self-published.

30 AAFCO (Association of American Feed Control Officials, 2016). Dog and Cat Food NutrientProfiles. Official Publication, See AAFCO.org

31 Lešková, E., Kubíková, J., Kováčiková, E. *et al.* (2006). Vitamin losses: Retention duringheat treatment and continual changes expressed by mathematical models. Journal of Food-Composition and Analysis, 19(4): 252–276

32 Björck, I. and Asp, N. G. (1983). The effects of extrusion cooking on nutritional value – Aliterature review. Journal of Food Engineering, 2(4): 281–308

33 Killeit, U. (1994). Vitamin retention in extrusion cooking. Food Chemistry, 49(2): 149–155

34 Hoffmann LaRoche, F.T. and Nutley, N.J. (1995). Paper presented at the Science andTechnology Center, Hill's Pet Nutrition, Inc, Topeka, KS, on vitamin stability in canned andextruded pet food, 1995

35 Mooney, A. (2010). *Stability of Essential Nutrients in Petfood Manufacturing and Storage*. Masters Thesis. Kansas State University

36 Hoffmann LaRoche, F.T. (1995). Paper presented at the Science and Technology Center, Hill's Pet Nutrition, Inc, Topeka, KS, *Vitamin stability in canned and extruded pet food*.Cited in Hand *et al.* 2010, Chapter 8

37 Rumbeiha, W. and Morrison, J. (2011). A Review of Class I and Class II Pet Food RecallsInvolving Chemical Contaminants from 1996 to 2008. Journal of Medical Toxicology, 7(1):60–66

38 Brice-Saddler, M. (2019). *A dog food company recalled its products, but these grieving petowners say it's too late*. Washington Post. Published online, Feb 9th, www.washingtonpost.com

39 Wall, T. (2019). *35 lawsuits combine over Hill's vitamin D dog food recall*. Pet Food IndustryMagazine. Published online, Oct 10th, www.petfoodindustry.com

40 Markovich, J.E., Freeman, L.M. and Heinze, C.R. (2014). Analysis of thiamineconcentrations in commercial canned foods formulated for cats. Journal of the AmericanVeterinary Medical Association, 244(2): 175-179

41 Chew, B.S., Park, J.S., Wong, T.S. *et al.* (2000). Dietary carotene stimulates cell-mediatedand humoral immune response in dogs. Journal of Nutrition, 130: 1910–1913

42 Heaton, P., Reed, C.F., Mann, S.J. et al. (2002). Role of dietary antioxidants to protectagainst DNA damage in adult dogs. Journal of Nutrition, 132: 1720S–1724S

43 Khoo C., Cunnick J., Friesen K. et al. (2005). The role of supplementary dietary antioxidantson immune response in puppies. Vet Therapeutics, 6:43–56

44 Hernandez-Sherwood, C. (2010). *How to feed an astronaut: A talk with NASA's space food manager*. Published online Nov 18 2010 www.zdnet.com

45 Hazewinkel, H.A.W. (1985). Influences of Chronic Calcium Excess on the SkeletalDevelopment of Growing Great Danes, Journal of the American Animal HospitalAssociation, 21: 377–391, 1985

46 Nap, R.C., Hazewinkel, H.A.W. and Voorhout, G. (1993). The influence of the dietaryprotein content on growth In giant breed dogs. Journal of Veterinary and ComparativeOrthopaedics and Traumatology, 6: 1–8

47 Goodman S.A., Montgomery R.D., Lauten S.D. et al. (1997). Orthopedic observations inGreat Dane puppies fed diets varying in calcium and phosphorus content—A preliminaryreport. Veterinary and Comparative Orthopaedics and Trauma, 10: 75

48 Lauten, S.D., Cox, N.R., Brawner, W.R. et al. (2002). Influence of dietary calcium andphosphorus content in a fixed ratio on growth and development in Great Danes. AmericanJournal of Veterinary Research, 63(7): 1036–1047

49 Thixton, S. (2015). *The Pet Food Test Results*. Published online, Jan 4th, www.truthaboutpetfood.com

50 Hedhammar, A., Krook, F. W. Whalen, J. P. et al. (1974). Over nutrition and skeletal disease:An experimental study in growing Great Dane dogs. Cornell Veterinarian, 64(2, suppl. 5):1–159

51 Goedegebuure, S.A. and Hazewinkel, H.A.W. (1986). Morphological findings in youngdogs chronically fed a diet containing excess calcium. Veterinary Pathology, 23(5): 594–605

52 Hazewinkel, A.W. (1991). Growth and Skeletal Development in Great Dane Pups FedDifferent Levels of Protein Intake. The Journal of Nutrition, 121: S107–S113

53 Hsu, C. H. (1997). Are we mismanaging calcium and phosphate metabolism in renal failure?American Journal of Kidney Disease, 29(4): 641–649

54 Richardson, D. C. and Toll, P.W. (1997). Relationship of nutrition to developmental skeletaldisease in young dogs. Veterinary Clinical Nutrition, 4: 6–13

55 LaFond, E., Breur, G.J. and Austin, C.C. (2002). Breed susceptibility for developmentalorthopedic diseases in dogs. Journal of the American Animal Hospital Association, 38(5):467–477

56 Hazewinkel, H.A.W. (2004). *Nutritional Influences on Hip Dysplasia*. 29th Annual Congressof World Small Animal Veterinary Association

57 Hazewinkel, H. and Mott, J. (2006). *Main nutritional imbalances in osteoarticular diseases*.In P. Pibot, V. Biourge and D. Elliott (Eds.), Encyclopaedia of canine clinical nutrition(p348–383). Castle Cary, UK: Royal Canin

58 Tryfonidou, M.A., van den Broek, J., van den Brom, W. E. et al. (2002). Intestinal calciumabsorption in growing dogs is influenced by calcium intake and age but not by growth rate. Journal of Nutrition,132: 3363–3368

59 Napoli, N., Thompson, J., Civitelli, R. et al. (2007). Effects of dietary calcium comparedwith calcium supplements on estrogen metabolism and bone mineral density. AmericanJournal of Clinical Nutrition, 85: 1428-1433

60 Alexander, J., Stockman, J., Atwal, J. et al. (2018). Effects of the long-term feeding of dietsenriched with inorganic phosphorus on the adult feline kidney and phosphorus metabolism. British Journal of Nutrition, 21: 1–21

61 Coltherd, J.C., Staunton, R., Colyer, A. et al. (2019). Not all forms of dietary phosphorusare equal: an evaluation of postprandial phosphorus concentrations in the plasma of the cat. British Journal of Nutrition, 121(3): 270–284

62 Ho, S.K. and Hdiroglou, M. (1977). Effects of dietary chelated, sequestered zinc and zincsulphate on growing lambs fed a purified diet. Canadian Journal of Animal Science, 57:93–99

63 Ashmead, H.D., Graff, D.J. and Ashmead, H.H. (1985). Intestinal absorption of metal ionsand chelates. Springfield, IL: CC Thomas

64 Wedekind, K.J. and Baker, D.H. (1990). Zinc bioavailability in feed grade sources of zinc. Journal of Animal Science, 68: 684–689

65 Mertz, W. and Roginski, E.E. (1971). *Newer trace elements in nutrition.* New York: Marcel-Dekker

66 Hallberg, L. and Rossander-Hulthen, L. (1993). Factors influencing the bioavailability ofiron in man. In U. Schlemmer (Ed.), Bioavailability '93: Nutritional, chemical and foodprocessing implications of nutrient availability (pp. 23–32). Ettlingen, Germany: Federationof European Chemical Societies

67 Lowe, J.A., Wiseman, J. and Cole, D.J.A. (1994a). Absorption and retention of zinc whenadministered as an amino-acid chelate in the dog. Journal of Nutrition, 124: 2572–2574.

68 Lowe, J.A., Wiseman, J. and Cole, D.J.A. (1994b). Zinc source influences zinc retention inhair and hair growth in the dog. Journal of Nutrition, 124: 2575S–2576S

69 Wedekind, K.J. and Lowry, S.R. (1998). Are organic zinc sources efficacious in puppies?-Journal of Nutrition, 128(12), 25935–25955

70 Robertson, B.T. and Burns, M.J. (1963). Zinc metabolism and zinc deficiency syndrome indogs. American Journal of Veterinary Research, 24: 777–1002

71 Hoff, J.E. (1945). The influence of phytic acid on the absorption of Ca and Ph. Biochemical-Journal, 40: 189–192

72 Forbes, R.M., Parker, H.M. and Erdman, J.W., Jr (1984). Effects of dietary phytate, calciumand magnesium levels on zinc bioavailability to rats. Journal of Nutrition, 114: 1421–1425

73 Van den Broek, A. and Thoday, K. (1986). Skin diseases in dogs associated with zincdeficiency: A report of 5 cases. Journal of Small Animal Practice, 27: 313–323

74 Sousa, C.A., Stannard, A.A., Ihrke, P. J. et al. (1988). Dermatosis associated with feedinggeneric dog food: 13 cases (1981–1982). Journal of the American Veterinary MedicineAssociation, 192(5): 676–680

75 Huber, T.L., Laflamme, D.P., et al. (1991). Comparison of procedures for assessingadequacy of dog foods. Journal of American Veterinary Medical Association, 199: 731-734

76 Larsen, T. and Sandström, B. (1992). Effect of calcium, copper, and zinc levels in a rapeseedmeal diet on mineral and trace element utilization in the rat. Biological Trace ElementResearch, 35(2): 167–184

77 Watson, T.D.G. (1998). Diet and skin disease in dogs and cats. Journal of Nutrition,128(12): 2783S–2789S

78 Ewer, R.F. (1973). *The carnivores*. London: Weidenfield and Nicolson

79 Nap, R.C. and Hazewinkel, H.A.W. (1994). Growth and skeletal development in the dog inrelation to nutrition; a review. Veterinary Quarterly, 16(1): 50–59

80 Weaver, C.M., Peacock, M. and Johnston Jr., C.C. (1999). Adolescent Nutrition in thePrevention of Postmenopausal Osteoporosis. The Journal of Clinical Endocrinology &Metabolism, 84(6): 1839–1843

81 Mann, J. and Truswell, S.A. (2002). Essentials of Human Nutrition, 2nd Ed. Editors OxfordUniversity Press

82 Hurrell, R.F., Reddy, M.B., Juillerat, M.A. *et al*. (2003). Degradation of phytic acid in cerealporridges improves iron absorption by human subjects. American Journal of Clinical Nutrition,77: 1213–1219

83 Hellanda, S., Denstadlib, V., Wittena, P.E. *et al*. (2006). Hyper dense vertebrae andmineral content in Atlantic salmon (*Salmo salar*L.) fed diets with graded levels ofphytic acid. Aquaculture, 261(2): 603–614

84 Mahajan, S.K., Prasad, A.S., Lambujon, J. *et al*. (1980). Improvement of uremic hipogeusia by zinc: a double-blind study. The American Society for Clinical Nutrition, 33(7): 1517–1521

85 Denton, D.A. (1967). *Salt appetite*.In Handbook of Physiology, Vol. 1.*cited in* Serpell, J.(1995). The domestic dog: Its evolution, behaviour, and interactions with people. Cambridge, UK: Cambridge University Press

86 Rozin, P. and Kalat, J.W. (1971).Specific hungers and poison avoidance as adaptivespecialisations of learning. Psychological Reviews, 78: 459–486

87 Hand, M.S., Thatcher, C.D., Remillard, R.L. *et al*. (2010). *Small Animal Clinical Nutrition*,- 5th Edition. Published by The Mark Morris Institute, Kansas, U.S

88 Scientific Advisory Committee on Nutrition (2003). Salt and Health.The Stationery Office. London. https://www.gov.uk/government/publications/sacn-salt-and-health-report

89 Gupta, B.N., Linden, R.J., Mary, S.G. *et al*. (1981). The influence of high and low sodiumintake on blood volume in the dog. Quarterly Journal of Experimental Physiology, 6: 117–128

90 AAFCO (Association of American Feed Control Officials, 2014). Proposed RevisionsEdited per Comments for 2014. Official Publication. Available online, www.aafco.org

91 World Health Organisation (WHO, 2013). *A global brief on hypertension: silent killer, global health crisis*. Official Publication. Available online www.ish-world.com

92 Anderson, L.J. and Fisher, E.W. (1968). The blood pressure in canine interstitial nephritis. Research in Veterinary Science, 9: 304–313

93 Cowgill, L.D. and Kallet, A.J. (1986). *Systemic hypertension*. In: Kirk RW, ed. CurrentVeterinary Therapy IX. Philadelphia, PA: WB Saunders Co, 360–364

94 Rocchini, A.P., Moorehead, C.P., Wentz, E. *et al.* (1987). Obesity-induced hypertension in- the dog. Hypertension, 9(3): 64–-68

95 Littman, M.P. (1990). Chronic spontaneous systemic hypertension in dogs and cats. In:Proceedings. Eighth Veterinary Medical Forum, American College of Veterinary InternalMedicine, Washington, DC, May: 209–212

96 Ross, L.A. (1992). *Endocrine hypertension*. In: Kirk RW, Bonagura JD, eds. CurrentVeterinary Therapy XI. Philadelphia, PA: WB Saunders Co., 309–313

97 Simpson, F.O. (1979). Salt and hypertension: a skeptical review of the evidence. ClinicalScience (London), Supplement 5: 463s–480s

98 Brown, S. A. (2007). Salt, hypertension and chronic kidney disease. Veterinary Focus, 17(1):45

99 Krieger, J.E., Liard, J.F. and Cowley, A.W. (1990). Hemodynamics, fluid volume, andhormonal responses to chronic high-salt intake in dogs. American Journal of Physiology,259: H1629–H1636

100 Greco, D.S., Lees, G.E., Dzendzel, G. *et al.* (1994). Effects of dietary sodium intake on bloodpressure measurements in partially nephrectomized dogs. American Journal of VeterinaryResearch, 55: 160–165

101 Okin, P.M., Kjeldsen, S.E., Julius, S. *et al.* (2010). All-cause and cardiovascularmortality in relation to changing heart rate during treatment of hypertensive patients withelectrocardiographic left ventricular hypertrophy. European Heart Journal, 31(18): 2271–2279

102 Stolarz-Skrzypek, K., Kuznetsova, T., Thijs, L. *et al.* (2011). Fatal and Nonfatal Outcomes, Incidence of Hypertension, and Blood Pressure Changes in Relation to Urinary SodiumExcretion. The Journal of the American Medical Association, 305(17): 1777–1785

CAPÍTULO 10

Grasas

Grasas Buenas y Grasas Malas

Si tuviera que preguntarte ¿cuál grasa sería mejor para ti?–una grasa recogida de la parte superior de una cuba de renderizado que contenga una variedad de desechos de carne proveniente de una tierra muy lejana, cocinada en una croqueta hace un año atrás, químicamente preservada, guardada en un envase que ha estado por meses en una bodega a diversas temperaturas para que sea abierta y se guarde en un armario por un par de semanas O la grasa de la carne de una sardina recientemente pescada del mar, ¿cuál elegirías?

No vamos a responder eso por dignidad, pero al igual con la pregunta "¿te apetece un poco de mi comida seca barata hecha con botas viejas y aserrín?" Tenemos que hacer que las personas piensen en la calidad de las grasas que comen sus mascotas. Y un poco de perspectiva ayuda en este proceso.

Por las últimas dos décadas, la grasa ha sido el enemigo de la población, y los productos bajos en grasa se han puesto de moda. Lamentablemente, esto últimamente ha conducido a producir dietas con más carbohidratos y azúcar, proporcionando nuestra epidemia de obesidad, diabetes y enfermedades cardíacas. Luego comenzamos a descubrir que la grasa fresca es de hecho vital para nuestra salud y procesos metabólicos. Para empezar, y de forma algo irónica, sabemos que las grasas juegan un papel fundamental en el control de peso.[1,2] Las grasas forman el exterior de tus células y como tales se comunican con la insulina, que regulan el azúcar en la sangre de las células y consecuentemente tu hambre. Algunas grasas encienden tus genes que son los responsables de quemarlas, mientras que al mismo tiempo apagan los genes que las almacenan. Los aceites Omega-3 también están involucrados en regular la función de la hormona tiroidea, la cual regula la grasa corporal. Finalmente cuando se emparenta con una buena dosis de proteína, las grasas llenan; siendo los aceites de cadena media como el aceite de coco siendo el más saciante de todos.

Pero no termina ahí. Tu piel está compuesta de montones de grasa, como también tus ojos. Las grasas correctas promueven su buena salud. Las grasas buenas juegan un rol esencial en tu metabolismo y en los procesos de inflamación, lo que lo hace central para las enfermedades. Las grasas correctas combaten el cáncer mientras que las erróneas lo alimentan.[3] La grasa es fundamental para los procesos reproductivos donde las grasas equivocadas pueden dar lugar a complicaciones con el síndrome pre-menstrual y menopausia. En los hombres, una carencia de grasas buenas reduce los andrógenos y la testosterona, fundamentales para la salud reproductiva y crecimiento corporal. Lagrasa tienen un rol crucial en la densidad mineral ósea y en la osteoporosis.[1] Tu cerebro funciona con colesterol y grasa; en especial, DHA (ácido docosahexaenoico). Las grasas buenas provocan un mejor estado de ánimo y menos riesgo de sufrir depresión. De hecho, niveles bajo de colesterol en el cerebro son asociados con un incremento de las tendencias suicidas, una consecuencia casi directa de bajos niveles del neurotransmisor serotonina (la hormona que nos hace sentir bien) en la sangre.[4]

De todas las grasas que hay, unas de las más discutidas son el Omega-3 y Omega-6. Estos dos ácidos grasos poliinsaturados han saltado a la fama ya que muchos estudios demuestran ampliamente su importancia para una buena salud. El Omega-3 es el ácido graso antiinflamatorio, lo que reduce la inflamación en las articulaciones y alivia los síntomas de artritis, también posee un rol esencial en el sistema nervioso, visión, aprendizaje, almacenamiento y quema de grasa. El Omega-6 no sólo es esencial para la función cerebral, sino también para el crecimiento y desarrollo. Es vital para la salud de los huesos, pelo y crecimiento y reparación de uñas y piel. Además, mantiene el sistema reproductivo, también aparte tiene un rol fundamental en el metabolismo energético.

Así que, si buscas un bonito cuerpo delgado, con linda piel, buena visión, huesos fuertes, menos cáncer, mejor ánimo y un robusto sistema reproductivo, entonces necesitas consumir buenas grasas de forma regular.

Esto plantea la pregunta: ¿Qué es una grasa mala? Ha ce un tiempo, a finales del siglo XX, las grasas saturadas (carne, lácteos, aceite de coco) recibieron un montón de mala prensa basada en unas investigaciones bien confusas. Comenzamos a bajar la ingesta de grasa saturada y, lamentablemente la reemplazamos por carbohidratos, agravando los problemas que estábamos tratando de evitar, como la diabetes y obesidad.

Sin embargo, hemos retrocedido en este caso. Un meta-análisis que agrupó datos de 21 estudios, incluyendo casi 348.000 adultos, no encontró diferencias en el riesgo de enfermedad cardíaca y derrame cerebral entre las personas que consumían dosis bajas y dosis altas de grasa saturada.[5]

Ahora sabemos que las grasas saturadas son los pilares de las membranas celulares y hormonas. Ellas son los transportadoras de las vitaminas liposolubles A, D,

E y K. Ayudan a disminuir los niveles de colesterol y a prevenir el cáncer. Incluso actúan como agentes antivirales.

Por otro lado, las grasas trans son efectivamente muy desagradables. Ellas son las que evitan que la margarina se endurezca. Se encuentran comúnmente en galletas, cereales, repostería, aderezos de ensaladas, alimentos fritos entre otras comidas sabrosas. Mientras que las grasas trans ocurren de forma natural en pequeñas cantidades en la carne y en lácteos, fue cuando comenzamos a crearlas en un laboratorio con un proceso llamado hidrogenación (la adición de hidrogeno a un aceite líquido para crear grasas sólidas y por lo tanto aumentar su duración y estabilidad) y consumirlas en grandes cantidades lo que gatilló todo esto.

En 1911, Procter & Gamble reconoció el potencial de este proceso de hidrogenación, estableciendo la patente y así comenzó su campaña de marketing para vender su nuevo milagro de grasa trans llamado Crisco Shortening. La Segunda Guerra Mundial y la escasez de mantequilla le dieron a esta campaña el empuje que necesitaba, convirtiendo a las margarinas en una norma en nuestro refrigerador. Los expertos se sumaron con 'evidencia' que no sólo nos decían que las grasas saturadas eran malas para nosotros, sino que las grasas trans eran la respuesta, lo que fueron excelentes noticias para Procter & Gamble. A finales de 1980 la masiva campaña anti grasas saturadas de P&G rindió frutos, reemplazando las grasas saturadas por las grasas trans en virtualmente todos los alimentos. Todos se subieron a bordo, incluso la American Heart Foundation comenzó a galardonar con su sello oficial de 'Heart Healthy' (corazón saludable) a los alimentos cargados de calorías y grasas trans que incluían Frosted Flakes (N.del.T.: Zucaritas) y Pop-tarts.

Resulta que la evidencia presentada era algo errónea. Ahora sabemos que las grasas trans potencian la inflamación crónica en el cuerpo.[6] Con el paso del tiempo, aumentan la probabilidad de sufrir enfermedades al corazón, derrame cerebral, diabetes y otras condiciones crónicas.[7] Y no es mucho lo que se necesita. En su revisión del tema, Mozaffarian *et al.* (2006)[7] mostraron que por cada 2% de calorías provenientes de grasas trans que se consuman diariamente, el riesgo de sufrir problemas al corazón aumenta un 23%. Estos autores señalan que eliminando la producción industrial de grasas trans de la cadena alimenticia de Estados Unidos podría prevenir entre un 6% a 19% los ataques al corazón y muertes relacionadas a esto, o tanto como 200.000 almas cada año. Tampoco termina ahí. Las grasas trans aumentan el colesterol LDL (low-density lipoprotein) en el torrente sanguíneo y esto conduce a uno de los malentendidos más grandes en la nutrición humana.

Por años, hemos pensado que la causa de las enfermedades del corazón era todo el colesterol que tapaba las arterias de las víctimas. Como la idea de que si comes mucha grasa vas a engordar, esto tiene sentido, ¿verdad? Pero, por más de veinte años hemos sabido que en la mayoría de los individuos, la dieta tiene poco que ver con esto.[8, 9] De lo que realmente estábamos siendo testigos, era un cuerpo que estaba desesperadamente tratando de sanarse. La mayoría de tu 'dañino' colesterol LDL, aproximadamente un 80% del mismo, es de hecho producido por tu propio hígado e intestinos. El colesterol LDL posee un rango de funciones vitales para el cuerpo incluyendo la integridad de la membrana celular, pero también trabaja para reducir la inflamación en el cuerpo. En esencia, el colesterol es como la espuma de un extintor de incendios. Estaba tratando de sacar el fuego que se produce por tu mala dieta y estilo de vida (las grasas trans por si solas no aumentan tu colesterol sanguíneo – cualquier cosa que cause inflamación crónica hará eso, incluyendo obesidad, diabetes, fumar, falta de ejercicios). Típico de la medicina moderna, vemos los síntomas y trabajamos para reducir el colesterol por medio de un cambio de dieta, sino también en fármacos para bajar el colesterol que rápidamente crecieron en el mercado por unos $20 billones en 2016. A pesar de que sabemos por más de veinte años que el colesterol no es el enemigo *per se*, parece que los adultos mayores del mundo se encuentran ahora consumiendo drogas para bajar el colesterol. Tan rápido que entraron al mercado, tan lento es que se van.

Por todas estas razones, las grasas trans son claramente algo que hay que evitar. En 2015, la FDA decretó que las grasas trans eran tan peligrosas que deben ser completamente eliminadas de nuestra comida para el 1 de enero de 2020. Es abril del 2020 y todavía se usan en algunas margarinas y aceites vegetales y por lo tanto, en comida rápida frita, pero también en manteca vegetal, y así muchos productos horneados que usan mantecas en la mezcla.

Así que, las grasas buenas promueven una buena salud. Las malas no lo hacen. Pero tampoco es cosa de buenas o malas. Debemos poner atención a la calidad también, ya que las grasas buenas de hecho se pueden producir muy mal. ¿Has escuchado de la ranciedad? Esto es la oxigenación de las grasas. Cuando las grasas buenas son expuestas al aire, ellas se oxidan y se vuelven rancias, creando radicales libres. Estas son pequeñas partículas malvadas que andan zumbando cerca de las células provocando su destrucción. Con el fin de contener y neutralizar, el cuerpo debe usar sus antioxidantes como las vitaminas A, C, D y E. Esto deja con pocos recursos tu cuerpo para reparar células y prevenir enfermedades. Y si los niveles bajan demasiado o los radicales libres sobrecargan la habilidad del cuerpo para regularlos, una condición llamada 'estrés oxidativo' se genera y la enfermedad se establece, provocando un debilitamiento del sistema inmune, cáncer, problemas cardiovasculares, daño hepático y dermatológico.[10]

Luego tienes que considerar los efectos del calor en la grasa. El oxígeno de la grasa para freír reacciona con el aceite[11] en un proceso conocido como oxidación térmica. El problema no es sólo la formación de radicales libres, sino también la formación de aldehídos. Los científicos han relacionado estos aldehídos en aceites vegetales usados para freír con numerosas enfermedades incluyendo cáncer, enfermedad cardíaca y demencia, siendo el aceite de maíz y girasol lo peores ofensores.[12-14] Incluso el humo de aceites vegetales cocinados están relacionados con cáncer de pulmón en mujeres chinas.[15]

Para resumir, aquí está la historia de la grasa en diez palabras:

Grasas frescas en su estado natural, buenas. De fábrica, malas.

Los Perros se Benefician al Proporcionarles Grasas Buenas

Mientras que los conceptos de grasas buenas o grasas malas son apropiados para la salud humana, los perros parecen funcionar un poco diferente. Ellos son más capaces de manejar una mayor cantidad de grasa que nosotros. Nuestras grasas 'malas' no pareciera que los afecta de la misma manera. Estudios hasta el momento sugieren que los perros (y gatos) pueden permanecer en un estado casi perpetuo de tener más colesterol HDL que colesterol LDL, sin importar que tipos de dieta ellos consuman.[16] Además, ellos parecen ser completamente resistentes al desarrollo de hipercolesterolemia (colesterol alto) y ateroesclerosis (donde se forman placas en las arterias y venas, conduciendo a ataques cardiacos o derrame cerebral). Esto es lo opuesto de lo que esperarías en humanos en este estado.

Pero esto no significa que la cantidad y calidad de grasa no importa en el perro. Claro que importa. Como en los humanos, los perros sufren de deficiencias de vitaminas, proteínas y grasa cuando son expuestos a grasa rancia. Así es como descubrimos estas cosas en nosotros en primer lugar.[17] Y es por eso que prefieren que su grasa sea la más fresca posible. Cuando se les presenta una dieta seca que varía en la rancidez de las grasas, ellos siempre eligen el alimento seco con la grasa menos rancia.[17]

Asimismo, los perros se ven beneficiar inmediatamente al adicionar grasa buena en la forma de Omega-3. Se ha probado que suplementar perros con Omega-3 ayuda en la reparación de la piel, en mejorar el desarrollo del sistema nervioso y la cognición en general, para reducir significativamente la necesidad de esteroides y combatir cáncer en perros.[18-25] Se ha probado que suplementar alimentos secos 'completos' para perros con aceites de buena calidad como el ácido linoleico (un tipo de Omega-6), mejora la calidad del pelaje en perros.[26] Heinemann *et al.* (2005)[27] encontraron que suplementar una perra lactante que estaba consumiendo un alimento seco 'completo' hecho por Nestlé Purina Pet Care con Omega-3, mejoró significativamente el rendimiento visual de las crías después de doce semanas. En un estudio sobre el uso de alimentos para mascotas 'hipoalergénicos' por sobre los alimentos regulares en perros que sufrían prurito, Ricci *et al.* (2009)[28] teorizaron la razón que se encontraba detrás de la mejora parcial de los síntomas clínicos con las dietas hipoalergénicas, se debe al hecho de que contenían grasas de aceite de pescado.

Entonces, un aceite Omega-3 de buena calidad es un agregado vital para la dieta de tu perro. Pero un poco más de información es necesaria. Los aceites

Omega-3 y Omega-6 son de hecho una colección de ácidos grasos, incluyendo el ácido linoleico (LA, un ácido graso Omega-6), ácido alfa-linolenico (ALA, un ácido graso Omega-3), ácido eicosapentaenoico (EPA, un ácido graso Omega-3) y ácido docosahexaenoico (DHA, un ácido graso Omega-3).

En los humanos, LA y ALA son denominados como ácidos grasos esenciales ya que nuestro cuerpo no los puede sintetizar por sí solo, deben ser consumidos en la dieta. Ya que somos fisiológicamente aptos para producir los otros (EPA y DHA) del ALA[29,30] no son considerados ácidos grasos realmente esenciales en los humanos.

Por el otro lado, EPA y DHA son considerados ácidos grasos esenciales en perros (y gatos). Mientras que ellos parecen poder satisfacer sus necesidades de Omega-6 tanto con aceites vegetales como con adiciones de grasa animal,[31] los perros y gatos son prácticamente incapaces de llevar la conversión desde ALA; para ser específico, los perros son poco eficaces, ellos requieren muchas reacciones enzimáticas para convertirlo en EPA, [16,31] los gatos carecen completamente de una de las enzimas metabólicas que se necesitan para llevar a cabo este proceso. Por lo tanto, perros y gatos deben obtener el Omega-3 de fuentes animales, mejor obtenidas de la grasa, incluyendo pescados grasos, pero también de cartílagos y órganos grasos como los cerebros y ojos.

De esta forma, EPA y DHA son vitales para el perro. Algunos estudios muestran que suplementar cachorros con aceites de pescado ricos en DHA luego del destete, mejoraron las funciones cognitivas, de memoria, psicomotoras, inmunológicas y de retina en perros en crecimiento.[32] Hadley *et al.* (2017)[33] encontraron que la suplementación con DHA ayuda a una función cerebral saludable en perros mejorando el aprendizaje de la discriminación de formas asociado al procesamiento visual.

A pesar de esto, autores señalan que el 25% de los alimentos secos 'completos' más vendidos en el mercado contienen prácticamente cero EPA y DHA.[34]

Las Grasas Utilizadas en la Comida Para Mascotas

Si te preguntas el por qué las mascotas que comen alimentos 'completos' se benefician al adicionar grasa buena, entonces no tienes que buscar más allá de la grasa que se utiliza en la producción de alimentos para mascotas.

La mayoría de las grasas usadas en la comida basada en cereales proviene de plantas de renderizado. Idealmente, la etiqueta del alimento debería ser capaz de indicar el nombre del animal utilizado, como 'grasa de vacuno' o 'grasa de pollo'. Esto es más deseable que el término vago de 'grasa animal' donde ni ellos pueden decirte de que animal viene la grasa. AAFCO (2008)[35] permite que algunas grasas preocupantes sean incluidas para abastecer a compañías de alimentos para mascotas. No como en la EU, Estados Unidos permite carne de animales enfermos para ser renderizada. Esto es una preocupación cuando sabemos que el tejido graso almacena la mayoría de los químicos lipofílicos creados por el hombre.[36] Esto incluye a mucha de las drogas utilizadas para mantener vivo al animal y / o matarlo.[37] Dejando de lado la carne podrida del animal, el hecho que se permita el uso del aceite y grasa en restaurantes en la UE y Estados Unidos es asombroso. Con la rápida expansión de los restaurantes de cadena rápida a lo largo del planeta y siendo los contenedores de grasa algo habitual en cada una de las instalaciones de reciclaje que haya visitado, existe un gran potencial de que una cantidad preocupante de esta desagradable grasa sea utilizada en comida para mascotas.

Sabemos que un aceite recalentado a altas temperaturas por varias veces es un elemento altamente preocupante.[12-14] Un estudio previo reportó que por 54 semanas, no hubo efectos adversos en perros que recibieron aceites para fritura previamente utilizados en la industria alimentaria.[38] Ahora en un estudio más reciente, una dieta que consistía de 'carne roja' y grasa usada de restaurantes se dio de comer a perros de caza resultando en degeneración retinal y acumulación de lipofuscina (residuos grasos que se encuentran en hígado, riñones, musculo cardiaco, retina, glándulas adrenales, células nerviosas y ganglionares, que resultan del envejecimiento y acumulación del desgaste) en el músculo liso intestinal y en neuronas.[39] Desde la perspectiva de estos autores, es difícil ver como la carne roja puede ser la responsable aquí.

La mezcla renderizada es cocinada bajo altas temperaturas y presión, algo que la grasa odia. Por lo tanto, renderizar disminuye la calidad de la grasa.[40] Esta grasa luego es rociada en el exterior de la croqueta mientras sale de la máquina extrusora. Los perros lo encuentran más sabroso, pero crea otro problema, ya que la grasa odia el oxígeno. De esta forma, la grasa en la croqueta necesita ser preservada químicamente para prevenir su oxidación.

Los productores de alimentos para mascotas utilizan una gran cantidad de químicos sintéticos para prevenir la descomposición de la grasa. Algunos de los tipos más antinaturales son el butilhidroxianisol (BHA), butilhidroxitolueno (BHT) y etoxiquina, los que ya han recibido más mala prensa de la habitual. Ensayos carcinogénicos mostraron que la adición del antioxidante BHA a la dieta de roedores por veinticuatro semanas indujeron una alta incidencia de papiloma y carcinoma de células escamosas enel estómago de ambos sexos.[41]Los autores referenciados, señalaron que sus resultados indican que el BHA debería ser clasificado en la categoría de "suficiente evidencia de carcinogenicidad". En su revisión del tema, Kahl y Kappus (1993),[42] encontraron que "todas las publicaciones encontradas a la fecha están de acuerdo con el hecho de que el BHA y BHT son promotores de tumores". Estudios a largo plazo revelan que estos químicos promueven el crecimiento de tumores, generalmente en estómago e hígado. A pesar de esto, Kahl y Kappus (1993)[42] concluyeron que los niveles de BHA y BHT en los alimentos para consumo humano eran "probablemente inofensivos" y la FDA en los Estados Unidos y las entidades de alimentación europeas afirman algo similar, con esta última aprobando el BHA como aditivo alimentario mientras que al mismo tiempo lo consideran como "posible carcinogénico para los humanos (categoría 2B)", así como un potencial disruptor endocrino de categoría uno (European Food Safety Authority 2011). El US Department of Health and Human Services, National Toxicology Program del 2011, reporte en carcinógenos, establece que el BHA "se prevé razonablemente que sea un carcinógeno en humanos".

Por estas razones, el BHA y BHT están desapareciendo para nuestra suerte en la producción de alimentos para humanos, sin embargo todavía se encuentran en pequeñas cantidades en mantequillas, cereales, gomas de mascar y snacks. Pienso que, considerando la siempre creciente alza de cáncer en humanos y perros, mientras menos carcinógenos en la dieta, es mejor.

Aun así, la grasa en la comida seca para perros debe ser preservada. Estudios demuestran que el BHA supera con creces a algunos de los conservantes más naturales, como los tocoferoles mixtos como la vitamina C y E.[17] Lamentablemente, las grasas preservadas con métodos más naturales tienden a enranciarse al cabo de meses a temperatura ambiente.[17]Cuando los autores referenciados almacenaron una variedad de alimentos secos por doces meses bajo temperaturas tibias, ellos señalaron que los perros optarían por los alimentos preservados con BHA ya que los productos preservados con tocoferoles mixtos (vitamina E) se habían enranciado significativamente. Por lo que los preservantes sintéticos como el BHA y BHT permanecen siendo muy populares en el sector de los alimentos para mascotas hoy día.[43]

La etoxiquina es otro compuesto peligroso. Un químico muy versátil ya que puede ser usado como pesticida, preservante o estabilizador de caucho. Su uso como aditivo directo para alimentos de uso humano se encuentra prohibido en los Estados Unidos, Unión Europea y Australia. En 1988, el Centre for Veterinary Medicine (CVM) de la FDA comenzó a recibir reportes de tutores de mascotas y veterinarios de problemas de salud posiblemente relacionados con la etoxiquina. El CVM no perdió tiempo y *solo nueve años después* le pidió a la industria de alimentos para mascotas que si les importaría bajar los niveles de etoxiquina de 150ppm a 75ppm, considerando que EPA (Enviromental Protection Agency) había determinado que perros mostraron una alza en las enzimas hepáticas con 160ppm, sin mencionar que ellos lo consumen diariamente, y cachorros y perras lactantes comen incluso más por kilo de peso. Afortunadamente, la industria eventualmente cumplió.

¿Cuál es efecto de consumir crónicamente 75ppm de etoxiquina en cada comida? No estoy seguro, pero seguramente no tan malo como consumir 150ppm.

En su artículo para el Journal of Nutrition titulado *Safety of Ethoxyquin in Dog Foods,* Dzanis (1991)[44] señala que los signos reportados de toxicidad por etoxiquina en perros incluyen falla hepática, renal, de tiroides y disfunción reproductiva, efectos teratógenos y carcinogénicos, reacciones alérgicas y una multitud de anormalidades en piel y pelaje. Es interesante señalar que de los tipos de perros afectados, las 'marcas premium' fueron las más incriminadas. Dzanis señala muchos reportes anecdóticos, los cuales afirman que una condición que sufría un perro fue resuelta una vez que se reemplazó la dieta que contenía etoxiquina a una sin ella. Sin embargo, mientras que las compañías de alimentos para mascotas no estén adicionando etoxiquina, debido a 'inconsistencias en el etiquetado de productos' ellos no pueden descartar su inclusión en los ingredientes del producto.

Dejando aparte la seguridad, la preservación de la grasa en la comida para mascotas con químicos parece ser razonablemente efectiva. Estudios muestran que cuando el alimento seco es almacenado por tres meses bajo temperatura ambiente, es esperable una pérdida total de EPA, DHA y ácidos grasos de un 17%, 9% y 11% respectivamente.[45] Sin embargo, y en parte increíble, tengo ninguna información de la tasa de oxidación de grasas de un saco de croquetas que ha sido abierto y expuesto al aire por un tutor de mascotas.

Obteniendo el Balance Correcto de Grasas

Respecto a los Omega-6 y 3, es importante señalar que no es un asunto de cantidad, sino de la proporción. Los humanos evolucionaron con una dieta de Omega-3 y Omega-6 cercana a una relación de 1:1.[46] Pero los occidentales están muy lejos de llegar a esa cercanía. El problema es que no todos los alimentos son balanceados en sus concentraciones de Omega-3 y Omega-6. La mayoría de los aceites vegetales, no todos, son muy altos en Omega-6, mientras que los aceites de pescado y grasa animal son más altos en Omega-3.

Todos sabemos lo bien lo que hacen los Mediterráneos, con su dieta de aceite de pescado.

En comparación a los occidentales que consumen demasiados aceites vegetales, cuyas proporciones son similares a 15:1 o 16:1.[46] Esta es una proporción fuera de lugar. Se cree que estas cantidades excesivas de Omega-6 en nuestras dietas, tienen un rol en la patogénesis de diversas enfermedades, que incluyen enfermedades cardiovasculares, autoinmunes, inflamatorias y cancer.[46] Esto se ha sospechado desde los años 70 cuando investigadores estudiaron a la tribu Inuit de Groenlandia. Los Inuit de Groenlandia consumían grandes cantidades de grasa de pescado y mostraban virtualmente ninguna enfermedad cardiovascular. Los altos niveles de ácidos grasos Omega-3 consumidos por los Inuit redujeron sus niveles de triglicéridos, ritmo cardíaco, presión sanguínea y riesgo de sufrir ateroesclerosis,[47] aunque posiblemente un gran número de factores podrían tener relación en esto también. Dicho esto, Di Nicolantonio (2016),[48] señala como un reciente cambio de los Inuit hacia una dieta más occidental, alta en carbohidratos refinados y azúcar, está lamentablemente alineándolos con las tasas de enfermedades cardiovasculares de los occidentales.

Simopoulos (2002)[46] destaca como estudios recientes señalan que una proporción de 5:1 tenía un efecto beneficioso en pacientes humanos con asma, una relación de 4:1 disminuyó la mortalidad en un 70% en la prevención secundaria de enfermedades cardiovasculares, mientras que una proporción de 2,5:1 redujo la proliferación celular en pacientes con cáncer colorrectal y alivió significativamente el sufrimiento en pacientes con artritis reumatoide. De hecho la literatura sugiere que, partiendo desde 5:1, cuanto más se acerque esta proporción en pacientes que sufren prácticamente cualquier tipo de inflamación, incluyendo problemas que van desde dermatitis, eczema, psoriasis hasta artritis, asma, enfermedad celíaca, enfermedad cardiovascular, síndrome de intestino irritable, cistitis, cáncer y diabetes mejor se sentirá el paciente. Esto implica consumir menos aceites vegetales procesados (papas fritas, ¡aceptémoslo!) y más alimentos cargados con Omega-3 como pescados grasos, aceitunas, nueces y semillas lo más posible.

A pesar de su importancia en humanos, lamentablemente, una proporción fiable de Omega-6 y Omega-3 en perros todavía no se establece. AAFCO (2016)[49] inútilmente recomienda que la relación de los ácidos grasos Omega-6 y Omega-3 sea menos de 30:1. Esto puede ser *extremadamente* alto si nos basamos en lo que hemos aprendido de los humanos omnívoros-herbívoros, que le dan mucho espacio a productos basados en cereales secos obscenamente altos en Omega-6. El resultado seguramente será un incremento en la inflamación en el perro. Respaldando esto, en su revisión de la composición de ácidos grasos en once alimentos comerciales para perros, AhlstrØm et al. (2004)[34] concluyeron que los alimentos secos para perros varían considerablemente en sus proporciones de Omega-6 a Omega-3, y esas desigualdades pueden explicar las diferencias en las respuestas biológicas reportadas por los tutores de perros.

Para tener una idea cual sería la proporción *ideal* de Omega-6 a Omega-3 en un perro, debemos observar el contenido nutricional de las típicas presas silvestres. Paulsen et al. (2014)[50] investigaron la composición de ácidos grasos de una variedad de animales de presa. Las proporciones de Omega-6 a Omega-3 variaron de 2:1 (para la liebre europea), aproximadamente 3:1 para varios ciervos, 4:1 para el faisán silvestre (también para el conejo silvestre), 5:1 para el pato silvestre y faisán, 6:1 para el urogallo, 8:1 para el jabalí (comparado con el 13:1 de los cerdos domésticos) y 11:1 para el pollo doméstico. De esta forma, mientras más natural y orgánico sea el animal, mejor será la proporción de ácidos grasos Omega-6 y Omega-3. Una relación que rodee 4:1 – 5:1 sería por lo tanto bastante bueno para el perro promedio alimentado de forma cruda, temporalmente más bajo si es que se encuentra inflamado.

Algunas Recomendaciones de Grasa

Los análisis de las presas comúnmente consumidas por los perros, indican que ellos, animales magros y corredores de largas distancias evolucionaron bajo una dieta magra. Usando el conejo como una comida promedio, esta sería una cena de aproximadamente cuatro partes proteína y una parte grasa[51] o una relación de EM de aproximadamente 2:1 de proteína es a grasa. Mientras que las dietas altas en grasas pueden usar utilizadas en cachorros y en perras reproductivas y ciertamente en perros de trabajo, hasta que sepamos más debemos asumir que una dieta baja en grasa es óptima para el perro promedio, perro adulto, apartando las diferencias en razas (los huskies seguramente evolucionaron bajo dietas con más grasa)

La pregunta es *cuál* grasa es mejor para ellos. Sabemos que para los humanos mientras más fresca la grasa, mejor. Cuando consumimos grasas frescas, enteras y sin adulteración, más saludables somos, y vivimos más que aquellas sociedades que consumen grasas procesadas. Lamentablemente, los perros hoy reciben grandes cantidades de grasas añejas y fuertemente procesadas. Es prácticamente imposible que un alimento seco para mascotas, fabricado hace muchos meses, que utiliza grasa animal renderizada, proporcione grasas buenas a tu perro. A pesar del uso intensivo de químicos, las grasas se desnaturalizan durante la renderización, almacenamiento y cuando abres el envase. Sabemos que esto es así, ya que cuando se añaden grasas buenas a la dieta seca 'completa' de un perro, se observa sistemáticamente que son beneficiosas.

Como sabemos que uno de cada cuatro de los alimentos más vendidos contiene prácticamente cero EPA y DHA; el resto puede tener proporciones de Omega-6 a Omega-3 tan altos como 30:1. Cualquier persona que compre alimentos secos basados en cereales para mascotas debería considerar suplementar de alguna forma con Omega-3 a su mascota. Hasta hace poco, la forma más fácil de hacer esto es dar cápsulas de aceites de pescado. No recomiendo aceite de salmón de criadero. Es una de las industrias más sucias que existen y destruyen el medio ambiente.

Dicho esto, las cápsulas regulares de pescado también han tenido una mala reputación últimamente. Los aceites que contienen son extremadamente sensibles y muy propensos al daño oxidativo si es que no se manipulan correctamente. El aceite de pescado puede ser una fuente de metales pesados como las dioxinas y PCB´s (Policlorobifenilos), y también es para nada sostenible. Se estima que entre 20-25 millones de toneladas de pescados se extraen de nuestros mares cada año sólo para la elaboración deharinas agrícolas y aceites, ese es el peso combinado de cada ciudadano americano cada año. En mi opinión, todavía siguen siendo más un amigo que un enemigo, desde luego que los mejores tipos. En vez de elegir capsulas de 'aceite de pescado' genéricas, tal vez podrías ir por un producto con la especie nombrada, por ejemplo aceite de salmón salvaje del atlántico (evita el aceite de salmón genérico, proviene de criaderos de salmones, se usan grandes cantidades de químicos y son un desastre para el medio ambiente), o mejor aún como el aceite de abadejo o de sardina (mientras más pequeño el pez, menor será la concentración de metales pesados en este). También existen otras fuentes animales de Omega-3, últimamente ha llamado la atención el krill antártico. Una presa clave para las ballenas y para el completo ecosistema antártico, el krill tampoco es ideal a largo plazo. El fitoplancton es ahora el producto de elección de muchos tutores de mascotas. Mientras que es un poco costoso, obtienes una gran cantidad de EPA/DHA, por lo que valdría la pena.

En mi opinión, el mejor de todos para el día a día podría ser un "aceite de pescado refinado". Esto significa que hay más de lo bueno (EPA&DHA) y menos aceite de relleno. Evita los suplementos de aceite de pescado con vitaminas A y D. Esto es común para la suplementación humana, pero estas vitaminas son almacenadas porel hígado y requieren una dosificación más cuidadosa en los perros. Si yo tomara un suplemento para ayudar a para ayudar a aliviar la rigidez de las articulaciones, me gustaría utilizar un extracto de mejillón de labios verdes extraído con CO2, ya que ya que tiene un Omega muy potente y los estudios muestran que es particularmente eficaz para aliviar el dolor artrítico en los perros.[52]"

Aun así, nada reemplaza a las sardinas frescas y enteras, una fuente fantástica y relativamente sostenible de proteínas y grasas de excelente calidad. Otra gran idea son los mejillones congelados. Un pequeño puñado de estos moluscos lanzados al pasto los convierte en un excelente regalo y están llenos de Omega-3 de calidad entre otros nutrientes. Incluso si tienes que comprar las versiones enlatadas. Aunque esto es importante – si vas a consumir pescado graso en lata, no uses los que tienen aceite de maravilla (cocinado) ya que son altos en Omega-6, lo que negará los beneficios de lo que sea que haya de Omega-3. Es como añadir azúcar (inflamatoria) a un probiótico que está destinado beneficiar a un intestino en problemas, la industria alimentaria repetidamente demuestra que si el producto tiene algún beneficio real para el consumidor importa poco, 'contiene Omega-3' se ve bien en la etiqueta y se venden unidades. Es mucho mejor en salmuera (verter el exceso) o en agua dulce.

Para una función básica, los perros requieren alrededor de 20 a 30mg de EPA y DHA por kilo de peso diario. Una lata de sardinas/caballa contiene hasta 300mg, aunque cocinados, de EPA y DHA.

Puntos a destacar

✓ Una buena grasa es fundamental para una variedad de sistemas en tu cuerpo. Es el centro para los procesos inflamatorios y reproductivos, en la batalla contra el cáncer y en el control de peso. La grasa desempeña un rol crucial en la densidad mineral ósea y en la osteoporosis. Incluso refuerza tu ánimo.

✓ Ejemplos de una buena grasa es el Omega-3. Este es el antiinflamatorio de los ácidos grasos, alivia los síntomas de artritis, juega un papel crucial en el sistema nervioso, visión y aprendizaje, quema y almacenamiento de grasa.

GRASAS

- ✓ Otra grasa buena es el Omega-6. Es esencial para la función cerebral, crecimiento y desarrollo. Es vital para la salud ósea, crecimiento de pelo, uñas, piel y su reparación.

- ✓ Las grasas malas son las creadas por el humano. Una de ellas se produce por un proceso llamado hidrogenación. Estas son las grasas trans y son bien desagradables, se relacionan con el aumento de inflamación, enfermedad cardiaca, embolia, diabetes entre otras condiciones crónicas.

- ✓ Las grasas malas también aparecen cuando expones las buenas a la luz, aire o calor. Altas temperaturas como las usadas al freír, provocan una oxidación termal y esto produce radicales libres que están relacionados con cáncer, problemas a la piel y hepáticos, también se producen aldehídos; ellos están entre las sustancias alimenticias más cancerígenas que hay. Mientras más veces calientes, peor será.

- ✓ La mayoría de la grasa animal usada en la comida para mascotas proviene de plantas de renderizado. En los Estados Unidos, significa que se origina de carne de animales desde muertos, enfermos, moribundos hasta incapacitados, sumado a las toxinas lipofílicas que se encuentran ahí. Tanto Estados Unidos como la UE permiten el uso de aceites de desecho de restaurantes – grasa que sabemos que produce degeneración retinal y acúmulo de lipofuscina en perros.

- ✓ Perros alimentados con una dieta ultra-procesada 'completa' se han visto beneficiarse en gran medida al adicionar grasa buena, esto muestra mejorías en la calidad del pelaje, alivia condiciones dermatológicas e incrementa el desempeño visual en cachorros cuando son administradas a una madre preñada.

- ✓ Los ácidos grasos Omega-3 EPA y DHA son esenciales para los perros y gatos. 25% de los alimentos secos 'completos' más vendidos, probaron contener cero o prácticamente cero EPA y DHA.

- ✓ Ya que la grasa es muy inestable, una variedad de químicos sintéticos se usan para prevenir su descomposición, estos incluyen al BHA, BHT y etoxiquina, todos los cuales tienen una mala reputación, aunque solo sea para el cáncer.

- ✓ Las grasas preservadas 'naturalmente' con vitamina E, no perduran.

- ✓ Una proporción de Omega-3 a Omega-6 de 4-5:1 es aceptable para un perro promedio. Bajar esta proporción en periodos de inflamación es correcto.

- ✓ El fitoplancton es el mejor suplemento de Omega-3 que puedes comprar.

- ✓ Mientras que las sardinas frescas son infinitamente superior, cualquier pez graso enlatado está bien. Solo evita los que vienen conservados en aceite.

Referencias Capítulo Diez

1   Rosen, C.J. and Klibanski, A. (2009). Bone, Fat, and Body Composition: Evolving Conceptsin the Pathogenesis of Osteoporosis. The American Journal of Medicine, 122(5): 409–414
2   Hooper, L., Abdelhamid, A., Moore, H.J. et al. (2012). Effect of reducing total fat intake on body weight: systematic review and meta-analysis of randomised controlled trials andcohort studies. British Medical Journal, 345: e7666
3   WHO, World Health Organisation (2013). *A global brief on Hyper tension. Silent killer, global public health crisis*. Official Publication. Available online, www.who.int
4   Engelberg, H. (1992). Low serum cholesterol and suicide. The Lancet, 339(8795): 727–729
5   Siri-Tarino, P.W., Sun, Q., Hu, F.B. et al. (2010). Meta-analysis of prospective cohort studiesevaluating the association of saturated fat with cardiovascular disease. American Journal ofClinical Nutrition. 91(3): 535–546
6   Lopez-Garcia, E., Schulze, M.B., Meigs, J.B. et al. (2005). Consumption of trans fatty acidsis related to plasma biomarkers of inflammation and endothelial dysfunction. Journal ofNutrition, 135(3): 562–566
7   Mozaffarian, D., Katan, M.B., Ascherio, A. et al. (2006). Trans fatty acids and cardiovasculardisease. New England Journal of Medicine, 354(15): 1601–1613
8   McNamara, D.J. (1995). Dietary cholesterol and the optimal diet for reducing risk ofatherosclerosis. Canadian Journal of Cardiology, Suppl G: 123G–126G.
9   Ravnskov, U., Lorgeril, M.D, Diamond, D.M. et al. (2018). LDL-C does not causecardiovascular disease: a comprehensive review of the current literature. Expert Review ofClinical Pharmacology, 11:10
10 Lobo, V., Patil, A, Phatak, A. et al. (2010). Free radicals, antioxidants and functional foods:Impact on human health. Pharmacognosy Reviews, 4(8): 118–126
11 Peers, K.E. and Swoboda, A.T. (1982). Deterioration of sunflower seed oil undersimulated frying conditions and during small-scale frying of potato chips. Journal of theScience of Food and Agriculture, 33: 389–395
12 Esterbauer, H. (1993). Cytotoxicity and genotoxicity of lipid-oxidation products. AmericanJournal of Clinical Nutrition, 57(5): 779S–785S
13   Tang, M.S., Wang, H.T., Hu, Y. et al. (2011). Acrolein induced DNA damage, mutagenicity and effect on DNA repair. Molecular Nutrition Food Research, 55(9):1291–1300
14 Grootveld, M., Ruiz-Rodado, V. and Silwood, C.J.L. (2014) Detection, monitoring anddeleterious health effects of lipid oxidation products generated in culinary oils duringthermal stressing episodes. Inform, American Oil Chemists' Society, 25(10): 614–624
15 Metayer, C., Wang, Z., Kleinerman, R.A. et al. (2002). Cooking oil fumes and risk of lungcancer in women in rural Gansu, China. Lung Cancer, 35(2): 111–117
16 Hand, M.S., Thatcher, C.D., Remillard, R.L. et al. (2010). *Small Animal Clinical Nutrition*,- 5th Edition. Torpeka, KS: Mark Morris Institute,
17 Gross, K.L., Bollinger, R., Thawnghmung, P. et al. (1994). Effect of three differentpreservative systems on the stability of extruded dog food subjected to ambient and hightemperature storage. Journal of Nutrition, 124(12): 2638S–2642S

18 Scott, D.W., Miller, W.H., Jr, Decker, G.A. *et al*. (1992). Comparison of the clinical efficacyof two commercial fatty acid supplements (EfaVet and DVM Derm Caps), evening primroseoil, and cold water marine fish oil in the management of allergic pruritus in dogs: A doubleblindedstudy. Cornell Veterinarian, 82(3): 319–329

19 Scott, D.W. and Miller, W.H. (1993). Nonsteroidal anti-inflammatory agents in themanagement of canine allergic pruritus. Journal of South African Veterinary Association,64(1): 52–56

20 Scott, D.W., Miller, W.H., Jr, Griffin, C.E. (1995). *Structure and function of the skin*. Mullerand Kirk's Small Animal Dermatology (5th ed.). Philadelphia, PA: Saunders (pp. 1–54)

21 Scott, D.W., Miller, W. H., Reinhart, G. A. *et al*. (1997). Effect of an omega-3/omega-6fatty acid-containing commercial lamb and rice diet on pruritus in atopic dogs: Results of asingle-blinded study. Canadian Journal of Veterinary Research, 61(2): 145–153

22 Logas, D. (1995) Systemic nonsteroidal therapy for pruritus: the North American experience. Proceedings of 19th WALTHAM/OSU Symposium Dermatology, p32–36

23 Sture G.H., Lloyd D.H. (1995). Canine atopic disease: therapeutic use of an eveningprimrose oil and fish oil combination. The Veterinary Record, 137: 169–170

24 Watson, T.D.G. (1998). Diet and skin disease in dogs and cats. Journal of Nutrition,128(12): 2783S–2789S

25 Lenox, C.E. (2015). Timely topics in Nutrition: An overview of fatty acids in companionanimal medicine. Journal of the American Veterinary Medical Association, 246(11): 1198–1202

26 Marsh, K.A., Ruedisueli, F.L., Coe, S.L. *et al*. (2000). Effects of zinc and linoleic acidsupplementation on the skin and coat quality of dogs receiving a complete and balanceddiet. Veterinary Dermatology, 11(4): 277–284

27 Heinemann, K.M., Waldron, M.K., Bigley, K.E. *et al*. (2005). Long-chain (n-3)polyunsaturated fatty acids are more efficient than alpha-linolenic acid in improvingelectroretinogram responses of puppies exposed during gestation, lactation, and weaning. Journal of Nutrition, 135(8):1960–1966

28 Ricci, R., Berlanda, M., Tenti, S., *et al*. (2009). Study of the chemical and nutritionalcharacteristics of commercial dog foods used as elimination diet for the diagnosis of caninefood allergy. Italian Journal of Animal Science, 8: 328–330

29 Brenna, J.T. (2002). Efficiency of conversion of alpha-linolenic acid to long chain n-3 fattyacids in man. Current Opinion in Clinical Nutrition and Metabolic Care, 5(2): 127–132

30 Harris, W.S. (2010). *Omega-3 fatty acids*. In: Coates PM, Betz JM, Blackman MR, *et al*., eds. Encyclopedia of Dietary Supplements. 2nd ed. London and New York: InformaHealthcare: 577–586

31 National Research Council (NRC) (2006). *Nutrient requirement of dogs and cats*. Washington, DC: National Academies Press

32 Zicker, S.C., Jewell, D.E., Yamka, R.M. *et al*. (2012). Evaluation of cognitive learning, memory, psychomotor, immunologic, and retinal functions in healthy puppies fed foodsfortified with docosahexaenoic acid–rich fish oil from 8 to 52 weeks of age. Journal of theAmerican Veterinary Medical Association, 241(5): 583-594

33 Hadley, K.B., Bauer, J. and Milgram, N.W. (2017). The oil-rich alga *Schizochytrium*sp. Asa dietary source of docosahexaenoic acid improves shape discrimination learning associatedwith visual processing in a canine model of senescence. Prostaglandins, Leukotrienes andEssential Fatty Acids, 118: 10–18

34 Ahlstrøm, Ø., Krogdahl, Å., GregersenVhile, *et al.* (2004). Fatty acid composition incommercial dog foods. Journal of Nutrition, 134: 2145S–2147S

35 Association of American Feed Control Officials (AAFCO, 2008). Official feed terms. Official Publication. Available online, www.aafco.org

36 Lee, Y.M., Kim, K.S., Jacobs, D.R. *et al.* (2016). Persistent organic pollutants in adiposetissue should be considered in obesity research. Etiology and Pathophysiology/Toxicology,18(2): 129–139

37 O'Connor, J.J., Stowe, C.M. and Robinson, R.R. (1985). Fate of sodium pentobarbital inrendered products. American Journal of Vet Research, 46(8): 1721–1724

38 Nolen, G.A. (1973). A feeding study of a used, partially hydrogenated soybean oil, frying fatin dogs. Journal of Nutrition, 103: 1248–1255

39 Davidson, M.G., Geoly, F.J., Gilger, B.C. *et al.* (1998). Retinal degeneration associated withvitamin E deficiency in hunting dogs. Journal of American Veterinary Medical Association,213: 645–651

40 Pérez-Calvo, E., Castrillo, C., Baucells, M.D. *et al.* (2010). Effect of rendering onprotein and fat quality of animal by-products. Journal of Animal Physiology and AnimalNutrition, 94(5): e154–e164

41 Ito, N., Fukushima, S. and Tsuda, H. (1985). Carcinogenicity and Modification of theCarcinogenic Response by BHA, BHT, and Other Antioxidants. Critical Reviews inToxicology, 15(2)

42 Kahl, R. and Kappus, H. (1993). Toxicology of the synthetic antioxidants BHA and BHT incomparison with the natural antioxidant vitamin E. ZeitschriftfürLebensmitteluntersuchungund Forschung, 196(4): 329–338 [Paper in German, summary in English]

43 Chanadang, S., Koppel, K. and Aldrich, G. (2016). The Impact of Rendered Protein MealOxidation Level on Shelf-Life, Sensory Characteristics, and Acceptability in ExtrudedPetfood. Animals, 6(8): 44

44 Dzanis, D.A. (1991) Journal of Nutrition Nov;121(11 Suppl):S163-4. *Safety of Ethoxyquin in dog foods*

45 Mooney, A. (2010). *Stability of Essential Nutrients in Petfood Manufacturing and Storage.* Masters Thesis. Kansas State University

46 Simopoulos, A.P. (2002). The importance of the ratio of omega-6/omega-3 essential fattyacids. Biomedecine& Pharmacotherapy, 56(8): 365–379

47 Dyerberg, J., Bang, H.O. and Hjorne, N. (1975). Fatty acid composition of the plasma lipidsin Greenland Eskimos. American Journal of Clinical Nutrition, 28(9): 958–966

48 DiNicolantonio, J.J. (2016). Increase in the intake of refined carbohydrates and sugar mayhave led to the health decline of the Greenland Eskimos. Open Heart, 3(2)

49 Association of American Feed Control Officials (AAFCO, 2016). Dog and Cat Food NutrientProfiles. Official Publication, see www.aafco.org

50 Paulsen, P., Bauer, A. and Smulders, F.J.M. (2014). *Trends in game meat hygiene*. Wageningen Academic Publishers. Chapter 28: Lipids in tissues of wild game

51 Dierenfeld, E.S., Alcorn, H.L. and Jacobsen, K.L. (2002). *Nutrient Composition of WholeVertebrate Prey (Excluding Fish) Fed in Zoos*. U.S. Department of Agriculture. Availableonline www.researchgate.net

52 Bierer, T.L. and Bui, L.M. (2002). Improvement of Arthritic Signs in Dogs Fed Green-Lipped Mussel (Perna canaliculus). The Journal of Nutrition, 132(6): 1634S–1636S

CAPÍTULO 11

Dientes

Las bacterias aman los ambientes cálidos, húmedos y oscuros. Dales de comer en esos lugares y prosperarán. Así que, tu boca es un lugar ideal para ellas. Tú siempre tienes bacterias en tu boca. Sobre tus dientes, ellas forman una capa invisible y pegajosa llamada placa. Lamentablemente, como lo esperarías, ellas causan problemas cuando no están bajo control.

El primer indicio de que no todo está bien en la cavidad bucal de una persona o un perro, es el mal olor. Lo que puedes oler son los sub-productos sulfurados de las bacterias prosperando en la boca, básicamente son pedos de las bacterias. Pero un aliento maloliente (*halitosis*) es solo la punta del iceberg para quien lo padece, ya que el otro sub-producto que se genera es ácido. La viscosidad de la placa ayuda a mantener el ácido en el diente, donde comienza a disolver el esmalte, y con el paso del tiempo dañar al diente y a las encías. Si esto se mantiene, las toxinas bacterianas atacarán a las encías, hueso y ligamentos que rodean al diente causando un encogimiento de la encía y pérdida del diente. Esto se llama *periodontitis*.

Si se deja estar por un período prolongado, la placa puede solidificarse formando una capa dura y amarilla llamada sarro. Por debajo de este firme y duro de remover caparazón, las bacterias pueden de forma segura atacar las encías en cada minuto, de cada hora, de cada día. Las encías están llenas de sangre, y las bacterias la quieren. El cuerpo absolutamente no quiere que esto suceda, por lo tanto envía a las tropas al sitio para defender al cuerpo de la invasión, provocando una inflamación a lo largo de la línea de la encía (esa línea roja que ves bajo de un diente afectado). Esta inflamación (*gingivitis*, que significa infección de las encías) no es solamente doloroso para el animal afectado, sino también es una constante pérdida de recursos, dejándolo menos capaz de lidiar con otras amenazas. De esta forma, los perros afectados estarán inmunocomprometidos[1] y más propensos a enfermarse como resultado de esto.

Y esto no termina aquí. Todos estos residuos inmunes deben ser eliminados por los riñones, lo que los coloca bajo una constante presión. De esta manera, los animales que presentan problemas dentales casi siempre exhiben una función renal disminuida. De Bowes *et al.* (1996)[2] estudiaron cuarenta y cinco perros con enfermedad periodontal. Encontraron cambios histopatológicos (se refiere a la examinación del tejido bajo el microscopio para estudiar la manifestación de la enfermedad) en el riñón, miocardio (músculo papilar del corazón) y en el hígado.

Una boca fétida nunca es algo bueno en un perro, sea joven o viejo. Como mínimo existe mal aliento, ligeras molestias, daño en encías y dientes, un agotamiento de recursos y un aumento en la susceptibilidad a padecer enfermedades, como un antiestético sarro que requerirá un raspado dental, normalmente bajo anestesia. En el peor de los casos, es una agonía – enfermedad cardíaca, renal y hepática, se necesitan grandes cirugías.

Esto es acompañado por algo preocupante, que el American Veterinary Dental College (AVDC) afirma que: "cerca de los tres años de edad, la mayoría de los perros y gatos evidencian algo de enfermedad periodontal".[3] Y el Dr. René Carlson, presidente de la American Veterinary Medical Association (AVMA) afirma, "Se estima que para la edad de dos años, el 80% de los perros tienen alguna forma de enfermedad periodontal". La misma cifra, citada el año 2001 en Lonsdale,[5] es entregada por la Dra. Susanne Penman, presidenta de la British Veterinary Dental Association, la cual afirma que 9 de cada 10 perros sufren alguna forma de enfermedad en las encías a los tres años de edad.

Si el asunto es tan serio y tan común, no te culpo el preguntarte por qué esto sucede en nuestros perros y ¿cuál sería su solución?

Comencemos con los carnívoros salvajes. ¿Cómo ellos mantienen su dentadura tan blanca? La respuesta es la abrasión.

Desde hace tiempo se sabe que morder, desgarrar y triturar piezas completas de carne es la forma de mantener una dentadura sana.[6-8] Pavlović *et al.* (2007)[8] estudiaron la incidencia de enfermedad dental en lobos salvajes. De treinta y cuatro cráneos examinados, 9% tenía problemas dentales. Solo dos lobos tenían alguna forma de periodontitis y eso fue debido a piezas dentales quebradas, lo que haría que el lobo evitara el diente al masticar permitiendo así la acumulación de sarro.

Fagan (1980),[7] un consultor veterinario dental, presentó un artículo llamado *Diet consistency and periodontal Disease in exotic carnivores* a la Junta de la American Association of Zoo Veterinarians en Washington DC. En este, destaca un enorme trabajo por el científico británico Sir Frank Colyer, quien estabaperturbadoal observar que la reubicación de animales salvajes de su hábitat natural a un entorno de cautiverio provocaba cambios radicales en el ambiente de su cavidad oral, comenzó a investigar la enfermedad dental de animales en cautiverio. Este trabajo dio a lugar un exhaustivo texto de setecientas páginas titulado *Variations and Diseases of the Teeth of Animals.*[6] Después de examinar miles de casos de patologías orales en animales exóticos, Colyer llegó a las siguientes conclusiones:

- La enfermedad es causada por una alteración en la dieta del animal, ya sea de naturaleza física o química – en otras palabras, por el alejamiento de una dieta natural y de su condición.

- Los alimentos de consistencia firme incrementarán el número, distribución y tono de los capilares en el tejido gingival, lo que provocará un mejoramiento en el metabolismo y vitalidad de las estructuras de soporte y de las que la rodean.

- El grado de queratinización del epitelio escamoso estratificado, el que entrega protección contra traumas y otros agentes nocivos es afectado por la calidad friccional de la dieta.

Colyer fue enfático en que la consistencia y textura de la dieta desempeña un papel regulador en la etiología de la enfermedad oral. Fagan (1980)[7] concluye que el personal médico veterinario del zoológico deben escuchar este consejo, en que cualquier persona que esté a cargo de animales exóticos en cautiverio deberían tomar en cuenta cuidadosamente las preferencias alimenticias del animal en estado silvestre, así como el valor terapéutico de los alimentos que no están necesariamente relacionados con su valor nutricional.

> …animales necesitan más el *factor morder* por cada bocado de nutrientes. El secretomejor guardado de los últimos cincuenta años es que debemos eliminar los alimentos pre-procesados, sobre-cocinados, molidos, mezclados y purificados, y alimentar nuestrosanimales con una dieta más apropiada duplicando los hábitos alimenticios en condicionesferales…. no comida pre-digerida de televisión…
>
> **Fagan, 1980**[7]

En 1984, Haberstroh *et al.*[9] dio de comer a tigres de Amur una dieta congelada basada en carne, huesos de vacuno dos veces a la semana y redujo la acumulación de calculo y placa dental mejorando la salud de la encía. Clarke y Cameron (1998)[10] compararon las puntuaciones de cálculo dental en gatos domésticos que consumen alimentos comerciales secos y enlatados con gatos ferales que consumen una dieta compuesta de pequeños mamíferos, aves, reptiles e insectos. Como es lógico, la puntuación de cálculo dental era significativamente mejor en gatos ferales que en los gatos domésticos.

Para los perros es la misma situación. Hemos sabido por años que la solución para la enfermedad periodontal en perros, aparte de tener que cepillar físicamente sus dientes a diario (en el que Tromp *et al.* (1986)[11] encontraron que tres veces a la semana es suficiente), es una dieta con más '*factor morder*'. Dietas firmes en perros reducen el cálculo dental,[12] y promueven encías saludables.[13] Gray (1923)[14] destacó como este problema, que es mayor en perros de menor tamaño, era el resultado de dietas blandas con una actividad dental insuficiente, en comparación con una dieta normal que requiere "cortar y desgarrar carne fresca, romper o triturar huesos, usar los dientes en ratones, conejos, etc." Brown and Park (1968)[15] periódicamente reemplazaron la ración de croquetas húmedas a treinta perros que sufrían de cálculo dental y perdida de piezas dentales por cola de buey. Dos tercios de los cálculos fueron removidos a las veinticuatro horas después del primer servicio de cola de buey; los cálculos descendieron al 5% al terminar la semana 2. Interesantemente, los mismos autores notaron que las colas de buey, consistentes en vertebras espinales duras, que se dieron de comer a más de 200 perros durante más de seis años y "ningún efecto perjudicial se pudo observar". Marx *et al.* (2016)[16] investigaron el uso de dos tipos de hueso de vacuno (hueso solido o cortical y hueso epifisiario o esponjoso) para controlar el cálculo dental en beagles. Morder el hueso cortical redujo el cálculo dental en un 36% después de solo tres días y en un 71% después de doce días. Morder el hueso esponjoso redujo el cálculo dental en un 57% después de tres días y en un 82% después de doce días. Nuevamente, no se observaron durante el estudio complicaciones como fractura de dientes, trozos de huesos incrustados entre los dientes u obstrucción intestinal.

Por consiguiente, morder activamente desempeña un papel fundamental en el proceso de la enfermedad de las encías. Autores encontraron que perros alimentados con comida seca que tenían acceso a una variedad de elementos para morder, sufrían menos acumulación de cálculo, menos inflamación en las encías y menos pérdida de hueso periodontal.[17] Respecto a esto, es difícil desentenderse de los fallos de las croquetas en cuanto al higiene dental – 8 de 10 perros sufren de enfermedad a las encías para cuando cumplen tres años. ¡Resulta que 8 de 10 perros son alimentados con croquetas! La gran mayoría de las razas tragan estas piezas pequeñas, apenas tocan los dientes. Cuando el diámetro de la croqueta aumenta un 50% del tamaño, se encuentra un 42% de reducción de cálculos en perros.[18]

Los productores de alimentos para mascotas no son tontos. Ellos están conscientes de esta falta de abrasión, así que ellos responden con una forma especial 'pro-dental', diseñada para una mejor limpieza del diente. Mientras que algunos autores afirman que los alimentos secos tipo-dental pueden superar a un alimento seco convencional en términos de limpieza dental,[19] Capik (2007) revisó estas dietas especiales y encontró que no reducían *de forma significativa* la placa dental en perros.

Afortunadamente, los productores de alimentos para mascotas nuevamente encontraron una solución que nos pueden vender, tiene la forma de barras dentales y 'huesos jumbo', (elementos que son largos como los huesos, con sabor a hueso y a menudo duros como un hueso fresco, de hecho tienen forma de hueso, pero lo fundamental es que no son huesos reales y son para nada nutritivos) Aquí están los ingredientes de popular hueso jumbo:

> Harina de arroz, glicerina, azúcar, celulosa en polvo, harina de trigo, propilenglicol caseinato de sodio, sabor natural de ave, sub-producto de carne deshidratado,sorbato de potasio, vitaminas y minerales.

El segundo y tercer ingrediente, que están ordenados por peso, ambos son azúcares, que sin ellos el perro no se lo comería. Azúcar. ¿En un producto para los dientes? Bueno, si a menudo son creados por productores de golosinas, tal vez no debería sorprendernos.

Analizando más a fondo los ingredientes, el sexto ingrediente, propilenglicol, esencialmente lo mantiene chicloso. Caseinato de sodio es esencialmente caseína, la proteína de la leche. Es una sustancia natural como un pegamento. La caseína se descompone en caseomorfinas, como el nombre lo insinúa, compuestos tipo morfina que actúan como liberadores de histamina y que contribuyen de forma negativa en el 75% de los humanos quienes lo consumen en el planeta. La probabilidad de que seas parte de ese 75%, depende del tiempo en que tu acervo genético haya estado consumiendo de las ubres de las vacas, siendo los europeos a los que mejor les va. Los perros, totalmente mal adaptados para descomponer lácteos a partir de las 12 semanas de edad, son esperados que sean tan aptos con la caseína como con el gluten, y eso es para nada bueno. Sin duda, no son mejores que los humanos, quienes han estado tratando de digerir estos compuestos por miles de años.

Los productos dentales tipo barras poseen ingredientes similares, pero contienen demasiada sal para hacerlos apetecibles para los perros:

> Harina de arroz, almidón de trigo, glicerina, gelatina, goma arábiga, carbonato de calcio, sabor natural a pollo, celulosa en polvo, tripolifosfato de sodio (sal), sal(yodada), cloruro de potasio (sal)…

Desde el 25 de julio, 2015, la marca de alimentos Pedigree afirmó en su sitio web:

> …74% de los veterinarios recomiendan Pedigree Dentastix como algo bueno para la salud oral….
> ***basado en una encuesta de marzo 2011 a 3.124 veterinarios del Reino Unido y de la República de Irlanda**

ALIMENTACIÓN EN PERROS

Como en la mayoría de las cosas cuando se trata de nutrición, voy a ir en contra de la mayoría de los veterinarios en este caso y decir que recomiendo encarecidamente en *no confiar* en estos tipos de productos para la higiene dental canino.

Los propios huesos carnosos son claramente la respuesta. Este tema ha sido cubierto extensivamente por Tom Lonsdale, [1,5] que cita al Dr. Coles, Presidente of the Australian Veterinary Dentist Society en 1997, quien dice, "morder huesos dos veces a la semana ayuda a prevenir enfermedades dentales". En su revisión de la enfermedad periodontal en perros y gatos, Watson (2006)[21] recomienda suplementar la dieta con huesos crudos con carne y tejido conectivo.

Sin embargo, es importante destacar que no todos los estudios parecen estar de acuerdo. Un sólo estudio se encuentra en conflicto directo con los estudios ya mencionados. Buckley *et al.* (2011)[22] encuestaron un número colosal de 17.184 perros y 6.371 gatos por más de una década y encontraron que la dieta posee un efecto considerable en la salud oral de nuestras mascotas. En especial, las dietas caseras de hecho aumentan la probabilidad de problemas orales en perros y gatos. Ellos concluyen, "alimentar sólo con una dieta seca era beneficioso para salud oral en perros y gatos".

No se menciona en que consistían estas dietas caseras (y dietas preparadas en casa de manera incorrecta pueden ciertamente causar problemas), pero me sorprendí al investigar un poco más. Este estudio fue organizado por el Polish Small Animal Veterinary Association y fue publicado en el prestigioso *British Journal of Nutrition*. Esto fue alentador. Al investigar un poco más se reveló que el estudio fue parte de la campaña "Pet Smile" y fue financiada por la industria de alimentos para mascotas. El sitio web de Pet Smile nos dice:

- En 2003 y 2004 la campaña fue financiada por Purina Nestlé.
- En 2006 y 2007 la campaña fue respaldada por Mars (Royal Canin y Dentastix de Pedigree) en conjunto con Petplan Insurance.
- En 2008 los mayores auspiciadores fueron Mars, Colgate-Palmolive (Hill´s) y Petosan.
- En 2009 fue financiada por Mars (Dentabits de Whiskas se unió a Dentastix de Pedigree).

Dos años después se publicaron los hallazgos del estudio. No es para decir que los resultados están erróneos, es sólo que se contradice con lo que parecería ser el resultado esperado basado en todas las otras pruebas anteriores.

Otro estudio a primera vista pareciera en debilitar todo el argumento de dieta natural para tener dientes limpios. Steenkamp y Gorrel (1999)[23] encontraron que el 41% de los perros salvajes africanos sufrían enfermedad periodontal, la mayoría presentaba dientes fracturados o agrietados.

Los autores señalan que encontraron "cálculos leves" en sólo dos de los cráneos. Este estudio es a menudo usado para discutir que una dieta natural no sería protectora en contra la enfermedad periodontal en perros domesticos.[24] Claro que, como lo discutimos en la Sección 1, los perros salvajes africanos (*Lycaon pictus*), si bien son cánidos, se han separado de los lobos (*Canis lupus*) y por lo tanto, de los perros hace más de cinco millones de años, cercano al tiempo en que nuestros ancestros estaban descendiendo de los árboles.[25] Además, los perros salvajes africanos son muy omnívoros en comparación al perro doméstico feral, ellos consumen muchas frutas dulces.[26] Comparándolos de este modo esto con los perros domésticos que comen carne y hueso es como comparar chimpancés que comen hojas con humanos que comen hot-dogs. Esto no perturba a www.dentalvets.com.uk quienes elogiaron el estudio como un "elegante trabajo", concluyendo que es una "útil compensación a las opiniones arraigadas del lobby de la dieta cruda".

Con eso aparte, es un hecho de que los animales silvestres rompen y fracturan sus dientes. Un estudio de gatos ferales encontró que el 62% de los cráneos (186 de 301 cráneos) tenían un grado de enfermedad periodontal, aunque sólo un 9% de ellos tenían algún cálculo.[27] Nosotros podemos esperar absolutamente que los animales silvestres tienen más dificultades en atrapar su cena en comparación a nuestras mascotas quienes, como máximo esfuerzo, se sientan y esperan. Los animales salvajes no se sientan y esperan que sean comidos. Ellos se mueven y patean con mucha energía, como puedes imaginar. Las presas luchan por liberarse y los dientes chocan. Las piernas se sueltan de las mandibuladas. Las pezuñas, cabezas y rodillas establecen contacto regular con las mandíbulas. Es un trabajo peligroso atrapar la cena con tu cara, especialmente cuando esta lucha. Los perros domésticos bajo nuestro cuidado no tienen este tipo de amenazas. Y todo esto es antes de considerar las densidades minerales óseas de los animales silvestres en comparación con los pequeños animales que criamos en nuestro confinado sector cárnico. De hecho, la densidad ósea es otro factor en la fractura de dientes en carnívoros, en particular la edad del hueso. Estudios muestran que los carnívoros sufren de un gran daño dental cuando tratan de consumir carcasas de edad.[28-30] Volveremos en la Sección 4, muchos problemas que los veterinarios están viendo con el consumo de huesos en perros hoy en día, son el resultado por entregar huesos cocidos. Nunca debes alimentar con huesos cocidos.

Deducimos que si quieres reducir la acumulación de sarro en los perros, necesitas introducir un factor duro en su dieta y esto es mejor conseguido con un hueso carnoso, una o dos veces por semana. Toma algunas precauciones menores (favor de revisar nuestra sección de alimentación cruda) y podrás reducir el riesgo de fractura de dientes a prácticamente cero.

ALIMENTACIÓN EN PERROS

Puntos a destacar

- ✓ La placa es el biofilm que se pega en tus dientes y es invisible. Si persiste, puede degradar el diente y la encía. Hablamos de la periodontitis.

- ✓ Si esto se agrava, la placa puede solidificarse en un duro y amarillo sarro. Aquí, todos los días las bacterias intentan invadir los vasos capilares de las encías. Esto es gingivitis, y lo observamos como una línea roja en las encías por debajo de los dientes de tu perro. Puede afectar a los riñones, corazón e hígado.

- ✓ Ya a los tres años, el 80% de los perros sufren una forma de enfermedad periodontal.

- ✓ Estudios muestran que morder, desgarrar y triturar una pieza completa de carne y hueso (factor morder) es la manera de controlar la enfermedad dental en la mayoría de los carnívoros y lógicamente en los perros.

- ✓ Dando de comer huesos carnosos crudos no sólo mantiene limpios los dientes de tu perro, sino que se observan pocos o ningún efecto perjudicial.

- ✓ Los estudios de fracturas dentales en los cánidos omnívoros como los perros salvajes africanos, son poco relevantes en el perro doméstico. De hecho, ya que la mayoría de los perros domésticos no atrapan presas con su cara, comparar su dentadura con los lobos tampoco es preciso.

- ✓ Los productos 'dentales' creados por los productores de alimentos para mascotas ultra-procesados generalmente contienen grandes cantidades de azúcar y sal, y son para nada aconsejables.

- ✓ Nunca, pero nunca alimentes con un hueso cocido a un perro.

Referencias Capítulo Once

1. Lonsdale, T. (1992). *Raw meaty bones promote health*. Control and Therapy series no. 3323. Sydney, Australia: University of Sydney
2. De Bowes, L.J., Mosier, D., Logan, E. *et al*. (1996). Association of periodontal disease and histologic lesions in multiple organs from 45 dogs. Journal of Veterinary Dentistry, 13(2): 56–60
3. Diogo Pereira dos Santos, J., Cunha, E., Nunes, T. *et al*. (2019). Relation between periodontaldisease and systemic diseases in dogs Research in Veterinary Science, 125: 136–140
4. San Fillippo, M. (2012). *Your pet's bad breath is no laughing matter*. AVMA Press Release. Published online, www.avma.org
5. Lonsdale, T. (2001). *Raw meaty bones promote health*. Wenatchee, WA: Dogwise Publishing
6. Colyer, F. (1936). *Variations and Diseases of the Teeth of Animals*, p. 677. John Bale, London,
7. Fagan, D.A. (1980). *Diet consistency and periodontal disease in exotic carnivores*. Preparedfor the Meeting of the American Association of Zoo Veterinarians, Washington D.C., Oct 18,1980. Published online www.citeseerx.ist.psu.edu
8. Pavlović, D., Gomerčić, T., Gužvica, G. *et al*. (2007). Prevalence of dental pathology inwolves (*Canis lupus L.*) in Croatia—a case report. VeterinarskiArhiv, 77:291–297
9. Haberstroh, LI., Ullrey, D.E., Sikarski, J.G. *et al*. (1984). Diet and oral health in captiveAmur tigers (*Pantheratigrisaltaica*). Journal of Zoo Animal Medicine, 15: 142–164
10. Clarke, D.E. and Cameron, A. (1998). Relationship between diet, dental calculus andperiodontal disease in domestic and feral cats in Australia. Australian Veterinary Journal,76(10): 690–693
11. Tromp, J.A.H., Jansen, J. and Pilot, T. (1986). Gingival health and frequency of toothbrushing in the beagle dog model. Clinical Periodontology, 13(2): 164–168
12. Egelberg, J. (1965). Local effect of diet on plaque formation and development of gingivitisin dogs. I. Effect of Hard and Soft Diets. Odontology Review, 16: 31–41
13. Burwasser, P. and Hill, T. J. (1939). The effect of hard and soft diets on the gingival tissuesof dogs. Journal of Dental Research, 18: 398
14. Gray, H. (1923). Pyorrhoea in the dog. Veterinary Record, 3: 167–169
15. Brown, E.N. and Park, J.F. (1968). Control of dental calculus in experimental beagles. Laboratory Animal Care, 18: 527–535
16. Marx, F.R., Machado, G.S., Pezzali, J.G. *et al*. (2016). Raw beef bones as chewing items toreduce dental calculus in Beagle dogs. Australian Veterinary Journal,. 94(1-2): 18–23
17. Harvey, C.E., Shofer, F.S., Laster, L. (1996). Correlation of diet, other chewing activities andperiodontal disease in North American client-owned dogs. Journal of Veterinary Dentistry,13(3): 101–105
18. Hennet, P., Servet, E., Soulard, Y. *et al*. (2007). Effect of pellet food size and polyphosphatesin preventing calculus accumulation in dogs. Journal of Veterinary Dentistry, 24(4): 236–239

19 Logan, E.I., Finney, O. and Hefferren, J.J. (2002). Effects of a Dental Food on PlaqueAccumulation and Gingival Health in Dogs. Journal of Veterinary Dentistry, 19(1): 15–18

20 Capik, I. (2007). Periodontal health vs. different preventative means in toy breeds – clinicalstudy. ActaVeterinaria Brno, 79(4) : 637–645

21 Watson, A.D.J. (2006). Diet and periodontal disease in dogs and cats. Australian VeterinaryJournal, 71(10): 313–318

22 Buckley, C., Colyer, A., Skrzywanek, M. *et al.* (2011). The impact of home-prepared dietsand home oral hygiene on oral health in cats and dogs. British Journal of Nutrition, 106(S1): 124–127

23 Steenkamp, G. and Gorrel, C. (1999). Oral and dental conditions in adult African wild dogskulls: A preliminary result. Journal of Veterinary Dentistry, 16(2): 913–918

24 Larsen, J.A. (2010). Oral products and dental disease. Compendium, 32(9): E1–3

25 Vilà, C., Savolainen, P., Maldonado, J.E. *et al.* (1997). Multiple and ancient origins of thedomestic dog. Science, 276(5319): 1687–1689

26 Sillero-Zubiri, C., Hoffmann, M. and MacDonald, D.W. (2004). *Canids: Foxes, wolves, jackals and dogs. Status survey and conservation action plan.* Gland, Switzerland: IUCN. Available online, www.researchgate.net

27 Verstraete, F.J., van Aarde, R.J., Nieuwoudt, B.A.*et al.* (1996). The dental pathology of feralcats on Marion Island, part II: periodontitis, external odontoclastic resorption lesions andmandibular thickening. Journal of Comparative Pathology, 115(3): 283–297

28 Mech, L.D. and Frenzel, L.D. Jr (1971). *Ecological studies of the timber wolf in NortheasternMinnesota.* Minnesota: US Department of Agriculture. Available online www.fs.usda.gov

29 Carbone, C., Frame, L., Frame, G. *et al.* (2005). Feeding success of African wild dogs(*Lycaon pictus*) in the Serengeti: The effects of group size and kleptoparasitism. Journal ofZoology 266(2): 153–161

30 Vucetich, J.A, Vucetich, L.M. and Peterson, R.O (2012). The causes and consequencesof partial prey consumption by wolves preying on moose. Behavioral Ecology and Sociobiology, 66(2): 295–303

CAPÍTULO 12

Químicos

Si no puedes pronunciarlo, no lo comas. Esa es la regla nutricional de descarte que se escucha en muchos círculos. Hay mucha verdad en eso, ciertamente cuando consideras a algunos de los aditivos químicos que se agregan en la comida para mascotas, unos a propósito, otros de forma accidental durante el proceso o después de ser almacenados. Ya hemos discutido varios de ellos. Resumiendo, sabemos que el pentobarbital de sodio (PBS), un químico que es usado para dormir perros y gatos, es el segundo motivo más común de retiro de alimentos para mascotas en los Estados Unidos. Este químico es aun encontrado en grandes cantidades en estos productos. Hemos aprendido que la suplementación incorrecta de vitaminas y minerales en los alimentos para mascotas ha causado serios problemas e incluso la muerte. Adicional a esto, para lograr un almacenamiento duradero, las grasas son preservadas con químicos cuestionables como el BHA, BHT y etoxiquina. Lamentablemente, más químicos faltan por mencionar.

Con más agentes que el FBI, la FDA permite a los productores de alimentos para mascotas incluir agentes anti-aglomerantes, antimicrobianos, agentes para el curado, secado y endurecimiento, agentes oxidantes y reductores, controladores de pH y agentes tensioactivos. Otros químicos tales como sinergistas y texturizantes, emulsificantes, humectantes y estabilizadores que controlan la textura de la croqueta. Uno de estos texturizantes, un espesante llamado carboxymetilcelulosa sódica, es un relleno plástico usado para espesar los batidos de leche, ahora prohibido por la FDA para consumo humano. Parece que no hay *problema* en usarlo en la comida para mascotas. Ninguna de estas sustancias es necesaria para elaborar el panel de ingredientes.

Para los de tipo no-GRAS (Generally Recognised as Safe), no están permitidos para ser usados *ad lib* (N.del T.: del latín *ad libitum* que significa 'a voluntad') Este es el proceso, como es establecido y referenciado por Patrick (2006)[1], donde el CVM (Centre for Veterinary Medicine) es la rama responsable de la FDA para la alimentación animal (cursiva agregadas por Patrick para darle efecto).

> Para los aditivos no-GRAS, el proceso de aprobación previa a la comercialización requiere la presentación de una petición de aditivo

alimentario a la FDA [47]. La petición contiene generalmente, entre otra información, una descripción de la identidad química del aditivo, los procesos de producción y control, información de la seguridad del alimento en humanos, información de seguridad en el animal objetivo, y etiquetado del producto [48]. Interesantemente, el CVM "ha hecho uso de la discrecionalidad reglamentaria y *no* ha exigido peticiones de aditivos alimentarios para sustancias que no plantean problemas de seguridad" [49]. El CVM explica que como la aprobación de los aditivos alimentarios demanda mucho tiempo, sólo se tomarán medidas reglamentarias si la etiqueta no es coherente con el uso previsto aceptado del aditivo o si los nuevos datos recibidos plantean dudas sobre la seguridad o la idoneidad del aditivo [50]. Hay que preguntarse hasta qué punto el CVM vigila el "uso previsto" del aditivo, teniendo en cuenta que ya ha optado por no utilizar sus recursos para la aprobación previa a la comercialización, tal como es *exigido por el Congreso* en la FFDCA. Además, no está claro de dónde espera el CVM 'recibir' datos que pongan en duda la 'seguridad' del aditivo. Ciertamente, no serán proporcionados por el fabricante de alimentos para mascotas.

Luego están los químicos que se encuentran de forma no intencionada. Una gran cantidad de carne y carcasas no deseadas que se usan en las plantas de renderizado, como las carnes 4-D (dead, diseased, dying, disabled), son desnaturalizadas por químicos para asegurar que no entren a la cadena de alimentación humana. Se aconseja a los inspectores en que la carne que será desnaturalizada debe estar en "piezas no más grandes de diez centímetros (4 pulgadas)" para permitir un máximo contacto con el químico desnaturalizante.[2] Este proceso consiste en cubrir la carne con sustancias toxicas, siendo la creosota una bastante desagradable. Un aceite derivado del alquitrán, la creosota se usaba hasta hace poco como un desinfectante o como preservante de madera, pero ha sido eliminado del mercado debido a que se sabe que es un carcinógeno y que también causa daño renal y hepático, convulsiones, irritación a la piel similar a quemaduras químicas, sarpullido, desórdenes mentales y muerte. Catalogado como veneno y un carcinógeno por el United States Health and Safety Administration, por la International Agency for Research on Cancer (IARC) y por el la Environmental Protection Agency (EPA), es preocupante escuchar las siguientes palabras del Dr. Wendell Belfield, antiguo miembro del United States Drugs Association Vet:

> Como veterinario inspector de carne, desnaturalizamos con productos como ácido carbólico (un desinfectante potencialmente corrosivo) y/o creosota (usado como preservante de madera o como desinfectante). Ambas sustancias Son altamente toxicas. Acorde a las normas federales

de inspección de carnes, el combustóleo, queroseno, acido carbólico crudo y citronela (un repelente de insectos hecho de pasto de limón) son todos materiales desnaturalizantes aprobados. Cadáveres de ganado tratados con estos químicos pueden transformarse en harina de carne y hueso para la industria de alimentos para mascotas.

***Food Not Fit for a Pet*, Dr. Wendell O. Belfield, DVM. *Let´s Live Magazine*, Mayo 1992**

Es interesante que, cuando se le preguntó al Dr. Belfield que alimento comercial para mascotas el recomendaría, su respuesta fue "generalmente respondo que *ninguno*".[2]

Hubo un caso interesante el 2 de enero de 2017 que se resolvió en los tribunales. Se hizo evidente lo desagradable que pueden ser los adulterantes químicos en el alimento para mascotas. Sin embargo, esta vez no hablamos de los efectos que estos químicos tuvieron en los perros, sino en los empleados que producían el alimento. La petición de daños y perjuicios, presentada por ocho demandantes (Boyd versus Mars Pet Care), el 23 de agosto de 2012 en el condado de Jasper, Missouri en contra de la fábrica de producción de croquetas de Mars Petcare. La demanda consistió en que Mars Petcare fue "negligente y descuidada" en prevenir la exposición en los trabajadores a pesticidas y otras toxinas usadas durante el proceso de producción del alimento para mascotas.

Publicado en el periódico *The Joplin Globe*,[3] la esencia del asunto era sobre el gas fosfina, un raticida y pesticida. También fue usado en bombas químicas durante la Primera Guerra Mundial para matar personas. El problema es que muchos productores de alimentos para mascotas usan granos de muy pobre calidad en sus mezclas. Dina Butcher, Asesora Política de Agricultura para el Gobernador de Dakota del Norte Ed Schafer, investigó la calidad del trigo utilizado en alimento seco para perros y concluyó "el grano que se utilizaría en el alimento para mascotas no es de alta-calidad".[4]

Los granos de pobre calidad son propensos a contener unos hongos muy tóxicos, especialmente aflatoxinas, algo que aprenderás más adelante. El gas fosfina es usado en las bodegas de trigo para evitar que se deteriore. Es toxico para los humanos en pequeñas dosis, se reportó que los monitores de fosfina en la fábrica de Mars normalmente activan una alarma de advertencia cuando se detecta 0.2 partes por millón en el aire. Los registros de la empresa supuestamente indicaron que en dos días hubo una lectura de control personal de 5.85 ppm, casi treinta veces más que los niveles de seguridad.

Lo que sigue a continuación está tomado del testimonio jurado prestado en declaración por el señor Joey Tyree de la demanda de Boyd versus Mars Petcare, un hombre que trabajaba en los vagones entre 2006-2011. Los documentos originales de la corte fueron proporcionados por un denunciante a Susan Thixton y lo público el 15 de mayo en su plataforma www.TruthAboutPetFood.com

> Pregunta: Ahora, aireación, de lo que he estado hablando – es el término que se usa para limpiar los vagones, ¿es eso correcto?
>
> > Respuesta: Si
>
> P. ¿Qué significa limpiar un vagón?
>
> > R. Básicamente es – es tener – el producto listo para partir
>
> P. Entonces, lo limpiaste para que entrara a la planta, ¿es eso correcto?
>
> > R. Si
>
> P. Y tú estabas aireando el venenoso gas fosfina de estos vagones, ¿correcto, verdad?
>
> > R. Si
>
> P. ¿Puedes ayudarme con otros términos? Hemos hablado de limpiar. ¿Qué significa estar bajo gas?
>
> > R. Bajo gas significa que – que se fumiga.
>
> P. Cuéntanos que significa fumigación.
>
> > R. Significa que estas colocando gas venenoso dentro de algo y tienes que medirlo en pies cúbicos y pies cuadrados. Si colocas mucho gas, se supone que mata todo lo que está adentro por un período de tiempo. Luego lo extraes y ventilas.
>
> P. ¿Usaste alguna vez una máscara o respirador cuando aireabas?
>
> > R. Una vez cuando fue OSHA (Occupational Safety and Health Administration), fue la única vez que he usado una.
>
> P. Entonces Presto-X (nombre de la empresa) – ¿sabía que estabas aireando vagones, y no te proporcionó un respirador?
>
> > R. Correcto
>
> P. ¿Recibió entonces un respirador cuando OSHA fue en 2012 a realizar una inspección?
>
> > R. Sí
>
> P. ¿Fue la primera vez que recibe un respirador?
>
> > R. Sí

Después Tyree testifica que vio un residuo gris en el maíz después de que el proceso de fumigación terminara. Esto está bien para la comida para mascotas.

Y estos son los químicos que ahí quieren poner. En 2011, Vollmer *et al.* testearon

119 alimentos secos del mercado alemán, para detectar la migración de hidrocarburos de los aceites minerales de los envases a los alimentos. El límite para hidrocarburos saturados de aceites minerales en alimentos para humanos es de 0.6mg/kg.[4] Vollmer *et al.* encontraron que los niveles en los alimentos secos frecuentemente se excedían por un factor de 10-100. La mayoría de los alimentos secos muestreados tenían solo dos a tres meses desde su fecha de elaboración, lejos de la fecha de vencimiento que generalmente es de uno a tres años. Como era de esperar, los productos en envases de papel o polietileno eran los más perjudicados mientras que los de aluminio entregaban la mejor protección. Cerca de un cuarto de la migración de aceite mineral provenía de la tinta de impresión que se usa para decorar la bolsa.

El BPA es comúnmente usado para recubrir superficies metálicas que contienen alimentos y se sospecha que es un disruptor endocrino con actividad estrogénica y proliferación de células cancerosas, aunque a que concentraciones todavía no se determina. Mientras los seres humanos tratan de evitar productos que contienen plástico, para las mascotas no corre esta tendencia. La industria de alimentos para mascotas utiliza una variedad de fijadores plásticos en sus latas. Estudios muestran que estos compuestos pueden migrar hacia el alimento, las latas más pequeñas pueden suponer un mayor riesgo debido a la cantidad de superficie a la que se expone el alimento por gramo. Investigadores en Japón analizaron quince alimentos para gatos en lata y once para perros en busca de la presencia de BPA. Se encontraron distintos niveles de filtraciones en todas las muestras.[5] El BPA es conocido por inhibir la función de la tiroides,[6] especialmente en gatos, ya que ellos son menos eficaces en eliminar el BPA que los perros. Edinboro *et al.* (2004)[6] parecían confirmar esta relación entre alimentos enlatados (en particular latas con anillo para tirar) e hipertiroidismo (especialmente hembras). Ellos concluyeron que los tutores deberían evitar tales productos, aunque los beneficios no se verían ya que los gatos ya han desarrollado un daño irreversible a la tiroides.

De todas las adulteraciones químicas, el escándalo de la melamina del año 2007 es por lejos la peor. En esta ocasión el problema surgió de proteína contaminada de gluten de trigo y arroz proveniente de China. Se sospechó que estaban utilizando melamina, un químico muy venenoso producido del carbón y usado para la producción de plástico, pero en este caso se usó para aumentar de forma artificial el contenido de proteína animal en los piensos.

En su artículo titulado *Filler in Animal Feed Is Open Secret in China*, Barboza y Barrioneuvo (2007)[7], destacó como las compañías chinas regularmente compran restos de melamina para ser adicionado en alimentos para animales, como en pescados, cerdos, aves de corral y mascotas ya que "no hay normativas que lo impidan". Los fabricantes de alimentos para animales de ese país, de hecho, anuncian en línea que están tratando de abastecerse de melamina, que es exactamente lo que una de las empresas implicadas en este escándalo estaba haciendo el mes antes de que se hiciera esta conexión. Con diferencias en los precios de $1.20 comparado a los $6 que cuesta la proteína, y sin legislación, es fácil de ver como esto ocurrió.

Este particular escandalo terminó por afectar a más de 100 compañías incluyendo a Menu Foods, Nestlé Purina, Hill´s Science Diet y Royal Canin.[8] 5.300 productos y más de sesenta millones de sacos de alimentos para mascotas fueron retirados en los Estados Unidos, Australia, Europa y Sudáfrica,[7, 8] destacando para nosotros el hecho de que la mayoría de estos productos utilizan los mismos ingredientes y son tan diferentes entre sí como la piel y el pelo.

El efecto en los animales de compañía fue colosal. Cathy Langston, una veterinaria del New York´s Animal Medical Centre (una clínica veterinaria equivalente a Mayo Clinic) observó doscientos casos de falla renal en animales en solo un fin de semana.[9] Es una veterinaria, de un hospital, en un país. En abril, el *New York Times* informó que la FDA recibió más de 14.000 reportes de mascotas enfermas por productos contaminados con ingredientes chinos.[7] En mayo, tres meses después de los retiros, 4.000 denuncias de mascotas fallecidas fueron reportadas a la FDA.[10] Reuters solo pudo confirmar dieciséis de esas muertes. De hecho, una encuesta hecha por la American Association of Veterinary Laboratory Diagnosticians (AAVLD) encontró que solo 347 casos entre abril a junio cumplían con los criterios de diagnóstico de "nefrotoxicidad inducida por comida para mascotas". Como con la mayoría de los otros retiros, relacionar la muerte de una mascota con una compañía en particular para pedir una indemnización era virtualmente imposible. Por lo tanto, el número exacto de gatos y perros afectados y fallecidos por este escándalo en particular sigue siendo desconocido ya que no existe un sistema de notificación de efectos adversos para los alimentos de animales de compañía.[11] Sin embargo, el número debió ser muy alto, al menos en los gatos. Una de las varias compañías responsables (y habían más de un centenar) testearon sus productos en cuarenta o cincuenta perros y gatos – siete de ellos murieron.[12] El Hospital Banfield, un grupo con acceso a los informes de salud de millones de perros y gatos en los Estados Unidos, estimó que hasta 39.000 gatos fueron afectados o murieron al comer alimentos contaminados con melamina.

Increíblemente, algunas compañías incluso sabiendo que sus productos estaban contaminados, no tomaron medidas. Un comunicado de prensa de la FDA (12 de abril de 2007) destacó en como ellos, en un esfuerzo para comprobar en que las compañías cumplan con los retiros, realizó aproximadamente cuatrocientos controles de tiendas comerciales por el país. La FDA señaló que algunas compañías todavía no retiraban sus productos de los escaparates. En otras palabras, ellos sabían lo que estaba pasando, y aún así seguían vendiendo sus productos.

La senadora María Cantwell estaba horrorizada con la situación, ella hizo una petición a la FDA en otorgar los nombres de las dos compañías que sabían que recibieron proteína de arroz contaminada, pero no alertaron a los tutores de mascotas de los peligros de sus productos.

El comunicado de prensa[13] simplemente quería que la FDA publicara los nombres de todos los productores de alimentos para mascotas quienes recibieron cargamentos de ingredientes contaminados, con el fin de que sean evitados por los tutores de mascotas. Cantwell también solicitó a la FDA en presionar a los productores en localizar y retirar todos los alimentos para mascotas hechos con ingredientes potencialmente contaminados e inspeccionar todos los ingredientes importados desde China y otros países que sean sospechosos. En otras palabras, este tipo de cumplimiento no es voluntario, ni rápido. Dinero y reputación están en juego.

Si no estaba claro antes, esto debería ser una amplia demostración de que las empresas de alimentos para mascotas pueden hacer lo que quieran, ya que son ricas y poderosas, mientras que los entes reguladores son débiles y tienen poco dinero. Con tanta presión de tantas mascotas muertas en tantos distritos del congreso, el gobierno federal finalmente aprobó la ley de Food Safety Modernization en 2010, tres años después del evento. Esta ley expandió el poder de la FDA, otorgándole a la agencia la habilidad de implementar retiros obligatorios. Hasta ese momento, técnicamente todos eran acciones 'voluntarias' tomadas por las mismas compañías. También dio instrucciones a la FDA para que aumentara las normas básicas de saneamiento de los alimentos para mascotas y obligara a los fabricantes a garantizar que su cadena de suministro fuera al menos segura. Pero, como se demuestra en la siguiente sección, su financiación es tan escasa que sólo un pequeño porcentaje de los proveedores, y no de sus productos, son controlados en la actualidad.

> …Como resultado del escándalo del 2007, en acorde a la información entregada por la empresa de contabilidad Heffler, Radetich & Saitta LLP en Filadelfia, se estima que $12.357.277 fueron pagados a 20.229 tutores de mascotas afectados de Estados Unidos y Canadá, unos escasos $611 por reclamo…

En cuanto a la parte de China, ConsumerAffairs.com (14/09/2007) destacó en como China en varias ocasiones rechazó las peticiones de la FDA en inspeccionar las fabricas sospechosas de elaboración de productos contaminados. Ignorando el caso de la melamina por un momento, es preocupante que China tenga un terrible historial de seguridad en cuanto a comida se refiere. En el pasado estuvieron implicados en una variedad de escándalos, incluyendo la comida falsa para bebes (¿se puede hacer más *falsa*?), salsa de soya hecha de pelo humano, calamares remojados en tinta de caligrafía para potenciar su color y anguilas que fueron alimentadas con píldoras anticonceptivas para hacerlas crecer largas y esbeltas.[7] No es que un pésimo historial de seguridad en la calidad de los alimentos haya desanimado a los fabricantes de alimentos para mascotas. Como destacamos previamente, determinados a mantener los costos bajos, al año después de este escándalo, las importaciones de ingredientes chinos por las compañías americanas de alimentos para mascotas *continúo creciendo*. De hecho, en 2007 cuando el escandalo estaba en pleno caudal, estas compañías americanas estaban importando 55.000.000 de libras de pollos chinos para ser usados en sus productos. Por el 2011, esta cifra había aumentado en un 56% a 85.800.000 de libras.[14]

El problema para el consumidor es tratar de identificar el origen de los ingredientes que se usan. Cada productora multinacional tiene fábricas en todo el mundo – siempre hay una en Asia. Aparte de la ubicación de la fábrica, la procedencia de los ingredientes no es de tu incumbencia. Como los productores de alimentos secos para mascotas no son recompensados por la calidad de los ingredientes que usan en sus mezclas, ellos optan por los más baratos, lo que implica invariablemente la mano de obra más barata y las condiciones más deplorables para los animales en cuestión. Hoy en día, así sigue siendo Asia, aunque el nuevo sistema estadounidense de Concentrate Animal Feed Operations (CAFO's), que ahora produce la mayor parte de su carne, no se queda atrás en términos de espacio mínimo, de bienestar y, de hecho, un alto uso de productos químicos. La UE no permite la importación de harinas de carne que hayan sido formuladas con cualquier cosa con excepción de desechos de carne de consumo humano, lo que excluye a animales o perros enfermos, moribundos o incapacitados – aunque el cómo actualmente verifica esto es desconocido.

Obviamente a tu perro le importa que lo hagan. Se ha demostrado que los aditivos químicos utilizados en la comida seca son la segunda causa, después de las proteínas, las que provocan reacciones alimentarias adversas en tu perro.[15,16] Científicos han descubierto químicos que se encuentran en alimentos comerciales para mascotas que poseen efectos perjudiciales en la calidad del semen en perros, y que también afectan negativamente la proporción de machos con hembras y en el tamaño de las camadas en los últimos treinta años.[17] También encontraron un incremento en la incidencia de criptorquidia en crías, una condición en que los testículos fallan en descender correctamente hacia el escroto. Los contaminantes ambientales que son responsables por estos efectos, en especial el Dietilhexil ftalato (DEHP) y el Bifenil policlorado 153 (PCB153), fueron encontrados en comida seca para perros y en los testículos de ellos, "en concentraciones que perturban la función reproductiva en otras especies. Concentraciones de DEHP y PCB153 en los testículos perturban la viabilidad, motilidad e integridad del ADN de los espermatozoides *in-vitro*".[17] Y antes de culpar a la genética, los investigadores concluyeron que debido a la tasa de deterioración y al corto tiempo en que se hizo esta investigación, la genética no tiene parte en esto.

QUÍMICOS

Puntos a destacar

- ✓ La comida seca contiene una vertiginosa cantidad de químicos, la mayoría de los cuales, como agentes anti-microbianos, antiaglomerantes, todos los agentes para el curado, secado y endurecimiento, agentes oxidantes y reductores, controladores de pH y agentes tensioactivos. Sin mencionar a los sinergistas, texturizadores, emulsificantes, humectantes y estabilizadores que no requieren ser mencionados en la etiqueta del alimento.

- ✓ Pentobarbital de sodio, el fármaco usado para eutanasiar mascotas, es la segunda causa más común de retiros de alimentos en los Estados Unidos.

- ✓ Residuos de carnes destinados para la industria pueden ser desnaturalizados químicamente antes de ser renderizados. Los químicos permitidos incluyen combustóleo, queroseno y acido carbólico.

- ✓ Trabajadores demandaron a productores de alimentos para mascotas debido a ser expuestos a gas fosfeno, un rodenticida y pesticida que fue rociado en los granos una vez llegado a la fábrica, se presume que se hace para reducir los niveles de micotoxinas en granos de baja calidad.

- ✓ El escándalo de la melamina fue la peor atrocidad que ha afectado a los perros.

    Trigo chino fue contaminado a propósito con melamina, un derivado del petróleo utilizado en la industria del plástico con el fin de aumentar el contenido proteico del alimento. Miles de perros murieron. Un solo hospital estimó un número de 39.000 gatos afectados o fallecidos. A pesar de que algunas compañías conocían el problema, no retiraron sus productos del mercado. La FDA todavía no informa a los tutores quienes fueron estas compañías.

- ✓ Los aditivos químicos usados en el alimento seco son la segunda causa en reacciones adversas al alimento, siendo la proteína la numero uno.

- ✓ Estudios muestran que los químicos que se encuentran en los alimentos para mascotas tienen efectos perjudiciales en la calidad del semen en perros, también afecta negativamente la proporción de machos es a hembras y en el tamaño de las camadas en los últimos treinta años.

Referencias del Capítulo Doce

1. Patrick, J.S. (2006). *Incestuous Pet Food Regulation Allows Consumers to Feed Ring Dings and Krispy Kremes*. Dissertation thesis. Available online, www.harvard.edu
2. Martin, A.M. (2007). *Food pets die for: Shocking facts about pet food*. Troutdale, OR. Newsage Press
3. Kennedy, W. (2014). *Recent report cites findings at former Mars Petcare plant; workers' lawsuit remains pending*. Joplin Globe Online, published Jan 20, www.joplinglobe.com
4. WHO (World Health Organisation, 2002). *Evaluation of certain food additives. Fifty-Ninth Report of the Joint FAO / WHO Expert Committee on Food Additives*. Official Publication. Available online, www.who.int
5. Kang, J.H. and Kondo, F. (2002). Determination of bisphenol A in canned pet foods. Research in Veterinary Science, 73, 177–182
6. Edinboro, C.H., Scott-Moncrieff, C., Janovitz, E. *et al.* (2004). Epidemiologic study of relationships between consumption of commercial canned food and risk of hyperthyroidism in cats. Journal of the American Veterinary Medical Association, 224(6): 879–886
7. Barboza, D. and Barrioneuvo, A. (2007). Filler in Animal Feed Is Open Secret in China. April 30, 2007. New York Times. Published online, Apr 30th, www.nytimes.com
8. Weise, E. and Schmit, J. (2007). *FDA limits Chinese food additive imports*. USA Today. Published online, Apr 30th, www.usatoday.com
9. ABC News (2007). *Doctors caution thousands more pet deaths expected*. ABC News. Published online, Mar 23, www.abcnews.go.com
10. Heavey, S. (2007). *U.S. Pet food Recall Widens amid Cross-contamination*. Reuters. Published online, May 4th, available online, www.reuters.com
11. Rumbeiha, W. and Morrison, J. (2011). A Review of Class I and Class II Pet Food Recalls Involving Chemical Contaminants from 1996 to 2008. Journal of Medical Toxicology, 7(1): 60–66
12. Wade McCormick, L. (2007). Tainted Dog Food Still Killing Dogs. Published online, Jan 10th, www.consumeraffairs.com
13. Cantwell, M. (2007). *Cantwell Presses FDA to Reveal All Companies That Received Contaminated Pet food Ingredients*. Published online, Apr 23rd, www.cantwell.senate.gov
14. USDA Global Agriculture Trade System. Sourced online, www.fas.usda.gov
15. Roudebush, P. (1999). *Hypoallergenic Diets for Dogs and Cats*. In Kirk's Current Veterinary Therapy XIII, Bonagura, J.D. (ed.), W.B. Saunders Co., Philadelphia, 1999. p530-536
16. Kennis, R. (2006). Food allergies: Update of pathogenesis, diagnoses, and management. Veterinary Clinics of North America: Small Animal Practice, 36(1): 175–184
17. Lea, R.G., Byers, A.S., Sumner, R.N. *et al.* (2016). Environmental chemicals impact dog semen quality *in vitro* and may be associated with a temporal decline in sperm motility and increased cryptorchidism. Scientific Reports, 6: 31281

CAPÍTULO 13
Contaminación Microbiológica Peligrosa

Una de las principales razones que se nos dice para escoger un alimento ultra-procesado y químicamente preservado para perros por sobre una dieta fresca basada en carne es la seguridad microbiológica. Este mensaje repercute como parte de la historia que nos enseña que los ingredientes frescos necesitan un cuidadoso manejo. Millones de incidentes de intoxicaciones alimentarias (en humanos) que ocurren a diario nos demuestran ampliamente que un pobre manejo de ingredientes frescos puede hacerte correr al inodoro.

Las dietas crudas apropiadas para la especie son un compilado de carne y hueso del sector de alimentos de uso humano. El problema es que el sector cárnico está plagado de bacterias potencialmente dañinas, siendo los Estados Unidos el líder, gracias en gran medida a que la mayoría de sus casos surgen de los CAFOs. Estos antihigiénicos agujeros infernalesy superpoblados son el paraíso de desagradables bacterias. Ellos son de hecho, el lugar de crecimiento para la gran mayoría de las bacterias resistentes a los antibióticos de hoy. Así es como lo expresa la sección Animal Legal de la Michigan State University College of Law:

> Los CAFOs plantean el bienestar de los animales, la degradación del medio ambiente y la preocupación por la salud humana. Respecto al bienestar animal, una de las grandes preocupaciones es el confinamiento y sobrepoblación de los animales. Estas condiciones producen hastío y estrés en los animales, como daño físico y mental. En términos de degradación ambiental y salud humana, el problema número uno es el estiércol, el que se produce en cantidades masivas que el suelo no puede absorber, por lo tanto dejándolo correr por los campos contaminando el suelo y agua circundante. Adicionalmente, las emisiones de metano de los CAFOs contribuyen a los gases invernadero, creando impactos adversos en la

salud física y mental de los humanos. Los CAFOs también incrementan la prevalencia de enfermedades resistentes a los antibióticos, debido a estos medicamentos que son regularmente proporcionados a los animales.

Overcash, 2011[1]

Para que los CAFOs sigan funcionando, se ve los Estados Unidos tiene algunas políticas de higiene alimentaria muy preocupantes. Por ejemplo, no como la *E. coli* 0157, la *Salmonella* no está clasificada como un 'adulterante' bajo la ley de USA, lo que significa que los productores no tienen la obligación de retener lotes contaminados. En 2015, el Food Safety and Inspection Service del USDA introdujo un nuevo régimen de pruebas para los mataderos de aves de los Estados Unidos (USDA 2015).[2] Entre un número de resoluciones, ellos declararon que hasta en un 9.8% de las carcasas de pollo se permite la presencia de *Salmonella* para el final de la línea de muerte (una línea que incluye un amoroso baño de cloro para eliminar las bacterias, otro paso no permitido en la UE), mientras que no se permite más del 15.6% de presencia de *Campylobacter*. Son un poco más flexibles con las "partes de los pollos" donde hasta un 15.4% puede resultar positivo para *Salmonella*. De hecho, incluso cuando Laura McClerry del US Regulatory Affairs (un organismo de control de seguridad alimentaria) le solicitó al USDA (Departamento de Agricultura) que por lo menos incluya las formas de *Salmonella* resistentes a los antibióticos en la lista de adulteraciones, el USDA lo rechazó (publicado en el sitio web del USDA, FSIS-response-CSPI-020718.pdf).

No es que Europa esté libre del todo. Lo que comenzó en Asia y fue perfeccionado por los americanos, se está filtrando para el lado, como suele ocurrir. Solo en Gran Bretaña existen más de 800 mega-granjas.[3] Los cerdos en los países bajos son criados en condiciones tan deplorables que el personal que trabaja en los cobertizos tienen 760 veces más probabilidades de dar positivo para MRSA (*Staphylococcus aureus* resistente a la meticilina) que las personas en general.[4] Por lo menos la UE tiene políticas de cero tolerancia para bacterias patogénicas como *Salmonella* y *E.coli*, lo que reduce en algo la amenaza.

Por el año 2000, el 22% del mercado de carne cruda de pollo de los Estados Unidos albergaba algo de *Salmonella*[5] en comparación al 6% del mercado de pollos en el Reino Unido.[6] El 39% de las muestras de pollos de USA dieron positivo para *E.coli* (así como el 19% de las muestras de vacuno, 16% de las muestras de cerdo, 12% de las muestras de pavo)[7] mientras que nuevamente el Reino Unido es solo una fracción de esas cifras. Incluso hoy en día el contenido de *Salmonella* en las aves de corral de USA permanece tozudamente en un elevado 25%.[8]

El resultado inevitable que es muchos americanos enfermarán. Uno de cada siete habitantes de USA sufre anualmente de alguna enfermedad transmitida por los alimentos (aunque la CDC lo aproxima a uno de cada ocho,[9] diez veces la tasa observada en el Reino Unido).[10] Las infecciones por *Salmonella* resultan en 23.000 hospitalizaciones, 450 muertes y un estimado de $365 millones en gastos médicos en los Estados Unidos.[11]

Es lógico que, si tienes que trabajar con ingredientes que estén contaminados, vas a tener problemas. Habrá una serie de formas para limpiar tu producto cárnico de contaminación microbiológica, los más importantes aquí es la cocción y el uso de químicos. El sector de alimentos crudos para los perros, por definición, se supone que utiliza ninguno de estos. Estas son buenas noticias para el intestino, contenido nutricional y digestibilidad, pero expones productos a contaminación bacteriana, sin duda si es que produces un producto hecho con carne de USA. Esto se agrava por los trozos de carne que utilizan los productores de alimentos crudos para perros.

Aquellos trozos más alejados de la cavidad intestinal son los menos propensos a padecer *Salmonella*. Estos incluyen carne de pechuga, filete, carne de pierna y paleta, etc. La razón es que *Salmonella* (y *E.coli*) viven dentro del intestino del animal. Cuando son eviscerados, donde en las aves de corral comúnmente se hace succionando las entrañas con una maquinaria similar a una aspiradora, rompiendo la tripa, cuello y ano. El resultado inevitable es que algo de digesto puede verterse en los alrededores. Mataderos gigantes de ganado sufren los mismos problemas de higiene, todo como resultado de querer hacer todo lo más rápido posible. Así, aunque la carne de pechuga, pierna y paleta no siempre son inmunes, es menos probable que tengan problemas.

Lamentablemente, estas son las partes que consumen los humanos, por lo tanto tienen un precio más alto en el mercado. Las dietas crudas para perros son hechas de cortes baratos que incluyen las alas y muslos (que a menudo son menos probables en tener *Salmonella*), pero también cuellos, carcasas y, fundamentalmente, vísceras, de las cuales todas son más probables en causar problemas. Apartando estas partes del ave, los productores son libres de obtener gallinas viejas que son más probables en albergar *Salmonella* debido a su condición fisiológica.[12] Y, como lo descubrimos anteriormente, existen vacíos, por lo menos en USA, que permite a los productores en usar carne que no ha pasado la inspección veterinaria.

Por lo tanto, no debería sorprender que en muchos estudios se haya detectado *Salmonella* y *E.coli* en dietas crudas para perros.[13-16] Una investigación de la FDA que abarcó dos años (2010-2012) encontró que el 8% (15/196) de las muestras de dietas crudas resultaron positivas para *Salmonella*, 16& (32/196) para *E.coli*.[17] La FDA se negó a mencionar cuál de los más de 2.500 serotipos de *Salmonella* detectaron (ya que solo 100 son patogénicos para los humanos). Lo que si destacaron fue que "las dietas crudas para mascotas pueden albergar patógenos para la seguridad alimentaria, tales como…*Salmonella*". Lamentablemente, mientras que la FDA y el USDA permitan que más del 15% de muestras de comida para humanos tengan este patógeno, desde 2013 decidieron imponer una restricción de tolerancia cero a este microorganismo en la comida para mascotas (revisar el "Compliance Policy Guide for *Salmonella* in Food for Animals" de la FDA). Un duro acuerdo para los productores, considerando los ingredientes que utilizan.

Sin embargo, no solo en USA donde vemos problemas. En los Países Bajos, Van Bree *et al.* (2018)[18] analizaron treinta y cinco dietas crudas congeladas para perros de ocho diferentes proveedores. *Salmonella* estaba presente en el 20% de las muestras. *E.coli* 0157 fue aislada del 23% de las muestras. *Listeria monocytogenes* estaba presente en el 54% de los ejemplares. Peor aún, y por primera vez documentado en la literatura, un 6% contenía *Toxoplasma gondii* (un parasito que tiene infectado aproximadamente a cuarenta millones de norteamericanos). También, y de nuevo por primera vez, un 11% contenía el parasito unicelular *Sarcocystis cruzi* y *Sarcocystis tenella*. *S. cruzi* se encuentra alojado en el perro y *S. tenella* en el gato, aunque en ambos no es patogénico. El parásito simplemente los usa como 'hospedador definitivo', un lugar donde puedan reproducirse y desprender huevos en las heces para llegar a su objetivo final, que son los bovinos y ovejas, respectivamente. Ninguno de estos parásitos puede infectar humanos. Otra novedad ocurrió en 2019 cuando 13 gatos se infectaron con la muerte de cinco de ellos de tuberculosis, supuestamente por consumir una dieta cruda a base de venado salvaje producido por Natural Instinct en el Reino Unido.[19] En su sitio web (naturalinstinct.com/venison, a partir de 2019), la empresa señala "nuestros proveedores de vísceras de venado salvaje no hicieron la inspección oficial de acuerdo a los requisitos de la UE".

Centrándonos solo en la *Salmonella*, mientras que claramente es algo indeseable en cualquier producto que pueda estar en el refrigerador de un humano, no debes preocuparte mucho por esto en el caso de tu perro. Los perros comúnmente no sufren de salmonelosis, incluso cuando comen carne contaminada con ella.[15,20] Dicho esto, sería incorrecto decir que nunca sucede. Mientras que se sospecha que muchos perros puedan experimentar la forma sub-clínica,[21] se ha reportado salmonelosis, aunque muy raro, tanto en perros como en gatos alimentados con comida seca y con comida cruda, así como con sobras de la mesa.[21-25] Siempre se sospecha de una enfermedad o estrés subyacente en estos casos, como sabemos los perros albergan *Salmonella* normalmente en sus intestinos sin cometer daño,[26] aunque la mayoría de las especies son cepas no virulentas. Es un rasgo normal de los carnívoros. Los grandes y pequeños felinos (Pretorius *et al.* 2004),[27] múltiples mamíferos marinos[28] e incluso omnívoros tales como zorros y tejones[29] son conocidos por albergar *Salmonella* en sus intestinos *sub-clínicamente* (sin que se vean signos de enfermedad). Mientras que obviamente nuestros animales domésticos criados intensivamente son un gran reservorio de patógenos, las presas salvajes que incluyendo varios animales de caza,[30] jabalí,[31] roedores[32] y varias aves salvajes[33] son transportadores potenciales. De hecho, algunas de las especies consumidoras de carne que consideramos más desagradables. Escribiendo para *Nature*, Callaway (2014),[34] destacó en como varios microbios patogénicos "algunos de los cuales son comedores de carne", ayudan a los buitres y a otros carroñeros a procesar sus peligrosas comidas, similar a los probióticos en los humanos.

Creo que es justo decir que si tu dieta consiste de carne fresca y de a veces no tan fresca, simplemente no haría que te enfermes por consumirla.

Esos individuos se extinguieron hace mucho tiempo. Se piensa que el perro tiene un número de medidas de protección que incluyen una saliva antibacteriana, un ácido estomacal extremadamente fuerte e indudablemente una microbiota intestinal capaz de mantener a las bacterias patógenas como a la *Salmonella* en su lugar. Por eso los perros pueden llevar su hueso al patio trasero, ponerlo en el suelo, morderlo un poco, dejarlo un tiempo para que se caliente con el sol y volver por el después. Al cabo de unas horas tal vez lo entierre. Después de unos días, si se acuerda donde lo puso, a lo mejor lo desenterrará para volver a morderlo. Mi perro lo hace. En esta etapa el hueso debe ser altamente peligroso desde un punto de vista humano, sin embargo tu perro está feliz mordiéndolo sin efectos adversos.

Se estima que la prevalencia de *Salmonella* en perros clínicamente sanos varía entre 0-44%.[35,36] Las cifras más altas son generalmente reservadas para poblaciones de galgos, ya que estos chicos tienden a ser alimentados con carne de pobre calidad. En un estudio, 112 muestras de carne cruda comercial para galgos fueron cultivadas para *Salmonella*.[37] El 45% dio positivo para *S. typhimurium*, un patógeno común en humanos. Carter y Quinn (2000)[35] revisaron múltiples estudios de Irán, Reino Unido y los Estados Unidos. Ellos encontraron más de treinta serotipos de *Salmonella* en perros sanos, algunos de ellos patogénicos para los humanos. Ellos señalan que entre 0-15% de los perros domésticos que no salen de casa eliminan *Salmonella* en comparación al 16-24% de los perros vagabundos (en Irán y Sudán). Esta diferencia en la prevalencia entre ambos es entendible, considerando sus estilos de vida.

El problema es que cuando los perros consumen alimentos contaminados con *Salmonella*, existe de una pequeña (2-6%) a una alta probabilidad (44%) de que ellos eliminen esa *Salmonella* en sus fecas por más de siete días.[13,20,38] Es por esta razón, un perro que elimine el tipo equivocado de *Salmonella* (los perros y gatos albergan de forma natural varios especies de *Salmonella* en sus intestinos, de los cuales pocos son patogénicos) es considerado un riesgo para la salud humana por algunos autores.[13,15,36,39]

Mientras que es indiscutiblemente verdadero que tu perro que come crudo *pueda* ser un posible vector de bacterias dañinas, es interesante destacar que hasta ahora parece ser poco probable. Respecto a la salmonelosis, al momento de escribir este libro, con millones de mascotas siendo alimentadas con dietas frescas en todo el mundo, solo se han identificado cuatro casos documentados de especies virulentas de *Salmonella* entre el paciente y el producto, el primero ocurrió en

2018.[40,41] Sin embargo, ya sea por una mala manipulación de la comida, del cuenco del perro o de sus fecas, es desconocido. Una enorme encuesta se hizo apersonas que alimentan con crudo a cargo de DogRisk, un grupo de investigación de la University of Helsinki, Finlandia, se propuso a examinar la tasa de transmisión de patógenos por los alimentos en hogares donde sirven dietas crudas. Ellos obtuvieron 163475 respuestas de 81 países.[41] Mientras que 24 de esos hogares habían sospechado contaminación de la comida de la mascota, solo 3 analizaron la carne que se servía a sus mascotas e identificaron el mismo patógeno que había infectado a la persona. Todas fueron *E.coli.* Esto significa que, incluso agregando a los casos sospechosos sin verificar, más del 99.6% de los hogares que alimentan a sus mascotas con dietas crudas, no reportaron ningún caso de transmisión de patógenos a los humanos. Fundamentalmente, esto fue durante todo el tiempo que han estado alimentando de forma cruda a sus mascotas, que variaban entre varias semanas a 65 años. Si tomamos una cifra de solo cinco años, con un cálculo de 1.5 comidas por día (algunos adultos comen 1, otros 2, los cachorros muchas), por los 16.475 hogares, nos da un resultado de ¡más de 45 millones de platos crudos servidos!

Esto sugiere que alimentar con dietas crudas es bastante seguro, al menos si lo comparamos con la tasa de *Salmonella* en la población en general. Tal vez esto es debido a que la mayoría de nosotros tenemos un sano respeto a la carne cruda desde que somos jóvenes. Como se manipula con cuidado los productos cárnicos, este cuidado se traslada naturalmente a los productos crudos para perros que ahora pueden compartir nuestro refrigerador. Lamentablemente, ese cuidado y de hecho la historia de la seguridad de los tutores no se extiende a la comida seca para mascotas.

Espera... ¿Qué? ¿No te advirtió tu veterinario? Así es, los alimentos secos comerciales para perros no solamente son una potencial fuente, sino que la gente es más probable que se infecte con *Salmonella* como resultado de la manipulación.

Cuando Carter y Quinn (2000)[35] estaban revisando la incidencia de *Salmonella* en perros sanos alimentados con seco y crudo en el mundo, ellos listaron las potencias fuentes alimentarias de *Salmonella* como los huesos y vísceras sin cocer, huevos crudos, pollo crudo y *alimentos secos para mascotas*. La razón es que la comida seca para mascotas puede contener *Salmonella*, de hecho, es la causa principal de retiros de alimentos para mascotas en un grado considerable. En solo los primeros cinco años de la década pasada (2010-2015) hubo 19 retiros colosales de alimento seco y enlatado para mascotas debido a contaminación con *Salmonella*, involucrando miles de toneladas de alimento para mascotas. Obtenido de los archivos de retiros de animales y retiros veterinarios de *www.fda.org,* estos fueron:

- 2015 Bravo. Retiro de alimentos de pollo y pavo debido a posible contaminación con *Salmonella* después de detectar problemas por separado por el New York y el Colorado State Department of Agriculture.

- 2014 Hill's Pet Nutrition. Retiro voluntario de Science Diet Adult Small & Toy Breed debido a posible contaminación con *Salmonella*. "Los 17 clientes afectados fueron contactados por Hill's y no se reportaron síntomas de enfermedad relacionadas con el producto a la fecha."
- 2014 Pro-pet LLC. Retiro voluntario de alimentos para perros y gatos por posible contaminación con *Salmonella*.
- 2014 PMI Nutrition. Retiro de alimento para gatos debido a posible contaminación con *Salmonella*. El problema fue detectado después de una prueba de rutina realizada por el Detroit District Office de la FDA, en la que la empresa retiró sus productos "por medidas de precaución".
- 2014 Bravo. Retiro nacional por problemas en 8 alimentos diferentes para perros y gatos debido a posible contaminación con Listeria. El problema fue detectado cuando "un laboratorio independiente detectó la bacteria en una muestra durante un revisión".
- 2013 Nestlé Purina. Retiro voluntario de Purina White Meat Chicken y Whole Barley Recipe para adultos debido a posibles riesgos a la salud por *Salmonella*.
- 2013 P&G. Retiro voluntario de 11 tipos de alimentos Eukanuba y 18 tipos de alimentos para perros y gatos debido a posibles riesgos a la salud por *Salmonella*.
- 2013 Natura Pet. Retiro voluntario por problemas con el alimento seco Specialised Inova y Evo después de que la FDA identificara posibles riesgos a la salud por *Salmonella*.
- 2012 Breeder'sChoice. Retiro del alimento AvoDerm Natural Lamb Meal& Brown Rice adulto debido a posible contaminación con *Salmonella*.
- 2012 Solid Gold Health. Productos para mascotas retirados por posible contaminación con *Salmonella*.
- 2012 Apex Pet Foods. Se inicia retiro voluntario de alimento seco para mascotas debido a contaminación potencial con *Salmonella*.
- 2012 Natural Balance Pet Foods. Se inicia retiro voluntario de alimento seco para mascotas debido a contaminación potencial con *Salmonella*
- 2012 Diamond Pet Foods. Retiro de alimento seco para perros, sopa de pollo para mascotas y Diamond Puppy Formula debido a posible contaminación con *Salmonella*.
- 2011 Nestlé Purina. Retiro de One VibrantMaturity 7+ para gatos debido a contaminación potencial con *Salmonella*.

- 2010 P&G. Retiro voluntario de alimento seco Iams y Eukanuba Specialised debido a posibles riesgos a la salud por *Salmonella*

- 2010 P&G. Retiro voluntario de Prescription Renal Diet para gatos debido a posibles riesgos a la salud por *Salmonella,* detectado por la FDA.

- 2010 Natural Balance Pet Foods Inc. Retiro voluntario de Natural Balance Sweet Potato & Chicken debido a posibles riesgos a la salud por *Salmonella,* detectado por la FDA.

- 2010 Feline´s Pride. Retiro a nivel nacional de Natural Chicken Formula debido a contaminación con *Salmonella.*

Si nadie habla de este problema, la gente va a enfermar y las cifras lo reflejan. En 2007, Schottea*et al.* (2007)[42] vinculó un brote de enfermedad con alimento seco comercial en un grupo que cuidaba caniles militares en Montevideo, Uruguay. En otro incidente, tras un gran brote de *Salmonella schwarzengrund* en los Estados Unidos, un colosal estudio se llevó a cabo por Behravesh *et al.* (2010),[43] en el que encontraron que la comida seca para perros y gatos fue lo que causó dicho brote. Sin embargo, les tomó tres años a los dos equipos en encontrar la causa. En esa ocasión, setenta y nueve personas en veintiún estados se intoxicaron con *Salmonella schwarzengrund* – la mitad de ellos eran niños por debajo de los dos años. El problema fue rastreado hacia Mars Pet Care que terminó por retirar 23.000 toneladas de comida para mascotas bajo 105 marcas diferentes.[44] En 2012, el Centre for Disease Control (CDC) en los estados Unidos reportó que cincuenta y tres personas de los Estados Unidas y Canadá contrajeron *Salmonella infantis* de comida seca para perros (de sus perros alimentados con comida seca), veinte de los cuales nuevamente fueron niños por debajo de los dos años. Uno de tres terminó hospitalizado.[45]

Esto significa, que desde 2017, por lo menos se sabe que 132 personas contrajeron *Salmonella* de comida seca, despreciablemente la mitad eran niños bajo los dos años de edad, en comparación con los posibles 4 adultos que lo hicieron de un producto crudo para perros (como en septiembre 2020). Y aún, a pesar de los colosales retiros y la real posibilidad de los infantes en infectarse, ¿ha habido algún grupo de veterinarios que haya advertido *alguna vez* a estas familias del riesgo potencial de sentarse en el suelo donde guardan la comida de su perro?

No solo es *Salmonella* lo que debería preocuparte en cuanto a la comida seca para mascotas. El grupo de Susan Thixton, la Association for Truth in Pet Food (ATPF), son defensores de los derechos de los tutores de mascotas. En 2016, dos de sus miembros se sentaron en la mesa directiva de AAFCO (la Association of American Feed Control Officials), quienes establecen las directrices para la producción de alimentos para mascotas, una posición increíblemente privilegiada para quienes abogan por la comida fresca, considerando quienes podrían estar en el resto de la directiva (pronto más sobre AAFCO). En 2016, la ATPF decidió evaluar lo mal que se encontraba la situación microbiológica en la comida ultra-procesada. Ellos publicaron el primer análisis de las doce principales marcas (seis de gatos y seis de perros) financiado con fondos públicos. Estos incluyeron a Hill´s, Royal Canin, Science Diet, Prescription Diets and Cesar.[46] Ingeniosamente, para evitar acusaciones de parcialidad de los manipuladores y una amenaza de acciones judiciales, los productos fueron ordenados online y enviados directamente al laboratorio para las pruebas. Fueron examinados para exceso de nutrientes, bacterias peligrosas y hongos tóxicos. Todos fallaron en algún aspecto, muchos en los tres de ellos. En relación a bacterias patogénicas, nueve de los doce eran bacterias que la FDA cataloga como "patógenas". Incluyendo *Streptococcus* (de la fama de faringitis estreptocócica, siete de los doce alimentos ultra-procesados), *Staphylococcus* (causa común de intoxicación alimentaria en humanos, diez de los doce alimentos ultra-procesados), *Bacillus* spp. (causa común de intoxicación alimentaria, diez de los doce alimentos ultra-procesados).

Otro nivel de preocupación, considerando la calidad de las carnes permitidas para el uso en este sector, son las bacterias resistentes a los antibióticos. Chaban *et al.* (2010)[47] investigaron la eliminación de *Campylobacter* en perros aparentemente sanos (n=70) y enfermos con diarrea (n=65). Se registraron todas las dietas de los perros sanos y quince de ellos consumían algo crudo o una dieta cruda completa. Encontraron que el 58% (41 de 70) de los perros sanos eliminaban *Campylobacter* (97% de los perros con diarrea estaban eliminando el microorganismo, aunque lamentablemente los autores ignoraron en registrar un solo dato de sus dietas). Por lo tanto, incluso si todos los perros que comían crudo estaban eliminando *Campylobacter* (poco probable). Por lo menos la mitad de los perros que consumían seco también lo hacían. Y, al contrario de las dietas crudas para perros, autores han aislado las mismas especies resistentes a antibióticos de *Campylobacter jejuni* de un perro que se alimentaba de una dieta seca comercial, como se detectó en una niña infectada con la misma especie.[48] Similarmente, Leonard *et al.*[49] evaluaron los patrones de resistencia antimicrobiana de *Salmonella* y *E.coli* obtenidos de perros de compañía (n=132) en Ontario entre 2005-2006. Ellos encontraron que el 96% eliminaban *E.coli* resistentes en sus fecas. A no ser que cada tutor en Ontario estuviera alimentando de forma cruda por 2005, entonces está más que claro que las dietas comerciales tampoco están solucionando ese problema. Peor, 41 de esas muestras de *E.coli* eran resistentes a dos o más fármacos. No es para decir que las bacterias resistentes a antibióticos no se encontrarán en dietas crudas, pero mientras sean usados ingredientes que sean aptos para consumo humano, se espera que la amenaza sea inferior, por lo menos en la UE.

La verdad es que al parecer, cuando se trata sobre bacterias peligrosas, no existen opciones seguras. Sin embargo, no como en la dieta cruda para perros, no solo debes fijarte en las bacterias en la comida seca para mascotas. Estos productos contienen toda una seria de patógenos que probablemente nunca hayas escuchado, y entre ellos, un grupo de hongos particularmente tóxicos, están entre las substancias naturales más patogénicas del planeta.

Las micotoxinas son compuestos químicos venenosos producidos por ciertos tipos de hongos que viven en los alimentos que incluyen a los frutos secos, frutas, soja, cereales y granos, cuando estos son manipulados y almacenados incorrectamente. Ya sabemos que los granos utilizados en la comida para mascotas son de baja calidad.[50] De hecho, está firmemente establecido que los sub-productos de cereales son derivados a la alimentación animal, incluso cuando, debido a métodos de procesamiento, se conozca que contienen micotoxinas en mayores concentraciones que los cereales crudos.[51,52] Es más, la cocción no ofrece protección.[53] Incluso después de la producción, los envases de las croquetas deben viajar grandes distancias en diversas condiciones ambientales para luego ser almacenadas por meses. Luego el cliente abre la bolsa y expone el contenido al aire, calidez y humedad, y luego se deja en el armario o bodega por semanas. No debería ser sorpresa que, a pesar de que los productores emplean varias medidas químicas para controlar los hongos, como rociar el mortífero gas fosfina, la mayoría de los alimentos secos basados en cereales poseen concentraciones de micotoxinas.[51] Cuando el grupo de Thixton analizaron ocho alimentos en busca de la presencia de estos mohos tóxicos, *todos* resultaron positivos (cuatro fueron de bajo riesgo, dos de riesgo medio y dos de riesgo alto). Unas de las toxinas encontradas en alto número por los autores correspondía a *Aspergillus* (puede causar temblores y convulsiones, diarrea sanguinolenta y baja respuesta inmune), *Fumonisinas* (puede causar baja en el apetito, desórdenes digestivos, alteración en la función hepática, disminución de la respuesta inmune) y *Zearalenonas* (alteraciones en la reproducción y madurez sexual, puede causar alteraciones en la regulación de la temperatura, pseudo-preñez y abortos).

Autores muestran de manera repetida que una exposición prolongada a los bajos niveles de micotoxinas que se encuentran en la comida para mascotas supondrá un riesgo para la salud de los perros.[52,54-56] Hemos sabido esto por un tiempo. En su estudio titulado *Mycotoxins: hidden killers in pet foods,* Devegowda y Castaldo (2000),[57] lo destacaron ya en 1952, un caso de hepatitis en perros fue directamente relacionado con el consumo de alimento para mascotas con moho. Boermansa y Leungb (2007),[58] usaron numerosos estudios para mostrar que el consumo de micotoxinas, incluyendo aflatoxinas, ocratoxinas, tricotecenos, Zearalenonas, Fumonisinas y ácido fusárico por parte de nuestras mascotas, puede resultar en "enfermedades crónicas como fibrosis hepática y renal, infecciones por estados de inmunosupresión y cáncer".

De todas las micotoxinas que deberían preocuparte, las aflatoxinas son por lejos más peligrosas para ti y para tu perro. Se encuentran entre las substancias más carcinogénicas conocidas por el hombre.[59] Su fama llegó en los años 60 cuando

CONTAMINACIÓN MICROBIOLÓGICA PELIGROSA

100.000 pavos y patos murieron después de consumir harina de maní contaminada. Lamentablemente, encontramos que la comida seca para mascotas está repleta de aflatoxinas. [53,57,60-62] De hecho, en solo cuatro años ha habido seis retiros masivos de alimentos para mascotas debido a aflatoxinas:

- 2013 Hy-Vee. Retiro voluntario de comida seca para perros debido a elevados niveles de aflatoxinas, detectado por el Iowa State Department of Agriculture.

- 2011 Advance Animal Nutrition. Retiro del alimento seco Dog Powerdebido a niveles de aflatoxinas por encima de lo aceptable.

- 2011 O´Neal´s Feeders Supply. Retiro de comida seca para perros Arrow Brand debido a niveles de aflatoxinas por encima de lo aceptable.

- 2011 Cargill Animal Nutrition. Retiro de alimento seco para perros River Run y Marksman debido a niveles de aflatoxinas por encima de lo aceptable.

- 2011 P&G. Retiro voluntario de alimento seco para perros debido a niveles de aflatoxinas por encima de lo aceptable.

- 2010 Kroger. Retiro de alimentos para mascotas por posible contaminación con aflatoxinas.

Lamentablemente, los perros son especialmente susceptibles a sus efectos tóxicos.[61] En 1998, cincuenta y cinco perros murieron en Texas después de comer alimento para perros con niveles variables de aflatoxinas solamente entre 150 y 300 ppb (partículas por billón).[60] En 1998 las aflatoxinas mataron al menos veinticinco perros.[63] El Pet Food Recall de www.fda.org nos cuenta que más de quinientos mil kilos de alimentos para perros y gatos producidos en USA fueron retirados luego del descubrimiento de esta toxina. En 2006, aflatoxinas del maíz mataron talvez cien perros.[64] Estas mascotas fallecieron con síntomas que iban de hígados agrandados, amarillentos, cirrosis, hepatopatías crónicas, lipidosis hepática, fibrosis e hiperplasia biliar. Muchos más sufrieron, pero sobrevivieron a episodios de anorexia, letargia, vómitos, ictericia y diarrea.

> El número actual de mascotas afectadas por alimentos adulterados no es conocido, debido a que hasta ahora no había un sistema de reportes adversos para losalimentos de mascotas.
> **Rumbeiha y Morrison, 2011**[63]

Por esolos autores repetidamente señalan que la contaminación con micotoxinas en los alimentos para mascotas representan una seria amenaza para la salud de las mascotas hoy en día.[53,55,58,57,62] Incluso el vocero del sector de alimentos para mascotas, www.PetfoodIndustry.com, parece que está de acuerdo con esto. En 2013, al abordar con el aumento de los alimentos secos veganos, ellos publicaron un artículo sobre micotoxinas, que concluyó con:

> Los alimentos para mascotas con proteínas derivadas de vegetales podrían contenertoxinas más dañinas que los alimentos con proteínas tradicionales como pescado ocarne, acorde a una nueva investigación de la University of Guelph.
> **www.petfoodindustry.com, 23 de agosto, 2013**

En un artículo titulado *Cancer-causing toxin found in Hong Kong pet food sparks alarm, El South China Morning Post* (20 de julio, 2017), informó que una asociación de consumidores de Hong Kong analizó varias marcas de croquetas para mascotas y encontraron que múltiples marcas producidas en USA contenían aflatoxinas, incluyendo a Nestlé Purina, Mars Pedigree, Hill´s Science Diet y KiteKat, aunque bajo el umbral aceptable. El artículo informó que el productor Purina declaró que el carcinógeno aflatoxina era un 'contaminante natural inevitable'.

Se pone peor. El mismo grupo encontró dos alimentos hechos en USA que contenían melamina (Gold Adult Dog Food e Iams Chicken Cat Food) y ácido cianúrico (encontrado en Purina Pro Plan), lo que debes recordar que causó es mortal escándalo de la melamina china en 2007.

Todavía continúa, diez años después del estallido de este terrible escándalo.

No solo son las aflatoxinas. Ha habido reportes de retiros por vomitoxina (un tipo de tricoteceno), tal como su nombre implica, te deja muy, pero muy enfermo. Como las aflatoxinas, las vomitoxinas aman los granos – trigo, cebada, avena, centeno y maíz. Pero, a diferencia de las aflatoxinas, no es carcinogénica. Mientras que irritará el tracto gastrointestinal inmensamente y posiblemente provoque ulceras estomacales, es poco probable de que mueras por eso. La FDA estableció un nivel de restricción de 1ppm (partes por millón) de vomitoxinas en la cadena de alimentación humana y una restricción de 5ppm en perros y gatos, incluso sabiendo que somos mucho más grandes que ellos. ¡Imagínate!

En 1995, Nature´s Recipe se vio forzada a retirar miles de toneladas de alimento para perros, costando a la compañía $20 millones, esto se debió a que tutores reclamaron que sus perros comenzaron a vomitar y a perder el apetito. El incidente impulsó a la asesora de políticas agrícolas de la FDA, Dina Butcher en intervenir en la investigación. Ella concluyó que los humanos no deben temer por esto ya que, por supuesto, "el grano que se utiliza en los alimentos para mascotas no es de alta calidad, esto no sucede en los alimentos de uso humanos". (Knight Ridder, 1995 – ¡sí!, su nombre es similar a la serie 'el auto fantástico')

CONTAMINACIÓN MICROBIOLÓGICA PELIGROSA

Luego se encuentran los ácaros del almacenamiento. Brazis *et al.* (2008)[65] observaron como los ácaros del almacenamiento como *Tyrophagus*, *Acarus* y *Lepidoglyphus* son alérgenos potenciales relevantes en perros con dermatitis atópica.

Ellos abrieron diez alimentos secos comerciales diferentes para perros, (uno de hecho formulado para perros con desordenes en la piel) y fueron almacenados por seis semanas bajo dos condiciones ambientales diferentes. Después de cinco semanas, se detectaron ácaros en nueve de los diez alimentos. Los ácaros son un riesgo para la salud humana también. En un artículo titulado, *When mites attack: Domestic mites are nos just allergens,* Ciu (2014)[66] destacó como los ácaros del almacenamiento, (aparte de los ácaros del polvo, ya que se encuentran muy distribuidos y contribuyen al deterioro de la calidad de los productos almacenados, como cereales y otros alimentos) pueden causar enfermedades en la boca pero también en el sistema respiratorio, digestivo y urinario de los humanos.

Por todas las razones mencionadas, sugerir que la comida seca es una alternativa *segura* a las dietas frescas respecto de un punto de vista de infecciones, para ellos o nosotros, es una ignorancia al punto del engaño. Esta postura empuja a los consumidores a ciegas hacia un producto que demuestra repetidamente que enfermará gravemente a los niños y que podría matar a sus perros, a menudo con bichos que no existen en productos basados en carne.

Por lo tanto, causa un poco de consternación que el año 2012, la American Veterinary Medical Association (AVMA), uno de los grupos veterinarios más influyentes en el planeta (orgullosamente patrocinada por Hill´s Pet Food) salieran con su "Resolution #5 Policy on Raw or Undercooked Animal-Source Protein in cat and dog Diets" (política en dietas crudas o poco cocinadas con proteínas de origen animal para perros y gatos) para veterinarios. Dice lo siguiente:

> ….muchos estudios en revistas científicas revisadas por pares han demostradoque proteínas de origen animal crudas o con poca cocción pueden estar contaminadas con una gran variedad de organismos patogénicos…

Sabemos que esto es cierto. Dietas crudas han tenido su historial de retiros por *Salmonella* y *E.coli* en la última década. Sin embargo, también sabemos que es lo mismo para las otras dietas, pero AVMA no le dio espacio a este fundamental punto. Incluso, en una de las referencias, AVMA cita en respaldo de su postura, Strohmeyer*et al.* (2006),[16] analizaron veinte alimentos crudos para perros y dos alimentos secos y concluyeron que *ambos* tipos de productos contenían *E.coli*. Lamentablemente, esto se consideró irrelevante para los científicos de AVMA.

AVMA continúa con:

>...transmisión secundaria de estos patógenos a humanos (ej. tutores de mascotas) tambiénhan sido reportados...

Ahora esto es interesante, ya que por lo menos yo no estaba al tanto de un estudio así en 2012. El primer caso *sospechoso* se materializó en la literatura en 2018. Para respaldar esta importante declaración, AVMA utiliza cuatro estudios. El primer estudio[13]no señala ninguna transferencia de patógenos a los humanos. Encontraron *Salmonella* en fecas de perros alimentados con dietas crudas y declararon: "perros alimentados con pollo crudo *pueden* por lo tanto ser una fuente de contaminación ambiental".

El segundo estudio, titulado "Human Health Implications of Salmonella-Contaminated Natural Pet Treats and Raw Pet Food",[15] señala en la cuarta línea de su resumen "no hay casos confirmados de salmonelosis en humanos que hayan sido asociadas con estas dietas".

El tercer estudio de apoyo[15], trató de dos gatos con un historial de salud desconocido y que contrajeron salmonelosis. Los autores concluyeron, "este reporte entrega evidencia que la práctica de las dietas con carne cruda a gatos domésticos puede provocar en salmonelosis clínica". Tampoco se menciona a personas contagiadas o enfermas.

El cuarto y último estudio[39] usado indica que hay un riesgo en que los humanos pueden infectarse con *Salmonella* después de manipular carnes contaminadas destinadas para perros, con premios tales como orejas de cerdo. Bueno, tampoco son dietas crudas para perros.

Por lo tanto, de los cuatro estudios que AVMA utilizó para respaldar su amplia declaración referenciada de "transmisión secundaria de estos patógenos a humanos (ej. tutores) también han sido reportados, ninguno muestra alguna evidencia de este tipo. Esto en gran medida, debido a que en el momento de hacer esta publicación, solo existían múltiples casos de comida seca para perros causando salmonelosis en humanos, que de nuevo, de alguna manera se le escapó a AVMA.

Con este tipo de evidencia, AVMA descarta una dieta con ingredientes frescos para perros y gatos, recomendando a todos los veterinarios del mundo que "nunca alimenten a perros y gatos con proteínas animales tratadas inadecuadamente".

Esto es pura ciencia de la clase más pobre. Me pregunto qué pasaría si le muestro a AVMA el reporte del año 2015 de la CDC sobre la intoxicación alimentaria en personas,[9] donde resalta que 48.000 americanos sufren de enfermedades transmitidas por los alimentos cada año y que 3.000 mueren por esto. ¿Y quiénes son los principales culpables? Adivinaste – frutas y vegetales.

Vegetales con semillas, como tomates o calabacín y frutas representaron el 18% y 12% de los casos de *Salmonella*, respectivamente. (Huevos y pollo representaron el 12% y 10%, respectivamente, mientras que el vacuno figuró con un 9% y el cerdo con un 8%). Las verduras de hoja verde representaron a más del tercio de todos los casos de *E.coli*. Las frutas constituyeron todos los casos de *Listeria*. Y aún así, con los peligros tan claramente establecidos de las frutas y vegetales, nadie llama por una prohibición de vegetales frescos, hojas verdes y frutas ricas en antioxidantes, en favor de algo procesado, pulverizado, preservado y empaquetado por una compañía de golosinas.

La industria de comida seca para mascotas sabe que sus ingredientes están contaminados; es por eso que buscan las ideas más creativas para eliminar estos bichos. Una idea reciente consistió en irradiar la comida. Lamentablemente, esto no funcionó muy bien para los animales que la comieron. Entre junio de 2008 y marzo de 2009, 87 gatos sufrieron parálisis de los miembros traseros tras comer un alimento seco importado que fue irradiado.[67] A raíz de su investigación de los alimentos secos que causaron *Salmonella* en los Estados Unidos, Behravesh *et al.* (2010)[43] concluyeron su estudio con el siguiente consejo que no escucharás muy seguido de un veterinario promedio:

> ...este brote destaca la importancia de una correcta manipulación y almacenamientode los alimentos para mascotas en casa para evitar enfermedades, especialmente en niños jóvenes…

No es de extrañar que la gente se enferme por esto. ¿Quién de aquí ha manipulado comida para perros sin lavarse las manos? En mis tiempos de entrenamiento, guardaba croquetas en mis bolsillos para usarlas como premio. ¡Y las he comido! Almacenamos grandes sacos de esta comida donde pequeñas personitas pueden gatear por el piso y pueden enfermarse gravemente por esto. Manipulamos la comida seca plácidamente porque nadie nos advierte, a pesar de que la literatura nos enseña que a menudo rebosa de potenciales patógenos, muchos de los cuales tú no encontrarías en una dieta cruda basada en carne.

Honestamente creo que debemos re-educar a la población, tanto con alimentos crudos como con procesado (y con premios como las orejas de cerdo) deberían venir con una advertencia de salud. Por lo menos, como sucede con las dietas crudas, deberías mantener las croquetas fuera del alcance de los niños, lavado de manos y de superficies después de cada uso y asegurarte de recoger las fecas de tu perro todos los días.

> "Siempre ganas más dinero explotando las irracionalidades de la gente que tratando de corregirlas"
> **Richard Thaler, ganador del Premio Nobel de Economía, 2017**

Puntos a Destacar

✓ La industria de la carne está llena de bacterias patogénicas. El problema es mucho peor en los Estados Unidos que en la Unión Europea.

✓ Los productores de dietas crudas usan productos basados en carcasas, cuellos y órganos de esta industria que se encuentran muy expuestos a una contaminación bacteriana. Análisis muestran que las dietas crudas pre fabricadas para perros a menudo fallan en las pruebas microbiológicas, donde *Salmonella* se encuentra presente entre un 8-20% de las muestras obtenidas en USA y la UE.

✓ Tu perro come carne, un carroñero de cadáveres, un come fecas. *Salmonella* en su comida (y en sus intestinos) es un fenómeno muy normal para ellos. Mientras que los perros sanos están seguros, cuanto más consuman, mas van a eliminar en sus fecas.

✓ Se cree que entre 0-15% de los perros domésticos eliminan *Salmonella* normalmente. Autores destacan como potenciales fuentes de contaminación a la carne y huesos crudos, huevos y comida seca comercial.

✓ Con todas las miradas en las dietas crudas, debemos tener en cuenta que *Salmonella* es la causa número uno de los retiros de comida seca para perros hoy en día. Desde sólo 2010 a 2015, hubo diecinueve retiros colosales de comida seca y en latas por este problema.

✓ En solo los últimos ocho años (2012-2019) 68.000 toneladas de comida seca ha sido retirada del mercado por bacterias patogénicas. Durante el mismo periodo, solo 900 toneladas de dietas crudas han sido retiradas por el mismo problema, y eso es con la FDA que busca solamente dietas crudas desde 2015.

✓ Desde 2007, 132 personas han contraído *Salmonella* por alimentos ultra-procesados para mascotas, la mitad de ellos infantes menores de dos años.

✓ También se sabe que la comida seca para mascotas contienen una variedad de otros patógenos para los humanos, incluyendo *Streptococcus, Staphylococcus* y *Bacillus*.

✓ Cerca del 50% de los perros alimentados con comida seca también eliminan *Campylobacter*. Autores han aislado las mismas especies de *Campylobacterjejuni* resistentes de un perro alimentado con comida seca como fue detectada en una niña infectada con la misma especie.

CONTAMINACIÓN MICROBIOLÓGICA PELIGROSA

- ✓ Perros aparentemente sanos alimentados como comida seca parecen eliminar *E.coli*, con muchas muestras resistentes a dos o más drogas.

- ✓ La calidad de los granos utilizados en los alimentos para mascotas son de calidad muy pobre. Los productores saben de esto y los tratan con químicos para prevenir el crecimiento de hongos. A pesar de esto, estudios muestran que los alimentos secos están colmados de micotoxinas como aflatoxinas y vomitoxinas, que son unas de las sustancias naturales más patogénicas en el planeta. Autores muestran que su consumo por parte de mascotas puede provocar enfermedades crónicas en el hígado y riñones, inmunosupresión y cáncer.

- ✓ Envases abiertos de comida seca son propensos a almacenar ácaros, que son peligrosos para la salud humana.

- ✓ Declaraciones engañadoras que se enfocan en la amenaza microbiológica de los alimentos crudos para mascotas que son influenciados por grupos como AVMA, presionan a las personas a optar por los alimentos secos ultra-procesados, en lo que este grupo nunca discute sus amenazas potenciales. Mientras nuestros veterinarios no tomen en cuenta esto, mascotas y personas van a continuar enfermando.

- ✓ Las croquetas ha contribuido a la muerte de miles y miles de mascotas en las últimas décadas. Esto en comparación con un pequeño puñado de dietas frescas/crudas para mascotas, siendo la mayoría por casos de personas que preparan dietas pobremente balanceadas. Hasta ahora no hay dietas pre-fabricadas que hayan matado una sola mascota.

- ✓ Las frutas y vegetales frescos son la causa número uno de *Salmonella*, *E.coli* y *Listeria* en humanos, no la carne. Esta no es la razón para excluir estos alimentos de tu dieta. Es una advertencia de que necesitas limpiar tus alimentos y tomar algunas precauciones.

Referencias del Capitulo Trece

1. Overcash, E.A. (2011). *Overview of CAFOs and Animal Welfare Measures*. Michigan State University College of Law, Animal Legal & Historical Center. Available online, www.animallaw.info
2. USDA (2015). *Changes to the Salmonella and Campylobacter verification testing program: Proposed performance standards for Salmonella and Campylobacter in not-ready-toeat-comminuted chicken and turkey products and raw chicken parts and related agency procedures*. Published online, www.federalregister.gov

3   Wasley, A. and Davies, M. (2017). *The rise of the "megafarm": How British meat is made*. The Bureau of Investigative Journalism. Published online, Jul 7th, www.thebureauinvestigates.com

4   Voss, A., Loeffen, F., Bakker, J. *et al*. (2005). Methicillin-resistant *Staphylococcus* aureus in pig farming. Emerging Infectious Diseases, 11(12): 1965–1966

5   Schlosser, W., Hogue, A., Ebel, E. *et al.* (2000). Analysis of *Salmonella* serotypes from selected carcasses and raw ground products sampled prior to implementation of the Pathogen Reduction; Hazard Analysis and Critical Control Point Final Rule in the US. International Journal of Food Microbiology, 58: 107–111

6   FSA (Food Standards Agency) Report (2001). *UK-wide Survey of Salmonella and Campylobacter Contamination of Fresh and Frozen Chicken on Retail Sale*. Published online, www.food.gov.uk

7   Zhao, C., Ge1, B., De Villena, J. *et al.* (2001). Prevalence of *Campylobacter* spp., *Escherichia coli*, and *Salmonella* serovars in retail chicken, turkey, pork and beef from the greater Washington, D.C., Area. Applied Environmental Microbiology, 67(12): 5431–5436

8   Kindy, K. (2014). *Foster farms outbreak sparks legal petition to outlaw dangerous pathogens*. Washington Post. Published online, Oct 1st, www.washingtonpost.com

9   Interagency Food Safety Analytics Collaboration (2018). *Foodborne illness source attributionestimates for 2015 for Salmonella, Escherichia coli O157, Listeria monocytogenes, andCampylobacter using multi-year outbreak surveillance data, United States*. GA and D.C.:U.S. Department of Health and Human Services, CDC, FDA, USDA-FSIS. 2018. Publishedonline www.cdc.gov

10 Wasley, A. (2018). *Dirty meat: Shocking hygiene failings discovered in US pig and chickenplants*. The Guardian Newspaper. Published online, Feb 21st, www.theguardian.com

11 Sjolund-Karlsson, M., Howie, R.L., Blickenstaff, K. *et al.* (2013). Occurrence of betalactamasegenes among non-Typhi*Salmonella enterica*isolated from humans, food animals,and retail meats in the United States and Canada. Microbial Drug Resistance, 19(3): 191–197

12 USDA (2005). *ANNEX B - Distribution of Salmonella Prevalence in Hens and Eggs*. Sourced online https://www.fsis.usda.gov

13 Joffe, D. J. and Schlesinger, D. P. (2002). Preliminary assessment of the risk of *Salmonella*infection in dogs fed raw chicken diets. Canadian Veterinary Journal, 43: 441–442

14 Weese, J.S., Rousseau, J. and Arroyo, L. (2005). Bacteriological evaluation of commercialcanine and feline raw diets. Canadian Veterinary Journal, 46: 513–516

15 Finley, R., Reid-Smith, R. and Weese, J.S. (2006). Human health implications of *Salmonella*contaminatednatural pet treats and raw pet food. Clinical Infectious Diseases, 42: 686–691

16 Strohmeyer, R.A., Morley, P.S., Hyatt, D.R. *et al.* (2006). Evaluation of bacterial andprotozoal contamination of commercially available raw meat diets for dogs. Journal ofAmerican Veterinary Medical Association, 228: 532–542

17 Nemser, S., Doran, T., *et al.* (2014). Investigation of *Listeria, Salmonella*, and toxigenic*Escherichia coli* in Various Pet Foods. Foodborne Pathogens and Disease, 11: 706–709

18 van Bree, F.P.J., Bokken, G., Mineur, R. *et al.* (2018). Zoonotic bacteria and parasites foundin raw meat-based diets for cats and dogs. Veterinary Record, 182(50)

19   Kelly, R. (2019). *Feline tuberculosis cases in the UK traced to raw cat food*. VIN NewsServices. Published online, May 15th, www.news.vin.com

20   Finley, R., Ribble, C., Aramini, J. *et al*. (2007). The risk of *Salmonellae* shedding by dogsfed *Salmonella*-contaminated commercial raw food diets. Canadian Veterinary Journal, 48:69–75

21   Morse, E.V., Duncan, M.A., Estep, D.A. *et al*. (1976). Canine salmonellosis: A review andreport of dog to child transmission of *Salmonella enteritidis*. American Journal of PublicHealth, 66(1): 82–83

22   Stacker, C.L., Galton, M.M., Cowdery, J. *et al*. (1952), *Salmonellosis in dogs. II. Prevalenceand distribution in greyhounds in Florida*. Journal of Infectious Diseases, 91: 6–11

23   Stiver, S.L., Frazier, K.S., Mauel, M.J. *et al*. (2003). Septicemic salmonellosis in two catsfed a raw-meat diet. Journal of American Animal Hospital Association, 9: 538–542

24   Wright, J.G., Tengelsen, L A., Smith, K.E. *et al*. (2005). Multidrug-resistant *Salmonellatyphimurium* in four animal facilities. Emerging Infectious Diseases, 11(8): 1235–1241

25   Selmi, M., Stefanelli, S., Bilei, S. *et al*. (2011). Contaminated commercial dehydrated foodas source of multiple *Salmonella* serotypes outbreak in a municipal kennel in Tuscany. VetItaliana, 47: 183–190

26   Burnie, A.G., Simpson, J.W., Linsay, D. *et al*. (1983). The excretion of *Campylobacter,Salmonellae* and *Giardia lamblia* in the faeces of stray dogs. Veterinary Research Comment,6:133

27   Pretorius, A.M., Kuyl, J.M., Isherwood, D.R. *et al*. (2004). *Bartonellahenselae*in AfricanLion, South Africa. Emerging Infectious Diseases, 10(12): 2257–2258

28   Gilmartin, W.G., Vainik, P.M. and Neill, V.M. (1979). *Salmonellae* in feral pinnipeds off theSouthern California coast. Journal of Wildlife Disease, 15:511–514

29   Chiari, M., Ferrari, N., Giardiello, D. *et al*. (2014). Isolation and identification of *Salmonella*spp. from red foxes (*Vulpesvulpes*) and badgers (*Melesmeles*) in northern Italy. Acta VetScandinavia, 56(1): 86

30   Magnino, S., Frasnelli, M., Fabbi, M. *et al*. (2011). *Game Meat Hygiene in Focus*. Wageningen: Wageningen Academic Publishers. *The monitoring of selected zoonoticdiseases of wildlife in Lombardy and Emilia-Romagna, northern Italy*; p223–244

31   Wacheck, S., Fredriksson-Ahomaa, M., König, M., Stolle, A. *et al*. (2010). Wild boars as animportant reservoir for foodborne pathogens. Foodborne Pathogens and Disease, 7:307–312

32   Lapuz, R., Tani, H., Sasai, K. *et al*. (2008). The role of roof rats (*Rattusrattus*) in the spreadof *Salmonella Enteritidis*and *S. Infantis* contamination in layer farms in eastern Japan. Epidemiology and Infection, 136(9): 1235–1243

33   Pennycott, T.W., Park, A., and Mather, H.A. (2006). Isolation of different serovars of*Salmonella enterica*from wild birds in Great Britain between 1995 and 2003. Vet Record,158: 817–20

34   Calloway, E. (2014). Microbes help vultures eat rotting meat. Nature. Published online, Nov26th, www.nature.com

35   Carter, M.E. and Quinn, J.P. (2000). *Salmonella infections in dogs and cats*. In: Wray C,Wray A, editors. *Salmonella in domestic animals*. Wallingford, UK: CAB International;2000. p231–244

36   Sanchez, S., Hofacre, C.L., Lee, M.D. *et al*. (2002). Animal sources of salmonellosis inhumans. Journal of the American Veterinary Medical Association, 221: 492–497

37 Chengappa, M.M., Staats, J., Oberst, R.D. *et al.* (1993). Prevalence of *Salmonella* in raw meatused in diets of racing greyhounds. Veterinary Diagnostics and Investigation, 5(3): 372–7

38 Lenz, J., Joffe, D., Kauffman, M. *et al.* (2009). Perceptions, practices, and consequencesassociated with foodborne pathogens and the feeding of raw meat to dogs. CanadianVeterinary Journal, 50(6): 637–643

39 LeJeune, J.T. and Hancock, D.D. (2001) Public health concerns associated with feeding rawmeats to dogs. Journal of the American Veterinary Medical Association, 219: 1222–1225

40 FDA (2018). *FDA investigates outbreak of Salmonella infections linked to raws for pawsground turkey food for pets*. Published online, Feb 9th, www.fda.gov

41 Anturaniemi, J. (2018). *The relationships between environment, diet, transcriptomeand atopic dermatitis in dogs*. Doctoral dissertation. Faculty of Agriculture and Foresty,University of Helsini. Available online, www.helda.helsinki.fi

42 Schotte, U., Borchers, D., Wulff, C. *et al.* (2007). *Salmonella montevideo*outbreak inmilitary kennel dogs caused by contaminated commercial feed, which was only recognizedthrough monitoring. Veterinary Microbiology, 119(2–4): 316–323

43 Behravesh, B., Ferraro, A., Deasy, M. *et al.* (2010). Human *Salmonella* infections linked tocontaminated dry dog and cat food, 2006–2008. Pediatrics, 126(3): 477–483

44 Reinberg (2008). *Salmonella* outbreak tied to dry dog food continues. ABC News. Publishedonline, Nov 7th, www.abcnews.go.com

45 US Centre for Disease Control and Prevention (CDC , 2012). Multistate outbreak of human*Salmonella infantis* infections linked to dry dog food (Final Update). Published online, July18th, www.cdc.gov

46 Thixton, S. (2015). The Pet Food Test Results. Published online, https://truthaboutpetfood.com/the-pet-food-test-results

47 Chaban, B., Ngeleka, M. and Hill, J.E. (2010). Detection and quantification of 14*Campylobacter* species in pet dogs reveals an increase in species richness in feces ofdiarrheic animals. BMC Microbiology, 10:73

48 Damborg, P., Olsen, K.E.P, Nielsen, E.M. *et al.* (2004). Occurrence of *Campylobacter jejuni*in pets living with human patients infected with *C. jejuni*. Journal of Clinical Microbiology,42(3): 1363–1364

49 Leonard, E.K., Pearl, D.L., Finley, R.L. *et al.* (2012). Comparison of antimicrobial resistancepatterns of *Salmonella sp.* and *Escherichia coli* recovered from pet dogs from volunteerhouseholds in Ontario (2005–06). Journal of Antimicrobial Chemotherapy, 67(1)

50 Corbin, J. (1996). Pet foods and feeding. Feedstuffs, 17 July: 80–85

51 Sharmaa, M. and Márquez, C. (2001). Determination of aflatoxins in domestic pet foods (dogand cat) using immunoaffinity column and HPLC . Animal Feed Science and Technology,93(1–2): 109–114

52 Scudamore K.A., Hetmanski M.T., Nawaz S. *et al.* (1997). "Determination of mycotoxins inpet foods sold for domestic pets and wild birds using linked-column immunoassay cleanupand HPLC ". Food Additives and Contaminants. 14 (2): 175–186

53 Aquino, S. and Corrêa, B. (2011). Aflatoxins in pet foods: A Risk to Special Consumers. Universidade Nove de Julho, Intech, pdf 22032

54 Leung, M.C., Díaz-Llano, G. and Smith, T.K. (December 2006). Mycotoxins in pet food:a review on worldwide prevalence and preventative strategies. Journal of Agricultural and-Food Chemistry. 54 (26): 9623–9635

55 Böhm, J., Koinig, L., Razzazi-Fazeli, E. et al. (2010). Survey and risk assessment of themycotoxins deoxynivalenol, zearalenone, fumonisins, ochratoxin A, and aflatoxins incommercial dry dog food. Mycotoxin Research, 26(3): 147–153

56 Streit, E., Schatzmayr, G., Tassis, P. et al. (2012). Current situation of mycotoxincontamination and co-occurrence in animal feed-focus on Europe. Toxins, 4(10): 788–809

57 Devegowda, G. and Castaldo, D. (2000). *Mycotoxins: hidden killers in petfoods. Is there asolution?* In: Technical Symposium on Mycotoxins. Alltech Inc, Nicholasville, Kentucky, USA.

58 Boermansa, H.J. and Leung, M.C. (2007). Mycotoxins and the petfood industry:Toxicological evidence and risk assessment. International Journal of Food Microbiology,119(1–2): 95–102

59 Hudler, G. (1998). *Magical mushrooms, mischievous moulds*. Princeton, NJ: PrincetonUniversity Press.

60 Bingham, A.K., Huebner, H.J., Phillips, T.D. et al. (2004). Identification and reduction ofurinary aflatoxin metabolites in dogs. Food and Chemical Toxicology, 42(11): 1851–1858

61 Stenske, K.A., Smith, J.R., Newman, S.J. et al. (2006). Aflatoxicosis in dogs and dealingwith suspected contaminated commercial foods. Journal of the American Veterinary MedicalAssociation, 228(11): 1686–1691

62 Maxwell, C. K., Díaz-Llano, G. and Smith, T.K. (2006). Mycotoxins in Petfood: A Review onWorldwide Prevalence and Preventative Strategies. Journal of Agricultural Food Chemistry,54 (26): 9623–9635

63 Rumbeiha, W. and Morrison, J. (2011). A Review of Class I and Class II Pet Food Recalls InvolvingChemical Contaminants from 1996 to 2008. Journal of Medical Toxicology, 7(1): 60–66

64 Muirhead, S. (2006). Pet food varieties recalled (Food and Drug Administration and state-feed regulatory agencies investigation of dog deaths). Feedstuffs, 78(3): 3

65 Brazis, P., Serra, M., Sellés, A. et al. (2008). Evaluation of storage mite contamination ofcommercial dry dog food. Veterinary Dermatology, 19(4): 209–214

66 Cui, Y. (2014). When mites attack: domestic mites are not just allergens. Parasitic Vectors, 7: 411

67 Child, G., Foster, D.J., Fougere, B.J. et al. (2009). Ataxia and paralysis in cats in Australiaassociated with exposure to an imported gamma-irradiated commercial dry pet food. Australian Veterinary Journal, 87(9): 349–351

CAPÍTULO 14
El Argumento de la Dieta Cruda

A lo mejor recuerdas mi introducción cuando dije que estaba un poco descolocado cuando los veterinarios de Perth en Western Australia, no tuvieron interés en mi pequeño ensayo de dietas crudas que provocaron una completa mejoría en algunos de sus perros más 'alérgicos' al cabo de unas semanas. Tal vez, fue más difícil de aceptar cuando no pude convencer a mi jefe en esa época cuando le enseñé una larga y minuciosa presentación (que poco después se transformó en mi primer seminario de nutrición canina) en que las croquetas no era probablemente algo de interés para nuestros perros. Esto fue particularmente imperdonable cuando les estaba mostrando los resultados de otra organización de perros guías australianos, que no sólo estaban siendo alimentados con dietas crudas, sino que también afectó increíblemente en los gastos veterinarios.

Animados en hacer un pequeño ensayo, y mientras todas las otras escuelas de Perros Guías que hasta hoy siguen siendo patrocinadas por Mars Pet Food en Australia, la escuela Guide Dogs Queensland GDQ decidió tomar su propio rumbo. En 2009, bajo la mano de su formidable directora, Chris Laine, cambiaron toda la manada (aproximadamente 216 perros, circa 2009) a una dieta cruda. Los resultados después de *sólo un año* fueron asombrosos. No hace mucho me contacté con Chris por correo, y me aseguró que sus facturas veterinarias bajaron cerca de $80.000 dólares australianos. Según me cuenta, la incidencia de los problemas de piel, orejas e intestino en los perros de Brisbane casi desaparecieron, lo mismo que en mis perros en Perth. Los perros orinaban menos, y las infecciones del tracto urinario se resolvieron (todos los perros de trabajo australianos son alimentados con Advance de Mars hasta ahora en 2020. Analizamos el contenido de sal de este alimento en el capítulo 10). Ellos también tenían cosas interesantes que decir acerca de los problemas articulares y panosteitis, dos cosas que los Perros Guías temen ya que pueden ser sacados del programa de entrenamiento.

EL ARGUMENTO DE LA DIETA CRUDA

Un artículo del diario de Brisbane, el Courier Mail documenta este cambio a continuación:

> Una epidemia de problemas de salud persuadió a la directora ejecutiva Chris Laine a realizar un cambio, y desde ese entonces los resultados han sido notables. Los costos en atención médica disminuyeron en un 82%, a pesar de que la manada aumentó de número. Los problemas graves de piel y gástricos han desaparecido casi por completo y hemos observado dientes y encías más saludables sumadas a una reducción del olor corporal y aliento más fresco. El cambio es más notable en cuanto que al grupo, una organización benéfica registrada que busca fondos, se le ofreció comida seca gratis si apoyaba una marca.
>
> **Murray, 2011**[1]

La última línea con relación a las ofertas de comida gratis a cambio del apoyo y recomendación es algo en que la mayoría de las grandes organizaciones de perros pueden testificar. Recuerdo a un jefe que me dijo que una compañía líder de alimentos para mascotas le ofreció comida gratis si mencionábamos que el cambio ayudó a los perros a tener mejor rendimiento. Me encantaría nombra a la compañía pero como muchas de estas historias anecdóticas, no sería del interés de este libro.

Se puso aún mejor para GDQ. Rápidamente, Laine dio otro gran salto al tener su propia marca de alimento crudo para perros. Se llamó Leading Raw y despegó. ¿Quién no compraría un alimento recomendado por una organización de perros guías? Muy pronto GDQ no sólo se alimentaba de una dieta cruda de gran calidad por un poco de dinero, sino que ganaban una gran cantidad de este. Fue una movida brillante, asegurando el futuro financiero de la organización para los años que vienen, para el beneficio de miles que necesitan de sus servicios. Una historia de verdadero éxito.

El último posteo en las redes sociales del Facebook de GDQ que pude encontrar relacionado con Leading Raw fue el del 14 de diciembre de 2014. Decía que estaban expandiendo su gama de productos a premios naturales. Y después de eso, nada. Ni una despedida. No hubo anuncios sobre la venta de los productos. Ni un escándalo sobre los productos o sobre la organización. Nada. En 2015, Chris Laine fue reemplazada por un nuevo director general y GDQ volvió inmediatamente al alimento Advance de Mars, en línea con el resto de las escuelas de perros guías en Australia. Leading Raw duró cinco años.

¿Qué fue lo que paso? Le pregunté a Chris Laine. Ella me respondió:

..creo que no renovaron mi contrato porque no quería firmar el contrato de Mars con los otros estados…yo ya estaba alimentado a la manada de forma gratuita y no vi ningún beneficio con el contrato de Mars…solo lados negativos en la salud.

Chris Laine en correspondencia vía email, 2020

Cuando Chris dejó GDQ, otros empleados claves, en especial aquellos que trabajan con los perros, dejaron la compañía después. Es difícil sobreestimar lo comprometido con la salud y bienestar de estos perros fenomenales, especialmente cuando estas 24/7 con ellos.

Uno de los miembros del equipo era Lauren Elgie. Lauren es la única genetista y especialista en reproducción animal en manejo de colonias de perros y reproducción de perros de servicio en el hemisferio sur. Con un amplio conocimiento de reproducción canina, ella ahora es dueña y directora general de Career Dogs Australia, un programa de reproducción para varias organizaciones de Perros Guías en Australia y el mundo. Cuando Lauren habla sobre criar un cachorro fuerte, deberíamos escucharla. Sobre la controversia de GQD, Lauren comenta:

"Aunque alimentar con una dieta cruda a la colonia canina de GDQ fue un éxito rotundo, siempre fue polémico a nivel de la junta directiva y con nuestros veterinarios. La organización disfrutó de un ahorro significativo en los gastos de salud, pero sin el apoyo veterinario siempre iba a ser difícil para el programa continuar la práctica con confianza a largo plazo"

Lauren Elgie en un correo personal *dirigido a mí.*

Lauren alimenta exclusivamente a sus reproductores con dieta cruda. Ellos destetan a todos los cachorros con dieta cruda y asisten a sus crías preñadas y lactantes con una mezcla cruda altamente nutritiva desarrollada por los años de experiencia de Lauren alimentando con crudo a la colonia de GDQ. La opinión de Lauren es darles la mejor oportunidad para un crecimiento óptimo, mejor salud digestiva, ortopédica y una mejor perspectiva de fertilidad.

"Lamentablemente, cuando dejamos nuestras crías en varias organizaciones de perros de servicio, ellos inevitablemente serán alimentados con croquetas, lo que es un poco decepcionante ya que siento que no alcanzarán su potencial en cuanto a crecimiento y salud. También creo que una dieta cruda impacta de manera positiva y significativa al estado general y de comportamiento".

Otro punto importante para recordar que existen muchas escuelas de perros de servicios en Australia. Hay cinco escuelas bajo el amparo del Royal Guide Dogs Associations of Australia en el país. Mars los patrocina a todos, también con el Australian Seeing Eye Dogs (dos grandes escuelas en Australia). De hecho, parece que Mars es uno de los patrocinadores de Perros Guías más grandes del mundo. Aun así, en algún momento, alguien en algún lugar seguramente habría necesitado algo más que solo el ego dañado de Mars para hacer un movimiento así en una organización tan adorada. Respecto a eso, estoy seguro que la declaración de posición sobre las dietas crudas hecha por la American Animal Hospital Association (AAHA) unos meses previos pudo tener algo que ver. Una búsqueda rápida en Google revela cómo se desbarató el sistema de alimentación fresca en muchos perros de servicio en Estados Unidos, para desgracia de un sin número de tutores que valoran la salud de sus perros mucho más allá de dichas organizaciones o de las empresas que invierten en ellos. Para aclarar, he acortado la siguiente declaración para dar mayor claridad y he añadido cursiva para mayor efecto.

> Los antiguos partidarios de las dietas crudas *creían* que era la elección más saludable para las mascotas. También se asumía que servir este tipo de dietas no causaría daños a otros animales o a humanos. Existen *múltiples estudios* que indican que estas dos premisas son falsas. Basándose en *pruebas científicas contundentes*, AAHA no promueve o recomienda alimentar mascotas con dietas crudas o Alimentos secos no esterilizados, incluyendo premios de origen animal. Es especialmente importante... en perros de terapias involucrados en AAI (Animal Assisted Intervention) no sean alimentados con dietas crudas.
> **Declaración de posición sobre dietas crudas de AAHA, 2014[2]**

La AAHA es el segundo cuerpo veterinario más grande de los Estados Unidos, el otro es la AVMA. Pasa que, al igual que la declaración de posición de AVMA sobre las dietas crudas en la que equivocadamente declara que este tipo de alimentación daña a los humanos, el corto artículo de la AAHA sobre las dietas crudas está repleto de declaraciones sin fundamento y de errores imperdonables. Pero es la última línea, donde la AAHA elimina el uso de alimentos frescos para los perros de servicio de America, donde se basan en "pruebas científicas contundentes" es lo que más me enfurece. Esta declaración altamente influenciable y completamente sin referencias, (aunque pusieron un puñado de estudios a continuación para que los examinemos y tratemos de atribuirlos a cada punto) es un excelente ejemplo de la aplicación selectiva de la ciencia para hacer un punto. Ya que el daño ya está hecho y esto es una buena base para lo que sigue en la tercera sección, voy a desglosar esta declaración, línea por línea.

ALIMENTACIÓN EN PERROS

El uso de la palabra *creían* en la primera línea es demasiado irónica. Es un intento para dar a entender, que los alimentos basados en cereales para mascotas fabricados por productores de golosinas es la elección más saludable para perros y gatos. Sin embargo, el *hecho* es que, entre todo el ruido y alegatos de 'ciencia' y 'se necesita evidencia' no existe *ni un solo estudio* que se haya hecho en que sugiera que esta dieta artificial, ultra-procesada, alta en carbohidratos supere a una dieta fresca y apropiada para estos carnívoros.

Te daré un momento para que asimiles lo que implica esa afirmación.

Lo más básico de la ciencia basada en la evidencia es demostrar de manera establecida que algo es mejor que un control. Un grupo de control es donde esperas los *resultados normales*. Te entrega un estándar vital para que lo compares con el grupo de prueba. En la industria farmacéutica, el grupo control no recibirá un tratamiento (o lo más probable, reciban una pastilla de azúcar llamada placebo). En este caso, el grupo de control serían el método habitual y establecido – acá sería una dieta fresca apropiada para la especie. Y sin embargo, a pesar de tener recursos más que suficientes para realizar las pruebas y siete décadas, el sector de los alimentos secos nunca, pero NUNCA ha encontrado necesario realizar un *solo ensayo revisado por pares* que compare un alimento seco 'completo' con una dieta cruda pre-fabricada 'adecuada' para los perros. Esta es evidencia *real* y brilla por su ausencia en la literatura. Y peor aún, pareciera que la comunidad veterinaria que *se basa en la evidencia* nunca lo ha requerido. Que los perros parezcan estar bien en la clínica es suficiente para ellos. Lamentablemente, la ciencia no está interesada en especular.

Usemos como ejemplo a mi mejor amigo, imagina a alguien sano y odiosamente bueno para el futbol, mucho mejor que yo (confío en que el no estará leyendo esto). Nuestro entrenador dijo que él era el jugador más valioso. Ocurre que el fumaba y yo no. ¿Qué nos dice eso sobre fumar? La respuesta es nada en lo absoluto. Más que el hecho de que yo sostenga (casi literalmente) a mi abuela de noventa y cuatro años, una alcohólica crónica, como testimonio de los efectos de la bebida (mi abuela no era alcohólica, aunque según todos los indicios era adicta al té y antojos de cosas francesas). Si quieres ver de primera mano los efectos de fumar, arma un partido de futbol de once fumadores contra once no fumadores con la misma habilidad, sin hacer cambios y observa a los once no fumadores acabar con ellos en el segundo tiempo partido.

Esto es sin duda un punto fundamental y estaremos más tiempo observando la 'ciencia de la comida para mascotas' en la próxima sección. Por ahora, podemos estar agradecidos que nosotros no somos los únicos que ven el problema.

Varios trabajos indican que una dieta alta en cereales tal vez no sea ventajosa para un perro. Ya hemos visto que la obesidad se controla mejor, que los perros de trineo sufren menos lesiones y que a los perros con falla renal crónica parecieran que les va mejor a todos con dietas que contengan más proteína animal. Ahora también muchos trabajos están emergiendo acerca del beneficio de alimentar perros con una dieta apropiada a su especie, fresca, cruda. El que lidera este tipo de estudios es el departamento de veterinaria de la University of Helsinki, también conocidos como DogRisk. Su primera incursión sobre los beneficios de la comida cruda comenzó con un trabajo exploratorio que analizó la información entregada de forma voluntaria por 632 clientes de una compañía de dietas crudas para perros.[3] A los participantes se les entregó una hoja en blanco para escribir sus comentarios. 206 reportaron que sus perros sufrían de problemas dermatológicos. De aquellos, 152 (74%) reportaron voluntariamente una recuperación total de los síntomas, mientras que unos adicionales 36 (17%) reportaron una 'marcada recuperación de los síntomas después de cambiar a una dieta cruda. Eso es el 91% de los tutores de perros que reportan una recuperación total o parcial al hacer el cambio a una dieta cruda. 145 perros tenían problemas gastrointestinales previos al cambio de dieta. 127 de aquellos (88%) tuvieron una recuperación completa luego del cambio a crudo (con un 6% que experimentaron una 'marcada recuperación'). Eso es un 94% que reporta de una marcada a una total recuperación de los problemas gastrointestinales. 38 perros sufrían problemas oculares. 79% de ellos experimentaron una recuperación total (con un 8% adicional que tuvo una 'marcada recuperación' de sus síntomas) al cambiar a dieta cruda. 15 sufrían problemas en el tracto urinario. 53% tuvieron una recuperación total de los síntomas (con un adicional 13% con una 'marcada recuperación') luego del cambio a una dieta cruda. Doce tutores evitaron la eutanasia de su mascota. Estos resultados son para nada insignificantes.

Inspirados por estos hallazgos, el equipo de veterinarios comenzó a investigar más allá. A continuación, ellos se enfocaron en la incidencia de displasia crónica de cadera (CHD o Chronic Hip Dysplasia) en el Pastor alemán (PA) usando información de sus archivos. Dejando de lado la genética, varios factores ambientales contribuyen al desarrollo de CHD, nutrición y sobrealimentación son dos de ellos.

Grundström (2013)[4] examinó la hipótesis de que alimentar con una dieta cruda apropiada para la especie podría proteger a perros de raza grande de CHD. Su cartel fue presentado en el Waltham Nutritional Symposium, en 2013. Analizaron la información de 287 tutores de PA con edades comprendidas entre 2-6 meses (54 con CHD, 103 sin ella) (y 6-18 meses (49 con CHD, 81 sin ella) y encontraron que alimentar con una dieta apropiada para la especie que consiste en carne, vísceras, huesos y cartílagos crudos, pescados, huevos e intestinos crudos podría proteger a los PA de CHD. Los datos mostraron además que si solo se suplementa la dieta de croquetas con comida cruda, podría proteger cachorros de CHD. Interesantemente, encontró que servir carne, cartílagos y huesos cocidos podría aumentar el riesgo.

En 2015, DogRisk estaba de vuelta con su trabajo más convincente hasta la fecha[5] ya que se trata de un cara a cara entre perros atópicos alimentados con crudo y ultra-procesado (que muestran una mayor respuesta inmunitaria a alérgenos comunes). Esta vez ellos midieron los niveles de metabolitos en perros que sufren atopia. En concreto, ellos buscaban homocisteína, un subproducto del metabolismo que está relacionado con un número de enfermedades. Los perros que sufren respuestas alérgicas/inmunes poseen niveles altos de este compuesto en la sangre. Es justo decir que esto es algo que no te gustaría ver mucho en tu cuerpo.

Lo que encontraron es un indicador de todo lo que hemos discutido previamente. Primero, los perros que comían dietas crudas poseían 0.17nM de homocisteína en su sangre. Los perros que se alimentaban con croquetas alcanzaban 1.57nM, un aumento de casi diez veces. Pero lo más notable, es que cuando los perros que se alimentaban con crudo cambiaron a una dieta de croquetas, sufrieron un aumento de casi cinco veces los niveles de homocisteína (0.17nM a 0.77nM) mientras que los que alimentados con croquetas cambiaron a crudo disfrutaron de una disminución de cinco veces los niveles de homocisteína (de 1.57nM a 0.30nM).

Continuaron su trabajo presentando un artículo en el Congreso N°42 de WSAVA en 2017. Ellos encontraron que, en comparación con una dieta cruda, los perros que comen una dieta seca mostraron una regulación muy cambiada de los genes de la piel, probando que una dieta seca pareciera tener un impacto dramático en la expresión génica de la piel. Estos hallazgos fueron verificados por Anderson *et al.* (2018),[6] utilizando la expresión génica de las Células Mononucleares de Sangre Periféricas (PBMC) por medio de perfiles de micromatriz. Esta técnica con nombre pegadizo es una herramienta de invasión mínima comúnmente utilizada en estudios de intervención dietética en humanos. Ellos concluyeron que una dieta basada en carne fue asociada con una disminución en la expresión génica de citoquinas y de receptores en comparación con una dieta de croquetas. Los perros alimentados con una dieta seca tenían un aumento en la expresión de los genes relacionados con la inmunidad y un aumento en las concentraciones de IgA en plasma.

Este trabajo nos da una imagen clara – comparando a una dieta cruda, las croquetas probablemente estén causando mucha inflamación a los perros. Si esto es debido a su alto contenido en cereales, alto contenido de químicos, los tipos de proteínas utilizadas, la falta de grasas en estado fresco o tal vez incluso las técnicas de proceso, permanecen inciertos.

El grupo de DogRisk continuó este trabajo con un colosal cuestionario a más de 8.000 perros. Ellos investigaron si la dieta, en este caso si una dieta ultra-procesada basada en carbohidratos (UPCD) o una dieta no procesada a base de carne (NPMD), podría estar asociada al desarrollo de dermatitis atópica canina.[7] Ellos encontraron que las dietas UPCD generan un alto riesgo en padecer dermatitis atópica canina. Por otro lado, alimentar con NPMD durante períodos pre-natales y post-natales tempranos tenía una asociación negativa de manera significante con la incidencia de dermatitis atópica canina en perros adultos (con edades mayores de un año).

Nota del autor:

> DogRisk es un grupo fenomenal de investigación canina procedente de la University of Helsinki, Finlandia. Ellos se mantienen con donaciones. Mientras más reciban, más estudios ellos producirán. Es vital para los perros del mundo en que continúen su excelente trabajo. Por favor considera donar solo $1 mensual o incluso anual. Todo sirve. Por favor visita su sitio web: www.dogrisk.com/become-a-monthly-donator.

En el mismo año, la Iowa State University evaluó cuatro dietas crudas comerciales formuladas para canidos de zoológicos utilizando perros domésticos como modelo debido a las similitudes anatómicas funcionales y digestivas entre los perros domésticos y sus homólogos salvajes. Se prepararon a evaluar, 1) digestibilidad de las dietas, 2) el riesgo microbiano hacia los humanos y 3) que no haya implicaciones adversas a la salud de los caninos como resultado de alimentar con este tipo de dietas. Ellos encontraron:

> …en general, los nutrientes en las dietas crudas fueron altamente digeridas por los perros domésticos y no causaron signos de molestias gastrointestinales. Además, las dietas crudas no influenciaron negativamente en el estado de salud En general, en los perros según las mediciones de química sanguínea, electrolitos, conteo sanguíneo completo (CSC), e histología del tracto gastrointestinal y tejidos asociados…usando evaluación de la integridad intestinal y función de barrera indica posibles beneficios de alimentar con dietas crudas a los perros.
>
> **Iennarella-Servantez, 2017**[8]

De hecho, en respuesta a los comentarios de un tal Dr. Buffington en 2008, quien declaró que no había evidencia en que sugiera que haya algo malo con alimentar carnívoros con una dieta seca basada en cereales, Dr. MacMillan (2008)[11] rápidamente se abasteció de setenta artículos de investigación veterinaria en que directamente culpa a la comida para mascotas en causar cáncer, fallas renales, cistitis, cardiomiopatía dilatada, cristales de estruvita y cálculos de oxalato cálcico, entre otras enfermedades más. MacMillan concluye:

> ...veterinarios quienes ganan dinero con la venta de alimentos para mascotas y de las enfermedades generan al engañar mascotas y a los tutores de ellas al decirles que entregar una nutrición de tan pobre calidad no causará enfermedades...
>
> **MacMillan, (2008)**[9]

Mientras que lentamente vamos aprendiendo sobre los devastadores efectos de pasar una vida con un pobre sustrato alimenticio, un área que ahora está acaparando mucha atención es el impacto en la microbiota intestinal. Algya *et al.* (2018)[10] tomaron cuatro tipos de alimentos para mascotas incluyendo croquetas, dos tipos de alimentos cocidos en bandeja y comida cruda para perros, y los comparó con la digestibilidad de macronutrientes, química sanguínea, urianalisis y características de las fecas incluyendo metabolitos y microbiota. Ellos encontraron que las dietas crudas eran altamente palatables y muy digestibles. La proteína cruda fue mejor digerida cuando se presentó de manera cruda en vez de seca, los perros alimentados con dietas crudas mostraron una reducción en los triglicéridos sanguíneos (grasa en la sangre), calidad fecal y química sanguínea mantenida, y su microbiota se adaptó a la nueva dieta.

Una microbiota estable y saludable es fundamental para tu salud. Es increíble pensar que eres más bacterias que células humanas, de hecho hablando en ADN, las bacterias te sobrepasan en 10 es a 1. Tienes alrededor de 1.5 kilos de ellas felizmente viviendo en tu intestino. Ellas son las encargadas del aseo, consumiendo no solo la comida que es indigestible, también nos proveen de vitaminas y de sub-productos muy útiles, también se encargan de consumir células epiteliales y mucosidad que recubre nuestro intestino. Pero ahora sabemos que su rol va más allá de simplemente entregarnos nutrientes vitales. Ellas son una barrera defensiva contra patógenos, educan y trabajan en conjunto con el sistema inmune desde que nacemos para mantenernos y también mantenerse a ellas mismas. Ellas pueden interferir con la adherencia de patógenos a la mucosa intestinal al enviar señales para producir más moco. Sus sub-productos reducen el crecimiento de patógenos potenciales. Ellas arreglan las grietas de la membrana intestinal, previenen el intestino permeable y reducen nuestra susceptibilidad a alergias alimentarias. La microbiota es ahora conocida por tener un rol en una infinidad de enfermedades, desde la ganancia de peso y diabetes a enfermedades cardíacas y cáncer. Pero su rol en el comportamiento es lo que personalmente más me interesa.

> Existen dos lobos constantemente luchando dentro de ti, uno es malo y el otroes bueno. ¿Cuál gana? El que alimentes.
>
> **Adaptado de un proverbio Cherokee nativo de America.**

Cuando pensamos en la microbiota, asumimos que son simplemente bacterias. Sin embargo, en dicho lugar encuentras un sinfín de comunidades bacterianas, todo tipo de protozoos y numerosos virus circulando, viviendo en una especie de armonía, una armonía que existe gracias a la competencia. Cuando todo está en orden, los chicos buenos (microbios comensales) mantienen a raya a los chicos malos (microbios patogénicos). La recompensa por alimentar a estas bacterias tiene efectos positivos para tu salud. Una relación simbiótica perfecta cuidadosamente desarrollada desde que saliste del útero de tu madre. Sin embargo, en caso de que algo afecte a este balance (disbiosis), los chicos malos tendrán la oportunidad de surgir, su presencia y sub-productos tienden a afectar la aptitud del hospedador. La alteración de la digestión por si sola puede provocar una variedad de problemas a la salud del animal. Habrá menos aseo interno, menos reparación intestinal, más inflamación. Tendrás menos protección de bacterias patogénicas. Sobre todo, absorberás menos de los sub-productos beneficiosos que normalmente producen los comensales. Mientras que tu microbiota intestinal es la responsable de producir más del 90% de la hormona que nos hace sentir bien que es la serotonina, la inevitable consecuencia es un impacto negativo en el comportamiento. Estudios muestran que la alteración de la microbiota tiene consecuencias psicológicas negativas en prácticamente todos los animales estudiados, incluyendo perros.[11,12]

La buena noticia es, también podemos comer para salir de este apuro. Sabemos que el consumo de yogures probióticos, vegetales fermentados y kéfir, alimentos que contienen vida, tienen enormes beneficios físicos y mentales, por eso reciben el nombre de pro-bióticos, que viene del Latín para-vida. El comportamiento en ratas y humanos puede ser significativamente mejorado al consumir probióticos.[13,14] Mientras que los productores de croquetas presumen de sus productos, son químicamente estériles, mientras que un alimento entero orgullosamente está repleto de vida. Animales que se alimentan de comida seca nunca disfrutaran los beneficios evidentes para la salud al consumir probióticos a través de su alimento.

Tampoco es simplemente decir que los químicos anti-vida en la croqueta impacta negativamente al bioma del perro. Severos procesos desnaturalizan la proteína, haciendo que sean más resistentes a la digestión. Diferentes tipos de bacterias ahora prosperan con esta nueva fuente de alimentos, alimentando la disbiosis en gatos.[15,16] En la Sección 2 se revela como la fibra, tanto soluble como insoluble, enlentece el paso del digesto y sirve de sustrato para ciertos tipo de bacterias, realizando cambios radicales en la microbiota de los perros.

Kichoff *et al.* (2019)[17] compararon el bioma fecal de 31 perros rescatados de un ring de peleas de perros, 21 de los cuales mostraban comportamientos problemáticos. El análisis reveló una asociación entre el bioma intestinal y la agresión. Alimentar perros con dietas crudas da lugar a un crecimiento más balanceado de las comunidades bacterianas y a un cambio positivo en las lecturas de las funciones intestinales en comparación a una dieta extruida en ocho boxers.[18] Estos cambios se esperan que sean buenos, pero medirlos es complejo. Sandri *et al.* (2016)[18] señalaron una estrecha correlación de AGCC (ácidos grasos de cadena corta) en las heces de perros alimentados con carne, en especial butirato. Producidos en gran parte por la microbiota, el butirato ha mostrado tener efectos profundos en el sistema nervioso central sobre el estado de ánimo y comportamiento en ratones, actuando como un antidepresivo.[19] De manera similar, se ha encontrado que las dietas BARF aumentan los niveles fecales de GABA en perros.[20] GABA (ácido gamma amino-butírico) es uno de los principales neurotransmisores inhibitorios del sistema nervioso central de los mamíferos. Disminuye cierta actividad en tu cerebro, apagando ciertos procesos, tranquilizándote. Por lo tanto se deduce que bajos niveles de GABA están implicados en la fisiopatología de varios desordenes neuro-psiquiátricos que incluyen trastorno por déficit atencional con hiperactividad, ansiedad y depresión.

Tampoco son las únicas preocupaciones de comportamiento relacionadas con la alimentación a base de croquetas. La vitamina B6 (piridoxina) es requerida para la conversión de triptófano a serotonina (un ahora famoso neurotransmisor de la relajación) y melatonina (una hormona relajante). Otras vitaminas del complejo B se requieren para la eficiente absorción de la vitamina B6. Por lo tanto, las vitaminas del complejo B son muy importantes para calmar la mente. El proceso y claramente la extrusión, destruye las vitaminas sensibles al calor tales como las del complejo B. Hoffmann LaRoche (1995)[21] examinó los efectos en el almacenamiento de las croquetas por seis meses. La vitamina B1 disminuyó más de un 57%, vitamina B2 más de un 32%, vitamina B12 cayó más de un 34%. Pero lo más increíble, ellos destacaron una pérdida de un 89% de vitamina B6 en comidas en lata para perros. Mooney (2010)[22] señaló serias pérdidas de vitaminas del complejo B después de seis semanas de pruebas de almacenamiento inadecuado.

Luego tenemos el poder de las grasas. El Omega-3, en particular EPA & DHA son esenciales para el funcionamiento normal del cerebro, tiene un papel fundamental en la regulación de la plasticidad sináptica, neurogénesis y neurotransmisión de la dopamina. Dietas deficientes en Omega-3s en ratas provocaron comportamiento agresivo y de estrés, sumado a una disminución en la capacidad de aprendizaje.[23] Es lo mismo en los perros. Un estudio en 18 Pastores alemanes agresivos mostró bajas concentraciones de Omega-3 y altas concentraciones de Omega-6 (de los abundantes ingredientes vegetales) resultando en una relación alta de Omega-6/Omega-3.[24] A pesar de ello, Hadley *et al.* (2017)[25] encontraron que 1 de 4 de los alimentos secos 'completos' más vendidos probaron tener cero a prácticamente cero EPA y DHA. Una deficiencia de DHA en perras preñadas y lactantes afecta el desarrollo cerebral de los cachorros.[23] Simplemente al suplementar croquetas con aceite de pescado que contenga altos niveles de DHA mejora la capacidad de aprendizaje de los cachorros en comparación a cachorros alimentados con aceites de pescado con bajos niveles de DHA.[25,26]

¿Y qué hay de los carbohidratos? Los niños después de una fiesta de cumpleaños – no sé si es el azúcar o los químicos. Difícil saber. La comida para mascotas basada en cereales, con su alta carga de carbohidratos y rápida digestión, es un alimento con alta carga glicémica, no como los cereales para el desayuno de los niños. Un estudio midió el impacto de los cereales para el desayuno con diferentes cargas glicémicas en el rendimiento mental en niños (donde alimentos con alto índice glicémico contienen una gran cantidad de carbohidratos que son fácilmente digeridos, entregando el cargamento de azúcar rápidamente hacia la sangre). Se midió la memoria al preguntar a los candidatos en recordar una serie de objetos. La habilidad de mantener la atención fue medida al pedirles una respuesta después de varias demoras. La incidencia de un comportamiento negativo fue registrada con un videojuego que era muy difícil de llegar al final. Se encontró que los desayunos con baja carga glicémica resultaron una mejor memoria y capacidad de atención, con leves signos de frustración y con más tiempo dedicado a realizar la tarea.[13] Hay una razón en la cual el comportamiento es uno de las primeras mejoras observadas por los tutores cuando cambian de croqueta a una dieta fresca apropiada para el perro (comentario del autor), pero lamentablemente sigue siendo lo menos estudiado. No se toma en cuenta en la formulación, regulación o producción. Por lo tanto, en términos de literatura reveladora, tenemos poco para seguir. Publicado en el Journal of Small Animal Practice, Mugford (1987)[27] señaló como ocho intranquilos Golden Retrievers que cambiaron de una dieta seca comercial o en lata a una dieta preparada casera hecha de carne y arroz, mostraron mejoras en el comportamiento. Los autores concluyeron que en la mayoría de los casos, las personas quienes tienen perros con problemas de comportamiento deberían cambiar la dieta comercial de sus mascotas a una dieta casera.

Anderson y Mariner (1971)[28], de la University of Durban-Westville en Sudáfrica, estudiaron 100 perros que exhibían comportamientos negativos. 86% de estos perros se alimentaban con una dieta seca. A los perros se les permitió alimentarse ad libitum con carne fresca (vísceras trozadas, vacuno, pollo, tripa) y vegetales cocidos. Se proporcionaron huesos carnosos 2-3 veces por semana. El 98% de los clientes reportaron mejoras "dramáticas". Los autores concluyeron que una dieta apropiada (acompañada con ejercicio restringido, en el caso de hiperactividad) es una "terapia inequívoca para tratar una amplia gama de problemas de comportamiento".

Ahora, a la segunda línea de la declaración de AAHA – que asume que este tipo de dieta no causa daño a los animales (¿Quién asume eso?) o a los humanos (¿o eso?) lo que continúan con "existen múltiples estudios que indican que estas dos premisas son falsas". Como hemos destacado la declaración de AVMA en que afirma la misma cosa, en el tiempo que AAHA fue a publicar su declaración de posición hacia las dietas crudas (2014), no hubo ningún solo incidente registrado de un humano que haya sido afectado por una dieta cruda para perros. Las referencias que ellos incluyen debajo no respaldan dicha declaración. En vez de eso, parece que la AAHA está feliz de mandar a los tutores de perros a comprar un producto que ha envenenado por lo menos a 130 personas con *Salmonella* en la última década, la mitad de ellos infantes de menos de dos años de edad.

Para respaldar su punto respecto a que una dieta cruda causa daño a los animales, la AAHA referencia unos ejemplos de dietas desbalanceadas por personas naturales que entregaban dietas caseras muy mal elaboradas a sus mascotas (como solo dar pechuga de pollo a gatos por un largo período de tiempo o un 80% de arroz blanco a cachorros pastores alemanes) causando daño y algunas muertes en lo que regresaremos a esto luego. Con todo su enfoque en la comida fresca, tanto para el dueño de la mascota como para el humano, ciertamente cuando se compara con la comida cruda para perros. Esto significa que no se mencionan a los innumerables casos que hemos destacado más arriba en los que las croquetas ha mutilado y matado a veces a cientos, a miles e incluso a decenas de miles de mascotas en el pasado.

Una de las razones del elevado número de mascotas muertas alimentadas con alimentos secos 'completos' es que los usuarios, a menudo aconsejados por su veterinario, raramente se cambian de producto. Lamentablemente, conocemos que un sorprendente número de estos alimentos 'completos' ultra-procesados no cumplen con los estándares mínimos de nutrición establecidos por AAFCO. Esto garantiza la enfermedad en el animal con el paso del tiempo.

Hodgkinson *et al*. (2004)[29] analizaron 33 marcas de croquetas para perros disponibles en Chile. Entre una gama de problemas, los autores encontraron que dos productos poseían niveles inadecuados de calcio, 7 tenían una relación incorrecta de calcio y fósforo, 7 tenían zinc insuficiente, 12 poseían muy poco yodo y 13 muy poco potasio. En general, sólo 4 de 33 alimentos para perros tenían niveles adecuados de proteína, aminoácidos esenciales, grasas (incluyendo ácido linoleico) y minerales. En total, los autores concluyeron que solo nueve de los 33 alimentos para perros (27%) podrían proveer una nutrición adecuada.

Un estudio sobre los alimentos para gatos reveló un cumplimiento drásticamente imprevisible de los requisitos del etiquetado y de los nutrientes. Nueve de veinte alimentos no se adherían a su 'análisis garantizado' y ocho no lo hacían en la composición estándar de nutrientes.[30] Además de esto, los autores señalaron varias deficiencias y excesos de proteína, grasa, ácidos grasos y aminoácidos en la mayoría de los productos.

Un estudio de Nueva Zelanda comparó la composición nutricional de 29 alimentos húmedos para gatos con el perfil nutricional de AAFCO. Encontraron que 9 de los alimentos no cumplían con los requerimientos, 4 contenían niveles excesivos de metionina, 5 contenían niveles inadecuados de taurina. El 60% de todos, 18% de los alimentos premium y 43% de los súper-premium no lograron cumplir con los estándares de AAFCO.[30]

En el más impactante de todos, Davies *et al.* (2017)[33] analizó más de 170 alimentos secos y húmedos para perros vendidos en el Reino Unido. Encontraron que un sorprendente 94% de los alimentos 'completos' enlatados y un 62% de los alimentos secos 'completos' no cumplían con las directrices mínimas de FEDIAF/AAFCO.

Cuando Semp (2014)[33] condujo unos ensayos sanguíneos en perros alimentados con comida seca 'completa' basada en cereales (n=20), observó que 7/20 (35%) de los perros estaban fuera de los Rangos de Referencia (RR) respecto a la vitamina B12, 5/20 (25%) estaban fuera del RR para el ácido fólico y hierro, mientras que 12/20 (60%) estaban fuera del RR para L-carnitina y 2/20 (10%) estaban fuera del rango de referencia para la proteína (5.4 – 7.6 g/dl)

En mi opinión, la firme creencia del sector veterinario en los alimentos 'completos' muestra lo poco preparados que están para tener una seria conversación sobre nutrición. Es una tontería asumir que un solo alimento, servido a diario, será lo mejor que se adapte a cada animal en cada momento. Ignorando la completa e innecesaria monotonía de lo mismo, sabemos que la exposición a diferentes retos y enfermedades a lo largo de la vida crean necesidades energéticas y de nutrientes que varían a lo largo del tiempo.

La eutenica es el estudio de los requerimientos metabólicos de un individuo en vez de los de una población. Nos muestra que los individuos animales tendrán grandes variaciones en su necesidad de vitaminas, nutrientes y requerimientos energéticos dependiendo de su estado metabólico y composición genética. Aunque los humanos son aproximadamente 99.9% idénticos a nivel genético, la diferencia del 0.1% en la secuencia genética es suficiente para producir diferencias fenotípicas, como el color de ojos, altura, susceptibilidad a las enfermedades y respuestas a los componentes bioactivos de los alimentos. Esto implica que para una salud óptima, las dietas deben ser personalizadas para las necesidades de cada individuo. En la naturaleza, los depredadores vertebrados demuestran que pueden regular su ingesta de ciertas presas en ciertas ocasiones para balancear la ganancia de macronutrientes, y fallar en eso puede provocar problemas al estado físico.[34-36]

Es más, estudio tras estudio muestra que adicionar cualquier cosa a estos productos 'completos' provoca algún tipo de beneficio al animal. Ya hemos visto que agregar algo como arándanos a un alimento 'completo' para mascotas puede aumentar el rendimiento en perros de trineo. El aceite de pescado puede ampliamente mejorar la salud de perros que sufren artritis y condiciones inflamatorias a la piel. Milgram, *et al.* (2005)[37] preservó las habilidades cognitivas de perros senior por más de dos años simplemente agregando algunos antioxidantes y una mezcla de espinacas, orujo de tomate, zanahorias, pulpa de cítricos y orujo de uva a su alimento 'completo'. Un notable estudio en Terriers escoceses reveló que simplemente reemplazando una porción de su dieta de croquetas con vegetales que incluían hojas verdes y vegetales amarillos/naranjos tres veces a la semana redujo el riesgo en estos perros a desarrollar carcinoma de células transicionales (cáncer de vejiga) en un asombroso 90% y 70% respectivamente.[38] Khoo *et al.* (2005)[39] encontraron que suplementar un alimento 'completo' para cachorros con más antioxidantes, en este caso más vitamina E, aumentó la respuesta inmune hacia las vacunas, concluyendo que "las recomendaciones mínimas de AAFCO respecto a la vitamina E (50IU/kg) podrían ser no suficientes para proteger a las células durante periodos de estrés inmune".

¿Cómo estos simples agregados pueden beneficiar a un perro si su alimento original ya es 'completo' a la vez? Alimentar a los perros todos los días con el mismo alimento, este refuerzo vital cuando sea necesitado por medio de unas simples adiciones a la dieta, nunca llegará. Parece que la única cosa extra que se nos permite entregar son fármacos para tratar las enfermedades que inevitablemente golpeará debido a la ausencia de estos nutrientes ya mencionados.

> Virtualmente todos los alimentos para mascotas contienen afirmaciones infundadas de seguridad, integridad y equilibrio que ningún alimento humano en el mundo podría tener.
> **Dra. Elizabeth Hodkings, Directora de asuntos técnicos de Hill´s Pet Nutrition, Hodkings, 2007[40]**

Siempre hago esta pregunta al público durante seminarios - ¿Pueden nombrar un sólo alimento procesado para humanos que sea mejor que los ingredientes con los que se hizo? Es divertido ver como se miran los unos a los otros. Todavía nadie me dice algo. La razón de mi pregunta es debido a que su respuesta es muy reveladora. Todas las especies en el mundo prosperan con una dieta fresca, apropiada para su especie. Solo los humanos, perros y gatos consumen dietas ultra-procesadas y a nosotros los humanos nos aconsejan que evitemos esa alimentación a toda costa.[41-44]

Y aun así, a tenor de semejante disparate sin fundamento y con organizaciones de perros de trabajo que informan mejoras en la salud como económicas con su uso, uno de los órganos de gobierno veterinario más influyentes del mundo eliminan las dietas frescas apropiadas en algunos de los perros más hermosos en el planeta ¿Cómo este tipo de declaración tan vacía y engañosa sea aceptada por casi todo nuestro sector veterinario? ¿Por qué no hay más veterinarios hablando de dietas frescas? Algo vil está ocurriendo….y te lo contaré.

EL ARGUMENTO DE LA DIETA CRUDA

Puntos a destacar

- ✓ Los perros guía de Queensland fueron alimentados con dietas crudas. Durante ese tiempo la directora general fue removida de su cargo en 2015 y se reimpuso la alimentación seca, acorde con todas las otras escuelas de perros guías de Australia.

- ✓ Irónicamente la industria veterinaria *basada en la evidencia* favorece el uso de las dietas secas basadas en cereales ultra-procesados por sobre las dietas frescas apropiadas para la especie, sin tener ninguna comparación meritoria que sugiera que es lo más inteligente que hacer. Ni un solo estudio.

- ✓ Una encuesta de 632 perros que se alimentan con dietas crudas mostró que un 67% de los tutores pasaron a este tipo de dieta con la esperanza de ayudar en sus malestares. Un 74% de problemas a la piel, 88% de malestares intestinales, 79% de problemas oculares y un 53% de problemas al tracto urinario fueron resueltos.

- ✓ Inspirados por sus hallazgos, DogRisk de la University of Helsinki en Finlandia profundizaron más. Ellos mostraron que una dieta cruda apropiada para la especie protegía en contra la displasia crónica de cadera. De hecho, si tan solo un poco de croqueta es reemplazada por comida cruda, esta posee una función protectora en cachorros.

- ✓ El mismo grupo midió los metabolitos del estrés en perros alimentados con seco y con crudo. Los perros que comen seco tienen cerca de diez veces más estos metabolitos en comparación a los perros que comen crudo. Cuando los perros que se alimentan con crudo fueron pasados a una dieta seca, ellos sufrieron un aumento de los metabolitos del estrés por cinco veces. Cuando los perros que se alimentan con seco fueron pasados a una dieta cruda, ellos disfrutaron una disminución de los metabolitos por cinco veces. Después se encontró que una dieta de carne cruda se asocia con una disminución en la expresión de genes y de receptores de las citoquinas.

- ✓ El mismo equipo continuó con una gran encuesta de más de 8.000 perros. Ellos señalan una disminución en la incidencia de atopia y alergias en perros alimentados con dietas crudas.

- ✓ La Iowa State University encontró que los nutrientes de la dietas de carnes y huesos crudos eran altamente digestibles y no provocaban problemas gastrointestinales.

- ✓ Estudios encuentran que las dietas crudas para perros son altamente palatables y digestibles. La proteína cruda es mejor digerida en estado crudo en comparación a dietas secas. Los perros adaptan de manera segura su microbiota a su nueva dieta. La calidad fecal se mantiene.

- ✓ Una alteración a la microbiota conduce a una infinidad de problemas a la salud del individuo, incluyendo consecuencias psicológicas negativas. El consumo de probióticos ayuda a restaurar el balance.

- ✓ Los alimentos secos contienen químicos que dañan la vida, proteína de difícil digestión y grandes cantidades de fibra. Todos han sido demostrados en alterar a la microbiota.

- ✓ Los perros que se alimentan con dietas crudas aumentan el butirato y GABA, que se esperan tener efectos anti-depresivos y calmantes para la salud respectivamente.

- ✓ Una dieta cruda también está repleta de vitaminas como las del complejo B y de grasas animales (EPA & DHA) y es baja en azúcar, lo que se espera que sea positiva para el comportamiento de los perros.

- ✓ Estudios sugieren que los perros que comen dietas caseras con carne fresca (vísceras trozadas, vacuno, pollo, tripa) y vegetales cocinados son más tranquilos.

- ✓ Al igual que la AVMA, en 2012 el American Animal Hospital Association (AAHA) lanzó una denuncia profundamente errónea pero muy compartida sobre la alimentación cruda. En ella afirman que algunas personas han dañado a sus mascotas al otorgarles dietas caseras pobremente formuladas, lo que es verdad, pero luego insinuaron que estos alimentos provocaron daño a humanos, lo que es absolutamente falso en el momento de haber escrito eso.

- ✓ Estudios muestran que los alimentos secos 'completos' repetidamente fallan en cumplir los requerimientos mínimos de AAFCO. Davies *et al.* (2017) analizaron más de 170 alimentos secos y en lata para mascotas que se venden en el Reino Unido. El 94% de los alimentos 'completos' en lata y el 62% de los alimentos secos 'completos' no cumplían con las directrices de AAFCO.

- ✓ Si la comida para mascotas fuera verdaderamente 'completa', entonces no deberíamos ver cambios positivos con solo agregar algunos ingredientes reales. Los arándanos aumentan el rendimiento en perros de trineo. El aceite de pescado reduce en perros los problemas inflamatorios a la piel y en las articulaciones. Reemplazando algo de las croquetas por hojas verdes y vegetales amarillos/naranjos tres veces a la semana redujo el riesgo de cáncer en Terrier escoceses por encima del 70%.

✓ La AAHA usó su errónea posición de declaración para descartar la comida fresca a miles de perros de servicio por todo Estados Unidos y posiblemente en el mundo.

Referencias del Capítulo Catorce

1. Murray, D. (2011). *Pet food laced with dangerously high levels of sulphur dioxode, tests reveal*. Courier Mail. Published online, Jul 17th, www.couriermail.com.au
2. American Animal Hospital Association (AAHA, 2014). American Animal Hospital Association's positional statement on raw feeding. AAHA Official Publication, published online www.aaha.org/about-aaha/aaha-position-statements/raw-protein-diet/
3. Hielm-Björkman, A., Virtanen J. Exploratory Study: 632 shared experiences from dog owners changing their dogs's food to a raw food (BARF) diet. Published online, The Faculty of Veterinary Medicine, University of Helsinki, Finland, www2.helsinki.fi/sites/default/files/atoms/files/kokemuksia_raakaruokinnasta.pdf. (Accessed Nov 10 2019)
4. Grundström, S. (2013). *Influence of nutrition at young age on canine hip dysplasia in German Shepherd dogs*. The WALTHAM International Nutritional Sciences Symposium (WINSS) 2013, Oregon, USA.
5. Roine, J., Roine, M. Velagapudi, V. et al. (2015). *Metabolomics from a Diet Intervention in Atopic Dogs, a Model for Human Research?* 12th European Nutrition Conference (FENS) 2015, Berlin, Germany
6. Anderson, R.C., Armstrong, K.M., Young, W. et al. (2018). Effect of kibble and raw meat diets on peripheral blood mononuclear cell gene expression profile in dogs. The Veterinary Journal, 234: 7–10
7. Hemida, M., Vuori, K.A., Salin, S. et al. (2020). Identification of modifiable pre- and postnatal dietary and environmental exposures associated with owner-reported canine atopic dermatitis in Finland using a web-based questionnaire. PLoS One, 15(5): e0225675
8. Iennarella-Servantez, C.A. (2017). *Evaluation of raw meat diets on macronutrient digestibility, fecal output, microbial presence, and general health status in domestic dogs*. Graduate Theses and Dissertations, 15537
9. MacMillan, F. (2008). Who is responsible for the efficacy and safety of pet foods? Canadian Veterinary Journal, 49(10): 945–946

10 Algya, K.M., Cross, T.L., Leuck, K.N. et al. (2018). Apparent total-tract macronutrient digestibility, serum chemistry, urinalysis, and faecal characteristics, metabolites and microbiota of adult dogs fed extruded, mildly cooked, and raw diets. Journal of Animal Science, 96(9): 3670–3683

11 Cryan, J.F. and Dinan, T.G. (2012). Mind-altering microorganisms: the impact of the gut microbiota on brain and behaviour. Nature Reviews Neuroscience, 13(10): 701–712

12 Foster, J.A. and McVey Neufeld, K.A. (2013). Gut-brain axis: how the microbiome influences anxiety and depression. Trends in Neuroscience, 36(5):305–312

13 Benton, D., Williams, C. and Brown, A. (2007). Impact of consuming a milk drink containing a probiotic on mood and cognition. European Journal of Clinical Nutrition, 61: 355–361

14 Messaoudi, M., Lalonde, R., Violle, N. et al. (2011). Assessment of psychotropic-like properties of a probiotic formulation (Lactobacillus helveticus R0052 and Bifidobacterium longum R0175) in rats and human subjects. British Journal of Nutrition, 105: 755–764

15 Hickman, M.A., Rogers, Q.R. and Morris, J.G. (1990). Effect of Processing on Fate of Dietary carbon-14 Taurine in Cats. The Journal of Nutrition, 120(9): 995–1000

16 Kim, S.W., Rogers, Q.R. and Morris, J.G. (1996). Maillard reaction products in purified diets induce taurine depletion in cats which is reversed by antibiotics. Journal of Nutrition, 126(1):195–201

17 Kirchoff, N.S., Udell, M.A.R. and Sharpton, T.J. (2019). The gut microbiome correlates with conspecific aggression in a small population of rescued dogs (Canis familiaris). Peer J. 2019; 7: e6103

18 Sandri, M., Dal Monego, S., Conte, G., et al (2016). Raw meat based diet influences faecal microbiome and end products of fermentation in healthy dogs. BMC Veterinary Research, 13(1).

19 Schroeder F.A., Lin CL, Crusio W.E. et al. Antidepressant-like effects of the histone deacetylase inhibitor, sodium butyrate, in the mouse. Biol Psychiatry. 2007;62:55–64

20 Pilla R., Guard B.C., Steiner J.M. et al. Administration of a synbiotic containing Enterococcus faecium does not significantly alter fecal microbiota richness or diversity in dogs with and without food-responsive chronic enteropathy. Front Vet Sci. (2019) 6:277

21 Hoffmann LaRoche, F.T. (1995). Paper presented at the Science and Technology Center, Hill's Pet Nu-trition, Inc, Topeka, KS, on "Vitamin stability in canned and extruded pet food". Cited in Hand et al. 2010, Chapter 8.

22 Mooney, A. (2010). Stability of Essential Nutrients in Petfood Manufacturing and Storage. Masters Thesis. Kansas State University

23 Bosch, G., Hagen-Plantinga, E.A. and Hendriks, W.H. (2015). Dietary nutrient profiles of wild wolves: insights for optimal dog nutrition? British Journal of Nutrition, 113: S40–S54

24 Re, S., Zanoletti, M. and Emanuele, E., 2008. Aggressive dogs are characterized by low omega-3 polyunsaturated fatty acid status. Veterinary research communications, 32(3), pp.225–230

25   Hadley, K.B., Bauer, J. and Milgram, N.W. (2017). The oil-rich alga Schizochytrium sp. As a dietary source of docosahexaenoic acid improves shape discrimination learning associated with visual processing in a canine model of senescence. Prostaglandins, Leukotrienes and Essential Fatty Acids, 118: 10–18

26   Zicker, S.C., Jewell, D.E., Yamka, R.M. *et al.* (2012). Evaluation of cognitive learning, memory, psychomotor, immunologic, and retinal functions in healthy puppies fed foods fortified with docosahexaenoic acid–rich fish oil from 8 to 52 weeks of age. Journal of the American Veterinary Medical Association, 241(5), pp.583–594.

27   Mugford, R.A. (1987). The influence of nutrition on canine behaviour. Journal of Small Animal Practice, 28: 1046–1055

28   Anderson, G. and Mariner, S. (1971). The Effect of Food and Restricted Exercise on Behaviour Problems in Dogs. Canine Academy, KwaZulu Natal, South Africa; Zoology Department of the University of Durban-Westville, South Africa

29   Hodgkinson, S., Rosales, C.E., Alomar, D. *et al* (2004). Chemical nutritional evaluation of dry foods commercially available in Chile for adult dogs at maintenance. Archivos de Medicina Veterinaria, 36(2): 173–181

30   Gosper, E.C., Raubenheimer, D., Machovsky-Capuska, G.E. *et al* (2016). Discrepancy between the composition of some commercial cat foods and their package labelling and suitability for meeting nutritional requirements. Australian Veterinary Journal, 94(1-2): 12– 17

31   Hendriks, W.H. and Tarttelin, M.F. (1997). Nutrient composition of moist cat foods sold in New Zealand. Proceedings of the Nutrit ion Society of New Zealand, 22: 202–207

32   Davies, M., Alborough, R., Jones, L. *et al* (2017). Mineral analysis of complete dog and cat foods in the UK and compliance with European guidelines. Science Reports, 7: 17107

33   Semp, P.G. (2014). Vegan Nutrition of Dogs and Cats. Master's Thesis, Veterinary University of Vienna, Vienna, Austria

34   Mayntz, D., Nielsen, V.H., Sørensen, A.,*et al* (2009). Balancing of protein and lipid by a mammalian carnivore, the mink (*Mustela vison*). Animal Behaviour, 77: 349–355

35   Hewson-Hughes, A.K., Hewson-Hughes, V.L., Miller, A.T., Hall, S.R., Simpson, S.J. and Raubenheimer, D. (2011b). Geometric analysis of macronutrient selection in the adult domestic cat, *Felis catus*. Journal of Experimental Biology, 214: 1039–1051

36   Kohl, K.D., Coogan, S.C.P. and Raubenheimer, D. (2015). Do wild carnivores forage for prey or for nutrients? Evidence for nutrient-specific foraging in vertebrate predators. Bioessays, 37(6): 701–709

37   Milgram, N.W., Head, E., Zicker, S.C. *et al* (2005). Learning ability in aged beagle dogs is preserved by behavioral enrichment and dietary fortification: a two-year longitudinal study. Neurobiological Aging, 26: 77–90

38   Raghavan, M., Knapp, D.W., Bonney, P.L. *et al* (2005). Evaluation of the Effect of Dietary Vegetable Consumption on Reducing Risk of Transitional Cell Carcinoma of the Urinary Bladder in Scottish Terriers. Journal of American Veterinary Medical Association, 227(1): 94–100

39 Khoo C., Cunnick J., Friesen K. *et al* (2005). The role of supplementary dietary antioxidants on immune response in puppies. Veterinary Therapeutics, 6: 43–56

40 Hodgkins, E.M. (2007). Your cat: Simple New secrets to a longer, stronger life. New York:Thomas Dunne Books.

41 Moodie, R., Stuckler, D., Monteiro, C. *et al* (2013). Profits and pandemics: prevention of harmful effects of tobacco, alcohol, and ultra-processed food and drink industries. The Lancet, 381(9867): 670–679

42 Monteiro, C., Moubarac, J., Levy, R. *et al*. (2017). Household availability of ultra-processed foods and obesity in nineteen European countries. Public Health Nutrition, 1–9

43 Fiolet, T., Srour, B., Sellem, L. *et al* (2018). Consumption of ultra-processed foods and cancer risk: results from NutriNet-Santé prospective cohort. British Medical Journal, 360

44 Kelly, B. and Jacoby, E. (2018). Special issue on ultra-processed foods. Public Health Nutrition, 21(1): 1–4

SECCIÓN TRES

¿Por qué tanta confusión?

CAPÍTULO 15

Formación Nutricional Veterinaria

Antes de discutir los problemas en nuestro sector veterinario, me gustaría reiterar que esto no es una crítica a los veterinarios individuales. Los chicos en las trincheras, los hombres o mujeres que te encuentras cara a cara, que ayudan a tu mascota enferma, exceptuando a los pocos huevos podridos, siempre están ahí con las mejores intenciones. Debemos asumir que los veterinarios siguen este campo ya que ellos aman a los animales y trabajan extremadamente duro para poder realizar ese sueño. Contrario a la creencia popular, no todos cobran lo que les gustaría y andan paseando en Porsches. De hecho, en mi opinión, a la mayoría de los veterinarios independientes no se les paga lo suficiente por las horas y estrés que sufren en la práctica. En vez de eso, mi ira personal se dirige a la maquinaria que están produciendo ahora estos veterinarios. Como lo vamos a ver, en las últimas décadas se ha visto que la ciencia veterinaria está siendo reemplazada por la *industria* veterinaria.

> Nunca debemos atribuir a la maldad lo que se explica adecuadamente por la ignorancia
>
> **Principio de Hanlon**

Yo estudié ciencias por 8 años en la universidad, los primeros cuatro años como parte de un título de honores, los otros cuatro años realizando mi doctorado. La titulación generalmente involucra algunas asignaturas centrales al principio (por ejemplo en el primer año estudié biología, química, matemáticas, geología y botánica) y con el paso del tiempo puedes dejar algunos para favorecer a los que prefieres. Para mí, todo era sobre animales. Quería estudiarlos lo más rápido posible. En mi tercer y cuarto año, biología se especializa en varias asignaturas.

En mi caso opté por zoología, lo que implicaba pasar mucho tiempo estudiando evolución, entomología, parasitología, evaluación de impacto ambiental y muchas otras asignaturas que ahora he olvidado. Por lo general, uno pasa un año académico completo estudiando cada asignatura, involucrando tal vez unas 20-30 clases. Estas estarían divididas en dos semestres, con mitad de las clases antes de Navidad y la otra mitad después. Cada semestre también incluía hasta diez prácticas complementarias. Era una pesada carga de trabajo. Cuando mis amigos en otras asignaturas tenían cargas curriculares entre 10-15 horas cada semana en sus cursos de elección, nosotros los que nos dedicamos a las ciencias teníamos horarios de por lo menos treinta y cinco horas a la semana los primeros dos años. Y eso es antes de que se espere que termines la cantidad, a menudo terrible, de tareas extracurriculares. En definitiva, los títulos honoríficos en ciencias, mientras que es totalmente cautivador, es una tarea bastante premonitoria, a menudo con una de las tasas de abandono más altas, por lo menos en Irlanda donde lo estaba realizando por 1998. El dicho común era – 'mira a tu izquierda, ahora a tu derecha, uno de ustedes tres no estará aquí el próximo año'. Sin duda no es tarea fácil. Luego puedes partir con tu doctorado.

El punto de todo esto es que, habría pasado un tiempo razonable estudiando, por ejemplo, geología en mi primer año, pero ahora es poco lo que podría decir sobre eso. Ciertamente no me deberían asignar tareas como explicarles a personas sobre geología, menos en tomar grandes decisiones basada en mi experiencia con esta asignatura. De hecho, creo que no superé el curso por un estrecho margen pero mis otras asignaturas estaban bien, me las arreglé para seguir adelante. Tenía dieciocho años, puedes entender que dibujar rocas no estaba en mi lista de prioridades en ese tiempo. Puedo decir esto para algunas asignaturas que tomé en aquel entonces.

Es la vertiginosa expansión de la ciencia y cada asignatura en ella lo que explica por qué las personas generalmente se especializan más y más en sus ramas. En la medicina humana nosotros llamamos a nuestro medico MG, médico general, un médico multiuso. Su conocimiento es amplio, pero raramente especializado. Uno espera, en caso de que la situación sea seria, su intuición y amplio saber apunte rápido al problema potencial y nos refiera a un especialista, ya sean expertos del cerebro, ojos, oídos, garganta, brazos, piernas, articulaciones, sistema reproductivo, riñones, páncreas, hígado, sangre, nódulos linfáticos, sistema nervioso y hormonal, o rehabilitación en el joven o en el adulto.

Existen nutricionistas especializados como en salud pública, dietistas clínicos y especialistas en alergias alimentarias. También hay gastroenterólogos y expertos en dietas (el efecto de la nutrición en el comportamiento), la mayoría de ellos han estudiado más de 4.000 horas (treinta horas a la semana, treinta y cinco semanas al año por cuatro años) su disciplina de elección antes de dejar la universidad.

Mientras que los veterinarios son excelentes generalistas, sin duda, claramente es imposible que para alguien de dieciocho años domine todas las asignaturas – anatomía, química, fisiología, fisioterapia, odontología, nutrición, patología, oncología, inmunología, cardiología, entomología, parasitología, bacteriología, epidemiología, anestesiología sin mencionar farmacología y todas las otras *logías* que se te imaginen, en todas las partes de todos los animales – perros, gatos, vacas, ovejas, caballos, peces, aves, reptiles, roedores y anfibios, en tan solo cinco años académicos.

Al terminar la universidad, nuestros veterinarios son catapultados a la práctica veterinaria donde aprenden las numerosas técnicas quirúrgicas que deben utilizar y también como dirigir una clínica. Esto se aprende en dos años y se van, nadan o se hunden. A partir de este punto, los veterinarios están obligados a mantener su educación vía cursos de formación continua veterinaria, sin embargo, su duración es menos de cuarenta horas al año (y la gran mayoría son presentaciones de la industria alimentaria y farmacéutica).

¿Cómo podemos esperar que alguien, con este tipo de carga laboral pueda comprender plenamente la enormidad de cada una de estas asignaturas? Sugerir que pueden, en *todos* los aspectos, hace un enorme perjuicio a las personas que sí se toman el tiempo de estudiar, a fondo, sólo una de estas disciplinas. Pero sugerir que ellos deben ser las únicaspersonas que tengan *toda* la información de estas disciplinas, es extremadamente irresponsable.

Respeta donde se debe, es una cantidad salvaje de trabajo, de seguro contribuye al lamentable hecho de que muchos veterinarios jóvenes hoy en día tienen depresión y altas tasas de suicidio. Los datos compilados a lo largo de las últimas tres décadas, que incluyen los registros de defunción de más de 11.600 veterinarios, revelan que las mujeres veterinarias son 3.5 veces más propensas a cometer suicidio que las personas en general,[1] mientras que los hombres eran 2.1 veces más propensos. Del año 2000 al 2015, aproximadamente el 10% de las muertes entre las mujeres veterinarias podría atribuirse al suicidio (en los Estados Unidos, el 1.7% de las 2.8 millones de muertes anuales están relacionadas con el suicidio). Depresión, ansiedad y agotamiento son los factores claves en juego, con los autores señalando específicamente las "largas horas de trabajo, sobrecarga laboral, responsabilidades de gestión, expectativas del cliente y denuncias, procedimientos de eutanasia y un pobre equilibrio de la vida-trabajo" actúan como los principales detonantes. Nett *et al.* (2015)[2] afirmó que la ansiedad y depresiónes algo común entre los veterinarios, aligual que los rasgos de personalidad como el perfeccionismo, lo que debe ser un tormento ante una carga de trabajo tan desalentadora y una marea de conocimientos contra la que nadan desde que fijaron sus objetivos en la medicina veterinaria en la escuela cuando eran niños.

Nota del autor:

No me gusta exponer los problemas sin expresar algunas soluciones. En este caso, ¿No sería más sensato que, muy similar en un grado de ciencias, un estudiante De veterinaria entrara a algo parecido a un sistema de embudo, donde la carreracomienza de manera amplia, pero que le sea permitido al estudiante especializarseen su campo de elección? ¿Por qué un veterinario de animales mayores pierde tanto tiempo en clínica de animales menores? Ellos no tienen la intención de ser un veterinariode animales menores. ¿No tiene más sentido que en vez de una ciudad llena de consultorios generales, tenga lugares que ofrezca especialidades? Que tal tener una para perros, una para gatos, una para piel e intestino, una para extremidades rotas, una para cirugías, una para odontología, donde cada una sea la mejor de la ciudad.

Los nutricionistas veterinarios líderes en el mundo afirman que saber de nutrición es *vital* para los veterinarios con el fin de informar a los tutores sobre el cuidado de mascotas *sanas* como también en la prevención y tratamiento de enfermedades.[3] Por esta razón, todos los órganos rectores veterinarios, incluyendo el EAEVE (El European Association of Establishments for Veterinary Education), el RCVS (Royal College of Veterinary Surgery) y AVMA (American Veterinary Medical Association), han establecido normas para la competencia nutricional veterinaria de sus nuevos graduados, una habilidad que, según la AVMA, se enmarca en "la planificación del tratamiento, la promoción de la salud, la prevención de enfermedades, la seguridad alimentaria y las habilidades de gestión de casos". En 2011, el World Small Animal Veterinary Association (WSAVA) dictaminó que la evaluación nutricional era un "quinto signo vital", lo que significa que debe llevarse a cabo cada vez que se presenta una mascota al veterinario. Y aun así, muchos veterinarios no realizan esta evaluación nutricional.[4] Una encuesta del año 2003 reveló que mientras el 90% de los tutores de perros y gatos buscaban recomendaciones nutricionales de su veterinario, solo el 15% percibió que los recibió realmente.[5] Pareciera que muy pocos tutores de mascotas tienen conversaciones de nutrición con su veterinario. Si esto es tan importante, ¿Por qué esto no está sucediendo? La evidencia muestra es que no están capacitados.

FORMACIÓN NUTRICIONAL VETERINARIA

Observando desde fuera, la mayoría de los mismos veterinarios, señalan que el nivel de conocimientos nutricionales de los profesionales de hoy en día es totalmente pésimo, rozando la ausencia total.[6-8] Nestlé y Nesheim (2010)[9] hizo un llamado a todas las escuelas veterinarias acreditadas en los Estados Unidos y encontraron que veintidós de las veintisiete ofrecen solo cursos pequeños de nutrición o electivos (p.ej. una hora de crédito por año) y cinco no ofrecen ningún tipo de entrenamiento nutricional. Una encuesta a veterinarios en el año 1996 en Estados Unidos encontró que el 70% pensaba que su educación en nutrición era inadecuada.[8] En el año 2013, sólo el 16% de 134 veterinarios de animales menores sentían que recibieron entrenamiento nutricional suficiente en la universidad.[10]

> Los veterinarios de hoy en día no están suficientemente versados en la nutrición canina y felina y en las opciones dietéticas.
>
> **Remillard 2008**[11]

Mi propia experiencia personal con el paso de los años escribiendo este libro verifica este lamentable hecho. He hablado con muchos veterinarios recién titulados de todo el mundo, tanto de manera formal como informal. A menudo me comentan que no recuerdan ni una sola conferencia de nutrición canina en sus cinco años de estudios, aparte del uso farmacológico de algunas vitaminas y minerales en enfermedades. Cuando conversamos está claro que aparte de la fisiología de cómo funciona el intestino, por ejemplo, estos jóvenes veterinarios se encuentran a la deriva cuando se discute sobre los conceptos más básicos de nutrición. Pareciera que son incapaces de formular un plan nutricional adecuado para un perro o gato, muchos menos para uno que esté enfermo.

Esto es alarmante. Cuando se les preguntó a 63 decanos de distintas escuelas veterinarias de Estados Unidos, Medio Oriente y Rusia sobre este aparente espacio vacío de conocimiento, el 97% de los encuestados estaba de acuerdo en que la nutrición era un factor de riesgo modificable para enfermedades crónicas mayores y por lo tanto, un componente integral para su manejo, una evaluación nutricional debería ser una competencia central de los nuevos veterinarios graduados.[3] Y sin embargo, el 41% de los decanos de escuelas veterinarias estaban poco o nada de satisfechos con las habilidades nutricionales de sus graduados. En términos de horas invertidas enseñando nutrición clínica, con un total de 19 horas, parece que las escuelas de la UE dedican bastante más tiempo a este tema que las escuelas de EE.UU.[3] Cuando se presionó a los decanos para que dedicasen más tiempo a la nutrición de los pequeños animales, dijeron que había que dedicar 28 horas más. Uno de sus principales problemas es no tener a alguien que enseñe a los estudiantes. El 71% de los decanos indicaron la necesidad de contar con un profesorado adicional centrado y formado en la nutrición de animales menores, ya que un problema común era que este tipo de nutrición era impartida por personas que no eran veterinarias o por profesores con formación sólo en nutrición de animales de producción. Las universidades temen que los conocimientos y el interés de los instructores por la nutrición sean escasos si no tienen formación en esta ciencia.

El autor ha revelado algunos detalles más interesantes. De las 63 facultades de veterinaria, 48 participan en un programa de alimentación de mascotas patrocinado por una empresa de alimentos para mascotas, Becvarova *et al.*[3] revelaron que la mayoría de las facultades veterinarias de los Estados Unidos, Medio Oriente y Rusia posee algún tipo de relación con compañías de alimentos para mascotas. Cuando los decanos mencionaron que algunos libros de texto pueden servir, los autores sugirieron el Mark Morris Institute como recurso, un grupo que ellos describen como "una fundación de educación veterinaria sin fines de lucro" que provee "laboratorios y conferencias de nutrición felina, canina y equina a 45 facultades veterinarias en siete países". No se menciona el hecho de que el Mark Morris Institute es propiedad de Hill´s, un descuido que resulta aún más extraño por el hecho de que el autor principal del estudio es un empleado de Hill´s Pet Nutrition, Inc. en Topeka, Kansas.

Una carga de trabajo crónicamente pesada explica en parte la escasez de conocimientos nutricionales del veterinario promedio en la actualidad, pero la brecha de conocimientos parece extenderse a los niveles más altos de la nutrición veterinaria.

> "Algunos animales que no comerán una dieta terapéutica se adhieren a una dieta casera cocinada"…"Puede ser muy tedioso para los tutores en cocinar su alimento, especialmente si tienen que hacerlo para un perro de raza grande. Los tutores deben estar conscientes de la cantidad de trabajo que conlleva. Deben ser *guiados por un veterinario nutricionista*, y en el caso de que sea una dieta casera debe ser completa y balanceada."
> **Martha Cline, DVM, DACVN en Veterinary Practice News 2018**
> **Presidenta de la American Academy of Veterinary**
> **Nutrition 2017-2019**
> http://www.veterinarypracticenews.com
> /the-trials-of-therapeutic-diets/

Constantemente nos indican que los tutores de mascotas que buscan una dieta terapéutica deben hacerlo solo bajo la tutela de veterinario nutricionista certificado (VN), ya que ese veterinario tiene más estudios de nutrición en animales menores. Opuesto a una marca genérica de croquetas que afirma que se adapta perfectamente a una gran población canina, una dieta terapéutica está diseñada para cumplir con las necesidades específicas de tu mascota. Se espera que tenga un resultado funcional para el animal. Esto incluye desde la baja de peso hasta aliviar los síntomas gastrointestinales.

Para obtener esta información nutricional, el consejo es no ir al veterinario local, sino buscar a un VN. Aquí es donde está el problema. Sólo existen un poco más de 100 VN registrados en el ACVN (American College Veterinary Nutritionists), pero no todos ellos están disponibles para nosotros. Varios de ellos están empleados directamente por las compañías de alimentos para mascotas. Muchos otros están empleados por los departamentos veterinarios de las universidades y están ocupados realizando trabajos de investigación. Acorde al ACVN, 24 de ellos están disponibles para ser contactados por un tutor promedio de mascota. Por correspondencia con una selección aleatoria de VN's indicaban que el precio base por una conversación *casual* de nutrición varía entre $100 a $400 por hora. En caso de que necesite un consejo adaptado a las necesidades de salud de su mascota, lo que sería un asesoramiento terapéutico, requiere que el VN estudie los registros de salud de la mascota. De los 33 VN's en la base de datos del ACVN que ofrecen una "consulta remota", solo 28 residen en los Estados Unidos. Como este proceso requiere una referencia de tu veterinario, también debes pagar por su tiempo. Como es lógico, el precio de una dieta terapéutica específica para tu mascota aumenta considerablemente en este punto.

Esto, según el ACVN, es la mejor manera de entregar información nutricional a los tutores para mascotas con sobrepeso, una enfermedad que ahora afecta aproximadamente al 60% de las 160 millones de perros y gatos de Estados Unidos. Si cada paciente necesitara una hora para una asesoría, significaría dividir los 28 VN's para los 96 millones de casos. Esto significa que cada uno tiene 3.43 millones de horas para trabajar tratando la obesidad. Si cada uno ignora todos los otros casos y dedicara seis horas al día para la obesidad, cinco días a la semana, y mientras más mascotas no engorden durante ese tiempo, ellos terminarían este trabajo en unos cortos 2.199 años.

A partir de 2020, de los 69 VN's que se especializan en nutrición de animales menores, 58 viven y trabajan en Estados Unidos y en menos de la mitad de las treinta escuelas veterinarias tienen un VN en su equipo (resultados de una encuesta no publicada por los VN's Chandler and Dobbins, 2003). Las cifras son aún peores en la EU donde solo el 30% de las escuelas emplean a un VN.[12] De las ocho escuelas veterinarias en el Reino Unido, solo el Royal Veterinary College efectivamente emplean un VN. Ellos poseen a dos de los tres disponibles.

Lamentablemente, a partir de marzo de 2020, ninguno de ellos entrega asesorías remotas a tutores de mascotas o refieren a cirujanos veterinarios. Esto significa que la mayoría de los estudiantes de veterinaria del Reino Unido están en riesgo de aprender nutricional animal por profesores equipados con un pequeño grado deentendimiento sobre las complejidades de la gigantesca materia que es la nutrición (en caso de que te preguntes – Irlanda y Australia tienen un solo NV, Inglaterra y Nueva Zelanda ambos tienen uno, y Francia, el hogar de Mars Royal Canin, tiene tres, todos empleados por Royal Canin y ninguno de ellos provee consultas a veterinarios o tutores de mascotas). El único VN disponible para los veterinarios británicos y tutores de mascotas se encuentra en Escocia. Su nombre es Marge Chandler DVM, MS, MANZCVSc, DACVN, DACVIM, DECVIM-CA, MRC-VS. La intimidantemente calificada Chandler ofrece consultasveterinariasremotas para los veterinarios de Irlanda y Reino Unido pero lamentablemente no para tutores de mascotas.

La Dra. Chandler es la presidenta del American College of Veterinary Nutrition Education Committee, co-presidente del WSAVA Global Nutrition Committee, fundadora de la European Veterinary Nutrition Educators Group y miembro de la FEDIAF Scientific Advisory Board. Es justo decir que, cuando Chandler habla de nutrición, la comunidad veterinaria escucha. Lamentablemente, es una ávida crítica sobre alimentar mascotas con dietas frescas apropiadas para la especie. Como tal, ella es a menudo la voz y cara de muchos seminarios educacionales/marketing organizados por productores de alimentos para mascotas. Fue durante un seminario para Webinarvet en 2015 (ahora propiedad de Nestlé), titulado *Feeding Raw Food Diets to Dogs and Cats: What is the Evidence?*, en que la Dra. Chandler lamentó el triste estado de las pruebas científicas en apoyo de la noción de alimentar a los perros y gatos con alimentos frescos y apropiados para su especie, ante los 300 veterinarios presentes. Webinarvet es una plataforma bien gestionada, rentable e influyente, por lo que debemos suponer que la Dra. Chandler se preparó bien para este seminario grabado en directo y aún disponible. Siempre sacarás tu mejor material en estos eventos, ¿verdad? Esta veterinaria de peso-pesado comienza destacando que ningún ejemplo *anecdótico* de éxito y buena salud constituyen un hecho. Aunque esto es muy discutible, marca el tono del resto del seminario. Luego comenzó a hablar por una hora sobre los peligros de la alimentación cruda, usando ejemplos propios de una impresionante cantidad de anécdotas. Durante la hora, la Dra. Chandler habló siete minutos sobre un estudio en un perro pastor de Shetland que fue alimentado con una dieta cruda 'inespecífica' y que sufrió mielopatía cervical, hipocalcemia, hipofosfatemia, raquitismo y un posible hiperparatiroidismo secundario nutricional. Luego estuvo hablando seis minutos sobre una historia trágica de 'una pobre gatita' que sufrió una variedad de enfermedades después de comer 'crudo', la más importante fue toxoplasmosis. Ahora lo que se debe saber, es que este gato no era alimentado con una dieta cruda *per se*, su tutora le informó a la Dra. Chandler que era una ávida cazadora y a veces ella le servía un trozo de carne fresca. A partir de esto consiguió aislar la posibilidad de que la fuente de toxoplasmosis no fuera ninguno de los roedores y aves cazados, sino el trozo de carne que la propietaria le hubiera dado previamente, dando a entender que la toxoplasmosis es una gran preocupación en el sector cárnico del Reino Unido, lo que no es, si es que desde luego se compara con los roedores salvajes. Luego la Dra. Chandler habló cinco minutos de los peligros de dar huesos "ella y una amiga extrajeron un hueso del hocico de un perro". *Una vez,* al parecer la Dra. Chandler afirmó que este hueso estaba crudo.

Esto es casi un tercio de la escalofriante conferencia con la palabra *evidencia* en el título, respaldado por testimonios anecdóticos. Pero tiene que ser así, ya que las pruebas de riesgo real de los alimentos crudos para perros pre-elaborados, que se manifiestan en forma de lesiones o muerte de las mascotas, son increíblemente raras. Por lo que sé, cuando el webinar de la Dra. Chandler se puso en marcha en 2015, había cero casos de perros afectados por dietas crudas "completas" pre-elaboradas. El primer registro de esto ocurrió en 2019 cuando 5 gatos murieron luego de consumir de venado crudo contaminado con tuberculosis. Comparando esto con las miles de mascotas muertas y un sin número de perros y gatos perjudicados tras el consumo de alimentos ultra-procesados por razones que van desde inclusiones deficientes o excesivas de nutrientes, micotoxinas, melamina e irradiación en tan solo las últimas décadas. Un descuido increíble, y que además ignora el hecho de que, en la década anterior a esa declaración, 132 humanos contrajeron *Salmonella* por croquetas, la mitad de ellos infantes menores de dos años. ¿El número de humanos perjudicados por dietas crudas comerciales previos a la declaración de la Dra. Chandler? Cero.

La Dra. Chandler no había terminado. Luego pasó otros cinco minutos hablando sobre los masticables de cueros crudos (conocidos como raw-hide, 'hueso de cartílago') – un producto en que todos estamos de acuerdo que es probablemente una de las peores cosas que podemos entregar a nuestra mascota, pero ella usa la palabra crudo en su título, se quedó conversando sobre lo crudo a pesar de todo. Gran parte del resto de la conferencia se trató de convencer a los participantes que los huesos no limpian la boca de un perro, que la única forma de hacerlo era cepillándolos. Increíblemente, de las 300 personas asistentes a esta conferencia, siendo la mayoría veterinarios, enfermeras y estudiantes, el 98% estaba de acuerdo en que cepillar los dientes del perros cuando estos se ensuciaban era la UNICA forma de mantener la dentadura limpia, quizás alguna croqueta de 'fórmula dental' mágica, lo que implica que otras formas no dentales son un factor de riesgo potencial para la enfermedad de las encías. Pregunté "¿si 8/10 perros son alimentados con croquetas y 8/10 tienen enfermedades en las encías cercano a los tres años de edad, podría ser la dieta posiblemente un factor, tal como sucede en los humanos? Pero la pregunta fue ignorada.

En cuanto a la evidencia sobre alimentar mascotas con dietas frescas apropiadas para la especie, eso fue lo que la Dra. Chandler escogió hablar a los 300 asistentes. Tampoco ella es la única VN. Aunque estoy seguro de que ha ocurrido en alguna parte, a partir mayo de 2020, todavía no he leído de ningún VN que entregue un equilibrio a la campaña del terror al advertir a los tutores de mascotas sobre los peligros inherentes que genera alimentar con croquetas a los animales. De hecho, justo debajo del párrafo que afirma que ningún VN que trabaja para The Royal Veterinary College se encuentra disponible para consultas remotas, el RVC proporciona algunos enlaces para asistir a cualquier veterinario o tutor de mascotas con sus dudas. Se proporcionan enlaces a siete preguntas frecuentes. La primera es "¿Qué es un veterinario nutricionista certificado?" La segunda es "¿son las dietas crudas mejores que las croquetas o alimentos enlatados?". Que esa sea la segunda pregunta que se le hace al RVC es bastante revelador. Cuando damos click en el enlace, nos redirige a la sección de preguntas frecuentes del American College of Veterinary Nutritionists (ACVN.org) lo que implica que los expertos en nutrición de ambas entidades están de acuerdo. Sobre los potenciales beneficios de una dieta fresca apropiada para las mascotas, el ACVN nos entrega dos párrafos. Aquí está el primero (agregué cursivas para dar más énfasis):

> Las dietas crudas, preparadas en casa y comerciales, han ganado popularidad. Los defensores de las dietas crudas afirman beneficios que varían desde la mejora enla longevidad a un mejor estado general de la salud y oral e incluso la remisión de enfermedades (especialmente enfermedades gastrointestinales). A menudo lasventajas de proporcionar enzimas naturales y otras sustancias que pueden seralteradas por los procesos de cocción también se mencionan. Sin embargo, pruebasde estos supuestos beneficios se restringen a testimonios, y no a estudios quepuedan afirmar estas declaraciones por los defensores de las dietas crudas. *No hay estudios que hayan examinado diferencias en animales alimentados con dietas crudascon aquellos alimentados con otro tipo de dieta (croqueta, en lata o casera) con laexcepción con la observación de los efectos sobre la digestibilidad.* Típicamente las carnes crudas (y no otros alimentos no cocinados como granos o almidón) sonlevemente más digestibles que la carne cocida.
>
> **www.acvn.org/frequently-asked-questions/#canned**

Ignorando el hecho de que si existen estudios de dietas crudas versus croquetas, la línea de no-existen-estudiosclaramente va en ambas direcciones. Increíblemente, el ACVN y todos sus miembros parecen estar obstinadamente fijados en un producto que carece de un solo estudio que demuestre que pueda superar a una dieta fresca apropiada para la especie.

Y respecto a los potenciales beneficios de la comida fresca, eso es lo que recibimos. El próximo párrafo nos informa sobre los potenciales 'riesgos y preocupaciones' de alimentar con dietas frescas incluyendo desbalances nutricionales y preocupaciones microbiológicas, dos cosas que no solamente son muy comunes en las dietas ultra-procesadas sino que son evidentemente más letales. El ACVN insta a los consumidores que "un manejo seguro y apropiado es fundamental para reducir el riesgo, pero la seguridad no se puede garantizar". Eso es una declaración justa, pero comparemos todo esto con la información proporcionada por el ACVN con la siguiente pregunta de la lista: "¿Son los alimentos comerciales seguros y saludables"? (cursivas agregadas por mí para dar énfasis)

> Los problemas de seguridad (tanto en lo que respecta a la adecuación nutricional como a la contaminación microbiológica y toxinas) son ocasionalmente documentados…la mayoría de los productores utilizan *sofisticados mecanismos de control de calidadY seguridad alimentaria*, que incluyen monitoreo y sistemas de reportes. Por lo tanto, los alimentos comerciales son una opción segura y saludable para alimentar mascotas.

Respecto a los sofisticados mecanismos, las compañías de comida cruda son reguladas por las mismas autoridades que controlan al sector de la alimentación ultra-procesada, las mismas reglas y requerimientos, y la misma carga microbiológica patogénica (p.ej. cero *Salmonella* y *E.coli*). Además, como lo vas a descubrir, si eres un productor de dieta cruda en Estados Unidos es más probable que seas más fiscalizado que tu homólogo ultra-procesado. Respecto al control de calidad, el reciente retiro de Hill´s por el caso de la vitamina D nos dice todo lo que necesitamos saber sobre cómo operan los mejores del negocio en ese sentido - 22 millones de latas de comida para mascotas salieron de la empresa de croquetas favorita de los veterinarios del mundo sin que nadie comprobara los ingredientes o el producto completo.

A pesar del escándalo de la melamina en 2007, el retiro de Hill´s pone de manifiesto que siguen existiendo importantes lagunas en la información sobre este tipo de acontecimientos al público. En un artículo titulado "Hill´s apunta a reparar su reputación en torno al retiro relacionado con la vitamina D", Hill´s le cuenta a Veterinary Information Network, uno de los sitios web de información veterinaria más grandes del mundo, que su *primera prioridad* era llegar a los tutores de mascotas en un esfuerzo para evitar que los perros comieran los productos retirados del mercado.[13] Eso fue el 15 de febrero de 2019. Los productos contaminados de Hill´s han estado en las estanterías desde octubre 2018. El primer retiro del mercado ocurrió el 31 de enero de 2019. El segundo fue el 8 de febrero de 2019. Y sin embargo, el 15 de marzo de 2019 – seis semanas después de que el problema fuera identificado por primera vez– VIN News publica un artículo titulado "Los veterinarios quieren transparencia por parte de Hill´s debido al retiro de mercado por la vitamina D".[14] En el destacan como un frustrada veterinaria, después de oír sobre el escándalo de Hill´s por un representante de otra compañía, se hartó de "la falta de información de la compañía" y comenzó a analizar ella misma los productos. Dos semanas después los resultados llegaron – se encontraron cuatro a cinco veces los niveles máximos de vitamina D. El mismo artículo destaca cómo la casilla de anuncios de Veterinary Information Network, una comunidad en línea para la profesión, revela que esta veterinaria no estaba sola. Muchos veterinarios informaban de que "estaban atados de manos" con las preocupaciones de los clientes mucho antes de tener noticias de Hill´s directamente. Parece que hay que mejorar la proactividad aquí.

El uso de la palabra *seguro* por parte del ACVN es lo que más molesta. Dejando de lado las comparaciones de mascotas perjudicadas y cifras de muertes, encuentro increíble que ahora hablando nutricionalmente, los fabricantes de alimentos para mascotas usen nutrientes sintéticos para reemplazar los nutrientes que faltan en sus pre-mezclas, junto con varios productos químicos y técnicas de ultra-procesamiento para reducir la carga patogénica de la mezcla, se supone que todo esto es para darnos tranquilidad! En el sector de producción de alimentos crudos no existen tales medidas. Ellos están forzados a asegurar que los ingredientes que utilizan desde el principio tengan todo lo que el animal necesita, ingredientes de alta calidad que estén libres de bacterias (lo que deben analizar rigurosamente, sin adicionar químicos y sistemas de "procesamiento seguro"). A partir de entonces, los nutrientes que se absorben comúnmente en niveles normales garantizan que los desequilibrios sean mucho menos probables de perjudicar o incluso matar, algo que se evita aún más por la tendencia de los que siguen una alimentación cruda a dar una dieta muy variada.

Tal y como están las cosas hoy en día, la gran mayoría de los VN´s están claramente preocupados por alimentar perros con croquetas basadas en cereales. Me contacté con un VN preguntando por su opinión acerca alimentar mascotas con dietas frescas apropiadas para la especie. Por lo que se refiere a la seguridad, la mayoría seguía siendo muy contraria a la idea en 2020. Un pequeño grupo estaba muy de acuerdo a "alimentos frescos" pero no a comida *cruda* para perros, ellos se refieren a incluir alimentos frescos pero cocinados, que es lo opuesto a lo que muchos asumimos que significa la palabra fresco. Aun así, se espera que esto sea un gran paso adelante para estos animales, en mi opinión, sobre todo si lo gestiona alguien tan capaz como un VN a la hora de complementar.

Respecto a lo crudo, también hubo un rayo de luz. Comunicándome por correspondencia con la ahora expresidenta del ACVN, Martha Cline a quien le pregunté ´comida fresca o cruda para perros, sí o no', la respuesta fue si a ambas. Tampoco fue la única que ofreció su valioso tiempo para al menos conversar sobre el tema. Tuve unas conversaciones muy francas y amistosas sobre alimentar mascotas con dietas frescas con un puñado de VN´s. Pero el hecho es que, aproximadamente el 20% de los tutores de perros del Reino Unido que ahora alimentan con dietas frescas apropiadas para la especie a sus mascotas, están por su cuenta. Ellos deben educarse a sí mismos y los estudios demuestran que lo están haciendo, a costa de la relación cliente-veterinario. Un estudio de un servicio de referencia oncológica en 2016, mostró que el 90% de los tutores hizo cambios de dieta después del diagnóstico en su mascota.[15] De estos cambios, el 63% implicaron la exclusión de una dieta convencional y un 54% la inclusión de un componente casero. Este estudio en Ontario, Canadá destacó que un 85% de los tutores valoraban la opinión de su veterinario, el 51% expresó desconfianza de las dietas convencionales y sólo un 28% estaba de acuerdo en que las compañías de alimentos convencionales dan prioridad a la salud y bienestar de la mascota.

Una encuesta reciente a tutores de mascotas que se alimentan con dietas crudas encontró que el 20% de ellos obtuvieron la información que necesitaban en línea.[16] Otro 14% utilizó referencias publicadas. Solo un 8% buscó el consejo de su veterinario antes de tomar una decisión. De hecho, cuando se les preguntó si confiaban en la opinión de su veterinario respecto a nutrición, solo el 13% de los que alimentan con dietas crudas tenían completa confianza, comparado con el 55% de los que alimentan con croquetas. Esto daña la fe en el veterinario, con un 36% de confianza en los que alimentan de forma cruda, frente al 64% de los que no lo hacen en sus mascotas. Morga *et al.* (2017)[16] sacan a relucir, de forma incorrecta, la línea a menudo repetida de que el alto nivel de desconfianza en los veterinarios como recurso para la nutrición de las mascotas "puede ser una indicación de la mala comunicación entre el veterinario y los clientes". Ya hemos discutido que el 85% de los tutores de mascotas reportaron que nunca han tenido una evaluación nutricional con su veterinario, algo que es requerido por la mayoría de las entidades rectoras veterinarias (EAEVE, RCVS, AVMA y WSAVA). Lo más importante es que, si se hace esto y se comprueba que la mascota goza de buena salud, se verificaría para el veterinario que lo que el dueño de la mascota está haciendo es científicamente sólido. Morga *et al.* (2017)[16] terminan su trabajo con más precisión (cursivas agregadas por mi)…

> Estos resultados podrían indicar un sentimiento de incomodidad hacia el veterinario al discutir de nutrición con sus clientes, lo que *puede ser como resultado de un insuficiente/ inadecuado entrenamiento* durante su periodo en la universidad y posteriores estudios de continuidad.
>
> **Morgan *et al*., 2017**[16]

Mientras más formas de alimentar perros con dietas apropiadas para la especie continúen conquistando el mercado, la confianza en un veterinario convencional va hacia la dirección contraria. Esto no sólo es una situación triste para el veterinario promedio, que seguro quiere lo mejor para tu perro, pero puede resultar peligroso para las mascotas. En algunos sitios y foros más confiables, ahora se encuentra un gran número de grupos de ambos bandos que demuestran una escasa comprensión de los procesos implicados. Muchos ni siquiera utilizan sus nombres reales, lo que puede enmascarar agendas ocultas.

Vivimos en un mundo donde quien grita más fuerte es escuchado. Al principio fue la televisión. En la década del 2000 tuvimos emocionantes, aunque mal informados, entrenadores de perros en patines que se asociaron con National Geographic para hacer retroceder un par de décadas el adiestramiento de perros con refuerzo positivo. Ahora, tenemos Internet y la capacidad de atención se reduce aún más. La información tiene que ser rápida, pegadiza y lo más importante, que sea atractiva visualmente. La sola mención de un estudio realizado por alguien, en algún lugar, es suficiente para la mayoría, tanto para los veterinarios como para el público. Sitios web bienintencionados ahora emplean grupos de redactores y diseñadores gráficos para colocar diseños hermosos y fáciles de entender, y por lo tanto, contenidos para ser compartidos de manera infinita. Aunque la teoría detrás de gran parte de ella puede ser sólida, la forma en que es asimilada y empleada por el receptor es una incógnita. Desafortunadamente, hay casos en que la información puede estar muy equivocada.

En el año 2014, un foro natural para perros con más de un millón de seguidores, puso un post citando que no importaba lo que comiera tu perro, ya sea croquetas o una dieta fresca o suplementada con comprimidos, ya que ha habido casos de perros que han vivido largas vidas con todo tipo de dietas. Hice un comentario con la analogía de mi abuela de 94 años que fumaba y era alcohólica. No volvieron a saber de mí, hasta que fui avisado de otro artículo creado por el mismo grupo publicado en 2017, en el que estaban enseñando a personas como crear dietas caseras crudas apropiadas para la especie. En su receta no incluían vísceras, cartilago o hueso (sino que incluían media cucharadita de jengibre en polvo), una dieta que hoy en día es utilizada por muchos tutores de perros hoy día. Cuando nuevamente les di a conocer el error de su proceder, fui baneado de futuras participaciones en el grupo. Nunca es bueno quedar mal en las redes sociales. Este bien-organizado grupo ahora ofrece uno de los cursos en línea más populares en entrenar personas en la nutrición canina. Por solo unos pocos cientos de dólares, ellos pueden hacer que seas un 'experto' en nutrición canina en tan sólo unas horas. ¡Te entregan un certificado y todo!

Sin ayuda veterinaria, los tutores pobremente preparados en nutrición caminan ciegamente en un campo que apenas conocen y algunas mascotas enfermarán por esto. La literatura ya está rebosante de situaciones en que personas preparan dietas caseras muy inadecuadas. Un gato sufrió hipervitaminosis A después de tener una dieta de casi solo hígado de cerdo.[17] Una camada de cachorros Pastores alemanes sufrieron hiperparatiroidismo secundario por una dieta que contenía 80% de arroz.[18] Algunos perros fueron alimentados con grandes cantidades de buche de vacuno (y por tanto de tiroides de vacuno) y sufrieron hipertiroidismo.[19] Diez gatos sufrieron de esteatosis hepática por una larga dieta alta en grasas compuesta de cerebros de cerdo o de aceite de pescado.[20] Existen un variado número de casos individuales de animales alimentados con dietas caseras deficientes en minerales.[21-23] Todos estos casos se habrían evitado con un conocimiento básico en nutrición canina o felina, información que se puede obtener simplemente cuando el tutor presenta a su cachorro para sus primeras vacunas. De hecho, este servicio es una fuente de ingresos adicional para la clínica.

Llegados a este punto, uno no puede dejar de preguntarse, con la importancia de los ingredientes reales, frescos e integrales en nuestra dieta ahora firmemente arraigada en nuestra psique, y ya sabemos que los alimentos procesados deberían figurar lo menos posible en nuestras propias dietas, cuando los animales de granja y zoológicos están más sanos cuando se les alimenta con dietas frescas y apropiados para su especie, con la gran cantidadde problemas que revisamos en la Sección 2 con su producto de elección, ¿cómo es que nuestros veterinarios más brillantes, siguen firmemente devotos a un producto que carece de un solo estudio valor que lo apoye?

Para entender que está sucediendo, tenemos que tomar un pequeño paso atrás y mirar lo que está pasando con nuestro propio sistema de salud, los doctores y base científica que sustenta todo el conjunto.

Puntos a Destacar

✓ Mientras los veterinarios son excelentes generalistas, sin duda es una imposibilidad mental por un joven en que domine todas las disciplinas de salud de todos los animales en tan solo cinco años. Una carga de trabajo tan abrumadora es la que contribuye a la inmensa presión que se encuentran los jóvenes veterinarios hoy en día.

> - ✓ Los cuerpos rectores veterinarios líderes en el mundo han destacado que el conocimiento en nutrición es vital para los veterinarios con el fin de informar a los tutores sobre los cuidados, prevención y tratamiento de las enfermedades. Lamentablemente, los tutores de mascotas no reciben esta información.
>
> - ✓ Existe un gran consenso en que el nivel de conocimientos en nutrición en los veterinarios convencionales está lejos de ser adecuado.
>
> - ✓ Se les comenta a los tutores de mascotas que consulten con un Veterinario Nutricionista (VN) para asesorías sobre dietas terapéuticas pero esta práctica es una imposibilidad, como también lo es financieramente para la mayoría de los tutores de mascotas hoy día.
>
> - ✓ Los VN prefieren principalmente la alimentación seca ultra-procesada. Sin más dónde ir, los tutores de mascotas irán a buscar información a otros lugares, con la probabilidad de tener una mezcla de resultados. De esta manera, existe un riesgo en que las mascotas salgan perjudicadas.

Referencias del Capítulo Quince

1. Tomasi, S.E., Fechter-Leggett, E.D., Edwards, N.T. et al. (2019). Suicide among veteriansin the United States from 1979 through 2015. Journal of the American Veterinary MedicalAssociation, 254(1): 104–112
2. Nett, R.J., Witte, T.K., Holzbauer, S.M. et al. (2015). Risk factors for suicide, attitudestoward mental illness, and practice-related stressors among US veterinarians. Journal of theAmerican Veterinary Medical Association, 247(8): 945–955
3. Becvarova, I., Prochazka, P., Chandler, M.L. et al. (2016). Nutrition Education in European-Veterinary Schools: Are European Veterinary Graduates Competent in Nutrition? TheJournal of Veterinary Medical Education, 43(4): 349–358
4. Baldwin, K., Bartges, J., Buffington, T. et al. (2010). AAHA nutritional assessment guidelinesfor dogs and cats. Journal of the American Animal Hospital Association, 46(4): 285–96
5. AAHA (2003). *The path to high-quality care: practical tips for improving compliance.* Lakewood, CO:American Animal Hospital Association
6. Martin, A.M. (2007). *Food pets die for: Shocking facts about pet food.* Troutdale, OR:Newsage Press
7. Schultz, K.R. (1998). *Natural nutrition for dogs and cats.* Carlsbad, CA: Hay House
8. Lonsdale, T. (2001). *Raw meaty bones promote health.* Wenatchee, WA: DogwisePublishing

9 Nestle, M. and Nesheim, M.C. (2010). *Feed Your Pet Right: The Authoritative Guide toFeeding Your Dog and Cat*. Free Pr: S. & S.
10 Buffington, C.A. and LaFlamme, D.P. (1996). A survey of veterinarians' knowledge andattitudes about nutrition. Journal of the American Veterinary Medical Association, 208(5):674–675
11 Remillard, R.L. (2008). Homemade diets: Attributes, pitfalls, and a call for action. TopicalCompanion Animal Medicine, 23(3): 137–142
12 Abood, S.K. (2008). Teaching and assessing nutrition competence in a changing curricularenvironment. Journal of Veterinary Medical Education, 35(2): 281–287
13 Fiala, J. (2019a). *Hill's aims to repair reputation amid vitamin D-related recall*. VIN NewsService, published online, Feb 15th, www.news.vin.com
14 Fiala, J. (2019b). *Veterinarians want transparency from Hill's about vitamin D recall*. VINNews Service. Published online, Mar 15th, www.news.vin.com
15 Rajagopaul, S., Parr, J.M., Woods, J.P. *et al.* (2016). Owners' attitudes and practicesregarding nutrition of dogs diagnosed with cancer presenting at a referral oncology servicein Ontario, Canada. Journal of Small Animal Practice, 57(9): 484–490
16 Morgan, S.K., Willis, S. and Shepherd, M.L. (2017). Survey of owner motivations andveterinary input of owners feeding diets containing raw animal products. Peer J, 5:e3031
17 Polizopoulou, Z.S., Kazakos, G., Patsikas, M.N. *et al.* (2005). Hypervitaminosis A in thecat: a case report and review of the literature. Journal of Feline Medical Surgery, 7(6):363–368
18 Kawaguchi, K., Braga, I.S., Takahashi, A. *et al.* (1993). Nutritional secondaryhyperparathyroidism occurring in a strain of German shepherd puppies. Japanese Journal ofVeterinary Research, 41: 89–96
19 Köhler, B., Stengel, C. and Neiger, R. (2012). Dietary hyperthyroidism in dogs. Journal ofSmall Animal Practice, 53: 182–184
20 Niza, M.M.R.E., Vilela, C.L. and Ferreira, L.M.A. (2003). Feline pansteatitis revisited:Hazards of unbalanced homemade diets. Journal of Feline Medicine and Surgery, 5: 271–277
21 Becker, N., Kienzle, E. and Dobenecker, B. (2012). Calcium deficiency: a problem ingrowing and adult dogs: two case reports. TierarztlPraxAusg K KleintiereHeimtiere,40(2): 135–139 [Article in German. Abstract in English]
22 Hutchinson, D., Freeman, L.M., McCarthy, R. *et al.* (2012). Seizures and severe nutrientdeficiencies in a puppy fed a homemade diet. Journal of the American Veterinary MedicalAssociation, 241(4):477–483
23 Moon, S.J., Kang, M.H. and Park, H.M. (2013). Clinical signs, MRI features, and outcomesof two cats with thiamine deficiency secondary to diet change. Journal of Veterinary Science,14(4): 499–502

CAPÍTULO 16
La Ciencia de la Industria de Alimentos y Fármacos Para Humanos

A pesar de que Jenner descubrió las vacunas en 1796, es justo decir que la medicina moderna no partió hasta casi un siglo con el descubrimiento de los antibióticos. Alexander Fleming, al parecer, no mantenía el más estricto orden de los laboratorios, pero esta misma situación lo ayudó a descubrir la penicilina, salvando millones de vidas en el proceso. Al parecer, Fleming volvió de sus vacaciones un día en 1928 y se dio cuenta que había dejado una ventana abierta. Por ahí entraron unas esporas de *Penicillium notatum* que contaminaron una placa de cultivo que tenía bacterias del género *Staphylococcus* que accidentalmente dejó al descubierto. Afortunadamente, él era lo suficientemente hábil para notar en el anillo que dejaron los hongos donde las bacterias no podían crecer. Esta fue la partida de los antibióticos, y fue este descubrimiento, junto a nuestra fascinación por la química en su conjunto, lo que realmente puso en marcha nuestra esclavizante adicción a todas las sustancias químicas.

Hoy se nos dice que cuando te enfermas, la medicina moderna nunca ha estado tan preparada para salvarte. Hay mucha verdad en eso y todos lo apreciamos cuando sucede. Los avances en la medicina en el último siglo han sido increíbles. Nos trasladamos de las vacunas y sanitización en el siglo XIX hacia la anestesia, teoría del germen y los antibióticos a comienzos del siglo XX. Por el año 1950, tuvimos trasplantes de órganos, terapia de células madre y una plétora de drogas increíbles, desde varias vacunas y anti-virales hasta esteroides y antiinflamatorios. Ahora nos encontramos en la era de la inteligencia artificial y los nanobots. La medicina moderna ahora asegura que no solo tienes una alta probabilidad de sobrevivir a la mayoría de las enfermedades sino que también vivirás más que nunca después de dicho evento. Literalmente nunca ha habido un mejor momento para enfermarse. Esto es una suerte ya que la mayoría de nosotros estamos exactamente viviendo eso.

Hoy, mientras que se acepta casualmente que 1 de 2 norteamericanos será diagnosticado con cáncer en algún momento en su vida, afortunadamente 185 de 100.000 morirán de esto. Estas es una enfermedad donde más del 90% de los casos se atribuye a factores medio ambientales, la mayoría de ellos son ingeridos. Cáncer, enfermedades cardíacas, obesidad y diabetes afectan a más y más personas cada año. Cuatro enfermedades que ya demuestran tener una fuerte base nutricional. Por primera vez en la historia reciente, los estadounidenses están viviendo vidas más cortas. Todo el sistema está a toda marcha estudiando estas enfermedades, millones de horas dedicadas a esto, asombrosos tratamientos realizados, billones de dólares invertidos en los servicios de salud para detener las muertes de las personas pero siguen mal alimentadas, y mientras nos enfocamos en los *síntomas*, una solución real a la causa de toda estas enfermedades parece tan obstinadamente esquiva como siempre.

Compara el enfoque de la medicina moderna sobre estas enfermedades con la idea de poner fuerte impuesto sobre el azúcar y que una sola persona podría promulgar con solo mover un bolígrafo en una hoja. Nos dicen que eso es complicado. Sin embargo, unos impuestos adecuados a los alimentos perjudiciales sumado a una reducción de los impuestos sobre los alimentos integrales, idealmente unida a iniciativas gubernamentales que fomenten la cocina casera, consejos de salud en televisión, respaldo de celebridades e incluso correos con consejos y trucos, reduciría de forma muy rápida, muy barata y muy evidente la alimentación de comida chatarra al nivel de solo 'golosinas'. Un impuesto que sea efectivo modifica la tendencia. El resultado sería una pérdida de peso a nivel nacional. Tendríamos menos enfermedades, seríamos más activos, trabajaríamos de mejor manera y presuntamente más felices. Tendríamos más dinero para la educación, para el medio ambiente, para el pobre y hambriento. Esta simple estrategia tiene un fallo crítico. Sólo beneficia a la gente. Las multinacionales se esfuerzan para obtener ganancias demenciales a costa de humanos sanos. Y eso no es justo porque ellos también tienen derechos, y los de los otros, al parecer, son más importantes.

Los cuidados médicos son, en cada sentido de la palabra, vital. Tener buena salud es un glorioso estado en que la mayoría de nosotros deseamos experimentar por toda nuestra vida. Y aun así, como con la mayoría de las cosas buenas de la vida, las apreciamos cuando las perdemos. Pienso en una escala de salud de 0 a 100, donde 0 es salud perfecta, hasta 50 es buena salud, 50-80 hay algunos problemillas, algo así como luces de advertencia (tranquilo, necesitamos mejorar la ruta), 80-99 son grados variables de enfermedades y 100 es la muerte. Increíblemente, solo unos pocos de nosotros se preocupan de su salud hasta que pasamos el 80%. Ahora necesitas de la medicina moderna.

ALIMENTACIÓN EN PERROS

Debido a que sólo actúa cuando uno está enfermo y rara vez, o nunca, trata la causa de la enfermedad en primer lugar, es justo decir que la medicina moderna tiene poco que ver con el cuidado real de la *salud* hoy en día. Ahora se ocupa principalmente, si es que no es total, con la atención de enfermos. La atención de la salud, por otro lado, involucra una multitud de disciplinas tales como, aunque no limitadas solamente a, nutrición (que incluye el uso de alimentos y hierbas como medicina), manejo físico y mental de la salud, manejo del estrés y sueño. Lamentablemente, la medicina moderna, sea en humanos o en cualquier animal, considera estas disciplinas como agregados para el cuidado del enfermo y son comúnmente referidas como *terapias alternativas*. De hecho, la medicina veterinaria ha ido más allá y puso en marcha una legislación que garantice que la atención a los enfermos sea el primer puerto al que acudan todos los propietarios de animales de compañía que tengan un problema de salud. Suponemos que su razón es que el valor de confianza de estas otras disciplinas científicas disminuye considerablemente para un paciente que presenta un cáncer en estadio IV. Pero esto, aunque a menudo es cierto, no es donde la mayoría de estas disciplinas son más fuertes. Mientras que tener una dieta alta en azúcar/carbohidratos durante un cáncer fuera de control de seguro que acelerará tu muerte. La nutrición, la salud física y mental son fundamentales no sólo para *evitar* dicha enfermedad en primer lugar, sino para recuperarse de la misma en caso de que ésta llame a la puerta. El hecho mismo que los hospitales sirvan tan mala comida, es un signo revelador de que tan desconectadas están las cosas respecto a esto. Otro signo es de aquellos modernos doctores que sienten que está bien recetar medicamentos para la cabeza para personas deprimidas luego de una cita de 20 minutos. De hecho, la adicción letal de los estadounidenses de medicamentos debidamente prescritos nos dice todo lo que debemos saber sobre lo peligrosamente roto que se encuentra hoy nuestro "sistema de salud".

Teniendo en cuenta el envejecimiento de la población, el consumo de medicamentos con receta en EE.UU. se dispara. Kantor *et al.* (2015)[1] reportan que la prevalencia del uso de medicamentos recetados a personas mayores de 20 años ha aumentado un 59% en los estadounidenses. Del año 2000 al 2012, el porcentaje de personas que toman cinco o más medicinas prescritas casi se ha duplicado (del 8 a 15%). El mercado de los medicamentos con receta en solo los Estados Unidos tiene un valor de $450 billones por año, un mercado que según Reuters crece un 6-9% anual, un crecimiento que esperan que siga creciendo en la próxima década. En parte, este aumento de la demanda se debe a un importante impulso de las compañías farmacéuticas para centrarse en medicinas "para toda la vida" como las que se utilizan para tratar la hipertensión, fallas cardíacas, diabetes, cáncer entre otras enfermedades causadas por la nación que come la peor dieta en el planeta. Aunque los antidepresivos y drogadas basadas en opiáceos están ganando terreno.

Un reporte del año 2011 por el National centre for Health Statistics encontró que el 11% de los estadounidenses por sobre los doce años de edad reciben un tratamiento con antidepresivos.[3] Para respaldar esta repentina y creciente necesidad de estabilizadores del ánimo es una letanía de mala ciencia que crea una lectura deprimente. Irving Kirsch, un profesor de medicina de Harvard Medical School, condujo una revisión importante de toda la información publicada, sino también la información que fue escondida por las compañías farmacéuticas. El encontró que la mayoría (sino todas) de los efectos benéficos eran debido a efectos placebo.[4] Un tercio del meta-análisis de estos estudios sobre los antidepresivos fueron escritos directamente por empleados de las empresas,[5] con una cantidad difícil de descifrar del resto patrocinado por la industria. Lo más preocupante, un estudio publicado en el *British Medical Journal*, revisó los documentos de setenta ensayos doble ciego, controlados con placebo para los antidepresivos. Encontraron que las compañías farmacéuticas no revelaron todos los efectos secundarios de los productos y serios daños fueron revelados en sus ensayos.[6]

> Encontramos que varios anexos se encontraban solo disponibles bajo petición a las autoridades, y las… autoridades nunca las habían solicitado. Tengo algo de miedo en lo mala que sería la situación real…si es que tuviéramos toda la información.
>
> **Sharma *et al.*, (2016)**[6]

Incluso lo que es más preocupante es el mercado creciente de los analgésicos basados en opiáceos. Se ha informado de que las empresas están fabricando a sabiendas sus opiáceos de prescripción, como el OxyContin, cada vez más poderosos mientras siembran la desinformación sobre sus propiedades adictivas.[7]

Todo comenzó en 1996 cuando el gigante farmacéutico estadounidense Purdue Pharma organizó más de cuarenta 'simposios sobre manejo del dolor' en elegantes lugares por todo Estados Unidos, invitando a miles de doctores, enfermeras y farmacéuticos. Una vez allí, se les presentó la nueva estrella de la compañía, OxyContin, y fueron reclutados como promotores. La publicación del gobierno estadounidense de todo el asunto, titulado *The Promotion and Marketing of OxyContin: Commercial Triumph, Public Health Tragedy,* hace que sea una lectura repugnante.[8] Esta 'nueva' (es una versión semi-sintética de la morfina) 'droga maravilla' (estudios muestran que no tiene beneficios por sobre otras drogas similares, Van Zee 2009)[8] simplemente tomó ventaja de un nuevo mercado que estaba emergiendo de la flexibilización de las leyes y la liberalización general del uso de opiáceos en el tratamiento de dolores crónicos no oncológicos. Y lo hicieron de la forma más eficaz – influenciando a los médicos. De hecho, Van Zee (2009)[8] utiliza ocho estudios en que claramente demuestra como Purdue fue capaz de averiguar para luego apuntar a los doctores quienes eran los más prescriptores de opiáceos por todo el país e incentivarlos.

Y fueron muy exitosos. La prescripción para su droga aumentó diez veces, de 670.000 a más de 6 millones entre 1996 y 2002. Cuando otros vieron lo que estaba sucediendo, ellos también querían participar y pronto el mercado estaba repleto de adictivos antiinflamatorios. Sin embargo, fue crucial para su éxito ocultar lo adictivas que pueden ser estas drogas, lo que eventualmente los metió en problemas. El 10 de mayo de 2007, Purdue Frederick Company Inc., una filial de Purdue Pharma, junto a tres ejecutivos de la compañía, se declararon culpables de hacer falsas afirmaciones sobre la adicción de OxyContin y se les ordenó a pagar $634 millones en multas.[8]

Sin haber monopolio del dolor, Estados Unidos ahora consume el 80% de las drogas opioides del mundo a pesar de tener menos del 5% de la población mundial. Esto ha provocado cantidades trágicas de adicción y muerte. En 2016, dos tercios de las 63.000 muertes por sobredosis en Estados Unidos un opioide estaba involucrado,[9] equivalente a 115 muertes por día. Más que los delitos con armas de fuego y accidentes automovilísticos juntos. Gracias a los esfuerzos de estas encantadoras compañías, existe una común pero peligrosa percepción en que las drogas de prescripción son menos peligrosas que las drogas ilícitas.[10] Las drogas de prescripción matan a más de 100.000 estadounidenses al año.[11,12] Para ser más claro, son 100.000 personas que mueren por tomar medicamentos que fueron debidamente prescritos por un doctor y *excluyendo* a los 60.000 norteamericanos que mueren por la adicción a los opioides cada año, muchos de los cuales recurren rápidamente a la heroína mexicana barata y al fentanilo sintético como una forma más barata de satisfacer sus interminables necesidades. Alrededor de cada uno de esos pobres hay una familia destrozada.

Y todo esto continua, necesariamente aunque de alguna forma increíble, con la plena aprobación de la FDA. En 2013, con la epidemia expandiéndose, la FDA autorizó la venta de un poderoso opiáceo llamado Zohydro, a pesar de la objeción casi unánime del *propio comité de revisión*.[13] Está más que claro que los intereses comerciales están por encima de la opinión de los médicos en las empresas estadounidenses.

La pequeña buena noticia es que el consumo y muertes por opiáceos parecieran haber tocado techo en EE.UU. y, aunque el consumo de opiáceos sigue aumentando en Europa, no se parece en nada a las tasas observadas en Estados Unidos.[14]

> La profesión médica está siendo comprada por la industria farmacéutica, no sólo en términos de práctica de la medicina, sino también en enseñanza e investigación. Las instituciones académicas de este país están permitiendo ser agentes pagados de la industria farmacéutica. Creo que es vergonzoso.
> **Arnold Relman (1923-2014) Profesor de Medicina de Harvard, Ex editor en jefe del *The New England Medical Journal***

No hace falta decir que la causa del problema en esta situación es la influencia de las empresas. Cuando el sistema de salud interactúa con las grandes empresas, producen resultados que no van acorde a los intereses del paciente. Estas incluyen, influir en el comportamiento de un doctor, la creación de resultados favorables[15] en la investigación patrocinada por la industria y en última instancia un mayor uso del producto. Los estudios patrocinados por las empresas tienen más probabilidades de favorecer al producto del patrocinador comparado con la droga en medición en ensayos directos.[16] Revisiones masivas de estudios que fusionan todos las investigaciones producidas por la industria en un largo periodo revelan que favorecen sistemáticamente a los que son patrocinados por la industria, de hecho más del 96%.[17,18] ¿Cómo lo hacen? La respuesta es grandes cantidades de pseudo-ciencia.

Por definición, la pseudo-ciencia es un conjunto de ideas, prácticas o afirmaciones que se presentan así mismas como ciencia pero no cumplen con los requisitos para ser identificada como propiamente tal. La pseudo-ciencia viene en varias formas, pero la mayoría de las veces implica un sesgo, ya sea deliberado o de otro tipo, con una falta de apertura a la evaluación por parte de otros expertos (en este caso, los estudios son examinados primero por una junta de pares antes de su publicación) y una ausencia general de prácticas sistemáticas que son fundamentales para un método científico sólido. Utilizado casi exclusivamente por los comerciantes, la pseudo-ciencia es lamentablemente, no solo una efectiva estrategia, sino que gracias a sus fondos sin límites, es prácticamente una forma de arte. Esto significa que para alguien sin entrenamiento, e inclusos los con, es a veces difícil separar el trigo de la paja.

En su alabada continuación de *Bad Science,* titulado *Bad Pharma: How Drug Companies Mislead Doctors and Harm Patients,* una lectura muy recomendable aunque inquietante (no para las vacaciones, no cometas el mismo error que yo). Ben Goldacre explica muchos de los trucos usados por la industria para producir los resultados que quieren. El médico británico nos expone con detalle forense lo retorcida, la falta de regulación y la bancarrota moral en que se ha convertido nuestra industria farmacéutica.

En relación a los estudios que produce nuestra industria farmacéutica, existen muchas maneras de obtener los resultados que necesitas.

En primer lugar, no se les requiere que publiquen los ensayos que no funcionaron, o peor aún, aquellos que tuvieron efectos secundarios. Además, los investigadores son libres de realizar todos los ensayos que quieran y solo publicar aquellos que dieron resultados positivos. Es como lanzar una moneda cien veces y solo publicar diez lanzamientos donde cara (buenos resultados) aparece ocho veces y sello (efectos secundarios menores) aparecen solo dos. Luego vienen los inteligentes métodos de muestreo; tamaños de muestras muy pequeños, sesgo del manipulador, flexibilidad con el diseño o las definiciones, interpretación de los resultados, hasta la manipulación e incluso la ocultación de datos vitales, así como las típicas mentiras descaradas.

Como dice el refrán, la mala ciencia obtiene resultados.

Detrás de todo este terrible exceso de prescripción, adicción y muerte suele haber un médico inteligente y, casi con toda seguridad, bien formado, que prescribe lo que cree que es mejor para su paciente en ese momento. Por lo tanto, con solo producir una mala ciencia no es suficiente, necesitas incorporarla en la mente del médico y las grandes farmacéuticas lo hacen al apuntar al sector de salud y universidades con sus grandes billeteras. El profesor adjunto Roy Moynihan pasó mucho tiempo hablando en contra de las relaciones financieras entre nuestros sistemas de salud y las grandes farmacéuticas. En 2006, en su artículo del British Medical Journal titulado "Who pays for the pizza? Redefining the relationships between doctors and drug companies", una referencia del hecho en que los representantes todavía utilizan el método de comprar el almuerzo (siempre pizza, imagínate) para todos en una clínica de algún doctor, donde están dispuestos a escuchar su propuesta de ventas, es una lectura aterradora.[15] Desde la primera línea "retorcidos como la serpiente y el bastón, doctores y compañías farmacéuticas se han enredado en una red de interacciones tan controversiales como extendidas" hasta la última "la otra cara de este sentimiento de derecho es, por supuesto, el endeudamiento, que, como señala Katz debe ser pagado recomendando los fármacos del jefe, con un sentimiento de obligación que entra en conflicto directo con el deber primario de los médicos hacia sus pacientes" – la influencia e impacto en el bienestar del paciente es verdaderamente terrible.

Hay que decir que a estas alturas, en Europa somos culpables en asumir que esto es una cosa de Estados Unidos, que tenemos otro nivel de protección contra ese tipo de infiltraciones, pero está muy alejado de la realidad. En Irlanda, una investigación del Business Post reveló que las grandes empresas farmacéuticas están financiando los puestos de varios médicos y enfermeras, con un tercio de nuestros doctores más veteranos de la HSE (Health and Safety Executive) recibiendo dineros directamente de las grandes farmacéuticas.[19]

En su artículo, Moynihan llama nuestra atención sobre el hecho de que el proceso de atraer a los doctores probablemente comienza en el momento que pisan la universidad. La University of California en San Francisco (UCSF) tiene fama de tener una de las políticas más estrictas en cuanto a los vínculos financieros entre los investigadores y los patrocinadores de los estudios. Mientras que la mayoría de las instituciones no sienten la necesidad de anunciar la relación de un investigador con una empresa, si es que hay una inversión de menos de $10.000 en un año cualquiera, los investigadores de la UCSF que tengan cualquier vínculo que valga más de $250 deberán mencionarlo a la institución. En segundo lugar, se prohíbe expresamente recibir otra forma de financiación con un patrocinador a cualquier persona que esté llevando a cabo una investigación en la universidad. Y aun así, investigando un poco revela un preocupante número de vínculos no declarados entre académicos y compañías de biotecnología, incluyendo numerosas conferencias pagadas (que fluctúan de $250 a $20.000 al año), asesorías pagadas (en su mayoría menos de $10.000 pero de hasta $120.000 al año), puestos remunerados en consejos de administración e incluso participaciones en dichas empresas (mayoritariamente sobre $10.000 y se extienden hasta $1 M.)

Las personas suelen asumir que los doctores están en casa todas las noches después de largos días en el trabajo, leyendo e interpretando correctamente artículos científicos y ensayos de drogas para cada producto que recomienden. Sin embargo, es una tarea muy compleja. La hondura del engaño, junto con el gran volumen de información que está saliendo a la luz, significa que hay que ser algo entre un académico y un periodista de investigación para desentrañar los sinsentidos que rodean a una sola droga, por no hablar de todos los medicamentos que recetan a diario.

Milton Packer es un doctor estadounidense y un renombrado cardiólogo conocido por su investigación clínica sobre la insuficiencia cardiaca. En un reciente artículo titulado *"Does Anyone Read Medical Journals Anymore?"*,[20] (¿Sigue alguien leyendo artículos médicos?), el señala que los jóvenes médicos ya no leen literatura médica. En una reunión de doscientos médicos, Packer preguntó cuántos de ellos leen de algún tema en *cualquier* revista que se les haya entregado, electrónicamente o físicamente. La respuesta fue cero. Nadie. Cuando los presiona preguntando si es que han leído algún artículo sobre su campo de interés para estar al día, nadie levantó la mano. Packer luego preguntó si alguno de estos jóvenes médicos ha leído un *solo artículo de cualquier tema* de principio a fin? Silencio. Perplejo por las respuestas, Packer preguntó por qué, y la respuesta fue "No sabemos cómo leerlos. Y la mayoría de los trabajos serán posteriormente desmentidos por otro artículo publicado en algún otro lugar. Por lo tanto, no tiene sentido leer ningún trabajo". Pudo simpatizar, en parte con esa respuesta, ya que el cómo eminencia y un muy respetado cardiólogo, debe leer docenas de artículos todos los días e incluso con eso, siente que no está al día con la información que surge en solo su campo, algo con lo que puedo simpatizar mucho.

La razón por este diluvio es destacado en un artículo del British Medical Journal titulado *Why doctors don't read Research papers? Scientific papers are not written to disseminate information.* El artículo explica como los autores modernos están ansiosos de que sus nombres aparezcan en la prensa, menos por razones de ilustración y más por razones de interés propio.[21] El tema es la ciencia. Los científicos y universidades se han pasado a una mentalidad de 'publicar o morir'. Las frecuencias de publicaciones son ahora los factores decidores en que una universidad emplee a un académico, ya que es por lo que se juzga a la universidad a su vez, algo que será reflejado en la inversión monetaria que puedan atraer. De hecho, las universidades contratan nuevos miembros de la facultad basados en su lista de publicaciones.[22] Ahora existe una presión por publicar, cuyo resultado inevitable es la cantidad sobre la calidad. Una táctica adoptada por algunos es dividir trabajos dignos en pequeñas unidades que se puedan publicar para así agrandar su lista de publicaciones. La otra es, claramente, investigación cuestionable. El resultado es solo de 2006, aproximadamente 1.3 millones de artículos científicos fueron publicados. En el último recuento, y sin incluir las revistas depredadoras o falsas, de 2001 a 2006 el número de revistas científicas disponibles pasa de 16.000 a cerca de 23.750.[23]

> Me parece que deberíamos declarar, durante un período experimental de un año, una prorroga sobre la inclusión de los nombres de los autores y de los hospitales en los artículos de las revistas médicas. Si la difusión de la información es la razón por la que se presentan los artículos para su publicación, no habrá un descenso en las cifras ofrecidas... Pero si se ofrece mucho menos material a las revistas, nos habremos desenmascarado.
>
> **Healy, 1976**[24]

Así que esperar que nuestros jóvenes médicos se mantengan al día con la ciencia no es una tarea fácil, menos cuando estudias para ser un doctor. Los jóvenes doctores, por necesidad, depositan mucha fe en la suposición de que la 'buena ciencia' apoya cada una de sus lecciones y, por tanto, las decisiones en la práctica. Sin embargo, como la epidemia de la prescripción de fármacos al menos en EE.UU. claramente demuestra, un entorno de débil regulación y de una ciencia inteligente pero que se sirve a sí misma y que es mal comprendida, si es que es leída, por el médico, deja a nuestros profesionales de la salud vulnerables y abiertos a los abusos. Esto conduce a malas decisiones con consecuencias potencialmente nefastas para el paciente. En pocas palabras, en una demanda colectiva presentada en Ontario, Canadá, se alega que Purdue fue "negligente en el desarrollo, fabricación, distribución, comercialización y la venta de OxyContin", el Dr. David Juurlink, profesor adjunto de medicina, pediatría y política sanitaria, gestión y evaluación de la University of Toronto, hace la siguiente observación:

> ...los médicos se tragaron los mensajes promocionales de la empresa 'anzuelo, línea y plomo'...

No solamente en el campo de los fármacos vemos una contaminación de la ciencia. Estados Unidos está en las garras de una epidemia de obesidad (y por lo tanto de enfermedades cardíacas, diabetes y cáncer). Esto también es alimentado por un montón de ciencia muy mala, aunque de un tipo diferente de agente de drogas. Los estudios financiados de forma independiente encuentran correlaciones entre las bebidas azucaradas y un pobre estado de salud, mientras que los estudios financiados por la industria de los refrescos no lo hacen.[25] Marion Nestle,[26] profesora de nutrición, estudios alimentarios y salud pública en la New York University, destaca cómo la influencia de las empresas está destruyendo la credibilidad de la investigación de la industria alimentaria. Utiliza dos ejemplos para apoyar su abuso sistemático de la ciencia.

En primer lugar, Nestle destacó un artículo del *The New York Times*,[27] en el que expuso a una nueva organización de investigadores académicos, la Global Energy Balance Network, que promovía la actividad física como método más eficaz que el control de las calorías para prevenir la obesidad (por ejemplo, en lugar de evitar las bebidas azucaradas). El grupo contó con el apoyo de Coca Cola. Después Nestlé nos presentó un estudio publicado en la prestigiosa revista *British Journal of Nutrition*. Concluyó que los compuestos de flavanoles del cacao "mejoraban los sucedáneos cardiovasculares autorizados del riesgo cardiovascular, demostrando que los flavanoles dietéticos tienen el potencial de mantener la salud cardiovascular incluso en sujetos de bajo riesgo".[28] El estudio, que siguió protocolos científicos bien establecidos, fue financiado en parte por Mars Inc. El problema, señala Nestle, no es la ciencia propia, sino cómo fue utilizada.

El 27 de septiembre de 2015, Mars sacó un anuncio que ocupo una página completa del *The New York Times*. Afirma que los "flavanoles del cacao reducen la presión arterial y aumentan la función de los vasos sanguíneos en personas sanas". Como comenta Nestle (2015),[26] lo que no se explicaba era que los flavanoles del cacao se destruyen en gran medida durante todo el procesamiento del chocolate, incluso con el más cuidadoso de los procesamientos. Pero Mars no mencionó específicamente el chocolate. Como afirma Nestle, no tenían que hacerlo.

> Las multinacionales utilizan la ciencia como un borracho utiliza un poste de luz, lo usa más para apoyarse que para iluminarse.
>
> **Adaptado de una frase de Andrew Lang**

ALIMENTACIÓN EN PERROS

Michele Simon es una abogada de salud pública especializada en estrategias legales para contrarrestar las tácticas empresariales que perjudican al público. Desde su plataforma www.EatDrinksPolitics.com, lleva investigando, escribiendo y denunciando la industria alimentaria y sus políticas desde 1996. En su analisis del Academy of Nutrition de EE.UU. (AND), titulado *And Now a Word From our Sponsors: Are America's Nutrition Professionals in the Pocket of Big Food?*[29], Simon presenta algunas conclusiones abrumadoras. Además de su creciente lista de patrocinadores de la industria alimentaria, incluyendo una larga afiliación con The National Cattlemen's Beef Association y gigantes de la comida procesada como ConAgra y General Mills, la AND permite a sus patrocinadores dar conferencias de Educación Continua a los miembros. Los mensajes que enseña Coca-Cola incluyen que el azúcar no es perjudicial para los niños, que el aspartamo es totalmente seguro -incluso para los niños de un año- y que el Institute of Medicine es demasiado restrictivo en sus normas de nutrición escolar. En su reunión anual de 2012, de los principales asistentes, sólo dos de los dieciocho representaban alimentos enteros y no procesados.

Mientras que grandes estudios de revisión concluyen que, a través de la venta y promoción de alimentos y bebidas ultra-procesados, las empresas multinacionales son "los principales impulsores de las epidemias mundiales de enfermedades no transmisibles" y, como tales, no deberían desempeñar ningún papel en las estrategias establecidas para combatir dichas enfermedades,[30] parece que todos los grandes grupos de nutrición de los Estados Unidos siguen mamando alegremente de la teta de las empresas. La American Dietetic Association cuenta con Coca-Cola, Hershey's, Kellogg's, Mars y Pepsi entre sus catorce patrocinadores. La AND es lo mismo. Su revista, que representa a más de 7.000 dietistas estadounidenses, se describe así: "*The Journal of the Academy of Nutrition and Dietetics* es la principal fuente de información sobre la práctica y la ciencia de la alimentación, nutrición y la dietética. Esta revista mensual, revisada por expertos, presenta artículos originales elaborados por académicos y profesionales, es la divulgación profesional más leída del sector". La American Journal of Clinical Nutrition (AJCN) agradece a los siguientes patrocinadores en su sitio web (www.ajcn.org): Abbott Nutrition, Bush Brothers Inc., Cadbury, Campbell Soup Company, The Coca-Cola Company, ConAgra Foods Inc., The Dannon Company Inc., DSM Nutritional Products Inc., General Mills, GlaxoSmithKline, Consumer Healthcare, Kellogg Company, Kraft Foods Inc., Mars Inc., Martek Biosciences Corp., McDonald's, McNeil Nutritionals, Mead Johnson Nutrition, Metagenics Inc., Monsanto Company, National Dairy Council, Nestlé Nutrition Institute of Nestle USA, Pepsi Co, Pfizer, Pharmanex, POM Wonderful LLC, The Procter & Gamble Company, Sara Lee Corporation, The Solae Company, The Sugar Association Inc., Tate and Lyle, Unilever North America, Welch's.

Incluso el gobierno de EE.UU. parece estar poniendo su granito de arena para garantizar que el azúcar mantenga su noble posición en la pirámide alimentaria estadounidense. En medio de una terrible epidemia de obesidad, en la que un ciudadano promedio consume aproximadamente 45 kilos de azúcar al año, el US Department of Agriculture decidió emplear una nueva metodología para registrar la cantidad de azúcar que la gente comía, reduciendo en el proceso 10 kilos de azúcar de la ingesta anual del estadounidense promedio. Cubierto por el The New York Times (NYT), el Dr. Michael Jacobson, director ejecutivo del Center for Science in the Public Interest, se preocupa de que esta nueva cifra más baja pueda "quitar algo de presión a las empresas que fabrican alimentos azucarados".[31] El NYT indagó más y reveló un correo electrónico de Jack Roney, el entonces director de economía y análisis de políticas de la American Sugar Alliance, en el que afirma: "percibimos que nos interesa que la estimación de consumo de edulcorantes per cápita sea lo más baja posible".

Con unos intereses tan poderosos moviendo las cuerdas, el obeso Estados Unidos parece no poder controlar su vertiginosa crisis de diabetes. Según la CDC de EE.UU., en 2050 la diabetes afectará a uno de cada tres estadounidenses. Cuando el alcalde Bloomberg propuso limitar el tamaño de las porciones de las bebidas gaseosas en Nueva York, la Academy of Nutrition and Dietetics emitió una declaración en la que declinaba su apoyo a la prohibición, afirmando que había que volver a hacer hincapié en la educación para una buena nutrición (como si funcionara tan bien hasta ahora - niños, sólo digan no a los sabrosos y legales colocones que pueden comprar a diario con su propio dinero, piensen en su futura cintura).

> La industria patrocina tantas investigaciones que los profesionales de la salud y las personas en general pueden perder la confianza en consejos básicos de dieta
>
> **Nestle, 2015**[26]

Y al igual que con la epidemia de los medicamentos de prescripción, no asumas que tu médico podrá protegerte de esto. La nutrición no ocupa un lugar destacado en su agenda. Los autores señalan que los médicos están muy poco formados en materia de nutrición en favor del tiempo dedicado a la medicación y la cirugía.[32,33]

Desde los medicamentos hasta los alimentos, desde el deporte hasta la política, cuando se trata de decisiones que afectan al consumo, es difícil pensar en un solo ejemplo en el que la influencia de las empresas haya sido para el bien común. Nuestra principal defensa ante la marea de productos inútiles y a menudo perjudiciales es la *buena* ciencia, pero parece que, con la marea de mala ciencia que hoy alcanza proporciones epidémicas, esa barrera es totalmente ineficaz. El artículo más consultado en la historia de la Public Library of Science (PLoS), fue escrito por John Ioannidis, epidemiólogo y leyenda de las matemáticas en la Stanford University School of Medicine. Con el título de *Why Most Published Research Findings Are False* (¿Por qué la mayoría de los resultados de las investigaciones publicadas son falsas?), Ioannidis centró su atención en los cuarenta y nueve estudios más citados en las tres revistas médicas más prestigiosas del mundo (The Lancet, The New England Journal of Medicine, The Journal of the American Medical Association), publicados entre 1990 y 2003. Descubrió que, en más del 40% de los casos, los resultados eran significativamente exagerados o totalmente erróneos.[34]

El problema de la mala ciencia es actualmente tan endémico que Richard Horton, redactor jefe del periódico médico más respetado del mundo, The Lancet, afirma:

> Gran parte de la literatura científica, quizás la mitad, puede que sea simplemente falsa.
>
> **Horton 2015**[35]

Horton citó el pequeño tamaño de las muestras y los evidentes conflictos de intereses como principales protagonistas, concluyendo con la observación de que la ciencia "ha dado un giro hacia la oscuridad". Y no es el único entre los editores de las principales revistas científicas que piensa lo mismo:

> Simplemente, ya no es posible creer en gran parte de la investigación clínica que se publica, ni confiar en el juicio de médicos de confianza o en directrices médicas autorizadas. No me complace esta conclusión, a la que llegué lenta y reticentemente durante mis dos décadas como editor del *The New England Journal of Medicine.*
>
> **Dra. Marcia Angell, Editora en jefe del New England Medical Journal**

Richard Horton, que ahora tiene 58 años, ha sido por veintitrés años redactor jefe de The Lancet, la prestigiosa revista médica británica fundada en 1823. Es uno de los científicos más eminentes del mundo, de eso hay pocas dudas, pero incluso él también es claramente tiene sus falencias, dejando pocas esperanzas para el resto de nosotros. Muchos nunca perdonarán a Horton por ser el editor que publicó el artículo que ideó vínculos infundados entre la vacuna contra el sarampión, paperas y la rubéola con el autismo en niños, allá por 1998. Las preocupaciones se plantearon por primera vez en 2004 y muchas veces en los años siguientes, pero no fue hasta 2010 cuando The Lancet, tras la decisión del General Medical Council de que su autor principal, Andrew Wakefield, había sido deshonesto (y posteriormente expulsado), y el artículo fue retractado (esencialmente eliminado de los registros). Este desastre se convirtió en una de las mayores y continuas calamidades para la campaña de MMR (abreviación de la campaña de vacunación contra sarampión, paperas y rubéola) y para la salud pública en general. Según cuentan, Horton se arrepiente ahora profundamente de haber mantenido la decisión durante tanto tiempo.[36] De hecho, parece que gran parte de lo que Horton ha hecho desde entonces se ha visto condicionado por el suceso. Pero son sus palabras al periódico The Guardian en 2010 las que más deberían asustarnos:

> Wakefield fue deshonesto, dijo Horton. "Engañó a la revista". The Lancet había hecho lo posible para establecer que la investigación fuera válida, haciéndola revisar por pares. Pero hay un límite, dijo, a lo que ellos pueden comprobar.
>
> **Boseley, 2010**[36]

La revisión por pares son dos palabras (peer-review) que se suponen que nos entrega una medida de tranquilidad de que "la ciencia" es sólida. Podemos confiar en ello. Ha sido verificado por...alguien. Pero con tanta ciencia insidiosamente falsa e interesada que aparece a diario en una amplia gama de revistas de dudosa calidad, puede ser difícil mantenerse en la senda. Incluso si se dirigen al artículo en cuestión, estas falsedades se tejen de forma tan delicada y experta que un equipo de científicos de alto nivel en ese mismo campo les podría tardar muchos días en descubrir dónde se ha cometido la traición.

Recuerdo que, al presentar mi doctorado, tuve que pasar por el proceso de *VIVA*. Fue aterrador. En la ciencia, siempre existe el temor de que te descubran porque siempre hay científicos mejores. Mejores biólogos. Mejores conductistas. Mejores estadísticos. Y respecto a la revisión por pares, un par de ellos interrogan críticamente tu trabajo, tus labores y tus conclusiones. Si no estás haciendo trampa en ningún momento, no hay nada que temer. Pocos salen intactos. La mayoría sale radiante con "correcciones menores", uno o dos tienen un poco más que hacer en algunas secciones. Todavía no he oído hablar de ningún fallo, pero no hay duda de que se producen. La cuestión es que no están ahí para "hacer" tu labor. Tu supervisor no dejaría que tu trabajo los avergonzara. Sentados frente a mí tenía a dos científicos "amigos", uno era mi supervisor y el otro un profesor de mi propia facultad que, si bien me tuteaba en los pasillos, amigos propiamente tal no éramos. Los otros dos científicos eran dos pesos pesados de mi campo. Ambos fueron traídos en avión, recibieron alojamiento, fueron atendidos, pero no hubo pago en efectivo. La revisión por pares es un proceso voluntario. No se ponen los nombres en nada. No hay ningún reconocimiento formal de que hayas estado allí. Se espera que contribuyas con tu valioso tiempo (hay jefes de departamento, gente muy ocupada) para nada más que el pro de la ciencia. Aquí radica el problema. Aunque nos gustaría pensar que todos se dedican a hacer avanzar nuestros conocimientos, hemos demostrado claramente que hay demasiados científicos por ahí con motivos más egoístas. Las posibilidades de que estos tipos quieran realizar una revisión por pares son considerablemente menores. Además, tu equipo elige quién se sienta frente a ti. Esto abre la puerta a todo tipo de artimañas. Y todo el tiempo la gente del otro lado de la mesa está trabajando con los datos que les entregué.

Esto, al parecer, es una revisión por pares de la más alta calidad. Al fin y al cabo, vas a hacer un doctorado. Cuando se publica un artículo científico, la legitimidad de la 'revisión por pares' va cuesta abajo a partir de este punto.

> ...algunos sistemas son muy diferentes. Incluso puede haber algunas revistas que utilicen el siguiente sistema clásico. El editor mira el título del artículo y lo envía a dos amigos que el editor cree que saben algo sobre el tema. Si ambos aconsejan publicar, el editor lo envía a la imprenta. Si ambos aconsejan que no se publique, el editor rechaza el trabajo. Si los revisores no están de acuerdo, el editor lo envía a un tercer revisor y hace lo que él o ella aconsejen. Este pastiche -que no dista mucho de los sistemas que he visto utilizar- es poco mejor que lanzar una moneda, porque el nivel de acuerdo entre los revisores sobre si un artículo debe publicarse es poco mejor de lo que cabría esperar por azar.
>
> **Lock, 1985**[37]

La revisión por pares, al parecer, nunca ha sido un estándar sobre el que nadie pueda realmente mantenerse. Una revisión sistemática de todas las pruebas disponibles sobre la revisión por pares concluyó que 'la práctica de la revisión por pares se basa en la fe en sus efectos, más que en los hechos'.[38]

Richard Smith fue director del British Medical Journal de 1991 a 2004. Mientras dirigía el BMJ, solía divertirse insertando errores muy importantes en los artículos para comprobar el grado de rigor de sus revisores.[39,40] Según sus palabras, "nadie detectó nunca todos los errores. Algunos revisores no detectaron ninguno, y la mayoría sólo una cuarta parte". Es justo decir que, en la revisión por pares, ve algún margen de mejora importante, pero su libro de 2006 *The Trouble with Medical Journals* expone lo crítico que es el problema ahora. Smith afirma que las revistas médicas se han convertido en poco más que "criaturas de la industria farmacéutica", plagadas de investigaciones fraudulentas que suelen ser realizadas por las propias empresas farmacéuticas.

Por eso, Robbie Fox, el gran editor del siglo XX de The Lancet, que no era ningún admirador de la revisión por pares, se preguntaba si alguien se daría cuenta si cambiaba las etiquetas marcadas como "publicar" y "rechazar". También bromeó diciendo que The Lancet tenía un sistema que consistía en tirar una pila de artículos por las escaleras y publicar los que llegaban al suelo. Cuando era director del British Medical Journal, dos de los investigadores más inteligentes de Gran Bretaña me retaron a publicar un número de la revista compuesto únicamente por artículos que no hubieran pasado la revisión por pares y ver si alguien se daba cuenta. Les respondí: '¿Cómo saben que ya no lo he hecho?'

Smith, (2006) en "Peer review: a flawed process at the heart of Science and Journals"

Por eso Horton y muchos otros en su posición admiten que quizás la mitad de lo que publican las revistas más importantes pueda ser falso. El Gran hermano *no* está mirando (alusión a la novela 'Big Brother' de George Orwell). Cuando el estudio se publique, y lo hará en algún lugar, el artículo será aceptado por la comunidad científica en general (no pueden demostrar que sus conclusiones son falsas) o será rechazado (se ha demostrado que es falso). El tiempo que dure ese proceso variará. Pero una vez demostrado que es falso, como lo hizo el estudio de Wakefield, no significa que el documento haya sido *eliminado*. Tiene que haber una grave negligencia para que se retire de circulación un artículo y esto lleva tiempo. De este modo, un artículo engañoso, al igual que un fétido pedo, puede permanecer demasiado tiempo, contaminando la atmósfera para todos menos para su creador. ¿Comienzas a sentirte un poco incómodo? El único consuelo que puedo ofrecerte es que cuando leo un estudio siempre me pregunto: ¿se pueden utilizar estos resultados para vender algo? En caso de que no sea así, mi 'confianzo-metro' aumenta felizmente uno o dos niveles. Si el estudio se refiere al efecto sobre una enfermedad y la respuesta es negativa - X *causa* Y, así que no lo hagas – lo leo con la mente abierta. Sin embargo, cualquier hallazgo positivo en relación con la enfermedad -X *previene* Y, así que tómalo o, X *no causa* Y, así que tómalo- no tiene mi confianza. Este hallazgo tiene que ser repetido varias veces por personas que no se beneficien del resultado. Por supuesto, distinguir quién financia el estudio es la tarea más desconcertante de todas. No creo que eso haya ayudado, la verdad. La mala ciencia actual alcanza claramente proporciones epidémicas. Estamos en una época en la que si no leemos las pruebas científicas, estamos *des*informados, pero si lo hacemos, corremos el riesgo de estar *mal*informados (una frase que he adaptado de Mark Twain, que dijo esto por primera vez en relación con la lectura del periódico). Sabiendo esto, encuentro irónico que utilice referencias científicas como estructura de apoyo para este libro. Al ver que nuestras principales revistas se esfuerzan por separar el trigo de la paja, me deja a mí (su reportero medio) en un terreno más rocoso a la hora de utilizar numerosos estudios para apoyar mis argumentos. Intento filtrar lo mejor que puedo, pero, como pronto comprenderás, no es una tarea fácil. Principalmente utilizo estudios porque nuestro sector veterinario necesita verlos para actuar, cuando en realidad una simple prueba con sus pacientes más enfermos o con prurito les diría todo lo que necesitan saber. En 2019, Roy Moynihan, uno de los más firmes defensores de la preservación de la medicina basada en la evidencia, estaba de vuelta. Esta vez formando equipo con otros dieciocho gigantes relativos en el campo. Publicados de nuevo en el BMJ, vuelven a destacar el asunto: hay que poner fin a la distorsión comercial de las pruebas científicas. Esta vez ofrecen algunas soluciones inmediatas para frenar la destrucción de la confianza en la ciencia, como que la investigación se lleve a cabo sin vínculos con la industria y que se realicen reformas gubernamentales para garantizar que tanto las pruebas de los productos como las agencias reguladoras sean independientes de la industria.[41] En resumen, sacarlos tanto de la investigación como de la regulación o de la divulgación total donde se encuentran. Con todo esto en mente, echemos un vistazo a las empresas que están detrás de las principales marcas de alimentos para mascotas, su afiliación con la industria veterinaria, la ciencia utilizada para apoyar su postura y los supervisores que aseguran que todos se comporten.

Puntos a destacar

- ✓ Dado que la mayor parte de la normativa y la información sobre los alimentos para animales de compañía procede de EE.UU., comenzamos con un análisis del sector de los medicamentos para humanos de ese país, partiendo de la base de que la ciencia empleada aquí es al menos tan sólida como la utilizada para impulsar el sector de los animales de compañía.

- ✓ El mercado estadounidense de medicamentos de prescripción se está disparando. Actualmente tiene un valor de medio trillón de dólares al año y crece entre un 6 y un 9% anual.

- ✓ El 11% de los estadounidenses mayores de doce años toma antidepresivos. La ciencia que apoya este mercado es muy cuestionable. Al menos un tercio de los meta-análisis están escritos por empleados de la industria farmacéutica y los efectos secundarios no son revelados.

- ✓ OxyContin fue el primer analgésico basado en opiáceos de gran éxito. Cuando se relajaron las restricciones, Purdue, los fabricantes, pudieron dirigirse e incentivar a los médicos quienes eran los que más prescribían opiáceos en todo el país. El mercado se disparó.

- ✓ Estados Unidos consume ahora el 80% de los fármacos opiáceos del mundo a pesar de tener menos del 5% de la población mundial. En 2016, los opioides mataban a 115 estadounidenses al día. Más que los crímenes a mano armada y los accidentes de tráfico juntos. Y crean adictos a muchos más.

- ✓ Excluyendo las muertes por adicción a los opioides, los medicamentos de prescripción (es decir, los medicamentos debidamente recetados por un médico) son responsables de más de 100.000 muertes de estadounidenses al año.

- ✓ El problema es la entrada de dinero de la industria en el proceso científico por parte de quienes desean utilizarlo con fines de marketing.

- ✓ Desde cómo se recogen los datos hasta cómo se procesa esa información, hay muchas maneras de obtener las respuestas que se necesitan – a menudo se utiliza el reclutamiento de participantes, el tamaño de las muestras, la manipulación de los datos y el sesgo de los manipuladores. No es necesario que los investigadores publiquen los ensayos que demostraron la ineficacia del fármaco o en los que se observaron efectos secundarios. Esto es el equivalente científico a lanzar una moneda 100 veces y publicar sólo la sección de 10 lanzamientos en la que salió cara 8 veces seguidas.

- ✓ De los 49 estudios más citados en las tres revistas médicas más prestigiosas del mundo entre 1990 y 2003, más del 40% resultaron ser significativamente exagerados o totalmente erróneos.

- ✓ La misma corrupción corporativa, no sólo de la ciencia, sino también de las autoridades y organismos reguladores, puede verse en el sector alimentario.

- ✓ La mala ciencia en el sector humano alcanza ya proporciones epidémicas. Horton, editor de The Lancet, declaró que "gran parte de la literatura científica, quizá la mitad, puede ser simplemente falsa".

- ✓ Los médicos se dejan engañar por el desbordamiento de la mala ciencia. Los estudios demuestran que ya no están al tanto de la literatura científica. La fe se deposita en los reguladores, pero como vemos en la epidemia de medicamentos con receta, los reguladores hacen más cosas aparte de luchar, a veces son parte del problema, como se ve con la gran epidemia del azúcar y la obesidad.

Referencias del Capítulo Dieciséis

1. Kantor, E.D., Rehm, C.D., Haas, J.S. *et al.* (2015) Trends in Prescription Drug Use among Adults in the United States from 1999–2012. Journal of the American Medical Association, 314(17): 1818–1831
2. Berkrot, B. (2017). *U.S. prescription drug spending as high as $610 billion by 2021: report.* Reuters. Published online, Mar 3rd, www.reuters.com
3. National Centre For Health Statistics (NCH S, 2011). Data Brief No. 76
4. Kirsch, I. (2014). Antidepressants and the Placebo Effect. Zeitschrift Fur Psychologie, 222(3): 128–134
5. Ebrahim, S., Bance, S., Athale, A. *et al.* (2016). Meta-analyses with industry involvement are massively published and report no caveats for antidepressants. Journal of Clinical Epidemology, 70: 155–163
6. Sharma, T., Guski, L.S., Freund, N. *et al.* (2016). Suicidality and aggression during antidepressant treatment: systematic review and meta-analyses based on clinical study reports. British Medical Journal, 352: i65
7. Webster, P.C. (2012). Oxycodone class action lawsuit filed. Canadian Medical Association Journal, 184(7): E345–E346
8. Van Zee, A. (2009). The Promotion and Marketing of OxyContin: Commercial Triumph, Public Health Tragedy. American Journal of Public Health, 99(2): 221–227
9. US Centre for Disease Control and Prevention (2017). Understanding the Epidemic. CDC Official Publication. Published online, www.cdc.gov
10. Daniulaityte, R., Falck, R, and Carlson, R.G. (2012). "I'm not afraid of those ones just 'cause they've been prescribed": Perceptions of risk among illicit users of pharmaceutical opioids. International Journal of Drug Policy, 23(5): 374–384
11. Petersen, M. (2009). *Our Daily Meds: How the Pharmaceutical Companies Transformed Themselves into Slick Marketing Machines and Hooked the Nation on Prescription Drugs.* Ed. Picador
12. Null, G. (2011). *Death by Medicine.* Ed. Praktikos Books
13. Sullivan, L. (2014). *Critics question FDA's approval of Zohydro. Interview transcribe on National Public Radio.* National Public Radio, published online, Feb 26th, www.npr.org
14. van Amsterdam, J. and van den Brink, W. (2015). *The Misuse of Prescription Opioids: A Threat for Europe?* Current Drug Abuse Reviews, 8(1): 3–14
15. Moynihan, R. (2006). Who pays for the pizza? Redefining the relationships between doctors and drug companies. 1: Entanglement. British Medical Journal, 326(7400): 1189–1192
16. Bero, L., Oostvogel, F., Bacchetti, P. *et al.* (2007). Factors Associated with Findings of Published Trials of Drug–Drug Comparisons: Why Some Statins Appear More Efficacious than Others. PLoS Med, 4(6): e184
17. Bekelman, J.E., Li, Y. and Gross, C.P. (2003). Scope and Impact of Financial Conflicts of Interest in Biomedical Research. A Systematic Review. Journal of the American Medical Association, 289(4): 454–465
18. Bourgeois, F.T., Murthy, S. and Mandl, K.D. (2010). Outcome reporting among drug trials registered in ClinicalTrials.gov. Annals of Internal Medicine, 153(3): 158–166
19. Horgan-Jones, J. (2017). *HSE pleads ignorance on Big Pharma's payments to doctors.* Irish Business Post. Published online, Mar 12th, available from www.businesspost.ie
20. Packer, M. (2018*). Does Anyone Read Medical Journals Anymore?* Med Page Today. Published online, Mar 28th, www.medpagetoday.com

21 O'Donnell, M. (2005). Why doctors don't read research papers. Scientific papers are not written to disseminate information. British Medical Journal, 330(7485): 256
22 Rawat, S. and Meena, S. (2014). Publish or perish: Where are we heading? Journal of Research in Medical Science, 19(2): 87–89
23 Björk, B., Roos, A. and Lauri, M. (2009). Scientific journal publishing: yearly volume and open access availability. Information Research, 14(1)
24 Healy, J.B. (1976). Letter: Why do you write? Lancet, 1(7952): 204
25 Massougbodji, J., Le Bodo, Y., Fratu, R. *et al.* (2014). Reviews examining sugar-sweetened beverages and body weight: correlates of their quality and conclusions. American Journal of Clinical Nutrition, 99(5): 1096–1104
26 Nestle, M. (2015). Corporate Funding of Food and Nutrition Research Science or Marketing? Journal of American Medical Association Internal Medicine, 176(1): 13–14
27 O'Connor A. (2015). *Coca-Cola funds scientists who shift blame for obesity away from bad diets*. New York Times. Published online, Aug 9th, www.well.blogs.nytimes.com
28 Sansone, R., Rodriguez-Mateos, A., Heuel, J. *et al.* (2015). Flaviola Consortium, European Union 7th Framework Program. Cocoa flavanol intake improves endothelial function and The Science of the Huma n Food and Drug Indust ries 335 Framingham Risk Score in healthy men and women: a randomised, controlled, doublemasked trial: the Flaviola Health Study. British Journal of Nutrition, 114(8): 1246–1255
29 Simon, M. (2013). *And Now a Word From our Sponsors: Are America's Nutrition Professionals in the Pocket of Big Food?* Eat Drink Politics. Published online, Jan 22nd, www.eatdrinkpolitics.com
30 Moodie, R., Stuckler, D., Monteiro, C. *et al.* (2013). Profits and pandemics: prevention of harmful effects of tobacco, alcohol, and ultra-processed food and drink industries. The Lancet, 381(9867): 670–679
31 Strom, S. (2012). *U.S. Cuts Estimate of Sugar Intake*. New York Times. Published online, Oct 26th, www.nytimes.com
32 Lo, C. (2000). Integrating nutrition as a theme throughout the medical school nutrition. American Journal of Clinical Nutrition, 72: 882S–889S
33 Pearson, T.A., Stone, E.J., Grundy, S..M. (2001). Translation of nutritional science into medical education: the Nutrition Academic Award Program. American Journal Clinical Nutrition 74: 164–170
34 Ioannidis, J.P.A. (2005). Why Most Published Research Findings Are False. PLoS Med, 2(8): e124
35 Horton, R. (2015). Editorial note, Apr 11th. The Lancet, 385
36 Boseley, S. (2010). *Lancet retracts 'utterly false' MMR paper*. The Guardian Newspaper. Published online, Feb 2nd, www.theguardian.com
37 Lock, S. (1985). *A difficult balance: editorial peer review in medicine*. London: Nuffield Provincials Hospital Trust, 1985
38 Jefferson, T., Alderson, P., Wager, E. *et al.* (2002). Effects of editorial peer review: a systematic review. Journal of the American Medical Association, 287: 2784–2786
39 Godlee, F., Gale, C.R. and Martyn, C.N.E. (1998). Effect on the quality of peer review of blinding reviewers and asking them to sign their reports: a randomized controlled trial. Journal of the American Medical Association, 280(3): 237–240
40 Schroter, S., Black, N., Evans, S. *et al.* (2004). Effects of training on quality of peer review: randomised controlled trial. British Medical Journal, 328(7441): 673
41 Moynihan, R., Bero, L., Hill, S. *et al.* (2019). Commercial Influence in Health: fro Transparency to Independence. British Medical Journal, 367: l6576

CAPÍTULO 17

La Influencia Empresarial en el Sector Veterinario

El que paga al flautista nombra la melodía

El Flautista de Hamelin

La gran mayoría de las marcas de croquetas que conocemos hoy en día proceden de las mismas cuatro multinacionales. Mars produce Pedigree, Royal Canin, Whiskas, Kitekat, Advance, Schmackos y Cesar, por nombrar algunas. Nestlé produce Purina, Beneful, Alpo, Felix, Dog Chow y Cat Chow. Procter & Gamble fabrica Eukanuba e Iams mientras que Colgate-Palmolive es dueño del favorito de los veterinarios, Hill´s Pet Nutrition.

En la actualidad, Mars y Nestlé son la primera y la tercera empresa de confitería del mundo.[1] En 2016, su riqueza aproximada es de 35.000 millones de dólares y 230.000 millones de dólares, respectivamente, y es gracias en gran medida a sus ventas de dulces, alimentos procesados, bebidas azucaradas y agua. Sin embargo, dado que las ventas de estos productos se tambalean en el mercado humano, estas empresas centran cada vez más sus esfuerzos en el mercado de los animales de compañía, que ahora representa 17.2 y 12.5 billones de dólares de la facturación de Mars y Nestlé cada año, según la base de datos en línea de Pet Food Industry.

> Los fabricantes de caramelos han diversificado su negocio a medida que los consumidores preocupados por las calorías... evitan cada vez más los dulces de azúcar, una tendencia que ha pesado en el mercado mundial de golosinas de $183 billones de dólares.
>
> **Reuters, 2017**[1]

LA INFLUENCIA EMPRESARIAL EN EL SECTOR VETERINARIO

Escribiendo para Nestlé Purina Research, Laflamme *et al.* (2014)[2] afirman que los veterinarios deben tener en cuenta la historia de la empresa, su patrón de inversión en investigación y su historial de seguridad a la hora de considerar si recomiendan o no un producto, así que eso es exactamente lo que haremos en esta sección con cada uno de los principales actores mencionados, empezando por Nestlé.

Makers de Purina, Friskies, Felix, Bakers y Beneful, Nestlé es uno de los líderes del mercado de alimentos 'completos' para mascotas. También es la empresa que quizá haya dedicado más tiempo, dinero, esfuerzo y credibilidad en intentar desarrollar y comercializar el único alimento 'completo' disponible para los humanos que cualquier otra empresa en la historia. Veamos cómo les ha ido.

En la década de 1950, Nestlé se situó a la vanguardia de la nutrición postnatal con su fórmula de sustituto de leche materna de última generación. Desgraciadamente para Nestlé, grupos de trabajo como la OMS y la UNICEF no tardó en revelar los verdaderos poderes de la leche materna, siendo uno de los elementos clave el calostro. El calostro contiene proteínas de alta calidad, vitaminas, minerales, enzimas digestivas, hormonas y, lo que es más importante, anticuerpos que proporcionan inmunidad pasiva al bebé (el sistema inmune del bebé no está completamente desarrollado al nacer) y muchas otras unidades que no pueden producirse en un laboratorio. Estas ayudan a desarrollar el sistema digestivo del recién nacido para que crezca y funcione correctamente. Actualmente, innumerables estudios demuestran que la leche materna disminuye la probabilidad de contraer infecciones como las de oído, el resfriado y la gripe, reduce el riesgo de asma y eczema, disminuye el riesgo de padecer diabetes y posiblemente la leucemia infantil, puede reducir los trastornos psicológicos y disminuye el riesgo de Síndrome de muerte infantil súbita (para un gran número de evidencia clínica, visita el sitio web de la OMS o www.usbreastfeeding.org)

Sin embargo, los autores señalan que, a pesar de que la ciencia se puso al día en la década de 1970 y demostró claramente que la leche materna era realmente lo mejor, parecía que Nestlé no iba a abandonar este mercado tan rentable sin luchar. Tardaron años en admitir su derrota, y sólo lo hicieron después de uno de los mayores boicots empresariales del siglo pasado, que comenzó en Estados Unidos en 1977 y se extendió a Canadá y Europa en la década de 1980.[3]

Con los mercados estadounidense y europeo menos abiertos al negocio, Nestlé aumentó la promoción de sus sustitutos de leche materna en países menos desarrollados económicamente y, por tanto, menos educados.[4] Esta medida llevó al profesor Derek Jelliffe y a su esposa Patrice a buscar a la World Alliance for Breastfeeding Action (WABA) y a tratar de echarle en cara esta medida. Tuvieron cierto éxito y son parte de la razón por la que los anuncios de fórmulas para bebés dicen ahora "... *por supuesto* que la lactancia materna es lo mejor para tu hijo, pero *en caso de que decidas* seguir adelante, se demuestra que las fórmulas de continuación..."

Sin embargo, la práctica continúa. Untrabajopublicado en *el British Medical Journal* en 2008, titulado *Misperceptions and misuse of Bear Brand coffee creamer as infant food: national cross-sectional survey of consumers and paediatricians in Laos*, esunalecturainquietante. El estudio se realizó en respuesta a los casos de malnutrición reportados entre los bebés que habían sido alimentados con crema de café. Según los autores, el producto utilizado era la crema de café Bear Brand de Nestlé, que en ese momento llevaba el logotipo de un dibujo animado de un oso bebé sostenido por su madre en lo que parecía ser la posición de amamantamiento.[5] El mayor ingrediente de la crema de café de Bear Brand era el azúcar. Gracias al estudio, Nestlé ha modificado el logotipo potencialmente engañoso de su crema.

Frances Mason, asesora principal de nutrición de Save the Children, es una crítica vocal de las prácticas de marketing de Nestlé. En 2013, la organización benéfica financió un estudio llamado *Superfood for Babies*. Descubrieron que una quinta parte de los profesionales de la salud encuestados en Pakistán afirmaban haber recibido regalos de representantes de empresas de sustitutos de leche materna, y más de la mitad de estos regalos eran productos de la marca Nestlé. El mismo informe descubrió que el 40% de las madres chinas habían sido contactadas directamente por empresas de sustitutos de leche materna, entre ellas Nestlé, lo que contraviene directamente el Código Internacional de Comercialización de Sustitutos de Leche Materna por el que se supone que se rigen.

El Dr. Khaliq Zaman es pediatra en el hospital Sadija de Bangladesh. Según declaró a un periodista de The Guardian, recibe frecuentes visitas de fabricantes de fórmulas para bebés, entre ellos Nestlé, fabricante de Lactogen, una de las principales marcas en Bangladesh. El afirma:

> "Los representantes son muy agresivos - hay tres o cuatro empresas, y vienen cada dos semanas más o menos", dice. "Su principal objetivo es recomendar su producto. A veces traen regalos: Nestlé me trajo un gran pastel en Año Nuevo. Algunas empresas regalan cosas como lápices y cuadernos, con su marca. Se esfuerzan mucho - aunque saben que no me interesa, yo siempre recomiendo la lactancia materna, e igual siguen viniendo.
>
> **Moorhead, 2007**[6]

Cuando el Department of Trade and Industry (DTI) de Filipinas, que declaró públicamente que ejerce presión en nombre de la industria, expresó su preocupación por una propuesta de prohibición de la publicidad de productos lácteos que "pone en peligro el plan de las multinacionales de invertir 400 millones de dólares", la respuesta de Mike Brady, Coordinador de Campañas y Redes de la ONG Baby Milk Action, fue la siguiente:

> Es sencillamente repugnante que Nestlé y sus colegas utilicen el chantaje económico contra Filipinas en un intento de forzar a los miembros del Congreso a aceptar un proyecto de ley que el Departamento de Salud, la OMS y UNICEF han declarado claramente que será perjudicial para la sociedad filipina. El alarde de la industria de cómo las ventas de las fórmulas para lactantes contribuyen a los ingresos del gobierno debería compensarse con las innecesarias muertes y sufrimiento infantil -y el coste para la economía- que se producen porque los lactantes y los niños pequeños no son amamantados. El Tribunal Supremo fue muy claro en 2007 al afirmar que el comercio debe someterse a algún tipo de regulación por el bien público, pero eso no le sirve al presidente de Nestlé, Peter Brabeck-Letmathé, que se preocupa más por los beneficios de la compañía. Nestlé sólo pone fin a las prácticas de marketing perjudiciales cuando se ve obligada por la ley o por la presión de partidarios del boicot. No en vano Nestlé es una de las cuatro empresas más boicoteadas del planeta.
> **http://www.babymilkaction.org/archives/1073**

Ahora Nestlé persigue el mercado del agua. Considerado como "el elemento más vital para el crecimiento futuro de Nestlé" (cita del presidente de Nestlé, Peter Brabeck), Nestlé ha comprado recientemente una gran empresa norteamericana de agua llamada Poland Springs. Imágenes del periodista suizo Res Gehringer en su documental *Bottled Life: Nestlés Business with Water* (2012) muestra numerosos camiones cisterna gigantescos que salen cada día del pueblo Poland Springs. Pueden bombear un millón de litros de agua del acuífero de esta ciudad en 24 horas. Gehringer explica que ahora Nestlé quiere abrir una segunda estación de bombeo, esta vez en una reserva natural, pero el pueblo dijo que no. Nestlé acudió a los tribunales del país. Dijeron que no. Entonces, Nestlé acudió al tribunal estatal. Ellos también dijeron que no, así que Nestlé aparentemente los está demandando a todos.

Nos dicen que un solo camión cisterna puede contener 30.000 litros de agua, por los que el propietario privado recibe unos irrisorios 10 dólares. Una vez embotellada, esta agua vale 50.000 dólares cuando se vende en el mostrador. Con este tipo de beneficios, vemos lo que alimenta la pelea de Nestlé.

Al final del documental vemos cómo Nestlé se desplaza de las pequeñas ciudades californianas a las regiones más pobres del planeta, aparentemente drenando los acuíferos y las capas freáticas más allá del alcance de los pozos locales. Luego, les venden el agua de vuelta en botellas. En defensa de su posición en el programa de Larry Mantle en AirTalk, el director general de Nestlé Waters North America, Tim Brown, explicó que Nestlé simplemente "cumplía un papel" en este sentido, que todo se debe a la "demanda de los consumidores".

ALIMENTACIÓN EN PERROS

En el caso de la demanda de Poland Springs, la posición de Nestlé fue que nadie tiene pruebas que respalden el hecho de que tomar más de un millón de litros de agua dulce de un solo manantial, todos los días, tenga repercusiones perjudiciales para el medio ambiente o la comunidad circundante. A falta de pruebas, hasta que alguien pueda demostrar lo contrario, debería ser libre de tomar toda la que quiera.

Este es un ejemplo perfecto de cómo son las cosas hoy en día. Similar al éxito de las grandes tabacaleras, las grandes farmacéuticas, las empresas químicas y, ahora, los nuevos productos alimenticios, como las fórmulas para bebés, una vez que un producto llega al mercado, a menudo bajo un manto de datos científicos muy cuestionables, se nos traslada a *nosotros*, los consumidores, la responsabilidad de demostrar que lo que hacen es incorrecto o está causando daños. *Nosotros debemos* hacer la ciencia. Y hasta que lo hagamos, las leyes del capitalismo establecen que las empresas deben ser libres de seguir haciendo negocios.

Desgraciadamente, sin pruebas científicas *extremadamente* sólidas, que toman años y cuestan muchos millones, demostrar que algo es categóricamente erróneo es una tarea muy onerosa, indudablemente para un solo consumidor o un pequeño pueblo como Poland Springs. Se necesita un grupo muy fuerte, motivado, capacitado y muy bien financiado para tomar el toro por las astas. De hecho, si no se trata de un país grande y rico (Nestlé tiene más dinero de sobra que la mayoría), enfrentarse a la codicia de las empresas suele ser la típica analogía de David contra Goliat, pero sin el final de cuento de hadas. En general, hacen lo que quieren hasta que el peso de las pruebas llega a un punto crítico en la que continuar podría perjudicar sus beneficios.

Mientras que este tipo de actitud puede horrorizar a la mayoría, Maude Barlow, ex asesora principal sobre el agua de las Naciones Unidas, ganadora del Premio Nobel alternativo de la Paz (Premio Right Livelihood), declaró en el documental de Gehringer que odiar a estas mega-corporaciones sin rostro es una tarea inútil. No tienen ninguna conexión con un lugar o un pueblo y lo consumen sin emoción. No te quieren. No te odian. Lo único que les importa es alimentar a un pequeño puñado de accionistas, y esos accionistas están eternamente hambrientos. Reflexionando sobre esto, creo que la palabra parásitos sería más adecuada. Y como los parásitos, estas empresas no te matan de forma directa. ¿Dónde está el valor de eso?

Aunque suene desagradable, nos guste o no, vivimos en una sociedad capitalista y las grandes empresas son absolutamente despiadadas. Claro que lo es. Tu trabajo como presidente de una de estas empresas por sobre todas las cosas, es ganar dinero, año tras año. Si no lo haces, te despedirán y otro ocupará tu lugar antes de que tengas la oportunidad de avisarle a tu madre por teléfono. Tu sustituto, más despiadado, conocerá mejor los fundamentos de las grandes empresas, que para las multinacionales establecidas es vender más o hacerlo más barato.

LA INFLUENCIA EMPRESARIAL EN EL SECTOR VETERINARIO

Una forma de abaratar la producción es esclavizando la mano de obra. En 2015, Nestlé admitió que había encontrado casos de trabajo forzado en su cadena de suministro de producción de mariscos en Tailandia.[7] Esto dio lugar a que los clientes de alimentos para mascotas presentaran una demanda colectiva alegando que la comida para gatos de Nestlé era producto de trabajosforzados (Barber contra Nestlé USA, 27/01/2013). Barber perdió.

Por el momento, vamos a detener nuestro análisis de Nestlé ya que, en términos de influencia corporativa en nuestro sector veterinario, hay dos jugadores mucho más grandes que merecen nuestro tiempo, Colgate-Palmolive y Mars Inc.

El arma más poderosa de que dispone el consumidor es la información honesta y las multinacionales de alimentos para mascotas lo saben muy bien. Por eso su principal objetivo es adueñarse y distribuir la información que tú como consumidor, recibes. Su enfoque utiliza los métodos probados e inventados por las grandes compañías de tabaco, pero perfeccionados por las empresas petroleras, farmacéuticas y de comida basura (chatarra). El proceso es el siguiente:

> **Paso 1** Poseer los centros de conocimiento. Mediante incentivos en dinero o comprándolos directamente en su totalidad.
>
> **Paso 2** Producir grandes volúmenes de información, idealmente en forma de 'estudios' para corroborar sus afirmaciones y reforzar sus programas.
>
> **Paso 3** Difundir estas programas tanto a través de la industria y con portavoces.
>
> **Paso 4** Negar, negar, negar hasta que el peso de la opinión científica y pública sea tan grande que ya no sea rentable para la empresa mantener su posición.

A finales de los años 70, Colgate-Palmolive ganó el oro en el marketing al pagar a los dentistas para que recomendaran su pasta de dientes,[8] algo que, sorprendentemente, no se había pensado hasta entonces. A principios de la década de 1980, la pasta de dientes Colgate dominaba el mercado, lo que les hacía ganar mucho dinero. Con este éxito, Colgate-Palmolive se dirigió a los veterinarios para que recomendaran sus líneas de alimentos para mascotas. En su artículo en el Wall Street Journal, titulado *For you, my pet: Why the veterinarian really recommends that designer Chow – Colgate gives doctors Treats for plugging its brands, and sees sales surge (Para ti, mi mascota: ¿Por qué el veterinario recomienda de verdad a ese productor de comida? - Colgate da a los médicos golosinas por publicitar sus marcas, y ve aumentar las ventas),* Parker Pope documenta todo el asunto.

Para que su enfoque tuviera verdadero éxito, Colgate-Palmolive necesitaba primero una gran marca de alimentos para mascotas. Como la creación de una marca es muy difícil y costosa para las multinacionales, la utilización de sus grandes reservas de efectivo para comprar empresas establecidas suele ser el camino más rápido y fácil para llegar al mercado. El Mark Morris Institute (MMI) era una empresa con una larga trayectoria en la investigación, desarrollo y formación de alimentos para mascotas. El MMI también era propietario de Hill's Science Diet, un alimento para mascotas tan científico que lleva la palabra ciencia en el título. Esta era una marca que los veterinarios podrían apoyar. Pero el MMI tenía algo más que alimentos para mascotas de buena marca.

En 1987, el MMI publicó el Small Animal Clinical Nutrition (SACN). Ahora, en su quinta edición,[9] la SACN es hoy el pilar de la nutrición de pequeños animales para los veterinarios del mundo. Está editado por una plétora de veterinarios altamente cualificados y está repleto de miles de referencias. Sin embargo, aunque las proteínas (20%) y los carbohidratos (50-60%) son, en peso, los componentes más importantes de los alimentos para mascotas a base de cereales, las pruebas utilizadas para apoyar algunas de sus posturas más preocupantes están prácticamente ausentes. El SACN hace afirmaciones como que "los niveles de almidón que se encuentran en los alimentos comerciales para gatos, hasta el 35% de la MS del alimento, son bien tolerados" sin utilizar una sola referencia que apoye este punto crítico. En su sección demasiado breve sobre las proteínas, el SACN hace la siguiente declaración sin referencias: "es importante señalar que las recomendaciones de AAFCO deben interpretarse como cantidades diarias, no como requisitos mínimos absolutos". Esto es así a pesar de que AAFCO afirma que es exactamente eso, requisitos mínimos (18% de proteína bruta para un adulto, 22,5% para un cachorro).[10] Lo más preocupante es que en ninguna parte de este colosal manual de nutrición de más de 1300 páginas, el SACN habla de la importancia de los ingredientes frescos y biológicamente apropiados para los perros o los gatos.

En 1988, Colgate-Palmolive compró el MMI y luego, como destaca Parker Pope, comenzó a centrar su atención en los departamentos de veterinaria de las universidades de EE.UU., ofreciéndoles generosas donaciones financieras a cambio de la promoción de productos veterinarios y de que se les permitiera distribuir su información nutricional, como el SACN, a los estudiantes de veterinaria.[8] En el plazo de un año habían hecho grandes contribuciones financieras a los veintisiete departamentos de veterinaria de las universidades de Estados Unidos. John Steel, que en su día fue vicepresidente de marketing y ventas globales de Colgate-Palmolive, afirmó que "la mayor parte de nuestros gastos se destina a la comunidad veterinaria".[8]

Es justo decir que Hill's Science y Prescription Diets son ahora los alimentos secos elegidos por la gran mayoría de los veterinarios de hoy en un mercado global de 72 billones de dólares al año. Treinta años después, es muy difícil encontrar un departamento veterinario universitario que no promocione Hill's Pet Food de alguna forma. Whyte y Robinson (2016)[11] informaron de que los veterinarios en formación de la prestigiosa Murdoch University en Perth, Australia Occidental, llevan ahora ropa de la marca Hill's y casi todas las cartas de altas médicas de Murdoch recomiendan una dieta de Hill's para las mascotas. En 2016, cuando la Sydney University admitió que un empleado de Hill's Pet Food imparte directamente clases de nutrición a sus estudiantes de tercer año,[11] algo que, según el departamento, era "apropiado para que un experto identificado de la industria y del mundo académico presentara a los estudiantes como parte de un programa profesional", una profesora de ética de la misma universidad, Anne Fawcett, admitiendo que el potencial conflicto de intereses de la situación era preocupante, declaró:

> Creo que tenemos que ser realmente conscientes del problema. Las empresas no darían regalos si no obtuvieran algo a cambio.
>
> **Whyte and Robinson, 2016**[11]

Hoy, si te fijascon atención, se puede ver un enlace al patrocinio de Hill´s en la mayoría de las páginas web de los departamentos de veterinaria de las universidades. A veces, este enlace puede ser difícil de encontrar, por lo que una manera fácil es buscar en Google el departamento veterinario de tu elección con las palabras "Hill's Pet Nutrition" o simplemente llama a tu departamento veterinario de la universidad y pregúntales qué marcas de alimentos secos tienen en su sala de espera. La respuesta raramente es más que una.

No sólo las universidades reciben generosas subvenciones en efectivo de Colgate-Palmolive, sino también los órganos rectores y las revistas veterinarias. La American Animal Hospital Association (AAHA) es una de ellas. Entre un gran número de otros proyectos, el Weight Management Implementation Guidelinesdel AAHA fueron "patrocinadas por una generosa subvención educativa de Hill's Pet Nutrition".[12] La AAHA, por alguna razón, necesita mucho dinero para hacer su trabajo y gran parte de él viene a través del "patrocinio". A partir de 2018, su Strategic Alliance Program dice que los posibles donantes pueden elegir entre los Programas Diamond, Platinum, Gold, Emerald y Silver. Con ello se obtienen diversas ventajas. Por ejemplo, puede obtener un reconocimiento en www.aaha.org, aparecer en la revista del AAHA o incluso impartir "sesiones educativas científicas", dependiendo de su membresía. La Convención del AAHA de 2010 contó con anuncios gigantes de Hill's y Pfizer en el exterior de su sede. Tal vez estaban dando la bienvenida a su nuevo director general, Michael T. Cavanaugh, que antes, de 2000 a 2010, fue director del Veterinary Hospital Services con Pfizer.

En la página web del American Veterinary Medical Association (AVMA), otro colosal organismo rector veterinario en los Estados Unidos, en las imágenes de su convención de 2016, hayadhesivos de Hill's con el eslogan "una de las razones por las que la gente acude en masa a la AVMA Annual Convention es la magnífica programación educativa, Hill's Pet Nutrition desempeña un gran papel apoyando este evento".

ALIMENTACIÓN EN PERROS

El informe anual del Canadian Veterinary Medical Association (CVMA) correspondiente a 2007 destaca una nueva iniciativa del CVMA y Hill's Pet Nutrition denominada "Pet Health and Nutrition Tool Kit", cuyo objetivo es:

> …ayudar a los veterinarios a facilitar un diálogo abierto y honesto con los clientes sobre la nutrición y el papel crucial que desempeña en la salud y el bienestar general de sus mascotas...
> **Hodgkins and Smart 2008**[13]

Incluso el World Small Animal Veterinary Association (WSAVA), la "asociación de las asociaciones veterinarias" y autoridad para los veterinarios de todo el mundo, tiene a Hill's como patrocinador dorado (a partir de febrero de 2019), su "socio industrial más antiguo", aparentemente. Una búsqueda en el sitio web de WSAVA revela numerosos programas que involucran a Hill's Pet Food.

Mientras todo esto ocurría, la empresa de caramelos y alimentos para perros Mars Inc. no iba a quedarse de brazos cruzados y permitir que le quitaran la alfombra. Mars es el líder mundial en la producción de alimentos para mascotas, con una cuarta parte del mercado mundial de alimentos para mascotas de $71.77 billones de dólares en 2015,[1] y ha dado grandes pasos últimamente para establecerse como el mayor proveedor mundial de productos para el cuidado de la saluden mascotas, aunque de una manera muy diferente a Colgate-Palmolive.

Al igual que los empleados de Colgate-Palmolive que enseñan nutrición directamente a los estudiantes de veterinaria, Mars también ha utilizado internosremunerados para acceder a los niveles más altos de la educación universitaria veterinaria. Los resultados de una fundamental investigación de la Freedom of Information Act Enquiry, publicada por el sitio web del UK Raw Meaty Bones (UKRMB),[14] muestran detalles de la correspondencia entre el departamento de veterinaria de la University of Edinburgh (The Royal Dick School of Veterinary Studies) y Mars Pedigree Pet Foods desde 1993 hasta 2003. La conversación se refería a un borrador de su asociación. Lo que revelaba era impresionante. Fueron directamente al grano desde la primera página (la cursiva la agregué yo para que tenga efecto):

> …Este plan es una evolución natural; refleja nuestros intereses mutuos en la *educación de los estudiantes de veterinaria*…

> …Se ha dado un impulso final para el desarrollo de una sociedad firme por el deseo de la empresa de *asociarsemás estrechamente con el proceso educativo de las escuelas de veterinaria* y por la oportunidad *de financiar* la… *Residencia de Nutrición Clínica*…

LA INFLUENCIA EMPRESARIAL EN EL SECTOR VETERINARIO

Mars divide sus demandas en cuatro secciones:

Sección 1 se refería a la financiación de un "residente" a tiempo completo que desempeñaría "un papel clave en nuestra sociedad en general". A continuación se presentan algunos ejemplos, citados por Mars, de lo que esperan que el residente a tiempo completo sea responsable.

> ...la enseñanza de la nutrición de los pequeños animales, incluida la nutrición clínica, a los estudiantes de veterinaria

> ...difundir estos conocimientos entre los estudiantes de grado y los colegas profesionales mediante trabajos escritos, conferencias y seminarios, con el fin de mejorar la difusión de la importancia de la nutrición...

La **Sección dos** de cuatro del contrato de Mars se refería a sus productos. Aquí Mars afirma:

> ...Los productos Pedigree Pet Food se utilizarán exclusivamente en la Facultad de Medicina Veterinaria...

> ...Esto no sólo se aplicará a las dietas clínicas de Pedigree y Whiskas, sino a las marcas "principales" como Pedigree... Chum, Chappie y Whiskas.

> ...Pedigree Pet Food suministrará gratuitamente los productos mencionados, que podrán utilizarse para... generar más ingresos para el Departamento.

La **Sección tres** de cuatro se refería al "desarrollo comercial". Aquí Mars afirma:

> ...Esta asociación ofrecerá una oportunidad única para actividades mutuas en las áreas de sala de espera y recepción... merchandising, entrenamiento del personal en habilidades de venta y asesoramiento en salud de mascotas...

La **Seccióncuatro** se titula "expectativas contractuales". Aquí Marsafirma:

> ...Dentro del plan de estudios, el uso de oradores, material escrito y visitas promocionales de otros fabricantes de alimentos preparados para animales de compañía se discutirá con la empresa antes de realizar cualquier acuerdo...

En la misma solicitud de FOI (Freedom Of Information) se publicaron también las respuestas del Jefe del Departamento a Mars Pedigree Pet Food, así como a Purina Pet Food con la que, y estoy parafraseando, también querían trabajar.

> ...Como he mencionado, estamos obligados a utilizar y recomendar las dietas de Pedigree como nuestra primera opción...pero, claramente, podremos ser de enorme ayuda[a Purina] en la generación de publicidad a través de conferencias, etc. y las...publicaciones del designado...
> **Director del Departamento de Veterinary de la University of Edinburgh a Purina Pet Food, 31 de octubre de 1997**

El 7 de enero de 2000, el Jefe de Departamento escribe a Mars (la cursiva es mía):

> ...Estoy intentando desarrollar una estrategia de ventas más agresiva con respecto a los productos Pedigree, ya que todavía no hemos recuperado nada parecido a los niveles de ventas que existían antes del cambio de acuerdos. No he recibido ayuda con esto... por Hill's, que ha desarrollado una campaña de venta directa a nuestros estudiantes, *que no podemos detener*. Así que lo que... tengo que hacer es asegurarme de que los estudiantes conozcan la superioridad de los productos Pedigree...

El 18 de diciembre de 2003, el jefe del Departamento de Veterinaria destaca el éxito de su colaboración en la última década. Entre sus muchos éxitos, citan:

> ...la colaboración en varios proyectos que finalmente condujeron a la publicación de un libro de texto sobre nutrición clínica... y nueve artículos científicos. Además, X dio conferencias en nombre de la empresa en varios países incluyendo... Israel, Hungría y, más recientemente, Grecia... varias exposiciones itinerantes de la gama de dietas "Proteínas Seleccionadas", lo que condujo a un aumento significativo de las ventas del producto y permitió a Pedigree... sellar firmemente su autoridad en esta área del...mercado...

Cuando miramos los estudios citados, la mayoría publicados en revistas de renombre, no vemos ninguna mención a las remuneraciones, simplemente que fueron producidos por el Department of Veterinary Clinical Studies, Royal (Dick) School of Veterinary Studies, Summerhill, Edinburgh.

En su carta, la Universidad consigue que el residente financiado por Mars diga unas palabras. Nos enteramos de que mientras era residente, aparentemente daba clases:

> ...todas las clases de nutrición básica de pequeños animales a los estudiantes de veterinaria preclínica, así como muchas de las clases de medicina de pequeños animales, que incluyen una introducción a las dietas...terapéuticas. Enseñar el uso de dietas clínicas...ha resultado en un mayor conocimiento de la nutrición clínica entre nuestros estudiantes y por lo tanto el uso de más dietas...especiales en los pacientes...

LA INFLUENCIA EMPRESARIAL EN EL SECTOR VETERINARIO

> ...las tutorías de nutrición clínica del último año, y también impartía los seminarios del último año, las prácticas, y... la enseñanza diaria en las rondas de la sala, sobre el uso de dietas clínicas y específicamente las dietas de Waltham-Royal Canin...

El propio residente financiado por Mars resumió perfectamente toda la relación:

> ...Esto significa que nuestros estudiantes en las clínicas están expuestos predominantemente a las dietas de Waltham-Royal Canin, fomentando su uso más adelante en sus carreras...

Alentado por su éxito, el UKRMB envió más tarde una solicitud de información pública similar al Royal Veterinary College (RVC) de Londres (1 de septiembre de 2005) en relación con la Sra. Hill MRCVS, que había asumido recientemente un puesto de responsabilidad allí. Pidieron toda la correspondencia entre la Sra. Hill y cualquier empresa de alimentos procesados para mascotas desde 1998 hasta la actualidad. El RVC denegó la solicitud por considerar que era "vejatoria", ya que "no parece tener ningún tipo de importancia o valor y, por lo tanto, no revelará ninguna información". Contrarrestando, el UKRMB destacó que en ese momento Hill era presidenta del Royal College of Veterinary Surgeons (RCVS), el grupo responsable de regular la profesión veterinaria en el Reino Unido. El UKRMB señaló que era una cuestión de interés público que, antes de ocupar estos dos poderosos cargos, la Sra. Hill era una alta ejecutiva de una empresa de alimentos para mascotas. El RVC, organismo financiado con fondos públicos, no ofreció más información.

El 14 de febrero de 2007, el UKRMB descubrió a través de una solicitud de información pública (de nuevo, publicada en su página web) que Hill's Pet Nutrition patrocina a un clínico en el Small Animal Practice y a una enfermera veterinaria en el Small Animal Intensive Care and Emergency Medicine de la University of Bristol. Hill's también ofrece una conferencia sobre nutrición a los estudiantes. Mars Waltham financiaba a un estudiante de postgrado.

Tampoco se trata simplemente de que el UKRMB tenga éxito en este ámbito. En 2012, el veterinario australiano Dr. Tom Lonsdale, uno de los "padres fundadores" de las dietas crudas (autor de *Raw Meaty Bones*) publicó en su página web (www.rawmeatybones.com/foi.php) el contrato entre Mars Petcare y el School of Veterinary Science de la Universidad de Queensland. Entre la comida gratis, los uniformes médicos y los paquetes para gatitos, Mars impartirá "conferencias sobre nutrición en la facultad de veterinaria según sea necesario" y "al menos un Taller de Formación Continua al año para postgraduados, estudiantes y personal".

En 2014, Lonsdale reveló el contrato entre la Murdoch University y Hill's Pet Food. A cambio de pagos de patrocinio ($135.000 dólares) que Hill's aportará

ALIMENTACIÓN EN PERROS

($45.000 dólares cada año durante tres años), Murdoch se compromete a hacer una serie de cosas para Hill's. En primer lugar, promocionará la comida para mascotas de Hill's en su hospital. También permitirán que el patrocinador se "comprometa" con la profesión veterinaria. Al parecer, esto incluye sesiones de Formación Continua centradas en la medicina interna de pequeños animales, pero también:

- acceso en persona al veterinario interesado en la medicina de pequeños animales
- reconocer verbalmente el patrocinio al comienzo de cada sesión
- oportunidad para que un representante de la empresa se reúna con los asistentes antes de la conferencia
- oportunidad de proporcionar material promocional a los asistentes
- [el de ellos] logo en todo el material promocional

Por último, también quieren tener acceso a los estudiantes allí. Esto implica:

- Los representantes del patrocinador tendrán la oportunidad de presentar sesiones de educación nutricional para estudiantes, personal académico y clínico hasta cuatro veces al año y hasta dos sesiones de información sobre productos al año.
- El patrocinador tendrá la oportunidad de promover el curso de nutrición en línea "Veterinary Nutrition Advocate" (VNA) entre los estudiantes dos veces al año.

No sé mucho sobre negocios, pero diría que esos son $135.000 bien invertidos.

Nota del autor:

Si quieres saber más sobre la relación que tiene el departamento de veterinaria de tu universidad con cualquier alimento que vendan en su lobby, tendrásque presentar una solicitud de Freedom of Information. Escribe a la institución, pregunta por el responsable del FOI y dirígete directamente a él, indicando idealmente la ley específica del FOI que respalda tupetición. La redacción es clave y a menudo es complicada. Sé educado pero directo y claro. Por ejemplo, el UKRMD arriba mencionado va directamente al grano con palabras como "Con respecto a todas las empresas de alimentos procesados para mascotas con las que el Liverpool Veterinary School está asociado, ya sea en uncontenido científico, social, educativo o de investigación, por favor proporcione...". A continuación, solicitan los contratos y memorandos de acuerdo vigentes. También piden regularmente toda la correspondencia entre la escuela y las empresas de alimentos para mascotas en determinados años, algo tienes derecho a saber. No pidas un "patrocinador dedinero". Es una salida fácil para ellos. La pista del dinero que intentas conocer rara vez se entrega en un maletín. Hay muchas formas de financiar una institución, como la concesión de subvenciones, becas, conferencias de invitados, equipos (nuevos o "prestados"), excursiones a instalaciones de comida para mascotas o incluso la financiación de nuevos proyectos de construcción. Investiga un poco para saber cuál es la mejor manera de formular cada pregunta, pero aun así, la institución no está obligada a proporcionarte documentación de apoyo u original, a menos que sus respuestas se consideren insatisfactorias. Es posible que te cobren por parte de esta información. Si parece meritoria, considera una campaña de GoFundMe y anúnciala en tus grupos favoritos de Facebook sobre alimentación cruda, pidiendo un dólar a todos. Agradéceles siempre porhaberse comprometido contigo y asegúrate de enviarles lo que has encontrado. Si están lo suficientemente motivados como para enviarte dinero, serán ellos los que difundan tus hallazgos en las redes sociales.

Al igual que el Instituto Mark Morris de Colgate-Palmolive y su manual SACN para veterinarios, Mars Inc. también tiene una rama científica llamada The Waltham Centre for Pet Nutrition, que ha estado "avanzando en la investigación de la nutrición y la salud de las mascotas durante más de 50 años". Waltham es una formidable colección de pesos pesados de la veterinaria, que publica enormes cantidades de literatura a través de varios puntos de venta, incluyendo su propia revista veterinaria *Veterinary Focus* (antes *Waltham Focus*). Al igual que Colgate-Palmolive con su SACN, Mars Waltham tiene su versión de un libro de nutrición para pequeños animales titulado "Clinical Nutrition of the Dog and Cat" (publicado por primera vez en 1993). Popular entre los veterinarios, no discute el uso de ingredientes frescos y biológicamente apropiados en las mascotas.

El uso de residencias con condiciones enturbia mucho las aguas cuando se trata de descifrar si un estudio tiene algún conflicto de intereses, pero en mi opinión, esto se extiende a todo lo que el residente pueda hacer en el futuro. Richard Hill, VetMB, PhD, MRCVS, DACVIM, DACVN es el Profesor Asociado de *Waltham* de Medicina Interna de Pequeños Animales y Nutrición Clínica en el Colegio de Medicina Veterinaria de la Universidad de Florida (a partir de enero de 2018). También forma parte del comité del NRC para la nutrición de perros y gatos. Aquí radica el problema. El NRC produce posiblemente el manual más influyente y referenciado (por los veterinarios al menos) sobre nutrición canina junto al *Small Animal Clinical Nutrition* de Colgate-Palmolive.[9] Se llama *Nutrient Requirements of Dogs and Cats*.[15] Se afirma que el NRC es un organismo gubernamental cuya declaración de objetivos entusiasma por su independencia (agregué cursiva para dar efecto):

> …...mejorar la toma de decisiones del gobierno y las políticas públicas, aumentar la comprensión del público y promover la...adquisición y difusión de conocimientos en asuntos relacionados con la ciencia, ingeniería, tecnología y la salud...los informes *independientes* de expertos del National Research Council y otras actividades científicas informan de las políticas y acciones...que tienen el poder de mejorar la vida de las personas en los Estados Unidos y en todo el mundo...

Aunque hay que tener cuidado de no cuestionar el papel de un científico tan prestigioso, no es injusto preguntarse cómo, con un título de Profesor Asociado de Mars Waltham, puede formar parte de los expertos *independientes* que rigen muchas de las normas y directrices utilizadas en la producción y legislación de alimentos para perros. Tampoco está solo. El profesor John Bauer también forma parte del comité de nutrición de perros y gatos del NRC. Desde 1991 trabaja exclusivamente para la Texas A&M University. En su currículum figura su cargo como "Profesor de Nutrición Clínica del Mark L. Morris, Department of Small Animal Clinical Sciences, Texas A&M University", siendo el Mark L. Morris Institute el brazo científico de los alimentos para mascotas de Hill's. El argumento aquí, supongo, sería que sus salarios no son pagados por dichas multinacionales sino por la universidad que los emplea.

En cualquier caso, al igual que el SACN, propiedad de Hill's Pet Food, y el Clinical Nutrition of the Dog and Cat, de Mars Waltham, el NRC (2006) tampoco tiene en cuenta la necesidad o el beneficio potencial de una alimentación fresca y adecuada a la especie para perros o gatos. Y de nuevo, al igual que estos trabajos antes mencionados, presenta su argumento a favor del uso grandes cantidades de carbohidratos en perros y gatos sin utilizar un solo estudio a largo plazo que compare un grupo de perros alimentados con tales dietas con un grupo de control de perros alimentados con una dieta normal, fresca, de carne y huesos apropiada para su especie.

Aunque es evidente que Mars ha tenido cierto éxito con el uso de residentes en las universidades, es justo decir que las dietas Hill's Science y Prescription parecen dominar en el sector de las universidades veterinarias y de los órganos rectores, a juzgar por el aparente dominio de Hill's Pet Food en los Departamentos de Veterinaria de las universidades (*comentario personal*). Mars necesitaba otro plan para entrar en el juego de la veterinaria, y desde la década del 2000, parece que ha puesto en marcha dicho plan.

En las últimas dos décadas, Mars ha focalizado sus enormes reservas de dinero en la compra de consultas veterinarias independientes, a un ritmo sorprendente. Entre sus mayores logros, en la sección 2 te presenté al gigante veterinario estadounidense Banfield. Con más de 800 hospitales en 43 estados de EE.UU., además de contar con más de 13.000 asociados, incluidos 2.600 veterinarios licenciados, Banfield tiene acceso a más de dos millones de perros y medio millón de gatos. El hospital elabora el State of Pet

LA INFLUENCIA EMPRESARIAL EN EL SECTOR VETERINARIO

Health Report, que nos entrega cifras clave sobre el crecimiento de diversascondiciones crónicas en los perros en la actualidad. Mars Inc. realizó su primera inversión en 1994 comprándolo por completo en 2007 y desde entonces perdimos el informe de Banfield como fuente independiente de información vital en el proceso. En 2015, Mars compró Blue Pearl, añadiendo otros 53 hospitales veterinarios especializados en Estados Unidos a su cartera. En 2016 compraron Pet Partners y justo un año después hicieron su mayor compra hasta la fecha, VCA por un asombroso valor de 7.700 millones de dólares (750 hospitales de animales, 4.700 veterinarios). En junio de 2018, Mars adquirió el grupo europeo AniCura (200 hospitales, 4.000 veterinarios) y Linnaeus Group Ltd. en el Reino Unido (82 clínicas y 5 centros de referencia especializados). La última inversión ha sido en el nuevo y de rápido crecimiento mercado chino, donde Mars es ahora socio del grupo Ring Pai Pet Hospital, que cuenta con 4.000 empleados. Y estas son sólo las principales adquisiciones de las que tenemos noticia. Una sola compra de un hospital veterinario no vale la pena, pero se producen constantemente. Como cualquier tienda, cuando un veterinario independiente quiere seguir adelante, su consulta y su volumen de negocio valen un buen dinero. Desde hace años, empresas como Mars Banfield también se han centrado en ellas.[16] El resultado final es que, a mediados de 2018, Mars Inc. contaba con más de 50.000 veterinarios en su bolsillo.[17]

Tampoco es sólo Mars. Todo el mundo sabe que se puede ganar mucho dinero con nuestras mascotas y donde eso ocurra, se encontrarán inversionistas que busquen sacar provecho (agregué cursivas para dar efecto).

> En 2014 una cadena de 250 hospitales llamada National Veterinary Associates fue comprada por Ares Management por 920 millones de dólares. En 2015, el Ontario Teacher's Pension Plan gastó 440 millones de dólares en la compra de un grupo de hospitales de mascotas. El pasado mes de mayo, VCA se gastó 344 millones de dólares en un grupo de 56 hospitales agrupados por un asegurador más pequeño con el *propósito de invertir en ellos.*
>
> **Clenfield 2017,[16] para el Bloomberg News**

Aunque a la mayoría de nosotros nos cueste creer la idea de que una empresa multimillonaria global se haga con el control de nuestros hospitales, no estamos sugiriendo que los hospitales veterinarios de propiedad corporativa sea algoinherentemente malo. Sólo tenemos que mirar nuestros propios hospitales privados para ver la diferencia en la atención que estos grupos pueden ofrecer (al menos en términos de tiempos de espera, posiblemente equipos más modernos y ciertamente entornos más elegantes con mejor comida). Sin embargo, hay muchas razones por las que esta analogía con el sector de los animales de compañía es pobre.

En primer lugar, en la medicina humana los médicos independientes deben derivarnos a los hospitales privados, aunque también sufren la influencia de la industria. En el mundo de los animales de compañía, ya no existe ese filtro. Al patrocinar con dinero las universidades y las organizaciones rectoras, sentarse en el consejo donde cuenta, así como al comprar nuestros hospitales y consultas veterinarias, las empresas están comprando nuestra única línea de defensa. Sólo tenemos a sus empleados para asesorarnos.

En segundo lugar, todos nuestros hospitales privados tienen que tratar directamente con las compañías de seguros. Las compañías de seguros son muy buenas a la hora de mantener los costes médicos bajos, ya que consultan constantemente las facturas y los procedimientos, además de investigar mucho los reclamos que les llegan. En el mundo de los animales de compañía, las facturas son más pequeñas y los tutores de mascotas pagan mayoritariamente en efectivo. Además, en caso de necesitar un seguro, normalmente el cliente paga primero y negocia él mismo con la aseguradora el reembolso, lo que reduce la indagación del hospital a la hora de fijar la cuenta.

Por último, para que todo el mundo esté atento, cuando los médicos humanos cometen un error, las consecuencias financieras para el hospital pueden ser nefastas. En el caso de las mascotas, no hay consecuencias económicas reales para los veterinarios que cometen un error. Las mascotas siguen siendo tratadas como una propiedad y, por tanto, las indemnizaciones son muy bajas, con un máximo de aproximadamente $1.500 dólares por la muerte de una mascota. Esto significa que hay pocos casos judiciales, si es que hay alguno. Sin la espada de Damocles colgando sobre ellos, es posible que las empresas que quieran aumentar sus beneficios corran mayores riesgos.

En 2017, Bloomberg[16] echó un vistazo encómo opera ahora el grupo Mars Banfield. Elartículo se centró en el veterinario John Robb, que concesionó una consulta veterinaria de Banfield y tuvo una experiencia poco positiva. Preocupado por los efectos secundarios que estaba viendo por sobre-vacunar a las mascotas. Increíblemente, ocupan el mismo tamaño de dosis de vacunas enun Gran Danés que a un Chihuahua. Los estudios demuestran que esto no funciona en absoluto para los perros más pequeños.[18,19] Robb empezó a dar medias dosis de vacuna a los perros más pequeños. A pesar de que gigantes farmacéuticos como Boehringer Ingelheim suministraron una nueva vacuna de media dosis precisamente por esta razón, Banfield no estaba contento y finalmente le quitó la consulta a Robb. Hoy en día siguen inmersos en una batalla legal, que se ha vuelto muy complicada. Robb empezó a realizar piquetes (huelgas) en su propia consulta y más de una vez ha sido detenido, una vez atado a una camilla.

Esto puede parecer un poco desatinado hasta que se considera la diferencia entre un veterinario familiar y una corporación global. Un veterinario independiente es seguramente más propenso a la moderación con un cliente que podría conocer en un supermercado. Por otro lado, las empresas pueden inclinarse por un enfoque más extremo en cada visita. Citando a Tom Fuller, director financiero de Mars, la estrategia comercial de la empresa es:

> ...aprovechar nuestra base de clientes existente aumentando el número y la intensidad de los servicios... recibidos durante cada visita
>
> **Clenfield, 2017**[16]

Para facilitar este proceso, Mars se está introduciendo en el suministro de servicios de diagnóstico y de laboratorio. La compra en 2017 del gigante de los hospitales de animales VCA (Veterinary Centres of America) Inc. fue, por supuesto, una táctica. VCA es propietaria de ANTECH, que es el mayor laboratorio de diagnóstico de Estados Unidos, si no del mundo. El sitio web de ANTECH nos informa de que prestan servicio a más de 19.000 hospitales de animales en toda América del Norte, operando más de 50 laboratorios de referencia en los Estados Unidos y Canadá. De hecho, los diagnósticos representan el 41% de los beneficios operativos del VCA.

Con su dominio en la propiedad de hospitales veterinarios y ahora equipados con los de VCA, Mars ha establecido firmemente su nuevo enfoque en el mercado de la salud de las mascotas.

> El manual de Pet Ware de Banfield es una lectura interesante. En un ejemplo, en el que se explica cómo se utiliza el software para prescribir tratamientos, el libro muestra una lista de control de terapias para un perro con dermatitis atópica o prurito en la piel. Los médicos recomiendan una biopsia, analgésicos, medicamentos tópicos, antibióticos, un suplemento dietético terapéutico y una dieta antialérgica, así como un paquete de control de pulgas. Están obligados a recomendar antihistamínicos, champús, pruebas de alergia en suero, análisis de laboratorio, un paquete de diagnóstico dermatológico y antiinflamatorios. Es un tratamiento que puede costar 900 dólares para unos síntomas que, en el mejor de los casos, indican algo tan trivial como reacción a las pulgas. En negrita, el manual recuerda a los médicos: "No se pueden cambiar los elementos que se marcaron inicialmente como Requeridos. Deben seguir siendo obligatorios".
>
> **Clenfield 2017**[16]

Para ayudar a sus veterinarios a alcanzar sus objetivos de ventas, les dan *metas reales*. Clenfield (2017)[16] cita a la veterinaria Wendy Beers, que renunció a un hospital de Mars en 2017. Afirmó que les enviaron una copia impresa de lo que habían vendido ese mes con objetivos sugeridos para el mes siguiente. Leticia German DVM, jefa de personal en un hospital de Banfield en Colorado de 2010 a 2013, declaró que aquellos que no cumplían con sus objetivos eran obligados a asistir a un taller "para instruirlos sobre cómo cumplir mejor con suscifras... fue definitivamente intimidante".

ALIMENTACIÓN EN PERROS

Ante la ralentización de las aprobaciones de fármacos para humanos y muy alentados por el aumento de la medicación de nuestros animales de compañía en el mundo desarrollado,[20] las grandes compañías farmacéuticas se están inclinandoal mercado de la salud de las mascotas con una creciente energía, invirtiendo millones de dólares en la investigación y desarrollo de medicamentos para mascotas. Y les está funcionando. Solo en EE.UU., el mercado de medicamentos para mascotas tuvo un valor de 7.6 billones de dólares en 2013, un 60% más que en 2006. La cifra en 2016 se acercaba a los 10 billones de dólares (la tenencia de mascotas durante todo este período estuvo relativamente estancada). Y no es sólo el mercado estadounidense. En 2006, Statista cifró el mercado mundial de la salud animal en 16 billones de dólares estadounidenses. Tan solo diez años después casi se había duplicado hasta alcanzar unos 30 billones de dólares, de los cuales el mercado de medicamentos veterinarios representaba el 84% (25.3 billones de dólares). Se espera que en ocho años (2024) el mercado vuelva a duplicar su tamaño hasta alcanzar casi 50.000 millones de dólares. En 2015, la tercera mayor oferta pública inicial en Wall Street fue la empresa de medicamentos para mascotas, Zoetis.

Tenemos que aceptar que los propietarios de mascotas son prácticamente el mercado perfecto. La mayoría de los propietarios aman a sus perros como a sus propios hijos y harían cualquier cosa por ellos. En la última crisis mundial, el cuidado de los animales de compañía, que incluye la alimentación y la salud, fue uno de los únicos mercados que no sufrieron un descenso del gasto, ya que los propietarios declararon que reducirían su propiogasto de alimentos antes que la de sus perros.[21]Las cifras de ventas anteriores muestran que este mercado es más que susceptible a la presión del mercado, gastando a menudo gran parte del dinero duramente ganado en innumerables productos y tratamientos, incluyendo alimentos para mascotas excesivamente caros y tratamientos como la 'prevención' química de parásitos (como desparasitar químicamente a tus hijos antes de que vayan a la escuela), refuerzos anuales (para los perros que ya han sido vacunados adecuadamente cuando eran cachorros, y en contra del consejo del WSAVA que dice que cada tres años es adecuado) y la tos de las perreras (parecida a un resfriado común en los perros, uno que todavía no tiene una vacuna efectiva, incluso si pensaste que era necesario).

Sorprendentemente, en los últimos diez años, mientras que cientos de medicamentos para humanos han sido retirados del mercado por motivos de seguridad y se han pagado miles de millones en indemnizaciones, es difícil encontrar un solo medicamento para mascotas que haya sido retirado por un organismo gubernamental por motivos de seguridad, a pesar de que las mascotas han sido lastimadas y hayan muerto por su consumo.

En un artículo titulado 'Tick and flea control agent Bravecto continues to be acceptably safe to use' (El agente de control de pulgas y garrapatas Bravecto sigue siendo aceptablemente seguro de usar) (17/08/2017, publicado en línea, www.ema.europa.eu), la European Medicine Agency (EMA) reveló que menos de 1-10.000 perros tendrán convulsiones después de su uso y aparentemente menos de 1 de cada

50.000 dosis mata (cifra de muertes basada en las cifras citadas de 18 millones de dosis en la UE entre febrero de 2014 y diciembre de 2016 y 342 muertes "reportadas" entre febrero de 2014 y el 15 de agosto de 2017). Antes de considerar siquiera el hecho de que por cada efecto secundario que se documenta, nueve más quedan sin notificar en los seres humanos,[22] una cifra que seguramente podemos multiplicar en los animales de compañía, e ignorando el hecho de que las mascotas pueden recibir estos medicamentos todos y cada uno de los meses de su vida, imaginemos rápidamente estas cifras en términos humanos: tomemos la población de la UE como ejemplo desechable. Con 500 millones de personas, suponiendo que 200 millones de ellas sean niños, ¿Se puede considerar un programa de vacunación infantil en toda la UE 'aceptablemente seguro' cuando se sabe que provocará *como mínimo* 4.000 muertes (200 millones de niños con una tasa de 1 entre 50.000)?

Para entender si es necesario imponer a la población un medicamento tan potencialmente letal, se podría hacer un rápido análisis de riesgo/beneficio. ¿Necesitamos tratar a todos los niños contra parásitos como los piojos, cuando la gran mayoría de los niños occidentales sanos no sólo es poco probable que los cojan, sino que es muy poco probable que sucumban a ellos si lo hacen? ¿Parásitos cuya presencia podría indicarse mediante un examen rápido, sencillo y no invasivo de la piel o de las heces, y entonces podría aplicarse un único tratamiento (más seguro y natural)?¿Por qué no es una opción? ¿Debemos creer que a los padres se les puede confiar la salud y el bienestar de sus propios hijos en este sentido pero no la de sus mascotas?

La situación es aún mejor para los fabricantes de medicamentos para mascotas. Los usuarios nunca se quejan de manera significativa y, lo mejor de todo, *si* matas a uno o dos y *si* el propietario y el veterinario sospechan del fármaco (o del alimento), y *si* el cliente tiene los medios para enviar al perro a una autopsia exhaustiva y *si* tiene un veterinario que lo apoye para pasar al siguiente nivel y *si* tiene el tiempo, los medios financieros y la determinación de llevar a la colosal y bien armada multinacional a los tribunales por años, entonces el pago máximo rara vez es superior al coste del animal! Las compañías farmacéuticas, literalmente, no pueden perder.

Y con todos estos medicamentos extras que hay que administrar, llega la necesidad de más veterinarios. Entre 1996 y 2013, el National Bureau of Economic Research (Oficina Nacional de Investigación Económica) afirma que el número de veterinarios en Estados Unidos casi se duplicó.[23] Todo ello a pesar de que Statista informa de que la tenencia de perros en EE.UU. solo aumentó un 22,5% aproximadamente en el mismo período. De 2000 a 2014 la tenencia de perros en EE.UU. aumentó de 68 a 83,3 millones de perros, y los gatos sumaron cifras similares. Eso es un montón de atención médicaextra (y de veterinarios) por mascota. De hecho, sólo de 2010 a 2014, en plena recesión y con la población de mascotas relativamente estancada. La American Pet Products Association (Asociación Americana de Productos para Mascotas) informa que el gasto total en atención médica veterinaria se disparó un 17%, pasando de 13.000 millones de dólares a 15.200 millones.

En respuesta al aumento de los costos, el seguro de salud para mascotas en los Estados Unidos está aumentando más rápido que incluso la atención médica humana,[23] lo que probablemente explica por qué menos del 1% de los tutores de mascotas estadounidenses tienen un seguro de salud para ellas (1,6 millones de mascotas estadounidenses estaban aseguradas en 2015, se estima que había 160 millones de perros y gatos en los Estados Unidos en 2015)[24,25] La consecuencia inevitable es que las mascotas enfermas no reciban tratamiento.

Se mire como se mire, está claro que tener un perro se está convirtiendo en algo muy caro, al menos en Estados Unidos, pero es algo que probablemente todos podamos dar testimonio ahora.

Es justo decir que no todo el mundo es fan de esta gran compra corporativa del sector veterinario. Aunque se cree que las empresas poseen hoy entre el 15 y el 20% de los 26.000 hospitales de mascotas de Estados Unidos,[16] el proceso no ha hecho más que empezar en el Reino Unido e Irlanda. En 2015, el UK Vet Council modificó su Código de Conducta Profesional para permitir que los no veterinarios, incluidas las sociedades anónimas, sean propietarios de consultas veterinarias, e Irlanda siguió su ejemplo un año después, como lo suele hacer. Sin embargo, en declaraciones a un importante periódico irlandés, Veterinary Ireland, un grupo que representa a los veterinarios en Irlanda, dijo que tiene serias preocupaciones con respecto a los cambios relacionados con la propiedad de las prácticas veterinarias y el impacto que estos cambios tendrían tanto para la salud y el bienestar animal como para la profesión veterinaria en su conjunto.[26] Afirma que los cambios son contrarios al Veterinary Practice Act (Ley de Practica Veterinaria) de 2005 y que el 86% de sus miembros está en contra. Han pedido aclaraciones al Consejo Veterinario de Irlanda sobre el significado y las implicaciones de esta medida y no han descartado emprender acciones legales para impedir que se lleve a cabo el proceso.

Tampoco están completamente solos. Para citar al Dr. Malik, una de las principales autoridades mundiales en materia de gatos y antes asesor de Zoetis, que ahora está solicitando a su propio Consejo Veterinario que se distancie de la influencia de la industria mundial del cuidado de mascotas:

> …estamos en este camino peligroso de la influencia que domina las cosas que hacemos… me entristece que a pesar de… avances sorprendentes, hayamos ido por este camino del comercialismo…
> **Whyte and Robinson, 2016**[11]

La Raw Feeding Veterinary Society, creada en 2014 en el Reino Unido, habla en favor de los veterinarios que promueven la alimentación de mascotas con alimentos biológicamente apropiados y cuenta con más de cien miembros pagados desde enero de 2020. Es justo decir que estos veterinarios siguen siendo una minoría. Parece que la gran mayoría de nuestros veterinarios siguen firmemente convencidos por la ciencia que apoya su producto de elección. Así que, echemos un vistazo a algunas de las pruebas utilizadas para apoyar el sector de los alimentos secos para mascotas.

Puntos a destacar

✓ Mars y Nestlé, los mayores fabricantes de caramelos del mundo, son también los principales actores en el sector de los alimentos para mascotas, con una facturación anual de 17.2 y 12.5 billones de dólares, respectivamente.

✓ Nestlé es la empresa más boicoteada en el Reino Unido, en gran parte debido a su persistente persecución del mercado de las fórmulas para bebés en la década de 1970. Lamentablemente, los estudios muestran que la persecución de las madres jóvenes y de los profesionales de la salud continúa hoy en día en las regiones más pobres.

✓ La postura de la multinacional era que tenían derecho a ganar dinero. Que era el mercado el que debía demostrar que lo que hacían era incorrecto o perjudicial. Eso es algo muy difícil, laborioso, largo de hacer y costoso.

✓ Colgate-Palmolive compró el Mark Morris Institute, creadores de Hill's Science Diet y editores del SACN (Small Animal Clinical Nutrition), el principal manual de nutrición canina para los veterinarios en la actualidad.

✓ C-P fue la primera multinacional en perseguir adecuadamente a los veterinarios para que recomendaran sus alimentos para mascotas. Los autores señalan que lo hicieron ofreciendo generosas donaciones de dinero a los departamentos veterinarios deseosos de dinero. Ahora es recomendado por la mayoría de los departamentos veterinarios del mundo occidental. C-P también patrocina con dinero a las mayores organizaciones veterinarias y revistas científicas.

✓ Mars también hace su parte en el patrocinio de departamentos de veterinaria. Las solicitudes del FOI revelan su deseo de estar "más estrechamente asociados con el proceso de educación en las escuelas de veterinaria". A cambio del dinero entregado a la University of Edinburgh, Mars Inc. iba a ser la encargada de enseñar la nutrición de pequeños animales a los estudiantes de veterinaria. Otras solicitudes del FOI revelan que esta implantación de "residentes" de la industria en las facultades de veterinaria ocurre en todo el mundo.

> - En las últimas tres décadas, Mars ha estado comprando consultas veterinarias independientes. También ha comprado los gigantes veterinarios Banfield, Blue Pearl, Pet Partners, Antech Diagnostics y VCA, por nombrar algunos. Mars tiene ahora más de 50.000 veterinarios en su nómina en todo el mundo.
>
> - Mars tambiénposee The Waltham Centre for Pet Nutrition, la ramacientífica y de marketing de Mars Pet Food. Publican el popular *Clinical Nutrition of the Dog and Cat*. Al igual que el SACN de Colgate-Palmolive, no discute los beneficios potenciales de los ingredientes frescos y biológicamente apropiados en los perros y gatos que comen carne.
>
> - Bloomberg destaca cómo empresas como Mars Banfield han proporcionado a sus veterinarios una larga lista de recomendaciones de tratamiento para enfermedades como la atopia y metas de venta que deben alcanzar.
>
> - El mercado de los medicamentos para mascotas se está disparando. En la última década, el valor del mercado mundial de la salud de las mascotas se ha duplicado (de 16.000 a 30.000 millones de dólares anuales). En sólo ocho años, volverá a duplicarse. El número de veterinarios se ha duplicado entre 1996 y 2013. La posesión de mascotas se ha mantenido relativamente estancada durante este tiempo.
>
> - El coste de los seguros están aumentando. La mayoría de los propietarios de mascotas ya no pueden permitírselo. Inevitablemente, las mascotas enfermas van a quedar sin tratamiento.

Referencias del Capítulo Diecisiete

1   Reuters (2017). Mars to buy pet healthcare provider VCA for $7.7 billion. Published online, Jan 9th, www.reuters.com
2   Laflamme, D., Izquierdo, O., Eirmann, L. *et al.* (2014). Myths and misperceptions aboutingredients used in commercial pet foods. Veterinary Clinics of North American SmallAnimal Practice, 44(4): 689–698
3   Deacute, B. (1985). *The evolution in Canada of the citizen's movement against Nestlé, 1978–1984: A descriptive study*. Masters thesis. Waterloo, Canada: Wilfrid Laurier University.
4   Wise, J. (1997). Baby milk companies accused of breaching marketing code. British Medical Journal, 314(7075): 167
5   Barennes, H., Andriatahina, T., Latthaphasavang, V. *et al.* (2008). Misperceptions and misuseof Bear Brand coffee creamer as infant food: national cross sectional survey of consumersand paediatricians in Laos, British Medical Journal, 337: 1379
6   Moorhead, J. (2007). *Milking it*. The Guardian. Published online, May 15th, www.theguardian.com
7   Marschkea, M. and Vandergeestb, P. (2016). Slavery scandals: Unpacking labour challengesand policy responses within the off-shore fisheries sector. Marine Policy, 68: 39–46

8   Parker-Pope, T. (1997). *For you, my pet: Why the veterinarian really recommends that designer chow – Colgate gives doctors treats for plugging its brands, and sees sales surge– Offering a fat-cat bounty*. Wall Street Journal (Eastern Edition), Nov 3rd.

9   Hand, M.S., Thatcher, C.D., Remillard, R.L. et al. (2010). *Small Animal Clinical Nutrition,- 5th Edition*. Topeka, KS, Mark Morris Institure

10 Association of American Feed Control Officials (AAFCO, 2016). Dog and Cat Food NutrientProfiles. Official Publication, see www.aafco.org

11 Whyte, S. and Robinson, L. (2016). *Vet industry compromised by influence of pet food andpharmaceutical companies, expert says*. ABC News Australia. Nov 12th, www.abc.net.au

12 American Animal Hospital Association (AAHA, 2014).*2014 AAHA Weight ManagementGuidelines for Dogs and Cats. Veterinary Practice Guidelines*. AAHA Official Publication. Published online, www.aaha.org

13 Hodgkins, E. and Smart, M. (2008). Who is responsible for the efficacy and safety of petfoods? Canadian Veterinary Journal, 49(10): 945

14 www.ukrmb.co.uk/images/RoyalDickCorres.pdf

15 National Research Council (NRC, 2006). *Nutrient requirement of dogs and cats*. Washington, DC: National Academies Press.

16 Clenfield, J. (2017). *The high-cost, high-risk world of modern pet care*. Bloomberg News. Published online, Jan 5th, www.bloomberg.com

17 Lau, E. (2018). *Mars Inc. buys British veterinary-hospital chain*. Veterinary InformationNetwork news. Published online, Jun 8th, www.news.vin.com

18 Moore, G.E., Guptill, L.F., Ward, M.P. et al. (2005). Adverse events diagnosed withinthree days of vaccine administration in dogs. Journal of the American Veterinary MedicalAssociation, 227: 1102–1108

19 Novak, W. (2007). *Predicting the "unpredictable" vaccine reactions*. Proceeding of theNAVC North American Veterinary Conference. Jan. 13-27, Orlando, Florida

20 Ward, A. (2015). *Pharma groups eye healthy returns from animal drugs market*. FinancialTimes. Published online, Jul 1st, www.ft.com

21 Sanburn, J. (2011). *12 things we buy in a bad economy*. Time Magazine. Published online, Oct 19th, www.business.time.com

22 Hohl, C.M, Small, S.S., Peddie, D. et al. (2018). Why Clinicians Don't Report AdversDrug Events: Qualitative Study. JMIR Public Health Surveillance, 4(1): e21

23 Einav, L., Finkelstein, A., and Gupta, A. (2017). Is American Pet Health Care (Also Uniquely Inefficient? American Economic Review: Papers & Proceedings, 107(5): 491–495

24 North American Pet Health Insurance Association (2015). *State of the Industry BenchmarkinReport 2014*. Published online, Jul 7th, www.naphia.org

25 American Pet Products Association (2016). *Pet Industry Market Size & Ownership Statistic 2016*. Published online, www.americanpetproducts.org

26 Donnelly, M. (2017). *Vets may challenge new rules to allow non vets own practices*. IrishIndependent Newspaper. Published online, Dec 28th, www.independent.ie

CAPÍTULO 18

¿Qué Significa Científicamente Comprobado?

Comparaciones Irrefutables: La Base de la Industria de los Alimentos Secos para Mascotas

Hace poco estuve debatiendo sobre el uso del control químico de parásitos con un pequeño grupo de veterinarios en un seminario. En resumen, no recomiendo en absoluto la prevención química de parásitos en mascotas que no los tienen. Es más sano el bicho que los mismos productos químicos que se usan para prevenirlos, como se dice (un perro con un par de pulgas no son un gran acontecimiento, si las encuentras en tu perro, usa un poco de tierra de diatomeas; para las lombrices haz un recuento de heces en el que les envías una muestra de caca y por tan solo €15/$20 te dirán si tienen gusanos, barato y definitivo. Si se detecta un problema, hay una gran variedad de remedios caseros sencillos, naturales y muy eficaces que se pueden probar antes de recurrir a una guerra nuclear. Para más información, visita www.dogsfirst.ie). La conversación pronto giró en torno a las garrapatas. Odio las garrapatas porque he visto de primera mano lo que la enfermedad de Lyme y las co-infecciones, resultantes de una mordedura de garrapata le pueden hacer a alguien. Durante el debate, un veterinario me informó de un estudio realizado en más de 15.000 perros del Reino Unido en el que se descubrió que el 31% de ellos tenían garrapatas.

Hay que decir que esto fue una noticia bastante impactante para mí. Aunque no suelo dudar de las cifras que se citan, pensé que este número podría ser un poco alto, así que quise ver quién estaba detrás del estudio. Investigué un poco en el sitio web responsable (www.bigtickproject.co.uk) y reveló rápidamente que estaba patrocinado por MSD Animal Health (Merck Sharp & Dohme Corp, también conocida como Merck Animal Health), los fabricantes del producto químico para la prevención de pulgas, gusanos y garrapatas, Bravecto®, una empresa que la universidad menciona como orgulloso patrocinador ese año. Aunque esto no invalida el trabajo, sí te pone en alerta.

El estudio utilizado para apoyar sus afirmaciones, titulado *Ticks infesting domestic dogs in the UK: a large-scale surveillance program*, fue realizado por la Universidad de Bristol (prometedor) bajo la dirección del profesor Wall, jefe de Parasitología Veterinaria y Ecología (muy alentador). Sin embargo, no se publicó en una revista revisada por pares, sino en la propia sección de investigación de la Universidad. Esto es instantáneamente decepcionante desde el punto de vista de la investigación y la fiabilidad - ¿por qué no lo publicaron en una revista de renombre? Una segunda señal de alarma.

El factor decisivo viene cuando lees cómo se realizó el estudio. En sus métodos afirman (agregué cursiva para darle efecto):

> ...La prevalencia global de adhesión a las garrapatas fue del 30% (rango 28-32%). *Es probable que la prevalencia relativamente alta registrada haya sido exagerada por el método de reclutamiento de los participantes...*

Esa última línea me paró en seco. Pensé que me iba a tomar más tiempo seguir en este trabajo. Está admitiendo literalmente que la alta prevalencia de infestación de garrapatas encontrada estaba exagerada por el método de muestreo. Como tal, los resultados del estudio aparte de ser inútiles, corren el riesgo de ser engañosos.

Sólo dos meses después, la BBC del Reino Unido emitió un episodio de su popular programa *Trust me I'm a vet*. Este episodio en particular, titulado *Raw Meat Trend (la moda de la dieta cruda)*, no se mostró amable con la alimentación de las mascotas con dietas frescas y adecuadas a su especie. Se centró en el drama habitual, en particular en la preocupación microbiológica y en la 'amenaza aún por verse' hacia ti y los tuyos, algo que hemos examinado adecuadamente en la Sección 2, con la habitual falta de equilibrio. Afortunadamente, la respuesta en línea a este último esfuerzo por suprimir el uso de alimentos frescos en las mascotas fue abrumadoramente negativa. El programa basó la mayor parte de sus conclusiones en una investigación de la Nottingham University UK, patrocinada por Hill's Pet Food en el momento de su emisión. El UK Pet Food Manufacturers Association (Asociación de Fabricantes de Alimentos para Mascotas del Reino Unido), en su haber, quería ver la investigación...

ALIMENTACIÓN EN PERROS

La PFMA y nuestros miembros tienen serias dudas sobre la exactitud y relevancia de la investigación realizada por la Universidad de Nottingham y emitida por la BBC. No creemos que los resultados comunicados reflejen la situación real de los productos en el mercado. Las conversaciones con los representantes de la Universidad de Nottingham nos han llevado a cuestionar la metodología de la investigación y el régimen de pruebas utilizado en este estudio... nos decepciona que la Universidad de Nottingham no haya proporcionado hasta la fecha detalles de su estudio y de los productos probados para que los fabricantes puedan investigar más a fondo este asunto.
https://www.pfma.org.uk/news/pfma-statement-on-trust-me-im-a-vet-regarding-the-nottingham-university-research

Parece que los departamentos de veterinaria de las universidades suelen publicar estudios aterradores que son contrarios a lo que la gente ve. Martínez-Anton et al. (2018)[1] es un estudio muy compartido que aparentemente destaca el peligro de alimentar a los perros con pollo fresco. El estudio investigó la relación entre la incidencia de la PRA (Polirradiculoneuritis Aguda, un trastorno nervioso periférico inmunomediado de los perros) y el patógeno bacteriano *Campylobacter* spp., que según su teoría, podría ser un desencadenante. El estudio concluye que "*es muy probable* que el pollo crudo en la dieta aumente el riesgo de desarrollar PARA en los perros de Australia". (La cursiva es mía).

Esto fue chocante, teniendo en cuenta que yo, y muchos como yo, promovemos una dieta cruda de carne y huesos a decenas de miles de propietarios de perros sanos, entre ellos muchos australianos, por lo que necesitaba aprender más rápidamente. Los investigadores descubrieron que alrededor de la mitad de los perros de prueba con PRA (13 de 27, el 48%) tenían *Campylobacter* en sus heces y el 98% de los perros con PRA (26 de 27) habían sido alimentados con pollo crudo (incluyendo partes como cuellos y alas), que es una fuente conocida de *Campylobacter*. A partir de esto, el estudio descarta toda la comida fresca para mascotas en todo el mundo 'hasta que sepamos más'.

Sin embargo, los autores de este estudio cometieron algunos fallos críticos. En primer lugar, sabemos que la mitad de los perros aparentemente sanos pueden albergar normalmente *Campylobacter* en sus intestinos,[2-5] y estos estudios eran de poblaciones de perros alimentados tanto con croquetas como con crudo. Así que, aparentemente, es bastante normal que los perros supuestamente sin PRA anden por ahí. Aun así, cuando estos autores descubrieron que la mitad de sus perros de prueba albergaban *Campylobacter*, de alguna manera atribuyeron esta enfermedad tan rara a la ingesta de pollo crudo. Una brinco extraordinario, sobre todo cuando le das la vuelta y consideras que más de la mitad de los perros de prueba con PRA no dieron positivo en *Campylobacter*. Por no mencionar que el 23% de los perros de prueba que dieron positivo en *Campylobacter* no tenían PRA.

¿QUÉ SIGNIFICA CIENTÍFICAMENTE COMPROBADO?

Tanto los autores como la universidad, a través de su página web, apuntan claramente a los cuellos de pollo como la causa más probable - los autores señalan que los perros con PRA eran "más propensos a ser alimentados con alas y cuellos de pollo" y la página web de la universidad de Melbourne, de donde provienen los investigadores, recomienda que "los tutores elijan comida regular para perros en lugar de cuellos de pollo hasta que sepamos más sobre esta enfermedad debilitante". Sin embargo, los autores no lograron equilibrar muy bien el promedio del peso en ambos grupos de prueba. El grupo de perros con PRA tenía un peso corporal medio de 8,5 kg, mientras que el grupo de control tenía una media de 14 kg. Si se tiene en cuenta que los perros más pequeños tienen más probabilidades de ser alimentados con cuellos y alas de pollo que los perros medianos o grandes, esta desviación podría dar lugar a un sesgo. Parece un descuido inusual, cuando un departamento veterinario tan grande tendría infinitos registros para elegir, asegurando así que el tamaño corporal no estaba en juego. Lo que hace que todo sea más extraño es que los autores afirman claramente que son conscientes de que los perros más pequeños son más propensos a ser alimentados con cuellos y alas de pollo, lo cual es absolutamente cierto.

Lo más condenable es su método de muestreo. En primer lugar, este estudio habla de veintisiete perros con PRA, un número bastante pequeño de casos para trabajar, ciertamente no es el tipo de población de muestra que se utilizaría para justificar la eliminación de alimentos frescos de las mascotas del mundo. En segundo lugar, su grupo de prueba no fue seleccionado al azar. Esto es fatal. Martínez-Antón *et al.* (2018)[1] compararon su población de prueba de comensales de pollo crudo con una selección de perros propiedad de clientes y "del personal" del hospital. Sin embargo, debemos suponer que el personal de este hospital está alimentando a sus perros en gran medida con croquetas, teniendo en cuenta que la recepción en el Departamento Veterinario de la universidad de Melbourne vende nada más que Hill's Prescription y Science Diet (como en el vídeo que hicieron disponible en YouTube, el 29 de abril de 2014). Un grupo de control seleccionado al azar es crucial en los ensayos. Es ciencia básica. Una muestra aleatoria refleja una representación justa de lo que sucede normalmente. Como estos perros en particular tenían una probabilidad significativamente menor de ser alimentados con carne fresca, esto inmediatamente sesga los datos y cuando se habla de tamaños de muestra tan pequeños, esto puede tener un efecto colosal.

La verdad es que hay muchas causas potenciales de la PRA. Contrariamente a los resultados de este estudio, los autores anteriores no encontraron tal relación con *Campylobacter* y PRA en perros.[6] De hecho, estos autores investigaron la relación entre seis microbios (*Ehrliquia Canis*, *Borrelia burgdorferi*, *Toxoplasma gondii*, *Neospora caninum*, *Campylobacter* y distemper) con PRA y descubrieron que *T. gondii* era el único culpable importante. De hecho, la PARA se ha relacionado con una gran variedad de dolencias, incluidas las vacunas,[7] así como con infecciones comunes de las vías respiratorias superiores y gastrointestinales.[8,9] Otros autores han encontrado un fuerte efecto estacional, en el que la PRA era más propensa a atacar en otoño e invierno. ¿Están sugiriendo los autores que no alimentemos con pollo en primavera? También observaron un efecto en razas, siendo los Jack Russel terriers y los West Highland White terriers los más afectados.[10] Nada de esto encaja en lo más mínimo con una causa de *Campylobacter*.

Dos años más tarde, y con millones de perros convertidos a una dieta apropiada para su especie, apenas se ha mencionado la PRA en la literatura y no se han establecido más vínculos con los alimentos crudos. Aparentemente, el tema se ha evaporado o, al menos, ha retrocedido a su posición actual de "increíblemente raro en la población general sin causa directa conocida, hasta ahora".

Todos los artículos publicados proporcionan un correo electrónico de contacto para el primer o los dos primeros autores del artículo, para que uno pueda ponerse en contacto con ellos y discutir sus hallazgos. La mayoría de los autores son muy serviciales, ya que disfrutan de la oportunidad de hablar de su trabajo con los compañeros que puedan estar interesados (que suelen ser pocos). Este intercambio de información es la raíz de la buena ciencia. Por eso me sentí un poco descorazonado cuando me puse en contacto con los autores del artículo de la PRA para exponerles mis preocupaciones, pero no recibí ninguna respuesta. Esto es decepcionante; sin embargo, no soy el único investigador que lucha de esta manera. Cuando Schulof (2016)[11] trató de ponerse en contacto con la Dra. Tiffany Bierer para hablar de su artículo citado en la Sección 2, en el que se descubría que los perros con dietas de un alimento seco más rico en proteínas perdían *seis veces* más grasa corporal que sus homólogos alimentados con más carbohidratos, algo que encaja perfectamente con el enfoque ideal de la obesidad canina, él también se sorprendió cuando ella no respondió. Pero esto puede ocurrir, la gente está ocupada y los correos electrónicos pueden ir a la basura. Al cabo de unas semanas, lo volvió a intentar a través de Twitter. De nuevo sin respuesta. Pasaron algunas semanas hasta que recibió la respuesta, pero no era de Bierer. Era de un representante de relaciones públicas de Mars Petcare que respondió en su nombre. Su mensaje decía:

> Hola Daniel, te escribo en respuesta a un tuit tuyo dirigido a la Dra. Tiffany Bierer en relación a la petición de hablar con ella sobre un libro de obesidad en mascotas que estás escribiendo. Me encantaría conocer más sobre su proyecto. Gracias, Angel.

¿Soy yo o a alguien le parece eso un poco terrorífico? Desde un punto de vista científico, es extremadamente preocupante. ¿Por qué no podemos hablar con el autor? Schulof (2016)[11] lo resume mejor:

¿QUÉ SIGNIFICA CIENTÍFICAMENTE COMPROBADO?

> ...parecía que la empresa estaba -al menos en mi caso- ejerciendo cierto control sobre el científico que lo había producido...

Más preocupante es cuando se utiliza una ciencia deficiente para incluir algunos ingredientes potencialmente tóxicos en los alimentos para mascotas. Todos sabemos que la uva puede provocar falla renal aguda en los perros.[12-15] Recientemente, Hill's Science Diet ha empezado a utilizar hollejo de uva (los restos secos de la industria vinícola) en algunos de sus productos. Los restos de la industria alimentaria, como la pulpa de gluten de maíz (los restos del procesamiento del maíz), la pulpa de remolacha (los restos del procesamiento de la remolacha) y la harina de carne (los restos de la industria cárnica), son una opción lucrativa para los alimentos para mascotas y se utilizan ampliamente en las croquetas para mascotas en todo el mundo. Pero aquí tenemos a un fabricante de alimentos para animales de compañía que utiliza hollejo de uva en sus mezclas, un ingrediente que no está definido por la AAFCO y, por tanto, supuestamente no está permitido utilizarlo en los alimentos para mascotas, y eso me preocupó.

Aunque originalmente se pensaba que era el resultado de una micotoxina que vive en la piel, el agente causante exacto en las uvas sigue siendo desconocido (N.del.T.: en abril de 2021 se publicó un informe en el cual se atribuiría al acido tartárico como el compuesto responsable de la uva), aunque parece estar en la pulpa de la fruta (las uvas peladas o las variedades sin semillas no parecen ser menos tóxicas). Dosis que van desde 3g por kilo de peso corporal[14] hasta tan sólo 0,21mg por kilo de peso corporal pueden hacer daño, es decir, una o dos uvas.

> Se han producido intoxicaciones en perros tras la ingestión de variedades de uva sin pepitas o con pepitas, comerciales o... frutas de cosecha propia, uvas rojas o verdes/pasas, frutas orgánicas o no orgánicas y *prensados de uva* de...*bodegas de vino*...
>
> **Ahna Brutlag, Directora Adjunta de Servicios Veterinarios, Línea de Ayuda contra el envenenamiento de mascotas, Mars VCA Hospital. Intoxicación por uvas, pasas y grosellas en perros. Publicado en línea www.vcahospitals.com/know-your-pet/grape-raisin-and-currant-poisoning-in-dogs**

Nos pusimos en contacto con Hill's sobre el uso de este ingrediente. Para apoyar su inclusión, citaron un estudio de Martineau *et al.* (2016),[16] un estudio que se publicó unos quince años después de que lanzaran por primera vez Hill's Prescription Diet b/d Canine al mercado. Estos autores evaluaron la seguridad renal y hepática de un "extracto de uva y arándano" en un grupo de perros durante veinticuatro semanas. Utilizaron una serie de dosis, con un máximo de 40 mg de extracto por kilo de peso corporal al día. Se desconoce en qué proporción se incluyeron las bayas o cómo se preparó el extracto. Si asumimos una tasa de inclusión del 50/50, los perros consumieron 20mg por peso corporal de alguna parte de la uva en alguna forma durante veinticuatro semanas, un 5% menos que la dosis más baja encontrada hasta ahora para causar daño. Tal vez utilizaron una cantidad sustancialmente menor debido al riesgo, no lo sabemos. No encontraron ninguna lesión hepática o renal para este ingrediente y concluyeron que este extracto puede, por tanto, considerarse seguro. Bien, hasta ahora.

El propio estudio de Martineau *et al*. citaba dos trabajos que sugerían que la piel/hollejo de la uva podría no ser perjudicial para los perros. El primero era una prueba de uso de la piel de la uva en siete perros durante ocho días y medía únicamente la actividad de las plaquetas.[17] El segundo estudio, realizado por Milgram *et al*. (2005)[18] y titulado "*Learning ability in aged beagle dogs is preserved by behavioral enrichment and dietary fortification: a two-year longitudinal study*"[18] (La capacidad de aprendizaje de los perros beagle de edad se preserva mediante el enriquecimiento conductual y el enriquecimiento de la dieta: un estudio longitudinal de dos años), fue una visión interesante y esclarecedora de cómo funciona el *científicamente comprobado* en la industria de los alimentos para mascotas. Este estudio de dos años con 65 beagles, 48 de los cuales eran de mediana edad y mayores, tenía como objetivo preservar las capacidades cognitivas de los perros que envejecen mediante el enriquecimiento conductual y la suplementación de la dieta. Dos grupos de perros fueron alimentados con "dietas idénticas" como línea de base (utilizando un alimento completo de Hill's Pet Food), aunque la dieta del grupo de prueba se complementó con una mezcla de ingredientes que incluía alfa-tocoferol (vitamina E) y ácido ascórbico (vitamina C), así como un 1% de inclusiones de copos de espinacas, cáscara de tomate, gránulos de zanahoria, pulpa de cítricos y *hollejo de uva*. Al cabo de un año, los dos grupos recibieron una tarea de discriminación por tamaño. Al cabo de dos años, se les sometió a tareas de discriminación en blanco y negro. En ningún momento los investigadores midieron o mencionaron la salud hepática o renal de los perros.

Lo que sí encontraron fue que el enriquecimiento de la dieta funcionaba para preservar la capacidad cognitiva de los perros de prueba. Se trata de un hallazgo muy interesante. Para quien esté interesado en el *cómo*, uno de los científicos que participó en el estudio de Milgram *et al*. (2005)[18] investigó más a fondo y descubrió que una dieta con antioxidantes (vitamina E y C, frutas y verduras) por sí sola mejoraba la función mitocondrial en los perros de edad, mientras que el enriquecimiento ambiental no lo hacía.[19] En 2012, Fahnestock *et al*.[20] demostraron que una dieta antioxidante unida al enriquecimiento ambiental, aumentaba los niveles del factor neurotrófico derivado del cerebro (BDNF en inglés) en comparación con los perros envejecidos no tratados, acercándose a los niveles medidos en animales jóvenes.[20] Esto, sugieren los autores, fue la explicación probablemente dominante para las mejoras neurales observadas. Se trata de la primera demostración en un animal superior de que "los cambios no farmacológicos en el estilo de vida en la edad avanzada pueden aumentar el BDNF hasta los niveles cercanos de un cerebro joven". Uno pensaría que los médicos que tratan problemas neurodegenerativos en humanos insistirían en algo tan simple en el fondo para sus pacientes, pero cuando uno ve la comida bazofia que se sirve en la mayoría de los hospitales, no me hago las ilusiones.

Al final del estudio original de Milgram *et al.* (2005),[18] nos enteramos de que uno de los autores, Zicker, trabaja para el Centro de Ciencia y Tecnología de Hill's Pet Nutrition. La declaración de "conflictos de intereses" al final del estudio dice:

> Steven Zicker es empleado de Hill's Pet Nutrition Inc..., que ha comercializado el alimento enriquecido con antioxidantes utilizado en el estudio.
>
> **Milgram *et al.*, (2005)**[18]

Este es probablemente el trabajo de apoyo que ayudó a la formulación de Hill's Prescription Diet b/d Canine para el "cuidado del envejecimiento del cerebro", un producto alabado como "nutrición clínicamente probada para ayudar a combatir los cambios de comportamiento relacionados con la edad en los perros mayores". En su lista de más de treinta ingredientes figuran espinacas, cascara deshidratada de tomate, zanahoria, pulpa deshidratada de cítricos y hollejo de uva.

En primer lugar, es un poco preocupante que todos estos ingredientes estén ordenados por peso. El hollejo de uva es el decimoséptimo en la lista. A pesar de que AAFCO sigue sin permitir que se incluya en los alimentos para mascotas a partir de enero de 2018, lo que Hill's ha decidido ignorar (y, sin embargo, sigue presumiendo desde abril de 2018 de que este mismo producto se adhiere a los requisitos de AAFCO, declarando en su sitio web "nutrición equilibrada que supera los estándares de nutrición de AAFCO"[16]), ¿cuánto tiempo pasará antes de que este ingrediente *potencialmente tóxico*, pero ahora asumido como seguro hasta que alguien demuestre lo contrario, sea aprovechado por los fabricantes de alimentos para mascotas menos exigentes que Hill's, quienes lo moverán más arriba en la lista de inclusión para obtener mayores ganancias financieras? Si se fabrican millones de toneladas de comida para perros cada año y el hollejo de uva es *posiblemente* seguro, ha sido "clínicamente probado" por los productores de alimentos para mascotas para hacer que los perros piensen mejor, y los accionistas están respirando detrás de tu nuca en busca de beneficios año tras año, no creo que vayamos a esperar demasiado tiempo para averiguarlo.

ALIMENTACIÓN EN PERROS

Dejando a un lado el asunto de las uvas, este estudio es el ejemplo perfecto de una comparación irrefutable y sobre estos tipos de trabajos se construye todo el castillo de naipes.

Desgraciadamente, para los propietarios de mascotas, el término "*científicamente comprobado*" significa ahora tanto como la palabra "*natural*". Las palabras han sido secuestradas y hoy son poco más que una hipérbole de marketing. La verdad es que la ciencia nunca *demuestra* nada. La ciencia real sólo puede *refutar* teorías. Cuantos más experimentos se realicen en torno a una hipótesis, más se comprueba, más seguros podemos estar de que es correcta, pero lo positivo rara vez, o nunca, se *demuestra*. Lo mismo ocurre con el término "*clínicamente comprobado*", que es la abreviatura de "ha demostrado ser mejor que el placebo en un número estadísticamente significativo de casos". Pero *clínicamente comprobado* es, sin duda, mucho mejor que por *clínicamente probado*, lo que sugiere que se probó clínicamente pero, por lo que sabemos, los resultados podrían haber sido realmente malos. Sin embargo, se incluye la palabra "clínica" y eso es suficiente para muchos consumidores. En el ámbito de los alimentos para mascotas, el término "*científicamente*" o "*clínicamente comprobado*" es el más común en los productos prescritos por los veterinarios.

> Ok, tu producto está clínicamente comprobado, pero ¿qué fue lo que comprobaron?
>
> **Anónimo**

La cosa es que, en gran parte, no es que el sector de los alimentos para mascotas basados en cereales haya inventado un montón de datos y haya producido un montón de estudios falsos. No es así. Ahora tienen una gran cantidad de estudios científicos legítimos y un montón de ensayos menos útiles. El problema es que la mayoría de ellos son en gran medida irrelevantes para el debate del seco versus el fresco. Si se utilizó un estudio para respaldar un producto alimenticio seco a base de cereales, casi siempre (nunca he leído uno que no lo haga) se refiere a un ensayo de alimentación en el que los fabricantes compararon un grupo de perros alimentados con un producto seco/enlatado disponible comercialmente en comparación con otro grupo de perros alimentados con el mismo producto alimenticio seco/enlatado pero con uno o dos pequeños cambios. Nunca comparan su producto con un grupo de control de perros alimentados con una dieta de carne cruda y huesos biológicamente apropiada.

El estudio anterior de la uva es el ejemplo perfecto. Alimentaron a un grupo de perros con croquetas (fabricada por su empresa) y lo compararon con otro grupo de perros con la misma comida seca pero con un espolvoreo de elementos

¿QUÉ SIGNIFICA CIENTÍFICAMENTE COMPROBADO?

naturales que desde hace tiempo se sabe que potencian la función cognitiva, como zanahoria, tomate, espinacas y bayas. Cuando descubren que el grupo B lo hace un poco mejor que el grupo A, entonces este increíble y nuevo alimento ha sido *clínicamente comprobado* para hacer lo que sea y ahora tu confiado veterinario puede *prescribirte* este alimento seco no medicinal con una pizca de fruta seca y polvo de verduras a un precio enormemente inflado.

Otro de los favoritos es añadir aceite de pescado. Se ha demostrado suplementar con Omega-3 en perros alimentados con croquetas ayuda a la reparación de la piel, mejora el desarrollo del sistema nervioso y la cognición en general, reduce significativamente la necesidad de esteroides, mejora el rendimiento visual y combate el cáncer en los perros.[25-33] Ricci *et al.* (2009),[34] sugirieron que la razón detrás de la mejora parcial de los síntomas clínicos del prurito en las dietas hipoalergénicas comerciales podría deberse en gran medida al hecho de que las dietas hipoalergénicas contienen aceite de pescado. Así, cuando se compara un grupo de perros alimentados con un sustrato alimenticio de baja calidad, como un alimento para mascotas a base de cereales, con otro grupo de perros alimentados con el mismo sustrato de baja calidad pero con aceite de pescado añadido, se puede esperar que al cabo de un año, el Grupo B podría ver un poco mejor, resolver los problemas un poco más rápido, tal vez tener menos caspa. Estas son todas las cosas que un conocimiento básico en nutrición te señalará que puedes esperar al tener mejores grasas en la dieta. Pero en manos de un comerciante, esta segunda dieta se ha *comprobado clínicamente* que es mejor para la visión, el cerebro o la piel de tu perro. Es más, en realidad es ligeramente mejor para la visión, el cerebro o la piel de su perro en comparación con el grupo de control.

Y pueden hacerlo con prácticamente cualquier condición. A pesar de los estudios realizados en perros con sobrepeso que demuestran que las dietas con más proteínas (y menos carbohidratos) producen una mejor pérdida de peso en los perros, a la vez conservando la masa corporal,[35-39] que son más saciantes, lo que conduce a un mayor cumplimiento de los programas de pérdida de peso,[40] que reducen los comportamientos problemáticos como rogar y buscar comida,[41] y que las dietas hidratadas producen mejores resultados en los gatos domésticos,[41] y por lo tanto también en los perros, los veterinarios siguen recomendando una dieta alta en carbohidratos, baja en proteínas, ultra procesada y de rápida digestión, en lugar de una dieta fresca que contenga mucha proteína animal, para un animal que requiere cero carbohidratos en su dieta.

¿Por qué? Bueno, la comida light está *clínicamente comprobada*. Sí. Los fabricantes albergaron a un pequeño número de beagles con sobrepeso y probaron su nuevo producto light que contenía un 13% de fibra vegetal indigestible, comparándolo con otro pequeño grupo de beagles con sobrepeso alimentados con comida seca normal que contenía menos de un 2% de fibra. El grupo A perdió más peso con el tiempo.

Parece que debemos ignorar las lecciones que aprendimos en la sección 2, que esta pérdida de peso puede producirse a costa de la masa muscular, que un propietario probablemente fracasará con un producto de este tipo en la vida real, ya que el comportamiento de buscar basura aumenta y que se ha demostrado que estos alimentos causan más deficiencias nutricionales.[42, 43] Se ha *comprobado científicamente* que este alimento provoca una pérdida de peso. Si no funciona, es porque estás haciendo algo mal, lo estas matando sin querer. Es una frase muy injusta que se repite en las clínicas veterinarias de todo el mundo a los innumerables propietarios de mascotas con sobrepeso.

Se utilizan comparaciones irrefutables para promocionar los beneficios de sus productos como si fueran *buenos* para la salud, cuando en realidad sólo son levemente menos malos. La industria tabacalera fue la primera en emplear este método cuando anunció que sus cigarros con menos alquitrán eran buenos para la salud de los pulmones. Ahora nos parece absolutamente absurdo, pero fue más que suficiente para que nuestros médicos se pusieran de acuerdo. Simplemente no eran conscientes de las consecuencias, a pesar de la prevalencia de la enfermedad pulmonar en su práctica en ese momento. Estas tácticas se siguen utilizando hoy para vender venenos. Los cereales del desayuno, increíblemente azucarados y carentes de nutrientes, se 'fortifican' con vitamina B y hierro, nutrientes que se han *comprobado científicamente* que son buenos para las mentes de los jóvenes, para engatusar inexplicablemente a los desinformados padres. Es el equivalente nutricional a que yo compare dos grupos de niños alimentados sólo con caramelos durante una semana. A un grupo le doy caramelos normales, pero al otro le doy caramelos suplementados con ácidos grasos Omega-3 y vitamina E. Si, al final de la prueba, el grupo suplementado tiene un poco menos de erupciones en la piel, ¿será suficiente para que mi médico recomiende estos "caramelos nuevos y mejorados" para mis hijos? O tal vez el consejo sería que si tienes que comer caramelos, entonces ¿estos últimos son la opción ligeramente menos mala? Y claro, cuando se te empiecen a caer los dientes, puedes probar los nuevos tipo 'dental' que contienen menos azúcar.

De hecho, piensa en las implicaciones de que un veterinario venda una determinada croqueta que supuestamente es mejor para los dientes - si se *comprueba científicamente* que un nuevo alimento seco supera a otro producto de la misma marca del fabricante, en consecuencia esto implica que todos los demás productos fabricados por ellos no aportan este beneficio, y por tanto son malos para los dientes de mi perro... ¿No debería mi veterinario retirar estos productos de sus estanterías?

¿QUÉ SIGNIFICA CIENTÍFICAMENTE COMPROBADO?

A medida que se producen más y más de estos estudios triviales, autocomplacientes, internos y a menudo auto-publicados, la validez científica de los productos que respaldan se establece más y más en la psique general. Con todo el ruido, perdemos de vista todo el debate. Con gran sigilo, estos productos "probados y comprobados", "recomendados por veterinarios" y ahora "de prescripción", comienzan a cambiar el rumbo del debate. Como vimos con su enfoque de venta de fórmulas para bebés, la demanda de pruebas científicas se traslada al consumidor. Debemos demostrar que la comida *normal* es mejor. Hay que reconocerlo, es una brillante lección de marketing y todo sin el peso de tener que producir un solo estudio que documente que sus productos superan a un grupo de control de animales normales y sanos alimentados con una dieta biológicamente normal.

> Los defensores de las dietas caseras o dietas crudas mencionan varias ventajas, como el control de los ingredientes utilizados, se evitan preservantes artificiales y la conservación de enzimas y... fitonutrientes naturales. Sin embargo, no hay datos publicados que respalden un beneficio real para la salud de las mascotas... alimentadas con estas dietas.
> **La Flamme *et al.* (2008) para Nestlé Purina Petcare Research**[44]

De hecho, La Flamme *et al.* (2008),[44] llama nuestra atención sobre un estudio en el que los propietarios que alimentaban con una de las dos dietas preparadas en casa (una con carne y otra sin ella) presentaban una mayor prevalencia de problemas de salud en comparación con los que se alimentaban con "dietas comerciales nutricionalmente equilibradas". El "estudio", que después de buscar un montón, resultó ser un póster sin publicar presentado primero para Nestlé Purina (titulado "Commercial vs Traditional Food in Canine Health" en St. Louis, Missouri, 1999 y más tarde en el Mars Waltham International Nutritional Science Symposium en Washington DC en 2005). Surgió del departamento de veterinaria de la University of Agricultural Sciences, en Bangalore, India. Compartido ampliamente tanto en Internet como en numerosos textos académicos respaldando a los alimentos para mascotas basados en cereales, cita el uso de 1.229 perros divididos en tres grupos de dieta, uno de los cuales fue alimentado con una dieta casera de algún tipo (no se nos dice que tipo de dieta fue). Aunque no estoy seguro si se trata de una encuesta o de si realmente albergaron a estos perros, y dejando a un lado el contenido exacto, la calidad y lo adecuado de las dietas caseras que utilizaron, sus conclusiones fueron sorprendentes. Resulta que la incidencia de problemas intestinales, como enteritis parasitaria, enteritis bacteriana, anorexia inespecífica, indigestión y ascitis, fue menor con la dieta comercial. Del mismo modo, la incidencia de trastornos dermatológicos como pioderma, dermatomicosis, dermatitis atópica, trastornos hormonales, pelaje seco, prurito y caspa, por no hablar de la infestación parasitaria con garrapatas, pulgas y ácaros sarcópticos y demodécticos, eran todos menos en los perros alimentados con dieta comercial. Una victoria notable y aparentemente muy completa para los alimentos 'completos' para mascotas, al parecer, algo que ningún autor ha logrado replicar desde entonces, en ningún punto, con ninguna croqueta, jamás. Podrías pensar que cualquiera de estos puntos se exploraría más y que la industria los promocionaría con fuerza.

Todos los Animales Son Iguales, pero Algunos Son Más Iguales que Otros

A menudo ocurre que cuanto más grita alguien sobre la ciencia, más débil es su postura precisamente en ese aspecto. El RCVS es la principal organización rectora de los veterinarios en el Reino Unido. Tiene una filial llamada RCVS-Knowledge cuya declaración de objetivos asegura que desean "avanzar en el uso de la medicina veterinaria basada en la evidencia en la práctica". Esto se agradece mucho. Una de las formas en que pretenden hacerlo es a través de su revista veterinaria revisada por pares *Veterinary Evidence*. Uno de los artículos de esta revista, titulado *In Dogs Does Feeding Raw Dietary Treats reduce or Prevent Periodontal Disease?*[45] no es favorable a la inclusión de huesos de carne crudos en la dieta del perro. Tras excluir todas las pruebas mencionadas anteriormente en la Sección 2, la mayoría de las cuales se pasaron por alto, se quedaron analizando los puntos fuertes y débiles de un único estudio que apoyaba el uso de huesos de carne cruda en la dieta del perro. Los autores concluyen que los veterinarios *no* deberían basarse en la literatura publicada disponible, sino emplear su *experiencia* clínica hasta que se conozca más (la cursiva la agregué yo a continuación para dar efecto).

> ...teniendo en cuenta la escasa evidencia sobre los huesos crudos y la falta de evidencia sobre otros tipos de premios crudos, los veterinarios y las enfermeras veterinarias deberían ser cautelosos a la hora de recomendar premios crudos para favorecer la salud periodontal de los perros. Además, deberían aconsejar a sus clientes *basándose en su experiencia clínica y no en la literatura* hasta que se generen más pruebas de mejor calidad.

Dejando a un lado sus conclusiones, la redacción de este artículo me resultaba familiar, ya que había sido utilizada en una medida similar para cerrar otro artículo en la misma revista sólo cuatro meses antes. En esta ocasión, dos investigadores (un estudiante de grado y otro de máster) se propusieron poner de manifiesto las deficiencias de la alimentación de los animales domésticos con alimentos frescos y apropiados para su especie, centrándose esta vez en las enfermedades renales de los animales domésticos. En su artículo, titulado "In Adult Dogs, Does Feeding a Raw Food Diet Increase the Risk of Urinary Calculi Formation Compared to Feeding a Complete Dry Kibble Diet? Los autores volvieron a utilizar un único estudio para exponer sus argumentos.[46] Este estudio descubrió que los perros alimentados con alimentos crudos tenían niveles más altos de creatina en la sangre en comparación con los niveles normalmente observados en los perros alimentados con un alimento seco "completo", algo que sabemos que es muy normal en perros alimentados con una dieta que contiene cantidades adecuadas de proteínas (más información en la sección 4). Al parecer, se apresuraron en destacar su preocupación por la posible relación entre una dieta rica en proteínas con un mayor riesgo de daño renal en los perros, pero olvidaron por completo mencionar los estudios que sugieren claramente que los perros con insuficiencia renal crónica, a menudo con una pérdida de la función renal de hasta el 90%, no sólo toleran sin problemas las dietas con alto contenido en proteínas, sino que les va mucho mejor cuando se les alimenta con ellas.[44,47-49] A pesar de ello, concluyen:

> ...las pruebas aportadas por el único estudio identificado son débiles y los resultados no pueden apoyar ni cuestionar la hipótesis de que una dieta de alimentos crudos aumenta el riesgo de cálculos urinarios en comparación con una dieta de croquetas. Por lo tanto, los profesionales que trabajan en el campo de la ciencia veterinaria o la nutrición deben proceder con cautela a la hora de asesorar a los clientes y *confiar en su experiencia profesional hasta que se generen más pruebas.*
> **Taylor y van Neggel, (2018)**[50]

Estos dos artículos revisados por expertos y publicados en *Veterinary Evidence Journal* del RCVS concluyen que es mejor que los veterinarios se basen en su experiencia profesional y no tanto en la literatura hasta que se generen más pruebas. Dejando de lado el uso o la falta de uso de la literatura publicada, no hay nada malo en esa opinión. Seguro que queremos que nuestros profesionales formados utilicen su valiosa "experiencia profesional" de vez en cuando.

Lamentablemente, sabemos que esta libertad científica no se extiende en absoluto a todos los veterinarios, sólo a los que están en su lista. No existe en su repertorio ninguna otra terapia alternativa, como la homeopatía, una práctica médica mucho más antigua que la alimentación seca y con ensayos clínicos posiblemente más positivos y revisados por pares que respaldan su uso. Por lo menos en la homeopatía se han hecho estudios con un control adecuado y con resultados positivos, algo que las croquetas a base de cereales aún no han conseguido.

> La homeopatía no existe con un cuerpo de significativa evidencia para su uso... con el fin de proteger el bienestar de los animales, consideramos que estos tratamientos son complementarios y no alternativos a los tratamientos para los que existe una base de pruebas reconocida o que se basan en principios científicos sólidos.
> **Declaración del RCVS en relación a la homeopatía, Fearon, 2017**[51]

Un "cuerpo de significativa evidencia" es un tema delicado. ¿Cuántas pruebas se necesitan? ¿Y reconocida por quién? El hecho es que existen pruebas adecuadas que respaldan el uso de la homeopatía y que, al menos, deberían estimular una mayor investigación científica. En 2011, un informe independiente encargado por las autoridades sanitarias suizas concluyó que "existen pruebas suficientes de la efectividad preclínica y la eficacia clínica de la homeopatía y de su seguridad y economía en comparación con el tratamiento convencional".[52] En 2016 se publicó en la revista Veterinary Record una exhaustiva revisión bibliográfica de estudios revisados por expertos sobre la eficacia de la homeopatía para sustituir el uso de antibióticos en el ganado vacuno, porcino y aves de corral, que abarca cuatro décadas.[53] 48 publicaciones produjeron 52 ensayos que, al parecer, cumplían los criterios científicos necesarios. 28 de estos ensayos fueron aparentemente favorables a la homeopatía, con 26 ensayos que mostraron una eficacia significativamente mayor en comparación con un grupo de control, mientras que 22 no mostraron ningún efecto terapéutico. Esto está muy lejos de ser una evidencia nula. Al fin y al cabo, los medicamentos de prescripción tienen fama de ser un éxito y un fracaso. Nadie se inmutó cuando el Dr. Allen Roses, vicepresidente mundial de genética de GlaxoSmithKline, la mayor compañía farmacéutica británica, admitió ante el editor científico del periódico Independent que la mayoría de los medicamentos recetados no funcionan en la mayoría de las personas que los toman.[54] No fue una gran sorpresa, al menos para la comunidad científica, ya que los estudios demuestran claramente que los medicamentos para la enfermedad de Alzheimer funcionan en menos de uno de cada tres pacientes. Los fármacos para el cáncer sólo son eficaces en una cuarta parte de los pacientes. El problema, explica el Dr. Roses, es que diferentes personas son portadoras de genes que interfieren de alguna manera con el medicamento, concluyendo que "la gran mayoría de los fármacos -más del 90%- sólo funcionan en el 30 o 50% de las personas". Esta tasa de fracaso es aceptable en la medicina moderna, al igual que los efectos secundarios, aparentemente (los medicamentos prescritos correctamente matan a más de 100.000 estadounidenses al año). Los efectos secundarios, y ciertamente la muerte, son prácticamente inauditos en la homeopatía. Lamentablemente, esta increíble flexibilidad no se ofrece a ninguna práctica médica "alternativa".

Dejando a un lado las pruebas disponibles y revisadas por pares, el RCVS hizo su declaración sobre la homeopatía sin ninguna consulta o debate previo con los veterinarios homeópatas establecidos. Tampoco discutieron el asunto con ninguno de los diversos órganos de gobierno que supervisan a los muchos cientos de veterinarios homeopáticos altamente cualificados en todo el mundo, incluyendo la British Association for Veterinary Surgeons (BAHVS) y la International Association for Veterinary Homeopathy (IAVH). Ambos grupos afirman que "poderosos intereses han determinado la decisión del Consejo del RCVS". Un portavoz de la BAHVS dijo que el RCVS había sido "seducido" por una "restricción que sienta precedentes en las libertades clínicas de las que siempre ha disfrutado la profesión".[51] Y, sin embargo, sigue siendo una afirmación que confina la homeopatía y otra serie de terapias eficaces al estatus de "complementarias", por lo que un veterinario no puede recomendarla por delante de los tratamientos convencionales, independientemente de su opinión, de lo contrario se enfrentará a represalias.

Por supuesto, el RCVS no está solo en su represión de la homeopatía. El National Health and Medical Research Council (australiano) se metió en un lío recientemente cuando se le encargó la evaluación de las pruebas disponibles que apoyan el uso de la homeopatía. Su informe final (no era un estudio publicado, ya que no se sometió a revisión por pares), titulado *Evidence on the effectiveness of homeopathy for treating health conditions* (2015), argumentaba en contra de la eficacia de la homeopatía. Sin embargo, varios grupos de investigación sobre la homeopatía encontraron discrepancias, incluyendo datos seleccionados de las pruebas disponibles y al panel de expertos en homeopatía que no contenía expertos reales en homeopatía, era un grupo presidido por un miembro de un grupo de presión anti-homeopatía, llevó la pieza en su conjunto al escrutinio público. Pronto se supo que había un trabajo anterior que no se hizo público. Se necesitaron tres años, múltiples solicitudes de FOI y miembros del Senado australiano para que el NHMRC admitiera el hecho. Finalmente, el trabajo original, titulado *The Efectiveness of Homeopathy: An Overview Review of Secondary Evidence* e inscrito en 2012, se publicó en septiembre de 2019. En este informe se afirma que "hay *evidencia alentadora* de la efectividad de la homeopatía" para cinco condiciones de salud.

> El hecho de que este documento vea por fin la luz es una gran victoria para la transparencia y la responsabilidad pública en la investigación.
> **Rachel Roberts, Directora del Homeopathy Research Institute**

No sé prácticamente nada de homeopatía, pero me interesa mucho la ciencia y la equidad en general. Los estudios que he leído en animales y el hecho de haber visto que funciona en perros y caballos hace que la línea del placebo no la tome en cuenta. Una de las críticas constantes a la homeopatía es que los tratamientos están tan diluidos que en realidad son sólo *agua*. No contienen ningún componente activo, sin embargo, en ensayos no publicados, los perros detectores de olores pueden identificar un tratamiento homeopático diluido más allá del número de Avogadro ($0,1^{-23}$), la dilución en la que se dice que la molécula ya no está presente en el agua. Los perros están detectando *algo*. Puede ser simplemente que las herramientas de que dispone la ciencia para investigarlo sean inadecuadas. Pregunta a cualquier físico sobre el intento de medir la materia oscura, algo que *sabemos* que está ahí. Tiene una gran masa, representando quizás el 85% de la materia del universo conocido, afectando a los universos por igual y, sin embargo, sigue siendo invisible para nuestros instrumentos o conocimientos actuales. En esta época, en la que la resistencia a los antibióticos es una amenaza inminente para nuestra salud, un área en la que la homeopatía tiene un gran potencial, es sin duda un área que merece más investigación. Como mínimo, ¿por qué querría un organismo científico reprimir la exploración de un nuevo campo por parte de sus capacitados miembros?

Dejando a un lado nuestros sentimientos o conocimientos sobre la homeopatía, el hecho es que el RCVS está de acuerdo con las croquetas, un producto que, según admite, se basa en "publicaciones científicas recientes, *experiencia práctica y datos no publicados*".[55] En el pasado, la RCVS ha elegido presidentes que fueron altos ejecutivos de empresas de alimentos secos para mascotas. Esta no es la única práctica que la RCVS ha respaldado que carece de mucha credibilidad científica. Por ejemplo, el refuerzo anual en los perros que ya están adecuadamente vacunados contra al menos los virus principales (distemper, parvovirus, adenovirus) cuando son cachorros, algo que sabemos por la Sección 2 que es totalmente innecesario.[56-59] De hecho, incluso los estudios producidos por los fabricantes de vacunas predicen una duración de la inmunidad de tres años o más como mínimo para el distemper y el adenovirus canino.[58] La revacunación anual no consigue estimular una respuesta secundaria debido a la interferencia de los anticuerpos existentes.[58] De hecho, hay pruebas de que podría ser potencialmente perjudicial para tu mascota. Los autores han encontrado reacciones que van desde las más comunes como fiebre, rigidez, dolor en las articulaciones, sensibilidad abdominal y cambios de comportamiento, hasta más graves como el aumento de la susceptibilidad a las infecciones, enfermedades autoinmunes, cáncer, trastornos neurológicos, encefalitis, ictericia, así como falla orgánica y colapso.[60-67] Está muy lejos de ser una práctica *perfectamente segura*, sobre todo en los perros pequeños, que tienen muchas más probabilidades de sufrir reacciones adversas que los perros más grandes.[68,69] Por todas estas razones, WSAVA estipula ahora que se refuerce a los perros para la mayoría de los virus no más que cada tres años.[70] Sin embargo, muchos veterinarios del Reino Unido (y también de los EE.UU.) siguen recomendando el refuerzo anual con todo el apoyo del RCVS. Escribiendo al *Vet Times*, 21 veterinarios homeópatas intentaron destacar este enigma, pero se encontraron con una aparente indignación.

¿QUÉ SIGNIFICA CIENTÍFICAMENTE COMPROBADO?

> En lugar de reconocer el hecho, el consejo veterinario acusó a los miembros (homeopáticos) de desprestigiar la profesión. Cuando la prensa se interesó en el asunto, se retiraron las acusaciones y posteriormente se modificaron las directrices de vacunación.
> **www.bahvs.com/articles-parent/bored-to-death**

Cuánto tiempo pasará antes de que las organizaciones rectoras de los veterinarios se sientan libres de moverse de una manera similar "basada en la evidencia" en los veterinarios que practican la alimentación cruda es una cuestión de debate, por ahora parece que todos somos libres, pero algunos son más libres que otros.

Una vez más, esto no es para invalidar las conclusiones de cualquiera de los autores mencionados o de la revista *Veterinary Evidence* en su conjunto. Es sólo que me parece increíble que tales artículos rara vez, o nunca, se equilibren con un análisis de su propio producto de elección. ¿En qué contexto las dietas ricas en carbohidratos de digestión rápida han superado alguna vez a las dietas ricas en proteínas para carnívoros obesos? ¿Dónde están las pruebas de que las croquetas son mejores para los dientes que la carne fresca y los huesos? ¿Ha demostrado alguien alguna vez que un producto seco, difícil de digerir, ultra-procesado, con alto contenido en sal y cargado de productos químicos no tenga un impacto negativo en la salud de los riñones a largo plazo comparado con un control adecuado? ¿Es segura la comida seca para mascotas en comparación con la cruda pre-elaborada? Al igual que con la comparación de la salud de la población canina alimentada en seco frente a crudo, este tipo de trabajos brillan por su ausencia. Lo único que obtenemos son revisiones bibliográficas en las que se lamenta el uso de la ciencia que apoya el uso de alimentos apropiados para la especie en nuestras mascotas, pero nunca se lamenta en lo procesado. Estos trabajos son referenciados incansablemente por la industria en apoyo de cualquier punto que estén tratando de probar, ofreciendo un cálido manto de consuelo científico al veterinario promedio que podría no tener el tiempo o la experiencia para investigar más. Hasta ahora, hemos aportado pruebas que sugieren que una dieta cruda o casera mejora el comportamiento, beneficia la salud intestinal y reduce los metabolitos del estrés, además de beneficiar enormemente a los perros que sufren atopia y displasia crónica de cadera.[71,72] Sin embargo, en todos los detalles, el sector veterinario ignora rotundamente estos trabajos con la misma facilidad con la que protege los estudios que ponen de manifiesto los defectos de su producto preferido, en caso de que los lean.

Con poco apoyo científico, la devoción casi piadosa de nuestros jóvenes veterinarios por el sector de las croquetas para mascotas se basa en poco más que la fe. No es mi intención ser bromista. Es muy poco probable que alguien visite la Tierra, y al revisar las pruebas disponibles, rechace una dieta apropiada para esta especie carnívora en favor de un pellet seco, alto en carbohidratos, bajo en proteínas, alto en sal, conservado químicamente y ultra-procesado, fabricado hace un año por empresas de caramelos con una reputación lamentable en cuanto a buena nutrición y salud en los círculos humanos. Plantea la misma pregunta a un hombre interesado en fabricar un producto rentable y podría decir lo contrario. Sin embargo, para creerle, vas a necesitar un poco de fe.

Como vimos con los doctores mal preparados al principio de la sección que creyeron la pseudo-ciencia de los representantes de las drogas "anzuelo, línea y plomo", rellenando bestialmente prescripciones para opiáceos altamente adictivos y antidepresivos potencialmente inútiles, toda la industria de alimentos para mascotas a base de cereales se construye en poco más que la fe. Nuestros jóvenes veterinarios confían necesariamente en las clases universitarias que se les imparten y en las organizaciones rectoras veterinarias que los supervisan. Los veterinarios también tienen fe en su propia capacidad para notar cualquier efecto secundario en caso de que surjan problemas por una mala alimentación y, sin embargo, seguimos viendo con gran impotencia cómo las enfermedades nutricionales, como la obesidad, diabetes y una mala dentición, siguen creciendo en espiral, igual que en las poblaciones humanas. A continuación, y de forma muy parecida a los doscientos jóvenes médicos de Packer que no habían leído ni un solo estudio en su campo, nuestros veterinarios están depositando claramente su fe en los representantes de la compañía y en la ciencia que se hace "puertas adentro", utilizada para respaldar sus afirmaciones, porque si fueran a buscar alguna evidencia por sí mismos, si se asomaran detrás de esa cortina, verían al pequeño Oz pedaleando frenéticamente la máquina. Por último, se confía en los organismos reguladores que se supone que patrullan a los productores, asegurando que se cumplan algún tipo de normas de calidad. Desgraciadamente, como se verá en el próximo capítulo, esta fe es quizá la más equivocada de todas.

Puntos a destacar

✓ La Bristol University publicó un trabajo que implicaba que el 31% de los perros del Reino Unido podían tener garrapatas. El trabajo se utilizó como base para que más mascotas del Reino Unido recibieran tratamiento químico contra el parásito. En sus métodos, los autores afirman que "es probable que la prevalencia relativamente alta registrada haya sido inflada por el método de reclutamiento de participantes..."

✓ En 2018, utilizando solo 27 perros, un estudio ampliamente compartido vinculó a *Campylobacter*, la comida cruda con la PRA en perros, concluyendo que "el pollo crudo en la dieta es altamente probable que aumente el riesgo de desarrollar PRA en perros en Australia". El trabajo, ampliamente compartido, tenía numerosas fallas graves. Desde entonces no se ha mencionado en la literatura que el pollo crudo cause PRA en los perros.

- ✓ Las comparaciones irrefutables se producen cuando se compara un grupo de perros en jaula alimentados con un alimento estándar a base de cereales con otro grupo de perros también en jaula alimentados con la misma dieta pero con un pequeño cambio, ya sea una pizca de ingredientes adicionales conocidos por preservar las capacidades cognitivas en la vejez (croquetas para perros senior), una cucharada de aceite de pescado que se sabe que reduce la inflamación (croqueta dermatológica) la adición de fibra no digestible para que los perros pierdan peso (croqueta light). Cuando se observa un efecto en el grupo de prueba, se convierte en un alimento para mascotas *científicamente comprobado*.

- ✓ Estos estudios se replican y se citan sin cesar, ofreciendo un cálido manto de 'evidencia' científica al veterinario que luego te venderá el producto bajo "prescripción", a pesar de que puedes comprarlo como cualquier alimento, ya que no posee ninguna cualidad medicinal.

- ✓ El RCVS es la principal organización rectora veterinaria en el Reino Unido. Mientras se posiciona a favor de los alimentos secos, ultra-procesados y a base de cereales para los carnívoros, sin el beneficio de *un solo estudio comparativo* que apoye esta postura, el RCVS se presenta como protector de la medicina veterinaria basada en la evidencia. No apoya la homeopatía, un campo con un gran número de estudios comparativos que la respaldan.

- ✓ La industria está dispuesta a producir revisiones bibliográficas que destaquen los posibles defectos de la alimentación fresca, pero nunca se fijan en su producto seco.

Referencias del Capítulo Dieciocho

1. Martinez-Anton, L. Marenda, M., Firestone, S.M. *et al.* (2018). Investigation of the role of *Campylobacter* Infection in suspected Acute Polyradiculoneuritis in Dogs. Journal of Veterinary Internal Medicine, 32(1): 352–360

2. Olson, P. and Sandstedt, K. (1987). *Campylobacter* in the dog: A clinical and experimental study. Veterinary Record, 121: 99–101

3. Baker, J, Barton, M.D. and Lanser, J. (1999). *Campylobacter* species in cats and dogs in South Australia. Australian Veterinary Journal, 77:10

4   Wieland, B., Regula, G., Danuser, J. et al. (2005). *Campylobacter* sp. in dogs and cats in Switzerland: Risk factor analysis and molecular characterization with AFLP. Zoonoses and Public Health, 52(4): 183–189

5   Chaban, B., Ngeleka, M. and Hill, J.E. (2010). Detection and quantification of 14 *Campylobacter* species in pet dogs reveals an increase in species richness in feces of diarrheic animals. BMC Microbiology, 10: 73

6   Holt, N., Murray, M., Cuddon, P.A. et al. (2011). Seroprevalence of various infectious agents in dogs with suspected acute canine polyradiculoneuritis. Journal of Veterinary Internal Medicine, 2: 261–266

7   Gehring, R. and Eggars, B. (2001). Suspected post-vaccinal acute polyradiculoneuritis in a puppy: short communication. Journal of the South African Veterinary Association, 72(2)

8   Cummings J. (1992). *Canine Inflammatory Neuropathies*. In: Current Veterinary Therapy XI. Kirk, R.W., Boagura, J.D., eds. Philadelphia, PA: WB Saunders; 1992: 1034–1037

9   Cuddon P. (2002). Acquired canine peripheral neuropathies. Veterinary Clinics of North America, 32: 207–249

10 Laws, E.J., Harcourt-Brown, T.R., Granger, N. et al. (2017). An exploratory study into factors influencing the development of acute canine polyradiculoneuritis in the UK. Journal of Small Animal Practice, 58(8): 437–443

11 Schulof, D. (2016). *Dogs, Dog Food and Dogma*. Present Tense Press, Salt Lake City

12 Mazzaferro, E.M., Eubig, P.A., Hackett, T.B. et al. (2004). Acute renal failure associated with raisin or grape ingestion in 4 dogs. Journal of Veterinary Emergency Critical Care, 14: 203–212

13 Eubig, P.A., Brady, M.S., Gwaltney-Brant, S.M. et al. (2005). Acute renal failure in dogs after the ingestion of grapes or raisins: a retrospective evaluation of 43 dogs (1992–2002). Journal of Veterinary Internal Medicine, 19: 663–674

14 Morrow, C.M.K., Valli, V.E., Volmer, P.A. et al. (2005). Canine renal pathology associated with grape or raisins ingestion: 10 cases. Journal of Veterinary Diagnostic Investigation, 17: 223–231

15 Sutton, N., Bates, M. and Campbell, A. (2009). Factors influencing outcome of *Vitis vinifera* (grapes, raisins, currants and sultanas) intoxication in dogs. Veterinary Records, 164(14): 430–431

16 Martineau, A.S., Leray, V., Lepoudere, A. et al. (2016). A mixed grape and blueberry extract is safe for dogs to consume. BMC Veterinary Research, 12: 162

17 Shanmuganayagam, D., Beahm, M.R., Osman, H.E. et al. (2002). Grape seed and grape skin extracts elicit a greater antiplatelet effect when used in combination than when used individually in dogs and humans. Journal of Nutrition, 132(12): 3592–2598

18 Milgram, N.W., Head, E., Zicker, S.C. et al. (2005). Learning ability in aged beagle dogs is preserved by behavioral enrichment and dietary fortification: a two-year longitudinal study. Neurobiological Aging, 26: 77–90

19 Head, E., Nukalab, V.N., Fenoglio, K.A. et al. (2009). Effects of age, dietary, and behavioral enrichment on brain mitochondria in a canine model of human aging. Experimental Neurology, 220(1): 171–176

20 Fahnestock, M., Marcheseae, M., Head, E. et al. (2012). BDNF increases with behavioral enrichment and an antioxidant diet in the aged dogNeurobiology of Aging, 33(3): 546-554

21 www.hillspet.com/dog-food/pd-bd-canine-dry
22 Nabavi, S.F., Braidy, N., Gortzi, O. *et al.* (2015). Luteolin as an anti-inflammatory an neuroprotective agent: A brief review. Brain Research Bulletin, 119(A): 1–11
23 Ferrari, C.K.B. and Torres, AC.K.B (2003). Biochemical pharmacology of functional foods and prevention of chronic diseases of aging. Biomedicine & Pharmacotherapy, 57(5–6): 251–260
24 Kiefer, I. (2007). Brain food. Scientific American Mind, 18(5): 58–63
25 Andres-Lacueva, C., Shukitt-Hale, B., Galli, R.L. *et al.* (2013). Anthocyanins in aged blueberry-fed rats are found centrally and may enhance memory. Nutritional Neuroscience, 8(2): 111–120
26 Scott, D.W., Miller, W.H., Jr, Decker, G. A. *et al.* (1992). Comparison of the clinical efficacy of two commercial fatty acid supplements (EfaVet and DVM Derm Caps), evening primrose oil, and cold water marine fish oil in the management of allergic pruritus in dogs: A double-blinded study. Cornell Veterinarian, 82(3): 319–329
27 Scott, D.W. and Miller, W.H. (1993). Nonsteroidal anti-inflammatory agents in the management of canine allergic pruritus. Journal of South African Veterinary Association, 64(1): 52–56
28 Scott, D.W., Miller, W.H., Jr, Griffin, C.E. (1995). *Structure and function of the skin*. Muller and Kirk's Small Animal Dermatology (5th ed.). Philadelphia, PA: Saunders, pp1–54
29 Scott, D.W., Miller, W.H., Reinhart, G. A. *et al.* (1997). Effect of an omega-3/omega-6 fatty acid-containing commercial lamb and rice diet on pruritus in atopic dogs: Results of a single-blinded study. Canadian Journal of Veterinary Research, 61(2): 145–153
30 Logas, D. (1995) *Systemic nonsteroidal therapy for pruritus: the North American experience*. Proceedings of 19th WALTHAM/OSU Symposium Dermatology, pp32–36
31 Sture, G.H. and Lloyd, D.H. (1995) Canine atopic disease: therapeutic use of an evening primrose oil and fish oil combination. The Veterinary Record, 137: 169–170
32 Watson, T. D. G. (1998). Diet and skin disease in dogs and cats. Journal of Nutrition, 128(12): 2783S–2789S
33 Heinemann, K.M., Waldron, M.K., Bigley, K.E. *et al.* (2005). Long-chain (n-3) polyunsaturated fatty acids are more efficient than alpha-linolenic acid in improving electroretinogram responses of puppies exposed during gestation, lactation, and weaning. Journal of Nutrition, 135: 1960–1966
34 Ricci, R., Berlanda, M., Tenti, S., *et al.* (2009): Study of the chemical and nutritional characteristics of commercial dog foods used as elimination diet for the diagnosis of canine food allergy. Italian Journal of Animal Science, 8: 328–330
35 Lenox, C.E. (2015). Timely topics in Nutrition: An overview of fatty acids in companion animal medicine. Journal of the American Veterinary Medical Association, 246(11): 1198–1202
36 Hannah, S.S. and Laflamme, D.P. (1998). Increased dietary protein spares lean body mass during weight loss in dogs. Journal of Veterinary International Medicine, 12: 224
37 Hannah, S. (1999). Role of dietary protein in weight management. Compendium on Continuing Education for the Practicing Veterinarian, 21: 32–33
38 Diez, M., Nguyen, P., Jeusette, I. *et al.* (2002). Weight loss in obese dogs: Evaluation of a high-protein, low-carbohydrate diet. Journal of Nutrition, 132: 1685S–1687S

39   Blanchard, G., Nguyen, P., Gayet, C. et al. (2004). Rapid weight loss with a high-protein low-energy diet allows the recovery of ideal body composition and insulin sensitivity in obese dogs. Journal of Nutrition, 134: 2148S–2150S

40   German, A. J., Holden, S.L., Bissot, T. et al. (2010). A high protein high fibre diet improves weight loss in obese dogs. Veterinary Journal, 183: 294–297

41   Weber, M., Bissot, T., Servet, E. et al. (2007). A High-Protein, High-Fiber Diet Designed for Weight Loss Improves Satiety in Dogs. Journal of Veterinary Internal Medicine, 21(6): 1203–1208

42   Cameron, K.M., Morris, P.J., Hackett, R.M. et al. (2011). The effects of increasing water content to reduce the energy density of the diet on body mass changes following caloric restriction in domestic cats. Journal of Animal Physiology and Animal Nutrition, 95: 399–408

43   Zentek J. (1995). Observations on the apparent digestibility of copper, iron, zinc and magnesium in dogs. Deutsche tierärztliche Wochenschrift, 102(8): 310–315

44   Laflamme, D.P., Abood, S.K., Fascetti, A.J. et al. (2008). Pet feeding practices of dog and cat owners in the United States and Australia. Journal of the American Veterinary Medical Association, 232(5): 687–694

45   van Veggel, N. and Oxley, J. (2018). Treats Reduce or Prevent Periodontal Disease? A Knowledge Summary. Veterinary Evidence, 3(3)

46   Dijcker, J.C., Hagen-Plantinga, E.A., Everts, H. et al. (2012). Dietary and animal-related factors associated with the rate of urinary oxalate and calcium excretion in dogs and cats. The Veterinary record, 171(2): 46

47   Bovée, K.C. (1991) Influence of dietary protein on renal function in dogs. Journal of Nutrition, 121(11): S128–S139.

48   Finco, D.R., Brown, S.A., Crowell, W.A. et al. (1994). Effects of aging and dietary protein intake on uninephrectomized geriatric dogs. American Journal of Veterinary Research, 55: 1282–1290

49   Hansen, B., DiBartola, S.P., Chew, D.J. et al. (1992). Clinical and metabolic findings in dogs with chronic renal failure fed two diets. American Journal of Veterinary Research, 53(3): 326–334

50   Taylor, E. and van Veggel. N. (2018). In adult dogs, does feeding a raw food diet increase the risk of urinary calculi formation compared to feeding a complete dry kibble diet? Veterinary Evidence, 3(2)

51   Fearon, R. (2017). No evidence for homeopathy, says RCVS. BMJ Vet Record, 181(19): 494–495

52   Bornhöft, G., Matthiessen, P. and Saar, M.M. (2011). *Homeopathy, in healthcare: effectiveness, appropriateness, safety, costs*. A HTA report on homeopathy as part of the Swiss Complementary Medicine Evaluation Programme. Springer, Bornhöft, G. and Matthiessen, P.F. (eds)

53   Doehring, C. and Sundrum, A. (2016). Efficacy of homeopathy in livestock according to peer-reviewed publications from 1981 to 2014, Veterinary Record, 179(24): 628

54   Connor, S. (2003). *Glaxo chief: Our drugs do not work on most patients*. The Independent UK. Published online, Dec 8th, www.independent.co.uk

55   Association of American Feed Control Officials (AAFCO, 2016). Dog and Cat Food Nutrient Profiles. Official Publication, ww.aafco.org

56 Carmichael, L.E. (1999). Canine viral vaccines at a turning point - a personal perspective. Advances in Veterinary Medicine, 41: 289–307

57 Mouzin, D.E., Lorenzen, M.J., Haworth, J.D. et al. (2004). Duration of serologic response to five viral antigens in dogs. Journal of the American Veterinary Medical Association, 224(1): 55–60

58 Schultz, R.D. (2006). Duration of immunity for canine and feline vaccines: A review. Veterinary Microbiology, 117(1): 75–79

59 Bonagura, J.D. and Twedt, D.C. (2008). *Kirk's current veterinary therapy XIV*. Philadelphia, PA: Saunders

60 Phillips, T.R., Jensen, J.L., Rubino, M.J. et al. (1989). Effects of vaccines on the canine immune system. Canadian Journal of Veterinary Research, 53: 154–160

61 Tizard, I. (1990). *Risks associated with use of live vaccines*. Journal of the American Veterinary Medical Association, 196(11): 1851–1858

62 Duval, D. and Giger, U. (1996). Vaccine associated immune-mediated hemolytic anemia in the dog. Journal of the Veterinary Internal Medicine, 10: 290–295

63 Dodds, W.J. (1999). More bumps on the vaccine road. Advances in Veterinary Medicine; 41: 715–732

64 Dodds, W.J. (2001). Vaccination protocols for dogs predisposed to vaccine reactions. Journal of the American Animal Hospital Association, 37(3): 211–214

65 Hogenesch, H., Azcona-Olivera, J., Scott-Moncrieff, C. et al. (1999). Vaccine-induced autoimmunity in the dog. Advances in Veterinary Medicine, 41: 733–747

66 Scott-Moncrieff, J.C., Azcona-Olivera, J., Glickman, N.W. et al. (2002) Evaluation of antithyroglobulin antibodies after routine vaccination in pet and research dogs. J Am Vet Med Assoc, 221: 515–521

67 Horzinek, M.C. (2006). Vaccine use and disease prevalence in dogs and cats. Veterinary Microbiology, 117(1): 2

68 Moore, G.E., Guptill, L.F., Ward, M.P. et al. (2005). Adverse events diagnosed within three days of vaccine administration in dogs. Journal of the American Veterinary Medical Association, 227: 1102–1108

69 Novak, W. (2007). Predicting the "unpredictable" vaccine reactions. Proceeding of the NAVC North American Veterinary Conference. Jan. 13-27, Orlando, Florida

70 Day, M.J., Horzinek, M.C., Schultz, R.D. et al. (2016). Guidelines for the vaccination of dogs and cats. Journal of Small Animal Practice, 57: E1–45 f

71 Grundström, S. (2013). *Influence of nutrition at young age on canine hip dysplasia in German Shepherd dogs*. The WALTHAM International Nutritional Sciences Symposium (WINSS) 2013, Oct. 1-4, Oregon, USA

72 Roine, J., Roine, M., Velagapudi, V. and Hielm-Björkman, A. (2015). *Metabolomics from a Diet Intervention in Atopic Dogs, a Model for Human Research?* 12th European Nutrition Conference (FE NS), Berlin, Germany

CAPÍTULO 19

¿Dónde está la Policía de los Alimentos para Mascotas?

1. AAFCO: Un organismo asesor y un protocolo nutricional muy inadecuado para su propósito

En la sección 2, nos enteramos de que Hill´s Pet Nutrition, sufrió como única marca el mayor retiro de alimentos para mascotas de la historia. Impulsada por las quejas de los consumidores, Hill´s acabó retirando voluntariamente una gran parte de sus alimentos cuando se descubrió que poseían una cantidad potencialmente tóxica de vitamina D en cada línea de productos. Como empresa americana, la FDA investigó a Hill's por su fatal error y descubrió que el premix de vitaminas que compraba Hill's no había sido analizada por la propia empresa antes de su uso. Está bien, se podría perdonar eso. Sin embargo, la FDA también observó que en ningún momento ninguno de los productos fueron analizados antes de salir de la fábrica (Warning Letter de la FDA a Hill's MARC-CMS 576564), a pesar de que cada producto tiene un "análisis garantizado" arriba de los ingredientes en el costado de cada paquete. Se trata de 22 millones de latas de comida para mascotas altamente científicas y "completas" que proceden del líder mundial de la alimentación para mascotas durante un tiempo indeterminado y que salen a la venta sin ningún tipo de control, con el resultado de muertes y sufrimientos incalculables. ¿Su castigo? la FDA dijo que "verificará las *acciones correctivas voluntarias propuestas* por Hill´s - presentadas en marzo, mayo y agosto del año pasado *–cuando se realice una futura inspección*".

¿DÓNDE ESTÁ LA POLICÍA DE LOS ALIMENTOS PARA MASCOTAS?

De ese párrafo deberían aparecer varias cosas, como por ejemplo ¿Cómo ha ocurrido esto? ¿A quién podemos culpar? ¿Podría estar ocurriendo esto en todas las fábricas de alimentos para mascotas? ¿Quién se supone que vigila a estos tipos? Y luego, ¿*acciones correctivas voluntarias*? ¿Propuestas por la propia empresa infractora? No parece un gran castigo. ¿Y que se investigue *más adelante*? En cualquier otra industria alimentaria, se esperaría que un potente fallo pudiera, si no cerrarla instantáneamente hasta que sus sistemas fueran verificados exhaustivamente de forma externa, ponerla bajo una vigilancia muy estricta e inmediata por parte de los poderes públicos.

¿Quién se supone que supervisa a estos tipos?

Es posible que te hayas dado cuenta de que la mayoría de las croquetas, si no todas, se enorgullecen de llevar en la parte delantera algo así como "Completo para la alimentación de por vida según las normas de AAFCO". Pero, ¿qué significa el término alimento "completo"? Al fin y al cabo, a excepción de la leche materna (fabricada por Madre Naturaleza Inc.), todavía no tenemos un alimento *completo* para los humanos. Lo más cerca que se ha estado de ello ha sido la leche de fórmula para bebés, y mira lo bien que le ha ido a Nestlé.

Y, sin embargo, ahí está en blanco y negro, dando tanto al veterinario como al cliente el gran consuelo de que el producto en cuestión está seguro de contener todo lo que tu mascota necesita para estar en la mejor condición física. Así que, ahora es un buen momento para echar un vistazo a AAFCO, ver exactamente quiénes son y qué implican sus normas.

En el ámbito de la salud y la nutrición humana, la responsabilidad de garantizar la seguridad y eficacia de un producto, así como cualquier afirmación sobre sus beneficios, recae en organizaciones gubernamentales que someten a pruebas independientes a los fabricantes de medicamentos y alimentos. En el ámbito de la salud y la nutrición canina, este filtro es prácticamente inexistente. Que yo sepa, no hay organizaciones gubernamentales que supervisen el contenido nutricional de los alimentos para mascotas en ningún lugar del mundo. Sólo se preocupan por el diseño, las operaciones, higiene de las instalaciones y el contenido microbiológico del producto final.

En la actualidad, los alimentos para animales domésticos en EE.UU. están supervisados a diferentes niveles por una mezcla de numerosos grupos. A nivel federal, en virtud de la Ley Federal de Alimentos, Medicamentos y Cosméticos, la industria está regulada por la FDA. Piensa en ellos como la policía. Una vez alertados de un problema, se sabe que inspeccionan las instalaciones de fabricación (como el escándalo de la melamina en 2007). La FDA no exige la aprobación previa de nuevos alimentos, ya sean destinados a los seres humanos o a los animales, sino que se limita a pedir que los alimentos no estén "adulterados" o "mal etiquetados" con información falsa o engañosa. Lo de la comida adulterada es interesante. Lo definen como "alimentos envasados o conservados en condiciones insalubres, alimentos o ingredientes sucios o descompuestos, y alimentos que contengan cualquier sustancia venenosa o nociva".[1] También establecen que un alimento puede considerarse adulterado si contiene "cualquier parte o producto de un animal enfermo".[2] No sé cómo la mayoría de los ingredientes de los alimentos para animales de compañía, en particular la harina de carne, obtiene luz verde con esto en vigor.

El problema que tiene la FDA son los recursos. En eso, no tienen mucho. Desgraciadamente para ellos, la FDA/CVM tiene un mandato del Congreso que les obliga a regular el sector de los alimentos para mascotas. Para cumplir este requisito, utilizan una rama de la FDA llamada National Research Council (NRC). Luego se decidió formar asociaciones de cooperación con otros grupos que pudieran hacerlo por ellos.

Entra la AAFCO. A mediados de la década de 1980, el Gobierno de EE.UU. cerró el Subcomité de Nutrición Canina del NRC, desvinculó sus organismos reguladores y entregó toda la industria de alimentos para mascotas a la Association of American Feed Control Officials (AAFCO).[3]

> ...la asociación continua con AAFCO es vital para la regulación continua de los productos alimenticios para mascotas...porque la FDA tiene recursos limitados para hacer cumplir la ley que se centran en la seguridad de los alimentos para humanos...temas.
> **Benz, S. FDA´s *Regulation of Pet Food*, FDA Veterinarian, Vol. VXI, *supra* note 23**

AAFCO es ahora el mayor actor en términos de política alimentaria para mascotas en todo el mundo. Se puede decir que sus recomendaciones son consideradas por la industria como el estándar de oro. Todo el mundo las copia. Por ejemplo, la FEDIAF, la European Pet Food Industry Federation, supervisa lo que ocurre con los alimentos para mascotas en este lado del mundo. Sin embargo, a diferencia de AAFCO, la FEDIAF admite libremente que se ocupa de "promover los puntos de vista e intereses de unos 650 productores europeos de alimentos para animales de compañía". En la línea inferior, aseguran que la FEDIAF también se preocupa por "la calidad y seguridad, equilibrio nutricional y la palatabilidad, variedad y relación calidad-precio, las exigencias de los propietarios de mascotas y la comodidad". Aunque sus objetivos pueden ser admirables, está claro que es imposible salvaguardar los intereses de ambas partes del debate, sobre todo cuando una parte gana dinero mientras la otra se separa de él. Aunque la FEDIAF ha publicado sus propias directrices nutricionales para los fabricantes europeos de alimentos para animales de compañía (visita www.fediaf.org), sus directrices son, a todos los efectos, muy similares a las elaboradas por AAFCO, siendo una de las diferencias más destacadas que la FEADIAF permite a los cachorros jóvenes y a algunos adultos cuatro puntos porcentuales más de proteínas (22% frente a 25% y 18-21%, AAFCO y FEDIAF respectivamente).

> ...La industria utiliza como base y contribuye a los estudios de investigación publicados por las autoridades reconocidas internacionalmente, la American Association of Food Control Officers y el National Research Council (NRC) de la National Academy of Sciences de los Estados Unidos...
> **http://www.fediaf.org/self-regulation/nutrition.html**

Entonces, ¿quiénes son exactamente la AAFCO? La Publicación Oficial de la AAFCO (2016)[4] nos dice que la AAFCO se reunió por primera vez como agrupación organizada alrededor de 1909. Su mandato consistía en preparar una carta de alimentación uniforme, formular reglamentos, definiciones, lo que estaba o no permitido y establecer algunos requisitos de etiquetado. Estamos seguros de que la protección del consumidor sigue siendo el objetivo principal de la AAFCO.

Desgraciadamente, como informa el *The New York Times*,[5] en los años 70 el gobierno de Estados Unidos y el negocio de los alimentos para mascotas crecieron muy unidos. Earl L. Butz, presidente del consejo de administración de Ralston Purina (empresa estadounidense de piensos, comprada por Nestlé en 2001) y Clifford M. Hardin, Secretario de Agricultura, intercambiaron efectivamente sus puestos. Las primeras directrices nacionales en materia de nutrición surgieron del equipo de investigación de Ralston Purina. Desde el principio, a nadie pareció importarle que la industria empezara a autorregularse.

En la actualidad, la AAFCO establece las directrices a las que deberían atenerse los fabricantes de alimentos para mascotas, incluidas las normas nutricionales, el protocolo de pruebas de alimentación y los requisitos de etiquetado de los alimentos. Digo "deberían" porque AAFCO es una organización no gubernamental. No tiene ningún tipo de competencias legales o reglamentarias. AAFCO no tiene la capacidad para aprobar ni para prohibir los alimentos para animales de compañía. No tiene laboratorios, ni investigadores, ni leyes, ni realiza control alguno de la industria y no tiene absolutamente nada que hacer ante un tribunal.[6] Su papel es puramente consultivo (aunque he oído que se están produciendo cambios en los que la AAFCO, una ONG, se está desviando hacia la elaboración de políticas reales). Actualmente, los fabricantes de alimentos para mascotas son libres de seguir sus recomendaciones o no.

Para empeorar considerablemente las cosas, su consejo de administración tiene un historial de estar poblado de representantes de croquetas. En su artículo para la

Harvard Law School titulado *Deconstructing the Regulatory Facade: Why Confused Consumers Feed their Pets Ring Dings and Krispy Kremes*, Patrick (2006) señala una publicación oficial de AAFCO de 1994 en la que aparece un grupo de miembros encargados de desarrollar y revisar las normas de los términos que aparecen en las etiquetas de los alimentos para mascotas. De los seis miembros del grupo, cuatro eran empleados de empresas de alimentos para mascotas (Ken Johanees, Hill's Pet Products Inc.; Dan Chauslow, Westreco, Inc.; Dave Bebiak, Ralston Purina Co.; y Mark Finke, Alpo pet foods Inc.). Hay una infiltración similar en muchas otras secciones de la AAFCO, incluyendo el Comité de Inspección y Muestreo, el Comité de Fabricación de Piensos y el Comité de Etiquetado de Piensos.[7] AAFCO, investigada ampliamente por Martin (2007), celebra una vez al año una convención para debatir y votar cuestiones relacionadas con la industria de los alimentos para mascotas. Al parecer, no es raro ver a más grupos de lobby de la industria de alimentos para mascotas en la asistencia que miembros de AAFCO.[6] Citando a Douglas Knueven, DVM, "hablando del perro cuidando la carnicería".[8]

> En la actualidad, los representantes de Cargill, ADM, Purina, el Pet Food Institute (el principal grupo lobbista de las grandes empresas de croquetas) y la American Feed Industry Association con la National Grain and Feed Association (otros dos grupos de lobby de los carbohidratos) son miembros del comité de la AAFCO o "asesores industriales" de la AAFCO.
>
> **Schulof, 2016**[9]

Sin embargo, al no haber ningún otro actor que ofrezca una alternativa adecuada, AAFCO parece ser el único grupo que establece las normas para la alimentación de las mascotas en todo el mundo. Así que, echemos un vistazo al protocolo de AAFCO, las normas a las que deben atenerse los fabricantes de alimentos si es que quieren indicar "completo para la alimentación de por vida" en la parte delantera de sus envases.

Problemas evidentes con las pruebas de alimentos de AAFCO

Hay tres maneras en que un productor de alimentos para mascotas puede demostrar que su producto es "completo" a los ojos de AAFCO y estos productores son libres de elegir el método que más les convenga. La primera opción es que establezcan que la fórmula de su producto cumple el perfil de requisitos mínimos de nutrientes de AAFCO. Este perfil está plagado de una increíble variedad de problemas. En primer lugar, ciertos grupos de nutrientes están ausentes en el perfil, como los carbohidratos, una de las razones por las que no ves el contenido de carbohidratos en el alimento que le compras a tu mascota. A diferencia de la nutrición humana, no es un requisito. No se menciona el azúcar. Como hemos dicho anteriormente, puedes calcularlo sumando todas las partes mencionadas (proteínas, grasas, cenizas) y tomando esta cifra total de 90 (suponiendo que el 10% del alimento seco es agua) lo que falta para llegar a 90 es el contenido de carbohidratos. La fibra tampoco se menciona. Al igual que en el caso de los alimentos para la obesidad, los fabricantes pueden utilizar, y lo hacen, la cantidad que deseen, sin tener en cuenta los problemas digestivos que esto pueda causar al perro. Increíblemente, no fue hasta 2014, cuando la reacción del público alcanzó un nivel suficiente, que se exigió que se indicaran las calorías. Todo esto parece un poco extraño por parte de un grupo cuyo objetivo principal, aparentemente, es proteger al consumidor.

Pero centrándonos en lo que realmente se menciona, según el manual de AAFCO (AAFCO 2006), su perfil nutricional se basa en un perfil previo establecido por el Comité de Nutrición Animal del NRC. Sin embargo, en algún momento, AAFCO se encargó de modificar algunos valores, declarando que "se añadieron o modificaron los valores de los requisitos de nutrientes específicos... con el apoyo de publicaciones científicas recientes, experiencia práctica y datos no publicados". Uno de los ingredientes que consideraron excesivo fue, como no podía ser de otra manera, la proteína, por lo que la redujeron del 22% al 18% de la materia seca para el mantenimiento de los perros adultos. Es crucial tener en cuenta aquí que AAFCO (2016)[4] afirma explícitamente que se trata de una lista de requerimientos *mínimos* de nutrientes si se desea un funcionamiento normal en el perro (funcione normal por más de seis meses). En ningún momento AAFCO habla de las necesidades óptimas de los perros. Por lo tanto, la cifra del 18% de proteína bruta es la cantidad *mínima* de proteína permitida en los productos que pretenden declarar "completo según las directrices de AAFCO" (en el alimento para cachorros es el 22,5% de proteína) en su etiqueta. Lamentablemente, estos mínimos parecen ser ahora los objetivos de la industria, ya que pocos alimentos secos a base de cereales ofrecen ahora más de 1 o 2 puntos porcentuales de proteína extra. De este modo, cualquier veterinario que recomiende este tipo de productos está avalando el uso de la cantidad mínima de proteínas para tu perro de por vida, no la óptima.

Como ya hemos comentado en nuestro capítulo sobre Vitaminas y Minerales, AAFCO sólo se ocupa de la nutrición sintética. En ningún momento se considera la nutrición fresca u óptima. Mientras siguen obsesionados con el mínimo necesario, y teniendo en cuenta el peligro de un exceso de nutrientes suplementarios, existe una preocupante falta de niveles máximos. De los doce mínimos enumerados, sólo existen máximos para cuatro. De las once vitaminas enumeradas, sólo hay máximos para dos.

ALIMENTACIÓN EN PERROS

Utilizando las cifras de los cerdos, se permite el uso de enormes cantidades de hierro y óxido de zinc baratos para sustituir la falta de estos nutrientes en el premix. Los groseros excesos de carbonato de calcio, sulfato de cobre y diversas sales suponen sin duda un riesgo para la salud de los animales domésticos en la actualidad.

Esta industria no tiene en cuenta en ningún momento los alimentos frescos, la absorción normal de vitaminas y minerales ni las necesidades óptimas de nutrientes. Y lo que es peor, al ocuparse de los requisitos mínimos de nutrientes y utilizar a menudo cifras procedentes del ganado porcino, se han dejado de lado los peligros inherentes que supone el exceso de nutrientes suplementarios en los alimentos ultra-procesados para mascotas. Existe una preocupante falta de máximos de nutrientes. Recuerda que de los doce minerales enumerados, sólo hay máximos para cuatro. De las once vitaminas nombradas, sólo hay máximos para dos. Para terminar, se utilizan grandes cantidades de óxidos y sulfatos baratos para suplir la falta de estos nutrientes en el premix, junto con espantosas cantidades de sal para asegurarse de que la mascota se lo coma.

Sabemos que el cuerpo no trata los suplementos inorgánicos como de calcio y fosforo de la misma manera que los minerales que se encuentran en la naturaleza quelados a una proteína. Las mujeres que toman suplementos de calcio, a pesar de consumir más calcio por comida, tienen una menor densidad ósea en las caderas y la columna vertebral. El fósforo que se encuentra de forma natural en la dieta parece tener poco o ningún efecto sobre el fósforo plasmático postprandial en los gatos. De hecho, al ser más difíciles de absorber, los suplementos minerales darán lugar a más subproductos inútiles que aumentarán la tensión en el sistema de filtración del cuerpo. Esta es la ruta hacia la toxicidad. De este modo, los máximos de los suplementos diferirán con toda seguridad de los nutrientes en su forma natural.

Aunque las directrices nutricionales mínimas de AAFCO fueron sin duda un regalo de Dios para el sector de los alimentos secos para mascotas en los años 70, cuando miles de animales de compañía se quedaban ciegas y morían por falta de taurina (el segundoaminoácido más abundante en la carne), sin duda, los productos que se han sacado del mercado son atrozmente inadecuados, pero el hecho es que sólo son relevantes para los productores de croquetas interesados en fabricar productos de calidad. Peor aún, con el tiempo, estas normas parecen haber tenido el efecto involuntario de establecer un nuevo mínimo para el mercado. Ya no había ningún incentivo para que algunos fabricantes de croquetas fueran un poco mejores, que utilizaran un poco más de proteína animal o eligieran una mejor harina de carne con menos perros. Ciertamente, no serán recompensados por el consumidor que, si se le da la publicidad adecuada, sal yapetito, lo comerá a pesar de todo. Hoy en día, lo único que importa al veterinario y al tutor es que el producto haya alcanzado la norma de AAFCO. No se exige más. No se recompensa lo mejor. Es inevitable que se produzca una carrera hacia el fondo para seguir siendo competitivos.

¿DÓNDE ESTÁ LA POLICÍA DE LOS ALIMENTOS PARA MASCOTAS?

Es vergonzoso que la versión procesada de los alimentos y la versión sintética de los nutrientes se hayan convertido en el estándar nutricional por el que todos debemos regirnos ahora y es claramente absurdo. En la actualidad, cualquier nutricionista que intente formular productos alimenticios crudos para perros que cumplan con AAFCO y sean apropiados para su especie, debe buscar ingredientes con un alto contenido de elementos como el zinc y la vitamina E (generalmente de origen vegetal, como las semillas; a mí me gustan las semillas de cáñamo en este sentido, ya que no contienen ácido fítico, que sabemos que puede causar sus propios problemas) o arriesgarse a que sus productos no sean considerados "completos" por la industria de alimentos secos. No estoy muy seguro de cuál es el plan para los carnívoros estrictos, como los gatos en este sentido. Por estas razones, digo que el perfil nutricional *mínimo* de la AAFCO requiere una revisión muy urgente si va a desempeñar algún papel en el sector de los alimentos frescos y crudos con sus elevados ideales de nutrición óptima para los animales de compañía.

El problema de los ensayos de piensos de la AAFCO

A partir de aquí, increíblemente, las cosas empeoran con el protocolo de AAFCO. La segunda forma de demostrar que tu producto cumple con los requerimientos de AAFCO para denominar "alimento completo para toda la vida" es demostrar que tu producto es prácticamente idéntico a otro que ya ha sido considerado "completo" según las normas de AAFCO. Al parecer, esta es la vía preferida por los fabricantes de croquetas para mascotas, ya que sus productos son prácticamente idénticos a otros del mercado.

Pero es el tercer y último método para demostrar que tu producto es adecuado para una 'alimentación de por vida' (una prueba de alimentación con perros vivos) el más inepto: las pruebas de alimentación internas. Los criterios para estos ensayos son los siguientes:

- Todas las pruebas de alimentos pueden realizarse en la propia empresa (por las propias empresas de alimentos para mascotas...)

- Los fabricantes deben realizar pruebas de alimentación en ocho perros enjaulados durante seis meses para comprobar si el alimento es adecuado para mantener la vida.

- Las pruebas de alimentos para la etapa de crecimiento son similares a las pruebas de alimentos para mantenimiento mencionadas anteriormente, excepto que las pruebas de alimentos para crecimiento sólo deben realizarse durante 10 semanas a pesar de que este tipo de comida se entrega durante 6-12 meses en la mayoría de los casos.

ALIMENTACIÓN EN PERROS

- Seis de cada ocho perros en jaula no deben mostrar signos de deficiencia o exceso nutricional

- Se permite retirar a dos perros del ensayo; los datos registrados de los animales retirados no tienen que incluirse en los informes finales

- No se permite que ningún animal pierda más del 15% de su peso inicial, aunque el aumento de peso no se toma en cuenta.

- Al final de esta prueba, se deben tomar cuatro valores sanguíneos: hemoglobina, hematocrito (cantidad de glóbulos rojos, una medida de la aptitud en el ámbito deportivo), fosfatasa alcalina sérica (control de los riñones) y albúmina sérica (control del hígado); los niveles deben estar entre los valores altos y bajos aceptados.

Una vez que se cumplan los criterios anteriores y se presenten los resultados de las pruebas internas, podrá comenzar la producción a gran escala. Si ignoramos el hecho de que AAFCO se complace en otorgar la elevada propaganda de "completo para una alimentación de por vida" a un producto que ha sido probado durante seis meses, son muchas los asuntos que saltan a la vista en este punto. El primero es el tamaño de la muestra. AAFCO recomienda una prueba con sólo ocho perros enjaulados. Los tamaños de muestra pequeños son el modus operandi de los comerciantes, ya que ocultan los efectos que se verían cuando se incluye un mayor número de sujetos de prueba. Los tamaños pequeños de muestra enmascaran los problemas, y estos tamaños de muestra pequeños pueden ser aún más pequeños. Los fabricantes pueden eliminar perros por razones "no nutricionales" en caso de que estos perros falseen sus resultados. Estas razones incluyen afecciones de la piel o del pelaje, enfermedades dentales, dilatación o torsión gástrica, glándulas anales y una gran cantidad de otros problemas "no nutricionales". Del mismo modo, si uno de los numerosos aditivos alimentarios o su combinación tiene un efecto negativo en su comportamiento, no se medirá. No es que los laboratorios estén equipados para evaluar el comportamiento problemático de los perros enjaulados; desafío a cualquiera a que detecte un comportamiento *normal* en un beagle enjaulado durante seis meses en un laboratorio.

A partir de este momento, los fabricantes son libres de repetir estos ensayos tantas veces como quieran. Esto es fundamental. Si encuentran efectos secundarios en sus ensayos, los fabricantes no están obligados a informar ni a conservar esta información. Por lo tanto, son libres de repetir sus diminutos ensayos hasta que un grupo de 6 perros supere la línea de los 6 meses y publicar solamente los resultados de ese ensayo. Esto es similar a tirar un dado ocho veces y repetirlo en diez ocasiones. A continuación, se selecciona el intento en el que ha salido cara seis de las ocho veces. Repítela suficientes veces y tendrás ocho seguidas. El mago Derren Brown necesitó nueve horas extenuantes de lanzamiento de monedas para sacar diez cabezas seguidas, compruébalo en YouTube, *Derren Brown, Ten Heads in a Row*.

¿DÓNDE ESTÁ LA POLICÍA DE LOS ALIMENTOS PARA MASCOTAS?

El siguiente problema es el tiempo. Las deficiencias nutricionales pueden tardar muchos meses e incluso años en tener un efecto marcado. ¿Recuerdas a John Crandon, de la Sección 2, que se privó por completo de vitamina C durante 18 semanas antes de que aparecieran los síntomas con una dieta que contenía el 50% de su DDR de vitamina C? ¿Treinta y seis semanas? ¿Un año? ¿Y seríamos capaces de filtrar todo el revuelo en este punto para cuantificarlo de manera significativa? Es muy probable que no. Mientras que la habilidad de seis de cada ocho perros enjaulados para sobrevivir durante seis meses con dietas comerciales ha sido ampliamente demostrada por estos fabricantes, hasta la fecha no existe en la literatura un conjunto sólido de estudios que examinen las implicaciones para la salud de estas dietas peletizadas, ultra-procesadas y ricas en carbohidratos durante años. Nos corresponde a nosotros, los consumidores, proporcionar el vínculo, si es que existe.

El único requisito previo al inicio de un ensayo de alimentación de AAFCO es un examen físico inicial, y después de 26 semanas de consumo del alimento en fase de prueba, se miden cuatro parámetros sanguíneos, ninguno de los cuales se correlaciona directamente con los niveles de nutrientes en el organismo (hemoglobina, hematocrito, fosfatasa alcalina sérica y albúmina).

Lo que se mide en realidad es algo muy preocupante. Sólo se toman cuatro valores sanguíneos. Las medidas deben estar comprendidas entre unos valores mínimos y máximos predeterminados. Así que, si el mínimo es 1, el máximo es 10 y el ideal es 5, una lectura de 9 en un cachorro que consume el alimento durante diez semanas es aceptable. Tampoco se mide el nivel de nutrientes del animal antes o después de la prueba. No se miden los niveles de vitaminas, ni del zinc, calcio, fósforo, magnesio, hierro, cobre o manganeso, lo cual es un descuido aún más sorprendente si se tiene en cuenta que se trata de un producto basado casi exclusivamente en vitaminas y suplementos minerales de difícil digestión.

Como si fuera posible, se pone aun peor. AAFCO no realiza controles ni regula estos ensayos. Las pruebas internas para-nada estrictas, son realizadas por los propios fabricantes y los resultados se presentan por fe. La supervisión no es el papel de AAFCO (ni de su equivalente en Europa, la FEDIAF). En EE.UU., esa función corresponde a la FDA. Sin embargo, la FDA sólo responde a si surgen problemas, normalmente provocados por una queja del consumidor o la muerte de una mascota. Al igual que en Europa, las investigaciones aleatorias de las instalaciones de fabricación de alimentos para animales de compañía las lleva a cabo el Departamento de Agricultura correspondiente, donde el estado de las instalaciones y los procesos exactos son su principal preocupación. Los productos no se comprueban al azar, aunque Irlanda y el Reino Unido piden al fabricante sus lecturas microbiológicas. Para aclarar, en *ningún país* que yo conozca se realizan controles rutinarios y aleatorios de los productos reales, examinando su contenido o calidad.

Este es el estado actual de la regulación de los alimentos para mascotas tanto en EE.UU. como en la UE (esta última utiliza las directrices nutricionales y operativas de la FEDIAF que, como organismo de productores de alimentos para mascotas, son prácticamente idénticas a las de AAFCO). Pero a pesar de todos sus problemas, preocupaciones e irregularidades, al menos AAFCO/FEDIAF pretende ofrecer alguna forma de control en los EE.UU. y la UE. Países como Canadá ni siquiera fingen en hacerlo. El sector allí está totalmente desregulado. Se basa en la confianza. No hay inspección. No hay verificación. Nada más que la palabra del productor.

> Como antiguo veterinario de la CFIA, me preocupa que, al día de hoy, todavía no exista una normativa federal... que regule la producción de alimentos para mascotas en Canadá...
> **Dr. Harper, retirado del Canadian Food Inspection Agency (CFIA),**
> **13 de enero, 2017**
> **https://truthaboutpetfood.com/the-failed-trust-of-the-canadian-pet-food-regulatorysystem/**

Esto explica en parte cómo, cuando la FDA ordenó a una empresa de alimentos para mascotas que retirara un producto que afirmaba que "puede ayudar a reducir el síndrome urológico felino", la empresa pudo seguir vendiéndolo con estas atribuciones en Canadá.[6]

Declaraciones de la etiqueta no verificadas

De eso se deduce que se puede escribir lo que se quiera en la etiqueta y poner lo que se te dé la gana en el producto y, en caso de que nada vaya mal, estar relativamente libre de persecución. Sin que nadie lleve la cuenta, los estudios demuestran que los ingredientes de los alimentos secos para mascotas pueden variar mucho de un período de muestreo a otro, incluso entre alimentos del mismo sabor y marca.[10] Las dietas mono-proteicas que se utilizan habitualmente para los perros con atopia se adulteran de forma rutinaria con proteínas o grasas potencialmente alergénicas que no figuran en sus etiquetas, incluso cuando éstas indican específicamente lo contrario.[11-14] El resultado inevitable, ahora que lo sabemos, es que una cantidad escandalosa de alimentos completos secos, enlatados y, de hecho, crudos para mascotas no alcanzan ni siquiera el punto de referencia mínimo establecido por AAFCO.[15-18]

Si el mercado se entera de lo terrible que es un determinado ingrediente, los fabricantes son libres de cambiar su nombre. En respuesta al creciente reconocimiento y repulsión del público hacia la harina de carne y huesos como único ingrediente "cárnico", las actas de una reunión de AAFCO son particularmente reveladoras (23 de enero de 2018). En esta reunión de mentes, se discutieron los "ingredientes villanos".

¿DÓNDE ESTÁ LA POLICÍA DE LOS ALIMENTOS PARA MASCOTAS?

Se trata, según explican los productores de alimentos para mascotas, de "ingredientes de confusión", resultado de los foros de internet que "engañan a los consumidores", siendo uno de ellos que los residuos cárnicos reciclados están en forma de harina de carne. Por eso han querido cambiar los nombres de los ingredientes para proteger a los consumidores. ¡Todo es por ti, ya ves! El resultado de esta discusión casual es la razón por la que ahora ves el término "carne deshidratada" o "seca" en muchos productos de alimentación para mascotas. Para la mayoría, los términos "deshidratado" o "secado" evocan imágenes deseables de una eliminación lenta y suave del agua, una forma excelente de preservar la integridad de la carne, aunque sea una forma costosa y lenta de hacerlo. Sin duda, no insinúan imágenes de una gigantesca olla a presión en Asia, donde se cocinan desechos cárnicos de origen misterioso, a menudo peligrosos, que salen de la olla en forma de una sopa viscosa gris y llegan a la fábrica en forma de polvo doblemente cocido, carente de nutrientes y probablemente antigénico.

El alimento para mascotas número 1 del Reino Unido (en términos de ventas) es Bakers. En la parte posterior de su producto 'meaty chunks' (trozos de carne), los ingredientes simplemente indican que contiene un 15% de "carne y derivados animales". Normalmente, esto implicaría que el ingrediente cárnico llegó fresco, lo que es mejor que en forma de harina, ya que deben ser no peligrosos (aptos para el consumo humano) cuando llegan a la fábrica. Pero entonces, debajo de los ingredientes, vemos mencionado que cuando estos ingredientes son "rehidratados" son en realidad el 30% de la mezcla. Esto es confuso. Si hay que rehidratar, eso significa que se ha *deshidratado* de alguna manera primero, lo que implica el posible uso de harina de carne. Cuando envié un correo electrónico al fabricante sobre el uso de "carne deshidratada" preguntando específicamente si se trataba de harina, me respondieron que era carne "en su forma concentrada". Volví a insistir con la misma pregunta: ¿significa esto que se trata de harina de carne? La respuesta fue sí.

Palabras de moda como "natural" o "súper premium" no están definidas ni reguladas por AAFCO, FEDIAF o cualquier organismo gubernamental. No significan absolutamente nada en el mundo de los alimentos para mascotas. Los fabricantes las utilizan con un desenfrenoimprudente. El mismo hecho de que estos productos declaren que están *prescritos* es indicativo del estado de las cosas. En diciembre de 2016 y haciendo uso del Illinois Consumer Fraud and Deceptive Business Practices Act(Ley de Fraude al Consumidor y Prácticas Comerciales Engañosas de Illinois), dos propietarios de gatos presentaron una demanda colectiva contra Mars Pet Care, Purina Pet Care, Blue Pearl Vet Hospital y la cadena tienda de mascotas Pet Smart, Hill's Pet Nutrition y la tienda de mascotas de Phoenix PetSmart.[19] Los demandantes alegaron que estas empresas se confabulaban para cobrar a los consumidores más de lo que estaba justificado por los alimentos normales para mascotas simplemente por ponerlos a disposición bajo el título de "prescripción", a pesar de que estos alimentos son comparables a sus versiones menos caras, no contienen ningún fármaco o ingrediente médico activo que no se encuentre en los alimentos convencionales y sin mencionar que son vendidos en tiendas normales por personas no profesionales de la salud (Caso N°3:16-cv-7001). El Tribunal de Distrito de Estados Unidos en Chicago desestimó el caso. Persistiendo, los demandados alegaron que estaba totalmente fuera de la competencia de la FDA permitir tal práctica, ya que no establece normas para el etiquetado y la comercialización de alimentos para mascotas destinados a tratar o prevenir enfermedades. En 2019, un panel del tribunal federal de apelaciones de tres jueces anuló el fallo y restableció la demanda colectiva contra Hill's Pet Nutrition y PetSmart (*Holly B. Vanzant y Dana Land, en nombre de sí mismas y de todas las demás personas en situación similar contra Hill's Pet Nutrition Inc. y PetSmart Inc.*).

Al carecer de supervisión, rara vez se ponen en duda las fantasiosas afirmaciones de los fabricantes a este respecto. En 2016, la Comisión Federal de Comercio (número de expediente 152-3229) obligó a Mars Eukanuba a dar marcha atrás en su enorme campaña publicitaria después de que declararan:

> ...hace 10 años, lanzamos un estudio de larga duración. Lo que observamos fue sorprendente. Con Eukanuba y el cuidado adecuado, los perros del estudio pudieron vivir más allá de su vida típica... en un 30%...

La campaña publicitaria insinuaba constantemente que el alimento Eukanuba desempeña un papel clave en la longevidad de los perros, sólo que no tenían ningún dato para respaldar esa afirmación. La verdad era que su producto se utilizaba en un estudio de estilo de vida que examinaba el efecto de la ingesta de un 25% de alimentos y mejor ejercicio. Estos perros más delgados y sanos vivieron más tiempo. Sin embargo, se descubrió que Mars era demasiado selectivo con estos otros detalles. No puedes evitar preocuparte por todosestos tipos de afirmaciones que llegan a los oídos de las clínicas veterinarias de todo el mundo, aunque sólo sea por un corto período de tiempo. Si se ven obligados a retirarlo años más tarde, el mensaje seguramente seguirá implantado.

La afirmación de la longevidad es muy popular en los círculos veterinarios. En el párrafo inicial de su estudio sobre la importancia de los alimentos manufacturados para la salud de los perros de edad avanzada, Pugliese *et al.* (2005)[20] hacen la siguiente afirmación, que no tiene referencias:

> ...los recientes avances en la nutrición de los animales de compañía han permitido alargar la vida útil de perros y gatos y mejorar su calidad de vida...

Estoy muy en desacuerdo con este comentario, típicamente sin fundamento. Los perros gozan de un estatus social cada vez mayor en nuestras vidas hoy en día. Cada vez hay más perros que duermen dentro de casa, y los dueños están cada vez más

¿DÓNDE ESTÁ LA POLICÍA DE LOS ALIMENTOS PARA MASCOTAS?

dispuestos a vaciar sus cuentas bancarias para curarlos cuando se enferman. Las leyes caninas están en alza, el abandono y los atropellos en baja. Pero lo más importante son los avances de la ciencia y la medicina. Lo sabemos por el aumento de la longevidad de las poblaciones humanas con horribles dietas. Por ejemplo, en Estados Unidos. El estadounidense medio vive más tiempo que hace cincuenta años, pero hoy en día, pocos se atreverían a decir que es gracias a sus elecciones alimenticias. Viven más tiempo *a pesar* de sus dietas. Tenemos que suponer que las cosas serían aún mejores si su dieta estuviera libre de alimentos procesados, conforme con los consejos que entregan las iniciativas mundiales que examinan los peligros de los alimentos ultra-procesados en los seres humanos, destacados en la Sección 2. Pero todos ignoramos estos consejos, y que tristemente sea la causa probable de que la longevidad media de los estadounidenses esté disminuyendo por segundo año consecutivo.[21]

Y parece que los humanos no estamos solos en esta tendencia a la baja. En 2004, el Kennel Club del Reino Unido y el British Small Animal Veterinary Association Scientific Committee llevaron a cabo uno de los mayores estudios sobre la salud de la población canina.[22] La edad media de fallecimiento de 15.881 perros, que representaban 165 razas, era de 11 años y 3 meses. Diez años más tarde, el Kennel Club británico volvió a realizar un estudio y recibió información detallada sobre 5.684 perros fallecidos, que representaban 191 razas.[23] En esta ocasión, aunque un número muy reducido de razas parecía vivir un poco más (seis en mi último recuento), la tendencia general de la longevidad era muy negativa. La mediana de edad en el momento de la muerte es ahora de 10 años y 4 meses, lo que equivale a un descenso del 11% en la longevidad, en promedio.

Se sospecha firmemente que la mala alimentación también está implicada en esta cifra descendente. Un informe del Prince Laurent Foundation Price, una ONG belga creada en 1996 para la promoción del bienestar de los animales domésticos y salvajes, titulado *Relation between the domestic dogs wellbeing and life expectancy* indica un terreno peligroso similar para nuestros perros. Leppert y Sapy (2003)[24] encuestaron a 500 tutores de perros y descubrieron:

> ...los animales alimentados con comida casera (a base de alimentos similares a los de la familia) alcanzan un promedio de 13,1 años... los animales alimentados con comida industrial enlatada alcanzan una media de 10,4 años. Los animales alimentados con comida mixta... (Comida casera más comida enlatada) alcanzan una media de 11,4 años... Servir comida casera es una garantía de... mejor protección, bienestar y mayor esperanza de vida...

No sólo encontraron una longevidad casi un 30% mayor en los perros alimentados con comida casera, sino que añadir comida comercial parecía acortar su esperanza de vida. Lamentablemente, este informe no fue revisado por pares, pero ya sospechamos que los perros alimentados con alimentos crudos gastan menos en el veterinario (como en el caso de Brisbane Guide Dogs y Wylie Vets), por lo que es lógico que estén más sanos y, por tanto, se supone que viven más tiempo. Con la ayuda de los registros veterinarios, esto será bastante fácil de determinar en los próximos años. Se rumorea que este proceso ya ha comenzado y que las respuestas son las esperadas.

Creo que es justo decir que AAFCO sólo es considerada como el perro guardián de la industria para la misma industria, un perro que no figura como empleado, sin dientes, castrado y profundamente dormido. Hoy en día, sus criterios *mínimos*, no aplicados, corren el riesgo de engatusar tanto al veterinario como al consumidor para que crean que el producto que eligen ha obtenido una estrella de oro de la plenitud nutricional, algo que admiten incluso los miembros de su propio panel de expertos:

> Aunque los perfiles de AAFCO son mejores que nada, proporcionan falsas seguridades. No...conozco ningún estudio que demuestre si son adecuados o inadecuados.
> **Quinton Rogers (DVM, PhD), uno de los expertos de la comisión de AAFCO, citado en Butterwick *et al.* (2011)**[25]

2. La preocupante y voluntaria participación de los gobiernos en el escándalo de los alimentos para mascotas

Para acuñar a Leonard Cohen: ¿lo quieres más oscuro?

Hasta ahora, sólo nos hemos centrado en los vínculos empresariales con nuestro sector veterinario y regulador. Sin embargo, en cierto modo, esperamos que estas empresas multimillonarias hagan estragos en estos sectores cuando y donde puedan. Eso es lo que hacen. Desde el tabaco hasta el petróleo, y claro con los alimentos para mascotas, los mismos trucos de siempre. Es más preocupante cuando los departamentos gubernamentales se involucran. Y lo hacen, repetidamente. El siguiente es un ejemplo destacado.

Mientras trabajaba en Estados Unidos, Ilze Matīse-Vanhoutana, patóloga veterinaria e investigadora letona, fue apartada de su microscopio por una llamada telefónica de un colega que cambió el curso de su vida profesional y personal durante los siguientes años. A continuación comento su charla en TedX del 26 de octubre de 2017, titulada *I did my research, blew the whistle and found myself at war*, que puedes encontrar en YouTube.

La amiga de Ilze le preguntó si había notado el aumento de los casos de megaesófago en los perros recientemente. Además, ¿sabía ella que todos habían estado comiendo la misma comida?

¿DÓNDE ESTÁ LA POLICÍA DE LOS ALIMENTOS PARA MASCOTAS?

El megaesófago (ME) es una enfermedad terrible que se da sobre todo en los perros y que consiste en un agrandamiento inusual del esófago, el conducto muscular que conecta la garganta con el estómago, y que en última instancia provoca una disminución significativa de la motilidad o la ausencia de ella. En otras palabras, el perro no puede tragar. Es extremadamente angustioso y a menudo provoca que el perro muera lentamente de hambre y, muy a menudo, sea sacrificado. Los que lo consiguen tienen dueños que están preparados para administrar pequeñas porciones de comida varias veces a sus perros mientras están en posición vertical, durante el resto de sus vidas. Y requiere una vigilancia constante, ya que incluso una pequeña golosina del suelo seguramente los ahogará. Hasta que la llamada telefónica de Ilze, y de hecho esta charla TedX para el resto de nosotros, se suponía que era el resultado de un defecto genético solamente.

Lenta antes de precipitarse, Ilze dudó en aceptar la observación de su amiga tal y como era. Tenía que haber algo más que un problema en la comida. Pero, siendo la científica que es, Ilze quería saber más. En dos años han elaborado tres estudios sobre el tema. Para resumir los resultados, el número medio de casos de EM en Letonia entre 2011 y 2013 fue de aproximadamente diez casos al año, una enfermedad bastante rara en el gran régimen de las cosas. Sin embargo, entre 2014 y 2016 el número de casos se multiplicó por diez, hasta alcanzar aproximadamente 104 casos al año (una cuarta parte de ellos fallecen cada año).

Ilze y su equipo determinaron que el problema estaba en los nervios, que lo más probable es que estuviera causado por una toxina y que el factor común en los casos que estaban viendo era la comida que los perros consumían, un alimento para mascotas fabricado en Letonia. Armadas con sus conclusiones, se sintieron obligadas a informar a las autoridades del brote que habían identificado y se dirigieron al presidente del consejo de administración del fabricante en cuestión. Su respuesta, tal vez no sorprendente, fue la negación inmediata.

> Sus datos deben ser erróneos... los dueños de esos perros probablemente mienten sobre la comida que les dan
>
> **Matīse-Vanhoutana, 2017**[26]

El Ministerio de Agricultura de Letonia accedió a financiar un nuevo estudio y se encargó a Ilze que encontrara la toxina en cuestión. Cuando se cumplieron los seis meses, mientras los casos de ME seguían apareciendo, su equipo había eliminado más de la mitad de los posibles culpables. Pero había que seguir trabajando. En ese momento, las autoridades dijeron que se detuviera, que "no había pruebas de un brote". Dijeron que no se habían afectado suficientes perros y que ya se había gastado demasiado dinero (hasta ahora, su investigación ha costado al Estado apenas €35.000 en seis meses).

> ...también nos enteramos de que el presidente de la junta directiva había hecho una donación al partido político al que pertenecía el ministro de Agricultura...
>
> **Matīse-Vanhoutana 2017**

Esto trajo consigo más problemas, ya que, ahora sin el respaldo de su gobierno, Ilze y su equipo no pudieron acceder a la lista de ingredientes utilizados en el alimento en cuestión.

Sin embargo, afortunadamente, los medios de comunicación no tardaron en hacerse eco de la historia y, tras las entrevistas concedidas a diversos medios de comunicación y televisión, la investigación de Ilze se encontró bajo la lupa. El lado positivo es que esto dio lugar a una financiación colectiva (crowdfunding) y rápidamente consiguieron los fondos necesarios para continuar la investigación que su propio gobierno "consideraba demasiado delicada para financiarla". Llevaron a cabo un estudio de casos controlados que encontró un coeficiente de correlación de más de 100 (cualquier cosa por encima de cuatro se considera fuerte). Cuantomayor sea la cifra, más probable es que la correlación sea la causa real. En este caso, el riesgo de que un perro contraiga ME al comer el alimento en cuestión es 100 veces mayor que el de un perro que coma otro tipo de alimento. En resumen, una prueba muy concreta. Ilze sintió que debía advertir al público y dos años después sigue sufriendo las repercusiones de esa acción desinteresada. En sus palabras: (la cursiva fue agregada por mí para darle efecto)

> ...esta investigación ha sido una pesada carga sobre mis hombros durante los últimos dos años...estoy segura de que fuimos escuchadas por la gente en el poder, pero la política resultó ser más poderosa que la ciencia, el precio de la vida y el sentido común...lo más absurdo fue cuando escuché en los noticieros de que yo, otros veterinarios y sus clínicas fuerondemandadas por la compañía de alimentos para perros... si perdemos tenemos que pagar €500.000. Pero si crees que ese fue el punto máximo, no lo fue, porque *la empresa de alimentos para perros también demandó a los dueños de los perros enfermos por compartir sus historias en las redes sociales....*
>
> **Matīse-Vanhoutana, 2017**

El resultado neto de las acciones de este equipo se tradujo en un descenso drástico (de 100 casos al año en 2014-2016, a solo 18 casos de mediados de junio de 2016 a mediados de junio de 2017) de ME en la población canina letona; Ilze afirma que hubo una reducción de cuatro veces en las ventas del producto en cuestión (cuyo nombre no menciona en todo el articulo).

Dos años después, en un artículo titulado *Pet Food Advance Dermocare linked to megaoesophagus outbreak, research shows*,[27] ABC newsAustralia informaba de 100 casos de ME en perros australianos entre 2017 y 2018. Esto incluía 9 perros de la policía de Victoria. Tal vez fue la inclusión de estos perros de alto valor lo que posiblemente hizo que los medios de comunicación volvieran a prestar atención a este escándalo. En su artículo, Scopelianos y Donnellan citan a Caroline Mansfield, directora del Hospital U-vet, que analizó un subgrupo de perros con megaesófago "y descubrió que las probabilidades de que fueran alimentados con Advance Dermocare en los seis meses anteriores al diagnóstico eran 437 veces mayores para los casos en comparación con el grupo de control".

> Se trata de una asociación extremadamente fuerte, hay aproximadamente una probabilidad entre un millón de que esto ocurriera por casualidad, lo que apoya la hipótesis de que Advance Dermocare estaba asociado a este brote de megaesófago idiopático en perros.
>
> **Caroline Mansfield, ABC News, citado en Scopelianos and Donnellan (2018)[27]**

Tras este brote con gran alcance en el público, Mars retiró voluntariamente el producto en cuestión en Australia en marzo de 2018.[28]

En cuanto a la intervención del gobierno para influir al sector de los alimentos para mascotas para mal, es justo decir que la FDA de Estados Unidos se lleva el premio.

El trabajo de la Dra. Victoria Hampshire en 2004 era llevar la cuenta de los efectos secundarios de los medicamentos para animales para la FDA. Proheart 6, un fármaco inyectable de tres años de antigüedad para prevenir el gusano del corazón fabricado por Wyeth, apareció en su radar. Con más de 500 muertes registradas oficialmente por reacciones autoinmunes, alérgicas, hepáticas y de otro tipo, Proheart 6 para el gusano del corazón estaba matando a más perros que todos sus competidores juntos. Como coordinadora de efectos adversos, Hampshire alertó a sus compañeros del problema que estaba viendo, pero al intentar hacer su trabajo, acabó perdiéndolo. Las noticias de la NBC cubrieron la historia en detalle[30] y lo cuento en parte a continuación:

> Lo que ocurrió a continuación -y el precio que pagó por hablar- ha impulsado una investigación del Senado estadounidense y ha puesto de relieve la compleja topografía de la seguridad de los medicamentos, en la que los intereses chocan como placas tectónicas y obligan a tomar decisiones por todos los lados.

Proheart 6 tuvo mucho éxito para la empresa, pero también para los veterinarios. Los fármacos inyectables como Proheart 6 son los preferidos por los veterinarios, ya que así el cliente debe acudir a la clínica dos veces al año para recibir una dosis inyectable. Donn (2007)[29] destaca cómo un veterinario vinculado a Wyeth, ilustró a sus colegas sobre "aprovechar Proheart 6 como gancho para atraer mascotas sanas para realizar exámenes regulares rentables". No iba a desaparecer sin luchar, y Hampshire estaba dispuesta a hacerlo. Al principio tuvo éxito. Wyeth retiró todos los productos Proheart 6 de las veterinarias en los EE.UU., quizás la mayor (y posiblemente la única) retirada de medicamentos para mascotas de la década del 2000 (aunque se siguió vendiendo Proheart 6 en Canadá, Europa y otros lugares).

Sin embargo, apenas dos meses después, las cosas se torcieron para la denunciante. Tras una reunión con el director ejecutivo de Wyeth, el entonces comisionado de la FDA, Lester Crawford, llamó a Hampshire a su despacho. La FDA había detectado irregularidades financieras en los registros de Hampshire que podrían interpretarse como un conflicto de interés a la hora de evaluar la seguridad de Proheart 6. En concreto, se trataba de la utilización por parte de Hampshire de ciertas páginas web para recetar medicamentos a sus pacientes, práctica que le consiguió 160 dólares en dos años y medio, Crawford, que abandonaría repentinamente la FDA sólo un año después, admitiendo que ocultaba acciones en empresas médicas y alimentarias que la FDA regulaba y que fue multado con unos 90.000 dólares, pensó que lo mejor era "proteger a Tory [Victoria Hampshire] para sacarla completamente de esto".[29] Pocos meses después, Hampshire fue llamada al despacho de la doctora Linda Tollefson, entonces subdirectora del CVM de la FDA. La iban a trasladar de su trabajo actual a un trabajo de oficina muy por debajo de sus capacidades.

> "Wyeth ha movido los hilos en los niveles del comisionado", dijo Tollefson a una atónita Hampshire. La estaban transfiriendo al edificio de vacunas para que cuidara de las ratas y los monos.

Posteriormente, la FDA detectó que algunos disolventes residuales utilizados en la fabricación de Proheart 6 eran alergénicos, lo que llevó a Wyeth a cambiar la forma de fabricación del medicamento. Las reacciones adversas disminuyeron y el producto se relanzó en 2008 al mercado veterinario de EE.UU., pero con restricciones tales como que los veterinarios debían asistir a una formación exhaustiva, restringir el tratamiento a perros "sanos" de entre 6 meses y 7 años de edad y obtener un formulario de consentimiento firmado por el tutor. Zoetis compró Wyeth poco después y, tras una revisión interna de seguridad de cuatro años, consiguió que la FDA levantara las restricciones de Proheart 6.

Justo un año después de su terrible experiencia, en 2006, el Servicio de Salud Pública de Estados Unidos concedió a Hampshire el premio al veterinario del año.

¿DÓNDE ESTÁ LA POLICÍA DE LOS ALIMENTOS PARA MASCOTAS?

> [Wyeth] trató de destruir una reputación... su propia agencia la traicionó.
> **Senador Chuck Grassley, Donn 2007[29]**

Cambiando nuestro enfoque a los alimentos para mascotas, ya hemos cubierto algunas de las prácticas más cuestionables de la FDA en la Sección 2. Entre ellas, la política 690.300, que permite el uso de material procedente de animales enfermos para el consumo animal, y su preocupante lentitud a la hora de prevenir a los consumidores nombrando los productos alimenticios para mascotas afectados durante el escándalo de la melamina en 2007, algo que Susan Thixton siguió con interés.

El sitio de Thixton TruthAboutPetfood.com es la principal fuente de información sobre el retiro de alimentos para mascotas, las indiscreciones de los fabricantes y las irregularidades en el etiquetado. Al mismo tiempo que es la campeona que defiende a los tutores de mascotas, es una piedra en el zapato de AAFCO y de la FDA, y está prácticamente sola a la hora de pedir cuentas a los fabricantes de alimentos para mascotas por sus indiscreciones. Sus artículos, ampliamente referenciados, vigilan a AAFCO, y a menudo comparan los cambios propuestos por la industria con la legislación ya vigente que se supone que rige el proceso en primer lugar. Les recomiendo a que visiten su sitio web. Fue la primera en asistir a las reuniones de AAFCO e informar a los consumidores de lo que ocurría. Duró seis meses en este sentido. Cuando finalmente fue expulsada de estas reuniones *públicas*, recibió estas palabras en un correo electrónico del Sr. Stan Cook, presidente electo de la AAFCO y presidente del Comité de Alimentos para Mascotas de AAFCO:

> Todas las personas que aportan información al grupo y, por tanto, a AAFCO en su conjunto, actúan a discreción de AAFCO. Es la junta de AAFCO, podemos invitar a quien queramos a la junta...
> **Correo electrónico para Susan Thixton, publicado online (https://truthaboutpetfood.com/its-aafcos-party/)**

Uno de los artículos de Susan, titulado *A Pet Food Betrayal Like None Other* (Una traición como ninguna otra), siguió al escándalo de la melamina de 2007, que mató y dañó a decenas de miles de mascotas. Dejando a un lado las mascotas muertas, esta fue una tormenta total para la industria. Sirve como un excelente ejemplo de lo expuestos que están realmente. Tras el escándalo, el Congreso prometió a los propietarios de mascotas que la Ley de Enmiendas a la Administración de Alimentos y Medicamentos (FDAAA o Food and Drug Administration Amendments Act) "garantizaría la seguridad de los alimentos para mascotas". Aprobaron el *Ensuring the Safety of Pet Food Law* y se la entregaron a la FDA para que la aplicara... lo cual decidió no hacer. En 2018, después de que la FDA haya ignorado por completo su mandato durante más de una década, la *Pet Food Industry Magazine*[30] descubrió que la ley aparentemente ya no estaba sobre la mesa. Desapareció. El artículo cita al Dr. Steven M. Solomon, director del Centre for Veterinary Medicine (CVM) de la FDA, que hizo un anuncio sorprendente durante una presentación en el Ninth Annual Feed and Pet Food Joint Conference, una reunión de cabezas entre el National Grain and Feed Association y el Pet Food Institute. Salió en su última diapositiva, en la que mencionó la *supresión* de normas y definiciones de los ingredientes en la FDAAA. Comentó que la FDA "seguirá trabajando con la AAFCO para ello".[31]

> Para ser justos, incluso el editor y jefe de la revista Pet Food Industry se sorprendió. Y así fue. Solomon no ofreció ninguna otra explicación y no hubo oportunidad de preguntarle más tarde sobre este desarrollo potencialmente significativo con los ingredientes de los alimentos para mascotas...
>
> **Phillips-Donaldson 2018**[31]

Es justo decir que la FDA parece estar demasiado distraída por el sector de la comida cruda para perros. En 2015, anunciaron que redoblarían la atención en la microbiología peligrosa en los alimentos crudos para perros.[34] El anuncio afirmaba que, a pesar de permitir grandes cantidades de *Salmonella* en la cadena alimentaria humana, cualquier lectura positiva de *Salmonella, Listeria* o *E. coli0157:H7* en una muestra de alimentos crudos para perros "puede dar lugar a una retirada de Clase 1, a un comunicado de prensa y a la presentación en el Reportable Food Registry (RFR)". Una tarea difícil para los fabricantes de alimentos crudos, pero sin duda hay que vigilar estas cosas. Entonces, después de un período de intensa fiscalización, ¿qué encontró la FDA? Encontró que el volumen de alimentos secos retirados por *Salmonella* entre 2012 y 2019 deja como a un enano los retiros de dietas crudas para perros. Utilizando los registros oficiales de retiro de productos que se pueden consultar en el sitio web de la FDA, Thixton (2019)[32] comparó los retiros de alimentos secos y crudos para mascotas por volumen en los ocho años anteriores. Descubrió que se retiraron 150 millones de libras (68.000 toneladas) de croquetas por bacterias patógenas desde 2012 hasta principios de 2019, en comparación con solo dos millones de libras (900 toneladas) de comida cruda para perros. ¡Lo que hace que esta diferencia sea aún más dramática es que esas cifras de *Salmonella* en los alimentos secos provienen sólo del período 2012-2015! Una vez que la FDA decidió centrar su poderío en el sector de los alimentos crudos, todos los retiros de *Salmonella* en las croquetas para mascotas pararon misteriosamente. Esto es muy sorprendente, teniendo en cuenta que la Sección 2 nos mostró que en los cinco años anteriores hubo un flujo constante de enormes retiros por exactamente este asunto (19 retiros sólo de 2010 a 2015, que implican a múltiples empresas de renombre, cientos de productos y millones de toneladas de productos, todos y cada uno de los años). De alguna manera, todos ellos... ¡pararon! Todos los fabricantes de alimentos secos y enlatados para mascotas de repente se pusieron las pilas... durante cuatro años. Se podría perdonar a los numerosos fabricantes de dietas crudas para perros de Estados Unidos que alegaban de malas maneras en ese tiempo.

Y, sin embargo, a pesar de toda la evidencia para el país, la FDA publicó una advertencia en su sitio web el 22 de febrero de 2018 que instruyó a Estados Unidos a "Evitar los peligros de los alimentos crudos para mascotas".[32]

Más recientemente, la FDA ha centrado su atención en los alimentos para mascotas libres de granos. El mercado de alimentos para mascotas de EE.UU. está siendo impulsado por productos más naturales. Los tipos de alimentos para mascotas más naturales están empezando a imponerse en EE.UU. (próxima sección), y los alimentos libres de granos representan la mayor proporción de ese mercado. En 2018, la FDA anunció que estaba investigando la relación entre unos 600 casos de miocardiopatía dilatada (MCD, una enfermedad del corazón en los perros) y los alimentos para mascotas libres de granos (FDA 2018).[33] Teniendo en cuenta lo que sabemos sobre la MCD, es totalmente factible que el sector de los alimentos secos para mascotas libres de granos sufra muchos de los mismos problemas nutricionales y de seguridad del sector de los alimentos para mascotas basados en cereales.

Lo inusual de este caso es que la FDA no tardó en nombrar a las empresas implicadas y el número de casos "sospechosos" atribuidos a cada una de ellas, algo que no sucedió con los propietarios de mascotas diez años atrás, durante el escándalo de la melamina, cuando decenas de miles de mascotas murieron realmente. Los temores se avivaron adecuadamente en la población general. Pronto, periódicos como *The New York Times* y el *Washington Post* (Furby 2018)[34] hicieron eco del "vínculo" y difundieron la preocupación entre los propietarios de perros en todo el país. Rápidamente, se creó un grupo de Facebook llamado 'Taurine Deficient (Nutritional) Dilated Cardiomyopathy" tenía más de 60.000 miembros por 600 casos aparentes.

De hecho, que ese número de casos asuste a la FDA de esta manera es muy inusual. En primer lugar, estamos hablando de 600 casos potenciales en una población de mascotas que comen croquetas libre de granos de aproximadamente 90 millones de perros y 60 millones de gatos en los EE.UU., por lo que esto sigue siendo un problema muy, muy raro. Además, si lo comparamos con los alimentos para mascotas a base de cereales, la situación es bastante extraordinaria. Históricamente, la MCD es un problema de las croquetas basada en cereales, que mató a muchos miles de mascotas en las últimas décadas del siglo XX. Antes de que el escándalo de la melamina en 2007 haga explotar el sector de los alimentos naturales en EE.UU., el sector de los alimentos para mascotas a base de cereales estaba en su apogeo. Se da la circunstancia de que Sanderson, en 2006, estimó que la prevalencia global de la MCD en la población canina general de la época se situaba entre el 0,5% y el 1,1%. Esto significa que se pueden esperar entre 500.000 y un millón de casos de MCD en la población canina estadounidense.

Además, no se han detectado más problemas desde que la FDA hizo su anuncio, ni parece que el problema se haya materializado en la UE. Además, a fecha de octubre de 2019, ninguno de los fabricantes ha identificado todavía un problema con sus productos ni ha llevado a cabo un retiro de productos. Por último, casi un año después del anuncio e informar al público, no se han registrado más de 500 casos de MCD en un país con más de 90 millones de perros.

Mansilla *et al.* (2019)[35] explican que la MCD en los perros es probablemente el resultado de una insuficiencia de taurina circulante en el cuerpo que puede surgir por varias razones. La taurina, un aminoácido que se encuentra habitualmente en la carne, es un aminoácido no esencial para el perro, lo que significa que, si no consumen mucha cantidad, pueden sintetizar la suya propia a partir de los precursores dietéticos metionina y cisteína, que son esenciales. Por lo tanto, una dieta baja en carne y/o baja en metionina y/o cisteína puede ser un factor de riesgo para MCD. También se sospecha que hay otras causas alimentarias de la MCD, como cualquier cosa que perturbe el metabolismo de la metionina en el organismo, la falta de carnitina (otro aminoácido que se encuentra en la carne y que interviene en la producción de energía) y el papel de demasiada fibra vegetal, que puede interferir en la buena reabsorción de la bilis (y, por tanto, de la taurina) por parte del animal en su intestino delgado.En este caso, un consumo elevado de fibra fermentable puede aumentar la abundancia poblaciones microbianas que degradan la taurina en el intestino delgado. También hay un fuerte efecto de la raza, por no mencionar el efecto de la edad, el sexo, el tamaño y el estado fisiológico.

De todas las causas dietéticas, Mansilla *et al.* (2019)[35] señalan la falta de metionina en la dieta. La metionina es, según el NRC (2006),[36] uno de los aminoácidos más limitantes en los alimentos para animales de compañía formulados con soja o con carnes renderizadas. Como se ha mostrado en la sección 2, es muy sensible a altas temperaturas y se descompone fácilmente por el calor utilizado en el procesamiento de alimentos, lo que da lugar a un retiro constante de alimentos para mascotas y, de hecho, a la muerte de éstas.

Hay otra causa sospechosa, pero muy debatida de la MCD en los perros, y es el uso de ingredientes como las patatas y las legumbres (guisantes, lentejas, garbanzos y frejoles como la soja), que ahora son rellenos habituales en los alimentos para mascotas libres de granos. Son estos ingredientes los que más preocupan a la FDA ya que, al parecer, fueron "frecuentemente listados" en los casos recientes que se les presentaron. Mansilla *et al.* (2019)[35] hacen un trabajo muy completo en el que detallan cómo estos ingredientes en su conjunto están aún por correlacionar con la MCD en perros. Destacan que los trabajos anteriores que sí hicieron tal asociación,[37,48] con menos de 100 casos de MCD entre todos ellos, no abordaron adecuadamente los contenidos de fibra, taurina, metionina ni cisteína de los alimentos que estaban examinando y, por tanto, no aportaron ninguna prueba de este tipo. De hecho, Kaplan en su estudio suplementó a sus perros de prueba con taurina. Pero en términos de conclusiones preocupantes, el trabajo de Adin destaca como el más erróneo y doy crédito a Daniel Schulof por señalarme los problemas.

La preocupación de la FDA por la aparente "cúspide" de casos de DCM fue impulsada por un grupo de especialistas veterinarios estadounidenses de las principales universidades de investigación, entre los que destacan la Dra. Lisa Freeman, el Dr. Josh Stern y el Dr. Darcy Adin. Su artículo,[39] titulado *Diet-Associated Dilated Cardiomyopathy in Dogs: What Do We Know?*(Cardiomiopatía dilatada asociada a la dieta en perros: ¿qué sabemos?) parece ser el trabajo fundamental que relaciona la MCD en perros con la comida para mascotas sin cereales, ya que es ciertamente el más popular. Publicado en el Journal of American Veterinary Medical Association, ha sido descargado cincuenta veces más que el artículo de Mansilla *et al.* (2019)[35] antes citado. Con más de 80.000 descargas en solo seis meses (de diciembre de 2018 a julio de 2019), tuvo el triple que cualquier artículo publicado por las mismas fechas en esa revista. De hecho, con ese tipo de cifras, es probablemente el artículo de ciencia nutricional canina *más leído jamás escrito*, lo cual es una hazaña bastante notable para Freeman, que también fue autor de otros artículos popularmente descargados del JAVMA, esta vez un artículo sobre la alimentación cruda para perros en 2013, titulado *Current knowledge about the risks and benefits of raw meat-based diets for dogs and cats*.

En relación con este artículo de DCM, todos estos autores declararon abiertamente tener intereses financieros con los mayores productores de alimentos para mascotas a base de cereales del mundo Hill's Pet Nutrition, Nestlé Purina Petcare y Mars Petcare son tres de las mayores empresas de alimentos para mascotas a base de cereales del mundo. El Dr. Adin a Purina Pet Care, el Dr. Stern a Royal Canin y Purina y la Dra. Lisa Freeman a las tres.

Lamentablemente, el artículo está repleto de errores y conjeturas, la mayoría de los cuales me fueron revelados al leer las demandas de redacción de cincuenta páginas presentadas al Journal of American Veterinary Medical Association en julio de 2019 por Daniel Schulof, CEO de KetoNatural Pet Food. Fue suscrito por más de doscientos veterinarios, científicos investigadores, profesionales de la medicina y representantes de la industria de alimentos para mascotas (publicada en línea, ver veterinaryintegrity.org). Por ejemplo, Freeman *et al.* (2018)[37] afirmaron que "en los últimos años, un número creciente de casos de MCD en perros parece estar relacionado con la dieta", aunque no aportan ninguna prueba de ello. Ni una sola referencia. Asocian repetidamente las "dietas BEG" (esencialmente alimentos para mascotas sin grano) con la MCD en los perros. Pero, de nuevo, no tienen ninguna evidencia que apoye este punto. En su artículo, Freeman *et al.* hacen referencia a los dos únicos trabajos de los últimos años sobre la MCD asociada a la dieta: los ya mencionados estudios de Adin *et al.* de 2019[38] y Kaplan et al. de 2018[39] (este último en coautoría con Stern). Ninguno de ellos se publicó en el momento en que se imprimió el artículo de Freeman. Además, ninguno de estos trabajos consigue establecer ninguna asociación entre los alimentos para mascotas libres de granos y la MCD, ya que ambos no abordan adecuadamente el contenido de fibra, taurina, metionina o cisteína de los alimentos que estaban probando. Para comprobar el tema de la metionina, y presentada como parte de su solicitud de redacción, Schulof envió los alimentos utilizados por Kaplan *et al.* (2018)[39] para que se sometieran a pruebas independientes y descubrió que "la gran mayoría de los perros positivos a MCD en el estudio parecen haber estado consumiendo menos de la cantidad diaria recomendada por el NRC para uno o ambos de estos aminoácidos vinculados a la patología - un hecho que podría explicar los diagnósticos de MCD."

Pero se pone peor. Los casos de DCM discutidos por el Dr. Adin *et al.* (2019)[38] se vieron antes en una presentación de póster titulado*Echocardiographic Phenotype of Canine Dilated cardiomyopathy Differs Based on Diet* presentada en el mismo año en el American College of Veterinary Internal Medicine Specialty Symposium, del 14 al 16 de junio de 2018. En esta pieza, Adin, un veterinario especializado en cardiología, habla de 49 casos de MCD en perros, 22 de los cuales (~45%) consumían dietas libres de granos mientras que 27 de ellos (~55%) comían dietas a base de cereales, lo que es casi exactamente lo que cabría esperar teniendo en cuenta la difusión de estos productos en el mercado. Sin embargo, en el momento en que Adin presentó su trabajo para su publicación en el Journal of Veterinary Cardiology, el número de perros con MCD que consumían dietas a base de cereales había descendido de 27 a 12, aumentando la prevalencia de los que consumían dietas libres de granos del 45 al 75%. Schulof se puso en contacto con Adin para informarle de esta anomalía y ella afirma que 15 de los perros que consumían dietas con granos fueron eliminados del estudio final por no tener un "comprobado historial de dieta comprobado". En comparación, sólo un perro que consumía una dieta libre de granos en el momento del diagnóstico fue eliminado por las mismas razones.

Es porque no tienen pruebas que el artículo de Freeman divaga tan repetidamente en conjeturas abiertas, como la siguiente afirmación (agregué cursiva para darle efecto):

> La aparente relación entre las dietas BEG y la MCD puede deberse a la naturaleza libre de granos de estas dietas... posibles desequilibrios nutricionales o la inclusión inadvertida de componentes dietéticos tóxicos. O bien, *la supuesta asociación puede ser errónea.*
> **Freeman *et al.* 2018**[37]

¿DÓNDE ESTÁ LA POLICÍA DE LOS ALIMENTOS PARA MASCOTAS?

¿Cómo puede llegar semejante vaguedad a una publicación científica? Bueno, el artículo de Freeman no fue revisado por pares. El artículo fue etiquetado como un 'op-ed' (opposite-editorial), un artículo de opinión. Esta es la única área en la que el JAVMA no requiere revisión por pares. Sin embargo, en realidad, como el título dice claramente (agregué negrita para dar efecto) *Diet-Associated Cardiomyopathy in Dogs: What Do We **Know**?* (Cardiomiopatía dilatada asociada a la dieta en perros: ¿Qué sabemos?), eliminando así la noción de opinión y lleva a los lectores, a través del uso copioso de la literatura, por el camino de una revisión de la literatura centrada en los hechos, un trabajo que exige la revisión por pares antes de la publicación para no engañar a los consumidores.

El artículo era tan erróneo y potencialmente perjudicial que Schulof, abogado de profesión, ha presentado una demanda federal contra la FDA por su participación en estedescalabro. Como parte de su investigación, Schulof pidió a la FDA que revelara los registros relativos a su relación con los autores del artículo de la JAVMA, así como con las tres empresas de alimentos para mascotas con las que varios de los autores tienen vínculos financieros.

> Dado que nunca fue revisado por pares, el artículo está plagado de afirmaciones falsas y engañosas que los revisores seguramente habrían detectado si hubieran tenido la oportunidad. Describe muy mal las pruebas que rodean su tema, se basa en anécdotas y conjeturas en lugar de evidencia que es lo más básico, tergiversa estudios que no fueron publicados en el momento en que se emitieron, pasa por alto sospechosas irregularidades metodológicas en estudios recientes sobre la MCD publicados en otros lugares por sus propios autores, y estos autores tienen vínculos financieros (incluso no revelados) con las grandes empresas de croquetas con claros incentivos para promover un vínculo entre las "dietas BEG" y la MCD canina, aunque no exista realmente.
> **Daniel Schulof, propietario de Keto Pet Grain-Free Pet Food, lidera la acusación del artículo de la JAVMA de 2018 de Freeman, expuesto en www.veterinaryintegrity.org/**

Justo antes de que este libro se imprimiera, hubo un esfuerzo más por parte de la industria, de nuevo por parte de Stern en la UC Davis, para hacer hincapié en los aparentes peligros de la MCD de las dietas "no tradicionales", es decir, las que son altas en legumbres y bajas en granos.[40] Este trabajo dio lugar a que la plataforma de publicación en línea PLOS ONE emitiera a los autores una "Expresión de Preocupación" sobre su contenido (https://doi.org/10.1371/journal.pone.0233206). Los problemas incluían cuestiones relativas a los criterios utilizados para clasificar las dietas, el hecho de que los autores se centraran en los peligros de las legumbres en las dietas "no tradicionales", mientras que aparentemente ignoraban el hecho de que la soja también pertenece a la familia de las legumbres y que el historial de la dieta anterior a la dieta actual de un participante y, de hecho, la diferente duración de la dieta de cada grupo podría afectar a los resultados del estudio. Se plantearon preguntas sobre los análisis estadísticos presentados en el artículo y sobre su declaración final, que decía: "Las dietas libres de granos, producidas por pequeñas empresas, que incluyen legumbres entre los cinco principales ingredientes, representan un riesgo para el desarrollo de una deficiencia de taurina y de anomalías eco-cardiográficas compatibles con la MCD en el Golden Retriever".

Pero de todas las preocupaciones destacadas por PLOS ONE, fue el asunto de sus intereses competitivos no declarados la que se destaca. La declaración inicial decía:

> A.J. Fascetti [Andrea Fascetti, uno de los autores correspondientes] es la directora científica y J. Yu es contratado del Amino Acid Laboratory de la University of California, Davis, que ofrece análisis de aminoácidos a cambio de una tarifa. Esto no influyó en la recogida o interpretación de los resultados de este estudio. Esto no altera nuestra adhesión a las políticas de PLOS ONE sobre el intercambio de datos y materiales.

En respuesta a las preocupaciones planteadas por PLOS, los autores cambiaron la declaración por la siguiente:

> AJF es la Directora Científica y JY es el Director Técnico del Amino Acid Laboratory de la University of California, Davis (UCD), que proporciona análisis de aminoácidos a cambio de una tarifa. AJF ha recibido remuneración por conferencias o como asesor en nombre de Nestlé Purina PetCare, Mars PetCare, Synergy Food Ingredients, el Mark Morris y Pet Food Institutes. AJF recibió financiación de Nutro para la formación de estudiantes de posgrado. Un residente del Servicio de Nutrición, tutelado en parte por AJF, recibió fondos del programa Hill's Pet Nutrition Resident Clinical Study Grants, con la ayudadel Center for Companian Animal Health, School of Veterinary Medicine de la UCD. El Veterinary Medical Teaching Hospital de la UCD recibió fondos de Royal Canin para apoyar a un residente, y de Nestlé Purina PetCare para apoyar parcialmente a un técnico de nutrición. AJF tiene un contrato con la FDA sobre investigaciones ajenas. Desde el momento de la presentación del artículo, JAS [Stern] ha recibido apoyo de Nature's Variety Inc. En conjunto, esto no influyó en la obtención o interpretación de los resultados de este estudio, No hay patentes, productos en desarrollo

o productos comercializados que declarar. Esto no altera nuestra adhesión a las políticas de PLOS ONE sobre el intercambio de datos y materiales.

En 2019, Statista confirmó los temores de Schulof respecto al impacto en que la FDA se involucre en el debate. Los informes muestran un descenso significativo de las ventas de alimentos para mascotas libres de granos en Estados Unidos en 2019. Donde los años anteriores había disfrutado de un crecimiento año a año de casi el 10%, en 2019 las ventas han caído un 0,3%.[41]

Si a estas alturas te preguntas por qué el gobierno estadounidense parece tan dispuesto a intervenir y ayudar en la difícil situación del pobre y sufrido sector de los alimentos para mascotas a base de cereales, considera el hecho de que los alimentos para mascotas basados en granos son un punto final rentable para los residuos de la industria de los alimentos para humanos. Es el punto de venta del grano de mala calidad, así como para los restos indigestibles de las industrias de la remolacha, el maíz y la uva. Y lo que es más importante, es el terreno de desechos de la industria cárnica.

El lobby de la carne es inmensamente poderoso, sobre todo en Estados Unidos. Su rápida adopción de las increíblemente inhumanas CAFO (Concentrated Animal Feed Operations), que ahora representan la gran mayoría de la carne que consumen los estadounidenses, no es más que un indicador del poder del sector para hacer crecer negocios cuestionables a puertas cerradas. En la actualidad, los estadounidenses consumen una gran cantidad de proteínas animales en forma de carne, huevos, queso y leche. El problema es que este sector produce una gran cantidad de residuos peligrosos. Normalmente, menos de la mitad de una vaca sacrificada es consumida por los humanos. El resto, gran parte de la cabeza, el cerebro, la canal, gran parte de los órganos, vísceras, patas y cola, son desperdicios, en lo que respecta al mercado humano. En este punto, los productores tienen dos opciones - lo vende directamente a las empresas de alimentos para animales o lo vende a las plantas de rendering (que lo cocinaran con todos los demás residuos cárnicos) e inevitablemente lo envían a las empresas de alimentos para animales, entre otros grupos de alimentación animal.

Hay una tercera opción y es enviar sus residuos más peligrosos (partes no comestibles como cerebros e intestinos, pero también carne de muertos, enfermos, moribundos y discapacitados) para su incineración. Mientras que este último paso es un requisito para los residuos peligrosos en la UE, en los EE.UU. se permite que este material sea manejado por los recicladores y vendido para la alimentación de los animales, por lo que no tiene sentido pagar para eliminar lo que los recicladores pueden comprarte o, al menos, llevárselos de forma gratuita. De este modo, los alimentos para mascotas proporcionan una valiosa salida para los desechos cárnicos, aunque sólo sea en Estados Unidos. He aquí algunas cifras de desechos para darnos un poco de contexto: Estados Unidos produce más de 50 millones de toneladas de carne cada año (carne de vacuno, pollo, pavo y cerdo, combinados, cifras del USDA). Esto supone potencialmente 25 millones de toneladas de residuos animales al año (o 25.000 millones de kilos). Si calculamos que el productor pide sólo 0,10 dólares por kilo de su producto (en Irlanda, las carcasas de pollo y pato valen €0,30/kg cuando se compran por toneladas, los órganos de la carne de vacuno €0,70/kg), eso supone un valor de mercado de $250 billones.

Esto cambia nuestro enfoque inmediatamente. Ya no estamos hablando de un mercado de alimentos para mascotas de 30.000 millones de dólares en Estados Unidos. Ahora estamos hablando de cifras de un cuarto de trillón. De hecho, podríamos duplicar fácilmente esa cifra, teniendo en cuenta que ahora estamos pidiendo a la industria cárnica que adapte sus líneas de suministro e instalaciones de almacenamiento y que empiece a *pagar por deshacerse* de lo que antes era un producto rentable. Al menos medio trillón de dólares, es decir, 1,5 veces el tamaño de todo el mercado estadounidense de medicamentos con receta. O los productores pagan o la casa del capitalismo, actualmente endeudada en 20 trillones de dólares, pagará la cuenta para gestionarlo por ellos. Esto es algo que la FDA es actualmente completamente incapaz de hacer, financieramente o de otra manera. Podrían insistir en que los precios de la carne aumenten significativamente, pero esto provocaría que se consumiera menos carne en EE.UU., lo que es igualmente una mala noticia para la economía, las grandes farmacéuticas y para los gobiernos fuertemente presionados en su conjunto. Sencillamente, no hay una salida rentable, así que se atrincheran y siguen impulsando el consumo por cualquier medio.

Sin ninguna forma de regulación adecuada e independiente, se va a abusar del poder. Desde los gobiernos hasta las iglesias, pasando por los bancos y las grandes farmacéuticas, y ahora con los multimillonarios fabricantes de caramelos que producen comida para perros, una vez que llegan a una posición de poder real, la auto-preservación se impone rápidamente sobre cualquier preocupación por la seguridad y el bienestar de las masas. Todo lo que importa es la preservación y el crecimiento de la empresa y para ese trabajo siempre encontrarán a la persona adecuada.

> Todos los gobiernos sufren un problema recurrente: el poder atrae a personalidades patológicas. No es que el poder corrompa, sino que es magnético para los corruptibles.
> **Frank Herbert, autor de Dune (Duna)**

Por desgracia para nosotros, no existe una policía de alimentos para mascotas. En la actualidad, nuestros principales organismos veterinarios, como el RCVS, ACVN, AVMA, AAHA e incluso WSAVA, y ahora incluso los propios gobiernos, apoyan

¿DÓNDE ESTÁ LA POLICÍA DE LOS ALIMENTOS PARA MASCOTAS?

al 100% los alimentos a base de cereales para perros y gatos. Cualquier amparo que tuviéramos ha sido completamente superado. Parece que *nadie* está protegiendo a nuestras mascotas de lo que son unos productos alimenticios realmente horribles. Sin apenas tener un filtro para las tonterías que dicen, la ciencia se ha reducido a poco más que una herramienta de marketing y se utiliza con gran desanimo. Así que tenemos lo que tenemos: etiquetas cada vez más científicas y difíciles de interpretar que dejan al veterinario y al dueño de la mascota completamente perplejos. Nombres de proteínas difíciles de pronunciar y estructuras moleculares complejas se colocan en la parte delantera de productos de comida basura, ultra-procesados y sin nutrientes, otorgando a un alimentochatarra un aire de proeza científica que reconforta y engatusa al consumidor para que desembolse su dinero.

> Es curioso, todo lo que tienes que hacer es decir algo que nadie entiende
> y harán prácticamente cualquier cosa que quieras que hagan
> **El guardián entre el Centeno, J.D. Salinger**

Hoy en día, los propietarios de mascotas acuden a los veterinarios en busca de una dieta específica para una enfermedad concreta en una raza de perro concreta y una edad concreta en un momento determinado. Nos vemos obligados a decidir entre un producto que presuma de mejorar la función cognitiva de nuestro perro envejecido o preferir la variedad dental para tratar sus dientes podridos por las croquetas. ¿Qué hacer? El mes que viene, ¿van a cambiar un intestino sano con heces firmes y agradables por un pelaje más elegante? Tal vez debamos centrarnos en sus articulaciones, que se están hinchando, durante el invierno, y luego adelgazar en verano, para poder ir a la playa. ¿Te parece bien tener que elegir?

La buena noticia es que hay otra manera. Imagina por un segundo una dieta que satisfaga *todas* las necesidades del cuerpo durante todo el año. Una que puedas modificar según te convenga, a medida que la vida ponga sus obstáculos, una que no sólo sea maravillosamente apetecible para tu mejor amigo, sino que corra el riesgo de dislocarse el trasero por el excesivo movimiento de la cola. Una dieta sin adulterantes químicos desagradables y elaborada con ingredientes locales, tal vez incluso, podríamos esperar, hecha de animales tratados más éticamente. Una dieta que ofrece una verdadera relación calidad-precio que te ahorrará visitas al veterinario y de la que se espera que añada muchos años de salud a la ya muy corta vida de nuestras mascotas.

¿No te parece algo que deberías *probar* al menos durante unas semanas antes de decidirte? Obviamente nada peor podría pasar.

Puntos a destacar

- El mayor retiro de la historia de un solo alimento para mascotas se produjo en 2019. Hill's Science Diet distribuyó más de 22 millones de latas de comida para mascotas con cantidades potencialmente tóxicas de vitamina D sin comprobar nutricionalmente ni una sola. La FDA dijo que "verificaría las acciones de corrección voluntarias propuestas por Hill's". ¿Quién se supone que supervisa a los fabricantes?

- No hay organizaciones gubernamentales que supervisen el contenido nutricional de los alimentos para mascotas. Sólo se preocupan por la limpieza de los locales y el contenido microbiológico del producto.

- En los años 80, la FDA estadounidense cedió la regulación de la industria de alimentos para mascotas a la American Association of Feed Control Officials (AAFCO). AAFCO establece las directrices de lo que significa un alimento "completo" para mascotas, pero no las hace cumplir. Tienen demasiados vínculos con la industria de alimentos para mascotas.

- En Europa, la FEDIAF copia en la práctica las directrices de AAFCO sobre los alimentos y no las aplica. Eso se deja a la discreción de cada país. A diferencia de AAFCO, la FEDIAF admite que se ocupa de "promover los puntos de vista e intereses de unas 650 empresas europeas productoras de alimentos para animales de compañía"

- El perfil nutricional mínimo de AAFCO es una lista de aminoácidos, vitaminas y minerales que supuestamente determina lo que es un alimento 'completo' para los perros. Aunque fue útil durante los primeros años, necesita una revisión urgente, sobre todo para la industria de alimentos crudos.

- Como la industria basa sus recomendaciones en suplementos nutricionales de escasa absorción, el requerimiento mínimo de zinc y vitamina E es absurdamente alto (se parece poco a su disponibilidad en la naturaleza).

- La vitamina C no es requerida por AAFCO, a pesar de que perros enfermos se benefician con su incorporación.

- AAFCO permite un 18% y un 22,5% de proteínas para adultos y cachorros, respectivamente.

- No existe ningún requisito de etiquetado para los hidratos de carbono y no hay límites máximos para el azúcar, sal o fibra. De hecho, sólo hay límites máximos para 4 de los 12 minerales y 2 de las 11 vitaminas.

- Las directrices *mínimas* de AAFCO se han convertido, poco a poco, en las óptimas para los fabricantes.

¿DÓNDE ESTÁ LA POLICÍA DE LOS ALIMENTOS PARA MASCOTAS?

- ✓ Debido a que el cuerpo trata de forma diferente los suplementos sintéticos y los nutrientes en su forma natural, las directrices de AAFCO son de muy poco valor para cualquiera que formule una dieta fresca para un perro utilizando ingredientes reales

- ✓ Otra forma de verificar que el alimento de tu perro sea "completo" es realizando una prueba de alimentos de AAFCO. Los requisitos en este caso son muy preocupantes: los ensayos son cortos (seis meses), implican a un puñado de perros (empiezan ocho perros, pero dos pueden ser retirados por "razones no nutricionales") y sólo se miden cuatro valores sanguíneos al final. Las pruebas se llevan a cabo en la propia empresa. El fabricante puede repetir el ensayo tantas veces como quiera y publicar sólo los resultados más satisfactorios.

- ✓ AAFCO no supervisa estos ensayos de alimentos ni a los propios fabricantes. Eso se deja en manos de la FDA de EE.UU., que suele responder a los problemas cuando surgen. Como vemos en todos los países europeos, el Departamento de Agricultura de EE.UU. realiza algunas visitas al azar, pero nunca comprueba la calidad nutricional o la seguridad de los productos que se elaboran.

- ✓ Palabras de moda como "natural", "súper-premium" o "prescripción" no están reguladas por AAFCO, por lo que no significan nada. Además, los fabricantes son libres de cambiar el nombre de los ingredientes menos atractivos, como la harina de carne.

- ✓ Los recientes escándalos del megaesófago y de la melamina nos indican que los gobiernos del mundo parecen preocupantemente dispuestos a intervenir y ayudar a los fabricantes de alimentos ultra-procesados para mascotas, a menudo en perjuicio de éstos y de sus propietarios.

- ✓ A diferencia de la producción de carne para humanos, en la que la *Salmonella* está permitida, la FDA estadounidense insiste en que no haya ningún tipo de *Salmonella* en los alimentos crudos para perros.

- ✓ En 2015, la FDA parece muy preocupada por el sector de los alimentos crudos. Tanto es así que, ante la avalancha de retiros de croquetas por *Salmonella*, la FDA cesa la retirada de productos de comida seca y dedica todas sus energías al sector de la comida cruda. A pesar de sus esfuerzos, el resultado neto fue que en 2019 todavía se retiraron 76 veces más croquetas por Salmonella (de 2012 a 2015) que comida cruda para perros (de 2012 a 2019).

- ✓ Con las ventas de alimentos libres de granos que comenzaron a dominar el mercado estadounidense, representando aproximadamente el 50% de las ventas de alimentos secos para mascotas en ese país, en 2018 la FDA centró su atención en el sector de este tipo de alimentos. La FDA anunció que estaba investigando una posible relación entre unos 600 casos de miocardiopatía dilatada (MCD) en perros, un problema de larga data en el sector de los alimentos para mascotas a base de cereales. A diferencia del escándalo de la melamina, la FDA decidió nombrar a las empresas "sospechosas" implicadas.

- ✓ Todos los autores que participaron en el artículo que alertó a la FDA estaban afiliados a los mayores productores de alimentos para mascotas a base de cereales del mundo. El artículo, que se saltó la revisión por pares, está repleto de errores, como afirmaciones cruciales que no se referencian, dudas sobre los métodos de muestreo y los dos trabajos más críticos que apoyan su hipótesis no respaldan sus afirmaciones (ambos no publicadosal ser emitidos).

- ✓ Los productores de alimentos para mascotas libres de granos no fueron declarados culpables de causar MCD en perros. Los alimentos libres de granos no aparecieron vinculados a MCD en ningún otro país en ese momento y, desde que se publicó el artículo, parece que han dejado de causar el problema en los Estados Unidos. A pesar de ello, las ventas de este tipo de alimentos cayeron significativamente en 2019.

- ✓ ¿Por qué se involucran los gobiernos? Porque los alimentos para mascotas ofrecen un punto final rentable para gran parte de las sobras de las industrias cárnicas y de cereales de las industrias de alimentos para humanos.

Referencias del Capítulo Diecinueve

1 Federal Food, Drug, and Cosmetic Act (FD&C Act). Published online, www.fda.gov/animal-veterinary/animal-food-feeds/product-regulation
2 USC 342: Adulterated food. United States Code 342(a)(5) 2006, Published onlinewww.uscode.house.gov
3 Brown, A. (2006). *The whole pet diet*. New York: Celestial Arts
4 AAFCO (Association of American Feed Control Officials). Dog and Cat Food NutrientProfiles 2016. Official Publication, available from www.aafco.org
5 Cunningham, L. (1981). *Pet food esthetics: A human concern*. New York Times. Publishedonline, Dec 16th, www.nytimes.com
6 Martin, A.M. (2007). *Food pets die for: Shocking facts about pet food*. Troutdale, OR:Newsage Press

7 Patrick, J. (2006). *Deconstructing the Regulatory Facade: Why Confused ConsumersFeed their Pets Ring Dings and Krispy Kremes*. Dissertation thesis, available online www.harvard.edu
8 Knueven, D. (2005). *The Five Supplements Every Dog Needs*. Clean Run Magazine, 11(12).
9 Schulof, D. (2016). *Dogs, Dog Food and Dogma*. Present Tense Press, Salt Lake City
10 McDonald, B.W., Perkins, T., Dunn, R.R. *et al.* (2020). High variability within pet foodsprevents the identification of native species in pet cats' diets using isotopic evaluation. PeerJ: 8: e8337
11 Raditic, D.M., Remillard, R.L. and Tater, K.C. (2011). ELISA testing for common foodantigens in four dry dog foods used in dietary elimination trials. Journal of AnimalPhysiology and Animal Nutrition (Berlin), 95(1): 90–97
12 Ricci, R., Granato, A., Vascellari, M. *et al.* (2013). Identification of undeclared sourcesof animal origin in canine dry foods used in dietary elimination trials. Journal of AnimalPhysiology and Animal Nutrition, 97: 32–38
13 Willis-Mahn, C., Remillard, R. and Tater, K. (2014). ELISA testing for soy antigens indry dog foods used in dietary elimination trials. Journal of American Animal HospitalAssociation, 50(6): 383–389
14 Horvath-Ungerboeck, C., Widmann, K. and Handl, S. (2017). Detection of DNA fromundeclared animal species in commercial elimination diets for dogs using PCR. VeterinaryDermatology, 28(4): 373–386
15 Hodgkinson, S., Rosales, C.E., Alomar, D. *et al.* (2004). Chemical nutritional evaluationof dry foods commercially available in Chile for adult dogs at maintenance. Archivos de Medicina Veterinaria, 36(2): 173–181
16 Gosper, E.C., Raubenheimer, D., Machovsky-Capuska, G.E. *et al.* (2016). Discrepancybetween the composition of some commercial cat foods and their package labelling andsuitability for meeting nutritional requirements. Australian Veterinary Journal, 94(1-2):12–17
17 Hendriks, W.H. and Tarttelin, M.F. (1997). Nutrient composition of moist cat foods sold inNew Zealand. Proceedings of the Nutrition Society of New Zealand, 22: 202–207
18 Davies, M., Alborough, R., Jones, L. *et al.* (2017). Mineral analysis of complete dog and catfoods in the UK and compliance with European guidelines. Science Reports, 7: 17107
19 Wall, T., (2016). FDA update: Jerky treats sickened 6,200 dogs, killed 1,140. Pet FoodIndustry Magazine. Published online, May 6th, www.petfoodindustry.com
20 Pugliese, A., Gruppillo, A. and Pietro, S. (2005). Clinical nutrition in gerontology: Chronicrenal disorders of the dog and cat. Veterinary Research Communications, 29(2): 57–63
21 Kochanek, K.D., Sherry, M.A., Murphy, L. *et al.* (2017). Mortality in the United States,2016. NCHS Data Brief No. 293. Published online, www.cdc.gov
22 UK Kennel Club (2004). The Purebred Dog Health Survey. A report from the Kennel Club /British Small Animal Veterinary Association Scientific Committee. Published online www.thekennelclub.org.uk
23 UK Kennel Club (2014). The Purebred Dog Health Survey. A report from the Kennel Club / British Small Animal Veterinary Association Scientific Committee. Published online, www.thekennelclub.org.uk
24 Lippert, G. and Sapy, B. (2003). The relation between the domestic dogs' well-being and lifeexpectancy statistical essay. Essay for the Prince Laurent Foundation Price

25. Butterwick, R.F., Erdman Jr., J.W., Hill, R.C. et al. (2011). Challenges in developing nutrientguidelines for companion animals. British Journal of Nutrition. 106, S24–S31
26. Matīse-Vanhoutana,I. (2017). TedX Talk "I did my research, blew the whistle and foundmyself at war". Published online, Oct 26th, www.youtube.com
27. Scopelianos, A. and Donnellan, A. (2018). Pet food Advance Dermocare linked tomegaesophagus outbreak, research shows. ABC News Australia. Publised online, Dec 13th,www.abc.net.au
28. Wall, T. (2018). Mars Australia recalls dog food after megaesophagus. Pet Food IndustryMagazine. Published online, Mar 27th, www.petfoodindustry.com
29. Donn, J. (2007). Watchdog risked career over pet drug warning. Associated Press. Publishedonline, Apr 22nd, www.nbcnews.com
30. Phillips-Donaldson, D. (2018b). FDA's big (yet sly) pet food ingredient announcement. PetFood Industry Magazine. Published online, Oct 1st, www.petfoodindustry.com
31. Phillips-Donaldson, D. (2018a). FDA's fixation on raw pet food ratchets up again. Pet FoodIndustry Magazine. Published online, Mar 12th, www.petfoodindustry.com
32. Thixton, S. (2019). When second place is very bad. Truth About Pet Food website. Publishedonline, Mar 14th, www.truthaboutpetfood.com
33. FDA 2018. FDA investigating potential connection between diet and cases of canine heartdisease.US FDA Official Publication. Published online, July 12th, www.fda.gov
34. Furby, K. (2018). Grain-free, exotic dog food linked to heart disease. Washington PostNewspaper. Published online, Aug 29th, www.washingtonpost.com
35. Mansilla, W.D., Marinangeli, C.P.F., Ekenstedt, K.J. et al. (2019). Special topic: Theassociation between pulse ingredients and canine dilated cardiomyopathy: addressing theknowledge gaps before establishing causation. Journal of Animal Science, 97(3): 983–997
36. National Research Council (NRC) (2006). Nutrient requirement of dogs and cats. Washington, DC: National Academies Press
37. Freeman, L.M., Stern, J.A., Fries, R. et al. (2018). Diet-associated dilated cardiomyopathy indogs: what do we know? Journal of the American Veterinary Medical Association, 253(11):1390–1394
38. Adin, D., DeFrancesco, T.C, Keene, B. et al. (2019). Echocardiographic phenotype ofcanine dilated cardiomyopathy differs based on diet type. Journal of Veterinary Cardiology,21:1–9
39. Kaplan J.L., Stern, J.A., Fascetti, A.J. et al. (2018). Taurine deficiency and dilatedcardiomyopathy in golden retrievers fed commercial diets. PLoS One 13(12): e0209112
40. Ontiveros, E.S., Whelchel, B.D., Yu, J. et al. (2020). Development of plasma and wholeblood taurine reference ranges and identification of dietary features associated with taurinedeficiency and dilated cardiomyopathy in golden retrievers: A prospective, observationalstudy. Published May 15, 2020, https://doi.org/10.1371/journal.pone.0233206]
41. Phillips-Donaldson, D. (2019). Pet food brands named by FDA in DCM alert see sales loss. Pet Food Industry Magazine. Published online, Oct 16th, www.petfoodindustry.com

SECCIÓN CUATRO
Alimentar Especies Adecuadamente

CAPÍTULO 20

El Mercado de la Dieta Cruda

El mercado de los animales de compañía se está movilizando hacia productos más naturales y crudos, algo que se refleja en la caída de las ventas de alimentos secos para mascotas en todo el mundo. En 2010, ante el aumento de la tenencia de mascotas, la cantidad de croquetas vendidas en todo el mundo cayó por primera vez en 50 años.[1] A pesar de esta caída en la *cantidad*, durante los siguientes años las ventas de alimentos secos siguieron aumentando debido a la expansión de las dietas especiales recomendadas por los veterinarios, cada vez más caras, aunque esta tendencia se ha frenado y ha empezado a revertirse. En 2015, las ventas mundiales de alimentos para mascotas alcanzaron un máximo de 77.700 millones de dólares. Desde entonces, ha disminuido año tras año, hasta situarse hoy en unos 75.000 millones de dólares,[2] a pesar del aumento de la tenencia de mascotas en ese tiempo.

Mientras que las ventas de los alimentos secos cayeron, el informe de *Euro-monitor International* (2010),[3] encontró que las ventas en el mercado de alimentos frescos/congelados para mascotas aumentaron en más de un 13% durante el mismo período. De hecho, el segmento de alimentos "naturales" del mercado es el que más crece entre los tutores de mascotas. En EE.UU., este mercado se duplicó, pasando de 2.000 millones de dólares en 2008 a 3.900 millones en 2012,[4] y se espera que esta tendencia continúe. En su revisión de 2016[5] del sector actual de los alimentos para mascotas, *Packaged Facts* señala que el segmento natural del mercado de alimentos para mascotas aumentará un 15% cada año al menos hasta 2019. En 2017, los datos publicados por los analistas de datos del GFK (Growth From Knowledge) en el Reino Unido muestran que los alimentos naturales para mascotas representan ahora más de un tercio del gasto total de £940 millones en el Reino Unido dentro del mercado de las especialidades para mascotas, con los alimentos libres de granos representando el 15%. Y todo este crecimiento del mercado natural se está produciendo a costa del mercado de croquetas a base de cereales, todavía impulsado por nuestros veterinarios. En un artículo titulado *The Rise of Niche Pet Food Brands in the UK*, un informe de Euro-monitor señala que los principales fabricantes de alimentos secos están perdiendo participación en el mercado, debido a la elección de productos más naturales a base de carne, como Lily's Kitchen, muchos de los cuales cuestan bastante menos que las croquetas súper premium.

ALIMENTACIÓN EN PERROS

> ....Las marcas líderes, como Mars Petcare y Nestlé Purina, están perdiendo participación debido a empresas más pequeñas como Lily's Kitchen, que va viento en popa y registró un crecimiento de dos dígitos en 2017...
> **Shah, 2018**[6]

Las empresas como Nestlé intentan adaptarse poco a poco. Recientemente, han sacado una gama de productos "gourmet" llamada platos del *Chef Michael*, con sabores como "Carne con arroz y guisantes" o "Carne de cerdo con zanahoria y cebada".[7] Pero en 2020, simplemente utilizó su pesada billetera y compró la popular empresa de alimentos libre de granos Lily's Kitchen.[8] Pongan atención en estas líneas: con Colgate-Palmolive gastando tanto en las universidades veterinarias y en las organizaciones rectoras, y con Mars ocupada en la compra de consultorios veterinarios, creo que Nestlé va a ir por el mercado natural en los próximos años. Para cuando Mars y Colgate-Palmolive cambien de táctica, es posible que se encuentren luchando para recuperar terreno.

Autores señalan que las ventas de alimentos crudos para perros están aumentando rápidamente.[9,10] En 2008, el 16,2% de los propietarios de perros en EE.UU. y Australia les daban huesos o carne cruda como parte de su comida principal.[11,12] Australia fue el primer país en adoptar la idea, gracias en gran medida a los pioneros veterinarios australianos Lonsdale y Billinghurst, que durante las últimas cuatro décadas no han cedido en la lucha por eliminar la comida basura de las consultas veterinarias. Según cuentan, fueron difamados y condenados al ostracismo por sus esfuerzos. Pero en los últimos diez años estamos empezando a ver los frutos de su trabajo. Según el informe del *Contribution of the Pet Care Industry to the Australian Economy*, 7th Edition (2010) del Consejo Australiano de Animales de Compañía, en 2010 el 36% de los australianos tenía un perro, lo que equivale a unos 3,41 millones de perros y a unos 3.500 millones de dólares anuales de ingresos. En cuanto a la dieta promedio, dice:

> ...es necesario reconocer la importancia de los alimentos no fabricados que se suministran a los animales de compañía como un factor importante... del consumo total de alimentos para perros. Aunque es difícil calcular el valor en dólares, más de la mitad (53%) de toda la comida para perros que se consume en Australia se elabora en el hogar... consistente en sobras, restos de la mesa y comida preparada en casa...

Más recientemente, una encuesta realizada a unos 3.673 tutores de perros y gatos de habla inglesa, publicada en la revista Veterinary Record, sugiere que dos tercios de los perros encuestados y más de la mitad de los gatos se alimentan con alimentos crudos. Si bien es cierto que los partidarios de la alimentación cruda son más activos en Internet que los de la alimentación seca, estos resultados tienen un peso añadido, ya que el trabajo fue patrocinado por Pet Curean, una empresa británica de alimentos para mascotas libres de granos. Ellos le comentan de forma desinteresada a la competición sus hallazgos.

> Sólo el 13% (381) de los perros y alrededor de un tercio (32%; 488) de los gatos fueron alimentados exclusivamente con una dieta convencional

como comida principal. Muchos encuestados afirmaron alimentar a los animales con una dieta que incluía alimentos caseros (63,5% de los perros; 45,5% de los gatos), aunque pocos se alimentaban exclusivamente con esta dieta (7% de los perros; 3,5% de los gatos). Más de la mitad de los animales representados en la encuesta se alimentan con alimentos crudos: dos tercios de los perros (66%) y el 53% de los gatos.

Dodd *et al.,* **2020**[13]

Una encuesta realizada en 2014 a más de 2.000 criadores de Estados Unidos y Canadá reveló que uno de cada siete preparaba la comida para sus mascotas.[7] Ese mismo año, las ventas de alimentos crudos congelados para mascotas en EE.UU. se dispararon un 32%.[14] Un interesante informe de GFK resumido en la Pet Food Industry Leadership Conference por Lange (2017), muestra un enorme crecimiento en el sector de la comida cruda para perros en Estados Unidos. Entre 2011 y 2015, las ventas de alimentos crudos para perros aumentaron año tras año en aproximadamente un 33%, alcanzando un total de 120 millones de dólares en 2015. Según las estimaciones, este crecimiento anual de dos dígitos del mercado de alimentos naturales y crudos para mascotas no va a disminuir pronto.

Según otros estudios, los propietarios de mascotas del Reino Unido son los que menos alimentos secos consumen.[15] Aunque todavía no se dispone de cifras confiables sobre el mercado de alimentos crudos en el Reino Unido, en 2017 los informes de las empresas de solo los diez principales minoristas indican que, en conjunto, mueven más de £90 millones ($100 millones de dólares) en productos; aproximadamente el 10% del mercado de alimentos para perros del Reino Unido (las últimas cifras del UK Pet Food Manufacturers Association revelan que menos del 2% de las ventas de alimentos crudos en el Reino Unido en 2018 fueron para gatos). Si se suman las empresas de las que no tenemos cifras (muchas empresas de alimentos crudos para perros son de propiedad privada y, por lo tanto, sus ingresos no se publican), y los propietarios de mascotas que no están utilizando productos alimenticios destinados para perros, sino carnes de la cadena alimentaria humana, creo que la cifra de alimentación cruda estará más cerca del 20% del mercado de alimentos para perros del Reino Unido en 2019.

El dominio de los alimentos secos, ultra-procesados y con alto contenido en carbohidratos ha terminado con toda seguridad y el futuro es claramente brillante para la alimentación natural y cruda. A medida que el mercado humano trata de dar la espalda a los alimentos procesados en favor de las frutas frescas, verduras y los cereales integrales,[16] estamos poniendo atención en lo que ponemos en su plato. Los tutores de mascotas, alentados por las redes sociales, no tienen dificultades para dar el salto. Ahora optan por alimentos para mascotas más frescos, con menos carbohidratos y más naturales por los beneficios nutricionales que se supone que aportan.[17-26] Estos incluyen: pero no se limitan a...

- la resolución de afecciones cutáneas e intestinales recurrentes (gracias a la eliminación del gluten de trigo, la proteína de la carne cocida y químicos, los principales antígenos alimentarios en los alimentos para mascotas de hoy en día).

- mejor control y posible resolución de problemas renales y pancreáticos.
- mejor estado de los perros (gracias a que las dietas altas en proteínas favorecen el control del peso y el crecimiento muscular).
- mejor estado del pelaje (ya que las dietas más proteicas implican más proteínas para el mantenimiento de la piel y el pelo)
- mejor higiene dental (las croquetas no ofrecen abrasión, las dietas de carne cruda molida y huesos tampoco, pero los partidarios tienden a imponer la necesidad de entregar huesos carnosos crudos, que sí entregan efecto abrasivo)
- resolución del comportamiento hiperactivo (posiblemente)
- relación calidad-precio (muchos tutores de mascotas están desperdiciando actualmente al menos €5/kg en lo que es en gran medida cereal barato con una adición simbólica de harina de carne, cuando con el mismo dinero se puede comprar un kilo de alimento crudo para perros de alta calidad a base de carne y que llega a domicilio)

Muchas veces, incitados por algunos de los problemas de salud mencionados anteriormente, los rápidos cambios en sus mascotas tras una simple prueba de dos semanas de alimentos apropiados para la especie, es lo que hace que estos propietarios se conviertan en grandes defensores, al menos en Internet. Este tipo de crecimiento se auto-mantiene y crece con el tiempo.

Recuerdo que un día estaba dando un seminario en Londres y una pareja de ancianos estaba sentada delante, escuchando atentamente. Después de mi charla, la pareja del hombre se dirigió a él y le dijo: "Enséñale tus tarjetas de presentación". Un poco tímido, el señor acabó mostrándome un puñado de simples tarjetas con mi nombre, número y página web. Al parecer, después de que mis consejos devolvieran la salud a su querido Westie, Tom, se encargó de confeccionar estas tarjetas para poder repartirlas entre los propietarios de perros que encontrara en el parque.

De este modo, como todas las buenas revoluciones, esta *"raw-volution"* está emergiendo de la tierra. Es tu falta de participación en el mercado lo que fuerza el cambio. Citando a Jim Morrison, *"Ellos tienen las armas, pero nosotros tenemos los números"* (aunque Morrison probablemente lo tomó de Stalin, quien dijo que *"hay calidad en la cantidad"*. El comentario se hizo en referencia a su masivo pero muy mal equipado ejército permanente de campesinos que lanzó contra las ametralladoras alemanas para agotar esencialmente su munición.

Tal y como se indica en la Sección 3, los veterinarios que se empeñan en mantener la línea corren el riesgo de perder la confianza de su clientela. Los clientes encontrarán veterinarios que los apoyen. Las conversaciones con los veterinarios que sí reconocen la importancia de una nutrición adecuada a la especie revelan que están prosperando positivamente, ganando clientes en un radio muy amplio. En el entorno cada vez más competitivo en el que se encuentran los veterinarios, es posible que pronto se convierta en un caso de adaptarse o morir de hambre para cualquiera que proponga hechos alternativos en las cercanías. Por suerte, el proceso no está exento de incentivos para los veterinarios:

> En nuestra consulta, apoyamos a los propietarios que alimentan a sus mascotas con huesos y alimentos crudos (BARF) y otras dietas de carne cruda. Formulamos la dieta específicamente para el estado de salud de cada mascota, para que la dieta sea completa, equilibrada, médicamente adecuada y de alta calidad. Además, educamos a los propietarios en cuanto a la preparación de los alimentos, la seguridad en su manipulación y las prácticas de alimentación durante una consulta de 30 a 40 minutos con nuestro consultor nutricional. Se les dan instrucciones impresas para la dieta, la seguridad en la manipulación y preparación de los alimentos y una lista de la compra. Cobramos 45 dólares por este servicio.
> **Stogdale y Diehl, (2003)**[18]

Hasta ahora he pintado un panorama bastante sombrío de la medicina veterinaria, pero como siempre, también hay historias muy alentadoras. Veo el futuro en Wylie Vets, de Essex, Reino Unido. Wylie consta de dos consultas: una de ellas es un hospital oficial, y ya que cuenta con más de veinte veterinarios que promueven la dieta cruda, es posible que sea uno de los mayores hospitales veterinarios independientes del país. Si no apoyas la nutrición fresca y adecuada a la especie para las mascotas, no conseguirás trabajo con ellos. Al centrarse en el *cuidado* de la salud (ellos lo llaman *bienestar*) en lugar de la atención a los *enfermos*, han dado la vuelta al enfoque veterinario moderno, devolviendo la medicina a sus raíces. Es decir, antes se pagaba a un médico para que te mantuviera sano, de lo contrario se corría el riesgo de fomentar el sistema que tenemos hoy en día.

La consulta de Morkel y Richard ofrece un plan en el que el cliente paga una cuota anual básica, muy parecida a la de un seguro, y *toda* la atención de salud de tu mascota es gratuita desde ese momento hasta el día de su muerte. Esto significa que la clínica gana más dinero manteniendo a tu perro libre de enfermedades, ya que les costará recursos resolver cualquier enfermedad que surja. Emplean una serie de medidas para asegurarse de que esto ocurra, como que todas las visitas sean gratuitas, con la frecuencia que desees, las 24 horas del día, para que puedan vigilarlos. Con tantos veterinarios a su disposición tienen cubiertas la mayoría de las especialidades.

Todas las vacunas y el control de parásitos son gratuitos (comprueban la presencia de parásitos en lugar de utilizar ciegamente productos químicos, lo que no sólo salva la salud de su mascota sino que ahorra el dinero de Wylie en tratamientos). Pero lo más importante para Wylie, es que tu perro debe ser alimentado con dieta cruda. Según su director, Morkel Piennaar, éste es *el factor más importante* para la salud y la longevidad de sus clientes. Los perros alimentados con alimentos secos no son bienvenidos en su plan: simplemente son demasiado costosos de mantener hasta la vejez. Para fomentar este enfoque entre sus clientes, ofrecen un 10% de descuento en la compra de comida cruda para perros, de la que venden muchos kilos cada semana. Están tan seguros de este enfoque que el precio que se paga anualmente por un cachorro es el mismo que el de un perro geriátrico. No hay subidas de precio ocultas por ningún motivo. De este modo, Wylie se ha hecho famoso por mantener perros sanos. Por ello, están captando clientes en un radio de 160 kilómetros. Cualquier veterinario con formación convencional que transmita mensajes contrarios en las cercanías se arriesga a quedarse sin negocio.

Es bastante simple: los cambiamos a una dieta cruda, ellos mejoran.
Morkel Piennaar, Director of Wylie Vets, *vía correspondencia personal*, **2018**

Puntos a destacar

- ✓ El mercado de los alimentos naturales para mascotas crece en torno al 15% anual. En 2017, representó 1/3 del mercado británico de £940 millones.
- ✓ Nestlé compra Lily's Kitchen en 2020 - el comienzo de las multinacionales en comprar las principales marcas de comida natural para mascotas
- ✓ En 2014, 1 de cada 7 criadores en Estados Unidos practican la alimentación cruda. De 2010 a 2015, las ventas de alimentos crudos para mascotas se dispararon un 33% por año. Australia era el líder, ahora es el Reino Unido con al menos el 10% del mercado de alimentos para mascotas es del tipo crudo para perros, aunque estimo que esta cifra podría ser tan alta como el 20%.
- ✓ Los tutores de mascotas se cambian a la alimentación cruda principalmente con la esperanza de resolver problemas de salud persistentes, como los de la piel e intestino, pero también para mejorar la condición muscular y del pelaje, una mejor higiene dental, la resolución de un mal comportamiento, así como una mejor propuesta de relación calidad-precio.
- ✓ Los veterinarios están cambiando. Muchos veterinarios sólo promueven la alimentación cruda. Aunque todavía son pocos, su número está aumentando.

Referencias del Capítulo Veinte

1 Euromonitor International Pet Food Report (2010). Available online www.euromonitor.com
2 Lange, M. (2017). *Pet Food Trends Shaping the World*. Pet Food Industry Leadership Conference, 2017. Available online www.pida.memberclicks.net
3 Euromonitor International's Pet Care 2010-20111 Report. Available online www. euromonitor.com
4 Lummis, D. (2012). *Natural, organic and eco-friendly pet products in the U.S*. Packaged Facts, Rockville, MD.

5   *Pet Food in the U.S., 12th Edition*. Available online www.prnewswire.com
6   Shah, T. (2018). *The Rise of Niche Pet Food Brands in the UK*. Euromonitor International. Published online Mar 22nd, available from www.blog.euromonitor.com
7   Tarkan, L. (2015). Raw pet food sales are booming, but are the products safe? Fortune Magazine. Published online, Aug 6th, www.fortune.come
8   Koltrowitz,S. (2020). Nestle buys Lily's Kitchen pet food, sees some coronavirus stockpiling. Reuters. Published online, Apr 1st, www.reuters.com
9   Wall, T. (2017). *Raw pet food growth continues despite concerns*. Pet Food Industry Magazine. Published online, Apr 27th, www.petfoodindustry.com
10   Connolly, K.M., Heinze, C.R. and Freeman, L.M. (2014). Feeding practices of dog breeders in the United States and Canada. Journal of the American Veterinary Medical Association, 245(6): 669-676
11   Laflamme, D.P. (2008). Pet food safety: Dietary protein. Topics in Companion Animal Medicine, 23(3): 154–157
12   Laflamme, D.P., Abood, S.K., Fascetti, A.J. *et al.* (2008). Pet feeding practices of dog and cat owners in the United States and Australia. Journal of the American Veterinary Medical Association, 232(5): 687–694
13   Dodd, S., Cave, N., Abood, S., *et al.* (2020). An observational study of pet feeding practices and how these have changed between 2008 and 2018. Veterinary Record BMJ, 186(19): 643
14   Lange, M. (2016). *Pet Food Trends Shaping the World*. Pet Food Industry Leadership Conference, 2016
15   Lonsdale, T. (2001). *Raw meaty bones promote health*. Wenatchee, WA: Dogwise Publishing
16   Berschneider, H.M. (2002). Alternative diets. Clinical Techniques in Small Animal Practice, 17(1): 1–5
17   Joffe, D.J. and Schlesinger, D.P. (2002). Preliminary assessment of the risk of *Salmonella* infection in dogs fed raw chicken diets. Canadian Veterinary Journal, 43: 441–442
18   Stogdale, L. and Diehl, G. (2003). In support of bones and raw food diets. Canadian Veterinary Journal, 44(10): 783
19   Hill, D.A. (2004). *Alternative proteins in companion animal nutrition*. Presented at the Pet Food Association of Canada Fall Conference, Toronto, 27th Oct
20   Weese, J.S., Rousseau, J. and Arroyo, L. (2005). Bacteriological evaluation of commercial canine and feline raw diets. Canadian Veterinary Journal, 46: 513–516
21   Finley, R., Reid-Smith, R. and Weese, J.S. (2006). Human health implications of *Salmonella*contaminated natural pet treats and raw pet food. Clinical Infectious Diseases, 42: 686–691
22   Morley, P.S., Strohmeyer, R.A., Tankson, J.D. *et al.* (2006). Evaluation of the association between feeding raw meat and *Salmonella enterica* infections at a greyhound breeding facility. Journal of the American Veterinary Medical Association, 228: 1524–1532
23   Strohmeyer, R.A., Morley, P.S., Hyatt, D.R. *et al.* (2006). Evaluation of bacterial and protozoal contamination of commercially available raw meat diets for dogs. Journal of American Veterinary Medical Association, 228: 532–542
24   Remillard, R.L. (2008). Homemade diets: Attributes, pitfalls, and a call for action. Topical Companion Animal Medicine, 23(3): 137–142
25   Schlesinger, D.P. and Joffe, D.J. (2011). Raw food diets in companion animals: A critical review. Canadian Veterinary Journal, 52(1): 50–54
26   Buff, P.R., Carter, R.A., Bauer, J.E. *et al.* (2014). Natural pet food: A review of natural diets and their impact on canine and feline physiology. Journal of Animal Science, 92: 3781–3791

CAPÍTULO 21

¿Una Dieta de Carne les Proporcionará Todo lo que Necesitan?

Actualmente se acepta, al menos en el caso de los humanos, que la dieta de nuestros antepasados cazadores-recolectores del Paleolítico se adaptaría mejor al hombre moderno que nuestra actual nutrición. En pocas palabras, come con lo que has evolucionado y probablemente estarás más sano. La hipótesis de la discordancia, propuesta originalmente por Eaton y Konner (1988),[1] afirma que el cambio de la alimentación paleolítica a la actual se produjo con demasiada rapidez para una adaptación genética adecuada. También afirma que el desajuste resultante alimenta muchas "enfermedades de la civilización", como la diabetes mellitus, obesidad y las enfermedades dentales. Hemos pasado millones de años adaptándonos a nuestro nicho de alimentación. Los perros y los gatos no son diferentes.

Al no tener requerimiento de carbohidratos, sabemos que una dieta basada en carne debe satisfacer todas las necesidades nutricionales del perro. Dierenfield (2002)[2] analizó la composición total de nutrientes de varias especies vertebradas enteras y descubre que una dieta de presas enteras, siempre que se consuman los tejidos blandos y algunos huesos, es más que adecuada para satisfacer las necesidades del carnívoro. Las presas enteras superan la concentración mínima de macronutrientes recomendada tanto para los gatos como para los perros,[3,4] y satisfacen o superan las necesidades de ácidos grasos esenciales.[2,4]

La clave aquí es la presa *entera*, idealmente usando *todas* las piezas (o tantas como puedas encontrar). Por ello, la siguiente afirmación del científico de Mars Waltham Richard Hill, miembro del subcomité de nutrición de perros y gatos del National Research Council (NRC), es absolutamente correcta, aunque totalmente redundante (la cursiva la he añadido yo para darle efecto)

¿Una Dieta de Carne les Proporcionará Todo lo que Necesitan?

> ...la carne no es un alimento *equilibrado* y es *deficiente* en vitaminas y minerales esenciales...un perro no puede vivir sólo de músculo de carne...
> **Hill (1998)**[5]

Claro que ninguna fuente de proteína animal suministra todo lo que el perro necesita, seguramente ahora en este siglo eso es un punto discutible. Como muchos miles de marineros demostraron ampliamente para la humanidad a costa de sus vidas, no se puede comer lo mismo por *mucho tiempo* sin que aparezcan insuficiencias nutricionales. De hecho, incluso alimentar perros con un sólo tipo de animal entero todos los días durante largos períodos de tiempo no es aconsejable, como vimos en la Sección 2, donde los gatos que vivían a base de conejo entero durante meses, lamentablemente, se volvieron deficientes en taurina.

Se plantea la pregunta, ¿qué ingredientes cree Hill que pueden ser equilibrados y completos para los perros? sus homólogos de Hill's Science Diet parecen creer que es el maíz. La siguiente cita (cursiva añadida por mí para el efecto) está tomada del sitio web de Hill's, con fecha del 30 de octubre de 2019:

> El maíz es un componente nutricional *bien redondeado* y una opción *ideal* como ingrediente de la comida para gatos. Ningún otro ingrediente es tan versátil como este grano dorado. Por eso encontrarás maíz en la mayoría de los alimentos para gatos de la marca Hill's Science Diet.
> www.hillspet.com/pet-care/nutrition-feeding/benefits-of-corn-in-
> pet-foods

Así que, según la industria, la carne no es un ingrediente equilibrado para un carnívoro, pero el maíz ultra-procesado no sólo es equilibrado, sino *ideal*.

Aparte de esta tontería de la industria, mucha gente y la mayoría de los veterinarios llegan a la dieta cruda con un miedo arraigado al desequilibrio, profundamente preocupados de que puedan equivocarse y que el trasero de tu perro se caiga. Cuesta mucho dinero hacerte sentir esa impotencia, una impotencia que te mantiene a ti y a tu veterinario recurriendo a esas bolsas excesivamente caras de galletas ultra-procesadas y carentes de nutrientes.

> Las empresas de alimentos para perros insisten en que la nutrición canina es una ciencia que debe dejarse en manos de expertos cualificados, es decir, de ellos (o de proyectos de investigación patrocinados por ellos). Los anuncios de alimentos para perros "súper premium" y "prescripción" incorporan ahora a actores o modelos con gafas y batas de laboratorio blancas, que aparecen sosteniendo bloc de notas mientras miden ingredientes de aspecto saludable en medio de un bosque clínico de

tubos de ensayo, ordenadores y equipos de diagnóstico... Términos como "minerales quelados", "EM" y "perfil de aminoácidos" se combinan para intrigar y confundir incluso a los consumidores más expertos...

Thurston 1996[6,] p.244

Déjame aliviar parte de esa preocupación con la siguiente historia. Hace unos años, me apunté a un seminario veterinario online que prometía darnos los pros y los contras de alimentar a las mascotas con comida fresca. Teniendo en cuenta que la plataforma es propiedad de una empresa de croquetas, sospechábamos que íbamos a escuchar muchos más contras que pros, y no nos decepcionó. Escuchamos a una veterinaria altamente cualificada, de primera línea, especializada en nutrición canina (seca) y enfermedades gastrointestinales. La llamaremos M. Near. Al final de la hora, después de toda la palabrería habitual sobre las insuficiencias y los peligros de la comida fresca para perros, se nos dio la oportunidad de hacer preguntas. Le pregunté: "Disculpa M, veo que estás casada, voy a suponer que tienes hijos. ¿Puedes decirme cuál es la RDA de calcio de un niño?" Su respuesta, para beneplácito de los asistentes, fue que "sólo veo perros" y pasaron a la siguiente pregunta, perdiendo completamente mi punto. Nadie pensó que era una madre terrible, o que su hijo corría riesgo de muerte inmediata, y nadie le recomendó que corriera a la máquina expendedora más cercana para comprar una barrita enriquecida con nutrientes de su empresa de caramelos favorita. Esta veterinaria, con un aparente conocimiento profundo de los conceptos farmacológicos de la nutrición y la enfermedad, no tiene ni idea de cuál es la RDA de calcio de sus hijos, de cuánto les dio la semana pasada ni de cuánto absorbieron realmente.

En lugar de considerar las cantidades exactas de nutrientes, si se preguntara al ciudadano medio cómo sería una dieta humana "completa", lo mejor que se le ocurriría a la mayoría sería probablemente un montón de ingredientes vegetales enteros, frescos y orgánicos, ya sean verduras, granos, frutas, un poco de carne o pescado orgánico, tal vez un poco de lácteos y lo menos posible de productos procesados. Esencialmente, alimentos *integrales*. Todos los libros de salud, nutrición y dietas escritos en las últimas tres décadas confirman este hecho, ya que todos se pueden resumir en tres simples palabras: comer alimentos integrales. No hay nada más que eso. Un estudio tras otro muestra que si todo el mundo siguiera este consejo básico habría significativamente menos obesidad, menos diabetes, menos cáncer, menos enfermedades crónicas, mejor piel, mejores dientes, mejor comportamiento, mejor todo. Tendríamos más energía, viviríamos más, seríamos más sanos y ahorraríamos miles de millones en atención médica. Y es lo mismo para nuestros perros, sólo que con una pirámide alimenticia más carnosa. Si se adhieren a este esquema, estarán más que bien.

Consuélate con el hecho de que muchos de nosotros nos equivocamos un poco. Los últimos informes de la OMS muestran que sólo el 11% de los estadounidenses consumen su RDA de fibra, sólo el 5% consumió suficiente potasio y la mayoría

¿Una Dieta de Carne les Proporcionará Todo lo que Necesitan?

se quedó corto en vitaminas A, C y D, así como de calcio y hierro. Esencialmente, todo lo que se obtiene de las frutas y verduras frescas. Al mismo tiempo, se excedían en el consumo de grasas saturadas y sal (adivina de dónde viene eso). Y todavía, ¿ninguna multinacional ha pensado en producir un nutritivo "alimento completo" para nosotros? ¡Creo que he detectado un vacío en el mercado!

Digo lo siguiente sin una pizca de satisfacción - consuélate de que la mayoría de los alimentos para mascotas a base de cereales está tan lejos del objetivo nutricional para un perro, tan deficiente en todas esas pequeñas cosas que sostienen la vida y tan peligrosa para tu mascota, que incluso con tu esfuerzo más casual, después de leer este libro, es probable que a tu mascota la tengas en mejor estado que la inmensa mayoría de los veterinarios occidentales que esperan conseguirlo con su más elegante bolsa de galletas.

Ningún ingrediente único cárnico o único animal de presa es adecuado para una alimentación de por vida de un perro o un gato, ya que se cree que todas las partes del animal aportan alguna ventaja nutricional (o deficiencia potencial) para el carnívoro. Por esta razón, utilizando su increíble sentido del olfato, los depredadores salvajes buscan el equilibrio alimentándose selectivamente de partes del cuerpo según su composición de macronutrientes y sus necesidades personales en ese momento.[7] El músculo de la carne satisface todas las necesidades proteicas de un perro o de un gato, pero si llegaran a necesitar algo de taurina, se espera que busquen esos animales, o al menos las partes de esos animales, que proporcionen más de ella. El cartílago les proporciona glucosamina, condroitina, vitamina C y todos los demás elementos que necesitan para construir sus articulaciones. Si necesitan vitamina A, pueden comer más hígado. Los huesos frescos les proporcionan todo el calcio, pero también toda una serie de minerales que son más difíciles de encontrar cuando se come carne, como el zinc, el cobre, el selenio, etc. Se cree que incluso los elementos que no se digieren bien, como el pelo, la piel, las uñas y los huesos juegan un papel importante. Depauw *et al.* (1998)[8] destacan su importancia potencial al mostrar cómo los tejidos animales (como el cartílago de pollo, el colágeno, la glucosamina-condroitina, glucosamina, hueso de conejo, pelo de conejo y piel de conejo) influyeron en la fermentación del intestino grueso de los guepardos, lo que indica que el material de presa indigestible en los carnívoros actúa de la misma manera que la fibra vegetal no digerible en los seres humanos.

Lo que mucha gente pasa por alto, sobre todo las directrices nutricionales de AAFCO/FEDIAF es que los alimentos van mucho más allá de los elementos nutricionales más comunes, como la proteína, grasa, vitaminas, los minerales y la fibra. Hay toda una gama de compuestos bioactivos que necesitamos consumir a diario para mantenernos sanos, muchos de los cuales ya han oído hablar.

Las plantas nos proporcionan una increíble variedad de fitonutrientes que nos dan vida y que, cuando se consumen y se digieren, tienen un marcado efecto en nosotros, algo que la industria farmacéutica de las drogas lo sabe muy bien. La corteza del sauce, utilizada por los antiguos egipcios, contiene ácido salicílico, que hoy conocemos como aspirina. La penicilina surgió de un humilde hongo que crece en el pan. La morfina, un opiáceo, proviene de la amapola. Pusieron ésteres de estanol vegetal en las margarinas, que cuando se ingieren, se ha demostrado clínicamente que reducen el nivel de colesterol de lipoproteínas de baja densidad (LDL) en la sangre. El licopeno de los tomates y la luteína de las espinacas no sólo son excelentes para el corazón sino que están demostrando su eficacia en la lucha contra el cáncer. La curcumina, el ingrediente activo de la cúrcuma, es un antiinflamatorio natural muy potente, respaldado por cientos de estudios aleatorios y controlados de alta calidad. El cardo mariano restaura las funciones del hígado. El cannabidiol (CBD) de la planta de cannabis puede utilizarse para una gran variedad de problemas, muchos de ellos neuronales, desde la ansiedad hasta la epilepsia y las enfermedades autoinmunes. El olmo americano funciona en nuestro tracto digestivo, al igual que un buen té de menta. La equinácea para cuando estamos decaídos, la lavanda nos calma. La lista es interminable: Escoge cualquier parte de tu cuerpo, cualquier dolencia y encontrarás numerosos fitoquímicos de origen natural que pueden que pueden ayudar de alguna manera, (no serán recomendados por tu médico, por alguna razón). De hecho, hay más de 4.000 fitoquímicos documentados hasta ahora. Algunos de los más conocidos son los alcaloides (la famosa codeína es uno de ellos, pero los alcaloides también se utilizan para mejorar la función cardíaca, suprimir la tos, repeler insectos), los terpenoides (utilizados para prevenir trastornos metabólicos, combatir el cáncer, entrega beneficios antienvejecimiento), polisacáridos, como la inulina, la lignina y la pectina (la microbiota intestinal los adora y producen una agradable caca), así como los compuestos fenólicos altamente potentes y antioxidantes (mejoran la función inmunitaria, cardíaca y cognitiva, combaten el cáncer) que incluyen a los flavanoles (función de los vasos sanguíneos) y antocianinas, (que se encuentran en las coloridas frutas y verduras, son potentes antioxidantes).

Pero ¿sabías que la carne también contiene su cuota de compuestos bioactivos?, muchos de los cuales ya conoces de la tierra de las plantas. Entre ellos están:

- Tocoferoles (una forma de vitamina E).
- Carotenoides: un tetra-terpenoide antioxidante.
- Ácido ascórbico: Vitamina C.
- Glutatión: presente en plantas y animales, el glutatión tiene una serie de beneficios. Además de proporcionar una defensa celular contra los procesos toxicológicos y patológicos, interviene en la producción de ADN, favorece la función inmunitaria, la formación de espermatozoides, la regeneración de las vitaminas C y E, ayuda al hígado y a la vesícula biliar a gestionar las grasas y a participar en la apoptosis o "muerte celular".

- Ácido lipoico: un compuesto orgánico maravillosamente beneficioso que se produce dentro de las mitocondrias de plantas y animales. Es soluble en agua y en grasa, lo que le permite actuar en todas las células o tejidos del cuerpo.
- L-carnitina: aunque se encuentra en algunas plantas, la L-carnitina se obtiene principalmente de fuentes animales. Ayuda al cuerpo a producir energía, reduce los niveles de colesterol y ayuda al cuerpo a absorber el calcio para mejorar la fuerza esquelética. Ya que desempeña un papel crucial en la prevención de la miopatía del músculo esquelético asociada a la insuficiencia cardíaca.
- Ubiquinona: también conocida como coenzima Q10, es un compuesto similar a una vitamina en los animales y las bacterias. Aunque se encuentra en algunas fuentes vegetales, la carne es, por lejos la mejor fuente, siendo el hígado y el riñón los primeros de la lista. Participa en la producción de energía celular y se utiliza como un popular antioxidante en la prevención y el tratamiento de algunas enfermedades crónicas.

La carne también alberga una amplia gama de compuestos bioactivos que *sólo* se encuentran en ella, de nuevo, algunos de los cuales es posible que ya los hayas escuchado. Entre ellos se encuentran:

- Ácido linoleico conjugado (CLA): Un ácido graso Omega-6, comúnmente se encuentra en la carne y los productos lácteos. Aunque es esencialmente una grasa trans, es una forma natural que es realmente beneficiosa para el cuerpo, potencia la salud del corazón y ayuda a la pérdida de peso.
- Taurina: Un aminoácido que sólo se encuentra en la carne, comúnmente el cerebro, los ojos, el corazón y los músculos. Se ha demostrado que tiene varios beneficios para la salud, como tener un menor riesgo de sufrir enfermedades y mejorar el rendimiento deportivo. La falta de taurina por la falta de carne en los alimentos de las mascotas es lo que provoca la tan repetida enfermedad y muerte por MCD.
- Creatina: Un compuesto orgánico que se encuentra en las células de los músculos, donde desempeña un papel fundamental en el metabolismo energético de los músculos. La creatina es ahora famosa por su uso por parte de los entusiastas del gimnasio. Los estudios demuestran que puede aumentar la masa muscular, la fuerza y el rendimiento en el ejercicio, además de proporcionar una serie de otros beneficios para la salud, como la protección contra las enfermedades neurológicas.
- Anserina y carnosina: Componentes de las proteínas que se producen naturalmente en los músculos y huesos de los animales, estos compuestos han saltado al estrellato por su gran variedad de efectos beneficiosos, como el aumento de la fuerza y el rendimiento muscular, pero también

potencialmente en el tratamiento de daños nerviosos, trastornos oculares, diabetes y problemas renales, curación de heridas, recuperación de la fatiga y prevención de enfermedades relacionadas con el estrés.
- Espermina: Se encuentra en muchos tejidos y es esencialmente un factor de crecimiento bacteriano, por tanto se concentra en el intestino.

Además de estos compuestos bioactivos, los péptidos derivados de las proteínas de la carne son otro grupo prometedor de componentes bioactivos.[9] Son los subproductos de la digestión enzimática de la carne y el envejecimiento de la carne y Dios sabe que los perros aman comer carne envejecida). Las enzimas digestivas, (pepsina, tripsina y a-quimotripsina) en el tracto gastrointestinal generaron una actividad inhibidora de la ECA (Enzima Convertidora de Angiotensina) de las proteínas del músculo esquelético porcino.[10, 11] Los péptidos inhibidores de la ECA como la miosina, la actina, la tropomiosina y la troponina, relacionadas con la reducción de la presión arterial, se generan a partir de la digestión de la carne.[12] Además, varios péptidos antioxidantes se generan a partir de las proteínas de la carne mediante la digestión enzimática. Se ha informado de que la digestión de la proteasa de la carne de cerdo presenta altos niveles de actividad antioxidante en el sistema de peroxidación del ácido linoleico.[13, 14]

La hemoglobina, la proteína roja de la sangre, contiene péptidos biológicamente activos con afinidad por los receptores opioides.[15,16] Estos péptidos opioides, como las endorfinas, encefalina y la prodinorfina (hormona polipeptídica opioide que participa en la comunicación celular), pueden inducir efectos similares a los de los opiáceos en los animales, afectando al sistema nervioso y las funciones gastrointestinales.[17]

> ... la generación de péptidos bioactivos a partir de la carne y los productos cárnicos, y su funcionalidad y aplicación como ingredientes funcionales, tienen efectos en la salud de quienes los consumen. Las proteínas alimentarias de origen animal son actualmente la principal fuente de una serie de péptidos biológicamente activos que han generado especial interés porque pueden influir en numerosas respuestas fisiológicas del organismo...
>
> **Albenzio *et al.* (2017)**[18]

Y luego llegamos a los órganos. Sabemos que los fitoquímicos pueden bio-acumularse en varias partes de la presa animal, dependiendo de los alimentos que estén comiendo.[19, 20] De esta manera, cada órgano de la presa es potencialmente un anfitrión de una cacofonía de compuestos químicos vitales, muchos de ellos exclusivos de ese órgano. El ojo es un gran ejemplo. La luteína y zeaxantina son esenciales para la función del ojo. La luteína sólo es sintetizada por las plantas mientras que ellas son una mejor fuente de zeaxantina, aunque algunos microorganismos también la producen. En este punto tienes dos opciones. Fabricarla tú mismo (los mamíferos

¿Una Dieta de Carne les Proporcionará Todo lo que Necesitan?

no pueden), comer algo que la contenga (poco probable para los verdaderos carnívoros) o comer a alguien que tenga algo. Como se almacenan en la retina, el globo ocular ocasional podría salvar a un carnívoro de un viaje al oculista. Pero en el caso de los órganos, la cosa va más allá. A principios del siglo XX, los científicos examinaron el páncreas de un cerdo para averiguar cómo ayudar a un ser humano con diabetes. Ellos descubrieron la insulina y empezaron a inyectar a los pacientes diabéticos con ella salvando muchas vidas en los últimos tiempos. Sin embargo, la insulina no es más que uno de los sorprendentes compuestos del páncreas. El páncreas también produce glucagón que regula los niveles de glucosa en sangre, amilina que controla la velocidad de vaciado del intestino y, en última instancia, la ingesta de alimentos, así como polipéptidos pancreáticos y vasoactivos que funcionan en varias contracciones intestinales, entre otros desempeños. Por supuesto, no todas las hormonas presentes en un órgano escapan al proceso digestivo. Algunas, sobre todo las de origen proteico, son susceptibles a los ácidos del estómago. Lamentablemente, para los perros diabéticos esto incluye la insulina. Pero muchos logran pasar la digestión, incluidos todos los esteroides. Al igual que las enzimas, presentes en el órgano. Todas ellas juntas son útiles para un animal con un páncreas con problemas. De hecho, los autores descubrieron que la adición de páncreas crudo a perros "des-pancreatizados" alimentados con una dieta de carne y azúcar, aumenta enormemente su longevidad en comparación con los perros que no se alimentan con él, incluso si estos perros estuvieran con terapia de insulina.[21]

Este es seguramente el caso de todos y cada uno de los órganos secretores del cuerpo, ninguno de los cuales se limita a la producción de un único compuesto vital. La tiroides produce triyodotironina y tiroxina (a menudo conocidas simplemente como T3 y T4, respectivamente), que regulan muchos aspectos del metabolismo. También produce calcitonina, que ayuda a la construcción de los huesos. La glándula suprarrenal produce cortisol (la "hormona del estrés"), epinefrina (también conocida como adrenalina) y aldosterona. La hipófisis anterior produce siete hormonas. Estas son la hormona del crecimiento (GH), la hormona estimulante de la tiroides (TSH), la hormona adrenocorticotrópica (ACTH), la hormona folículo estimulante (FSH), la hormona luteinizante (LH), la beta-endorfina y prolactina. El intestino produce colecistoquinina (controla la liberación de enzimas y bilis) y grelina (regula el apetito). El hígado produce angiotensinógeno, trombopoyetina, hepcidina y el factor de crecimiento similar a la insulina, entre otros. El corazón produce el péptido auricular-natriurético y el péptido natriurético cerebral. La glándula pineal del cerebro produce melatonina, que controla el ritmo circadiano. Las plaquetas producen tromboxano. La prostaciclina de la piel y la grasa producen adiponectina. Los órganos sexuales (testículos y ovarios) contienen todas las hormonas sexuales, como la testosterona, la progesterona y los estrógenos, entre muchas otras. Si tu perro está esterilizado o castrado, hay un buen argumento para complementar la dieta con estas carnes como una forma de terapia de reemplazo hormonal natural, si es que puedes encontrarlos (los testículos crudos se encuentran disponibles). La placenta, el cerebro, el sistema nervioso, cada uno produce un montón de diferentes compuestos químicos fantásticamente útiles, muchos de los cuales aún no hemos descubierto. Es una faceta fascinante, mal entendida y casi totalmente inexplorada de la nutrición de los carnívoros en la actualidad.

Por eso decimos que los órganos son para el perro lo que las verduras verdes son para los humanos.

Y estos son sólo los compuestos *dentro* de la propia carne. Ni siquiera hemos empezado a hablar de las ventajas de las cosas que se pueden encontrar *encima* de ella. Se cree que una cantidad significativa de los crecientes casos de alergia y asma que estamos experimentando hoy en día puede explicarse porque vivimos *muy limpios*, que es nuestra exposición rutinaria e inofensiva a los microorganismos cotidianos del entorno que entrena a nuestro sistema inmune para que ignore elementos benignos como el polen o la caspa del perro. Hay una frase común utilizada en la mayoría de las sociedades que dice algo así como "los agricultores son más sanos, ya que viven con una pizca de suciedad". Es probable que haya una gran verdad en esto. En el capítulo 4 vimos cómo los suelos irlandeses contienen microbios con fuertes propiedades antibacterianas, eficaces contra cuatro de las seis principales súper-bacterias resistentes a los antibióticos, incluido el MRSA (*Staphylococcus aureus* resistente a la meticilina).[22] Gabrielová *et al*. (2018)[23] descubrieron que el oomiceto unicelular *Pythium oligandrum* puede suprimir y matar a los agentes causantes de la dermatofitosis. Este fascinante y pequeño microorganismo eucariota es un parásito de los hongos. Vive en simbiosis con las raíces de muchas plantas. Las raíces probablemente los alimentan a cambio de su protección. Actualmente se utiliza con mucho éxito para el tratamiento de las dermatofitosis rebeldes como las infecciones por hongos en la piel y los oídos (comunes en perros alimentados con dietas altas en carbohidratos). Pero, ¿sabías que hay potencialmente un antidepresivo natural en el también? Es cierto. Los jardineros de todo el mundo consideran que la jardinería te hace feliz, y parece que una simple preparación derivada de la bacteria no patógena (que no causa enfermedades), saprofita (que vive en cosas muertas), la bacteria *Mycobacterium vaccae*, que se encuentra habitualmente en el suelo, puede mejorar la vida de pacientes con trastornos inflamatorios e incluso con cáncer. Increíblemente, los pacientes con cáncer de pulmón a los que se les inyectó *M. vaccae* muerta por calor manifestaron una mejor calidad de vida, menos náuseas y menos dolor.[24] Lowry *et al*. (2007)[25] descubrieron posteriormente que se dirige a los mismos nervios que el Prozac, estimulando la producción de serotonina en ratones. Entonces, ¿cuánto *M. vaccae* le gustaría en su cereal en una fría y húmeda mañana de invierno? Dos cucharaditas, por favor.

Las personas que apoyan el uso de alimentos muy procesados y repletos de productos químicos anti-vida en lugar de ingredientes reales, están cometiendo el mismo error que los que apoyaban la leche de fórmula en lugar de la leche materna en la

¿Una Dieta de Carne les Proporcionará Todo lo que Necesitan?

década de 1970, y es el total desprecio de la plétora de compuestos bioactivos de los alimentos frescos. Hemos pasado millones de años evolucionando con estas sustancias químicas naturales de los alimentos. Cuál de ellos es realmente esencial para una salud óptima y en qué cantidad es todavía prácticamente desconocido. Además, las complejas interacciones de todos estos compuestos son casi imposibles de reproducir en el laboratorio. Los pocos que se pueden sintetizar ahora son característicamente menos eficaces de forma aislada, más difíciles de absorber por el cuerpo y sufren una degradación durante las duras temperaturas de cocción y los largos tiempos de almacenamiento que se dan en la producción de alimentos para mascotas.

Si necesitas más consuelo que eso, siempre están los análisis de sangre. Nunca es una mala idea. Con todo esto en mente, los que preparamos dietas crudas incluimos una gama de piezas de carne fresca en una proporción que podría reflejar cómo las encontrarían nuestras mascotas en la naturaleza. Nosotros entonces nos aseguramos de variar las fuentes de carne (no necesariamente a diario o incluso semanalmente) en proporciones que consideremos necesarias y a partir de ahí esperar lo mejor, porque hacer una comida verdaderamente "completa" o "equilibrada" para un animal, que consumirá día tras día, es un concepto tan imposible como innecesario.

Muchos autores siguen pasando por alto este concepto fundamental cuando analizan recetas de dietas crudas en búsqueda de que sean 'completas'. Un estudio sobre las recetas utilizadas por tutores alemanes reveló que hasta el 60% de las raciones tenían algún tipo de desequilibrio.[26] De las 200 de textos, libros y artículos de la web (el 64% escritos por veterinarios), sólo cinco recetas cumplían los requisitos mínimos de AAFCO o el NRC.[27] Curiosamente, aunque existían algunas discrepancias nutricionales en la comida casera, no se observaron deficiencias clínicas.[28] Esto puede deberse a que los autores utilizaron para sus comparaciones datos de nutrientes y cifras de la industria de las croquetas (lo compararon con datos del NRC de 2006)[29,30] o sólo una cuestión de tiempo y tamaño de la muestra (las deficiencias de nutrientes son difíciles de detectar). En cualquier manera, gran parte de este riesgo potencial, si no todo, se verá aminorado por el hecho de que los practicantes de dietas crudas saben que la variación es crucial para todo el proceso. Al fin y al cabo, así es como lo gestionamos los humanos.

La idea de que una sola comida proporciona todo a la vez es una hipérbole de marketing, y es irresponsable, rozando el peligro. Dicho esto, si las directrices de requisitos mínimos de AAFCO/FEDIAF son tu elección, Honey's Pet Food ha demostrado adecuadamente que una dieta cruda puede cumplir todos los requisitos. Con un gran costo financiero, el estudio (*Raw Proof*, el que puedes acceder gratuitamente en el sitio web de Honeys) incluyó a veintiséis perros adultos en una versión ampliada del protocolo de ensayo de alimentos de AAFCO. Ningún perro experimentó ningún efecto adverso para la salud ni una pérdida de peso significativa. Los autores concluyeron que la gama de dietas crudas que formularon

ALIMENTACIÓN EN PERROS

(basadas en carne cruda, huesos crudos y vegetales crudos) eran todas "totalmente adecuadas... cuando se alimentan conjuntamente", cumpliendo fácilmente las directrices nutricionales de la Federación Europea de la Industria de Alimentos para Mascotas sin necesidad de suplementos sintéticos adicionales.

Pero en términos de una dieta única a largo plazo, la dieta canina 'perfecta' sigue siendo tan esquiva como la nuestra, ya que los principales especialistas proponen variaciones ligeramente diferentes de lo que consideran ideal para el perro, día a día. Si alguna vez se aplica la frase 'parece que cuanto más se estudia sobre este tema, más uno siente que no sabe', o, 'los ignorantes están llenos de convicción, los cultos llenos de dudas,' este sería el momento.

Espero que esto proporcione a los novatos un poco de alivio. Todos estamos un poco inseguros. Como una forma de renacimiento, estamos saliendo de la oscuridad, parpadeando. Hay mucho que aprender. Mucho que ganar. No dejes que el miedo a lo desconocido te impida dar esos primeros pasos. A veces, en la ciencia, y sin duda en la vida, tienes que dar el salto.

Puntos a Destacar

✓ Una dieta de presa completa (todas las partes, menos el contenido intestinal) satisface todas las necesidades de nutrientes del perro.

✓ Un perro o un gato no puede vivir con un solo tipo carne (o animal) durante mucho tiempo.

✓ Es necesario conocer la RDA de calcio del perro tanto como la propia.

✓ Cada parte del animal ofrece un conjunto diferente de nutrientes al carnívoro.

✓ Los elementos difíciles de digerir (pelo, piel y plumas) ofrecen fibra al carnívoro, probablemente estimulando la fermentación del intestino grueso y también contienen manganeso.

✓ En la naturaleza existe una vertiginosa gama de compuestos bioactivos de origen vegetal y muchos de ellos los aprovechamos para nuestra propia salud. Los estudios muestran que pueden acumularse en varias partes de las presas herbívoras. Por ejemplo, la luteína es esencial para la función ocular. Sólo existe en el reino vegetal y en los ojos de los herbívoros.

✓ La carne contiene una serie de compuestos bioactivos que son mucho más difíciles de encontrar en el reino vegetal, como el glutatión, la L-carnitina y la coenzima Q10. La carne también contiene compuestos que no existen en las plantas, como el ácido linoleico conjugado (CLA), taurina, creatina,

> anserina, carnosina y espermina. La carne es una fuente de péptidos de proteínas cárnicas, al igual que la sangre, y se sabe que estos últimos inducen un efecto similar al de los opiáceos en los animales. Además, los subproductos de la digestión de la carne, como la Enzima Convertidora de la Angiotensina, tiene efectos beneficios conocidos para la salud. Salvo la taurina, ninguno de estos compuestos está en el perfil nutricional de AAFCO. No tenemos ni idea de la importancia de cada uno de ellos para el perro carnívoro.
>
> ✓ Las vísceras contienen una enorme variedad de compuestos que es sabido que poseen importantes beneficios para la salud cuando se ingieren, la más famosa es la insulina, pero esa es sólo una hormona de un órgano. Hay muchas.
>
> ✓ Incluso los microorganismos en la suciedad de su comida son potencialmente vitales. No tenemos literalmente ni idea.
>
> ✓ A los practicantes de dietas crudas se les recomienda alimentar una variedad para tocar todas estas bases, logrando el equilibrio con el tiempo.

Referencias del Capítulo Veintiuno

1. Eaton, S.B., Konner, M. and Shostak, M. (1988). Stone agers in the fast lane: chronic degenerative diseases in evolutionary perspective. American Journal of Medicine, 84: 739 – 749.
2. Dierenfeld, E.S., Alcorn, H.L. and Jacobsen, K.L. (2002). *Nutrient composition of whole vertebrate prey (excluding fish) fed in zoos.* U.S. Department of Agriculture. Published online, www.researchgate.net
3. Butterwick, R.F., Erdman Jr., J.W., Hill, *et al.* (2011). Challenges in developing nutrient guidelines for companion animals. British Journal of Nutrition, 106: S24 – S31
4. Kerr, K.R., Kappen, K.L., Garner, L.M., *et al.* (2014). Commercially available avian and mammalian whole prey diet items targeted for consumption by managed exotic and domestic pet felines: Macronutrient, mineral, and long-chain fatty acid. Zoo Biology, 33: 327–335
5. Hill, R.C. (1998). The nutritional requirements of exercising dogs. Journal of Nutrition, 128(12): 2686S–2690S.
6. Thurston, M.E. (1996). *The lost history of the canine race.* Kansas City, MI: Andrews McMeel.
7. Kohl, K.D., Coogan, S.C.P. and Raubenheimer, D. (2015). Do wild carnivores forage for prey or for nutrients? Evidence for nutrient-specific foraging in vertebrate predators. Bioessays, 37(6): 701–709
8. Depauw, S., Hesta, M., Whitehouse-Tedd, K. *et al.* (1998). Animal fibre: The forgotten nutrient in strict carnivores? First insights in the cheetah. Journal of Animal Physiology and Animal Nutrition, 97(1): 146–154
9. Glasgow, A.G., Cave, N.J., Marks, S.L. *et al.* (2002). *Role of diet in the health of the feline intestinal tract and in inflammatory bowel disease.* Center for Companion Animal Health, School of Veterinary Medicine, University of California, Davis, California
10. Arihara, K. (2006a). Strategies for designing novel functional meat products. Meat Science, 74, 219–229

11   Arihara, K. (2006b). *Functional properties of bioactive peptides derived from meat proteins*. In Advanced Technologies for Meat Processing, Publisher: CRC Press (Boca Raton), pp245–273

12   Arihara, K., Nakashima, Y., Mukai, T. et al. (2001). Peptide inhibitors for angiotensin I-converting enzyme from enzymatic hydrolysates of porcine skeletal muscle proteins. Meat Science, 57: 319–324

13   Katayama, K., Fuchu, H., Sakata, A. et al. (2003a). Angiotensin I-converting enzyme inhibitory activities of porcine skeletal muscle proteins following enzyme digestion. Asian-Australian Journal of Animal Science, 16, 417–424. 11 Bioactive Compounds in Meat 247.

14   Katayama, K., Tomatsu, M., Fuchu, H. et al. (2003b). Purification and characterization of an angiotensin I-converting enzyme inhibitory peptide derived from porcine troponin C. Animal Science Journal, 74: 53–58

15   Saiga, A., Tanabe, S. and Nishimura, T. (2003). Antioxidant activity of peptides obtained from porcine myofibrillar proteins by protease treatment. Journal of Agricultural and Food Chemistry, 51: 3661–3667

16   Nyberg, F., Sanderson, K. and Glamsta, E.L. (1997). The hemorphins: A new class of opioid peptides derived from the blood protein hemoglobin. Biopolymers, 43, 147–156

17   Zhao, Q., Garreau, I., Sannier, F. et al. (1997). Opioid peptides derived from hemoglobin: Hemorphins. Biopolymers, 43, 75–98

18   Albenzio, M., Santillo, A., Caroprese, M. et al. (2017). Bioactive Peptides in Animal Food Products. Foods, 6: 35

19   Pihlanto, A. and Korhonen, H. (2003). Bioactive peptides and proteins. Advances in Food and Nutrition Research, 47, 175–276

20   Hershey, J.M. and Soskin, J.M. (1931). Substituion of leicithin for raw pancreas in the diet of the depancreatised dogs. American Journal of Physiology, 98: 74–85

21   Krajcovicova-Kudlackova, M., Simoncic, R., Bederova, A. et al. (2000). Correlation of carnitine levels to methionine and lysine intake. Physiological Research, 49:399–402

22   Terra, L., Dyson, P.J., Hitchings, M.D. et al. (2018). A novel alkaliphilic Streptomyces inhibits ESKAPE pathogens. Frontiers in Microbiology, 9: 2458

23   Gabrielová, A., Mencl, K., Suchánek, M. et al. (2018). The oomycete *Pythium oligandrum* can suppress and kill the causative agents of dermatophytosis. Mycopathologia, 183(5): 751–764

24   Assersohn, L., Souberbielle, B.E., O'Brien, M.E. et al. (2002). A randomized pilot study of SRL172 (*Mycobacterium vaccae*) in patients with small cell lung cancer (SCLC) treated with chemotherapy. Clinical Oncology, 14(1): 23-27

25   Lowry, C.A., Hollis, J.H. and S.L. Lightman (2007). Identification of an immune-responsive mesolimbocortical serotonergic system: Potential role in regulation of emotional behaviour. Neuroscience, 146(2-5): 756–772

26   Mir, P.S., McAllister, T.A., Scott, S. et al. (2004). Conjugated linoleic acid-enriched beef production. American Journal of Clinical Nutrition, 79(6): 1207S–1211S

27   Dillitzer, N., Becker, N. and Kienzle, E. (2011). Intake of minerals, trace elements and vitamins in bone and raw food rations in adult dogs. British Journal of Nutrition, 106 Suppl 1: S53-56

28   Stockman, J., Fascetti, A.J., Kass, P.H. et al. (2013). Evaluation of recipes of home-prepared maintenance diets for dogs. Journal of the American Veterinary Medical Association, 242(11): 1500–1505

29   National Research Council (NRC, 2006). *Your dog's nutritional needs*. A Science-Based Guide For Pet Owners. National Academy of Sciences.

30   National Research Council, NRC, (2006). *Nutrient requirement of dogs and cats*. Washington, DC: National Academies Press.

CAPÍTULO 22

¿Cómo Sería la Dieta Cruda Ideal para Perros?

Existen esencialmente dos estilos de alimentación empleados por los seguidores de dietas crudas hoy en día. El primero es el modelo de presa. Este estilo de alimentación se basa en el deseo del tutor de alimentar al perro lo más cerca posible a una presa entera. Se basa en una proporción de 8:1:1, es decir es ocho partes de carne cruda por una parte de órgano secretor (posterior) y una parte de hueso crudo, que es la cantidad aproximada de esos trozos que se encuentran en la presa típica del perro, como una rata.

La mayoría de los que se dedican al modelo Presa preparan sus comidas con trozos que compran en Internet, visitando la carnicería local y buscando ofertas en los pasillos de los supermercados. Otros compran la dieta ya preparada y molida con la fórmula 8:1:1, como son la mayoría. Los seguidores más extremos utilizan presas enteras – polluelos enteros, conejos, ratas, ranas. El perro come como lo haría en la naturaleza. Tomando lo que quieren, dejando lo que quieren. Conozco a un tipo que vive en las colinas. Deja un cadáver de ciervo entero en su jardín trasero, cuando puede dispararle a uno. Los perros se lo comen durante unos días. Los pájaros lo terminan. No estoy seguro de cómo se vería esto en mi ciudad.

Si bien hay diferentes métodos, todos los seguidores de esta estrategia se unen sobre un concepto, y es que, aparte de las inclusiones de plantas medicinales como hierbas y bayas, sus perros no reciben materia vegetal como parte de su nutrición. La verdura no forma parte del Modelo Presa. Se mantienen firmes en su creencia de que el perro es un carnívoro, no un omnívoro.

Desde el punto de vista nutricional, esta dieta tiene sentido en que el perro es ciertamente un comedor de presa entera cuando el animal es lo suficientemente pequeño. Todo está ahí y sin duda en las proporciones correctas. Sin embargo, dado que excluye la materia vegetal, personalmente no la recomiendo a largo plazo por una serie de razones. No podemos confiar en el sector cárnico, con animales criados con forraje de baja calidad, para suministrar todos los nutrientes que se supone que contienen las presas salvajes. Además, hemos demostrado que el perro ha dado algunos pasos evolutivos hacia el consumo de materia vegetal. ¿Por qué excluirlo ahora?

Por último las presas salvajes no sólo son difíciles de encontrar, sino que me temo que su coste es prohibitivo para muchos, particularmente cuando se trata de un pastor hambriento... ¡o dos! Es quizás por razones, este método particular no es seguido fervientemente por la mayoría de los mejores nutricionistas caninos.

El otro método no tiene un nombre elegante ni tampoco una proporción exacta. Por ahora, tendremos que llamarlo modelo de presa y planta. Esto proporciona flexibilidad a las personas que deseen incluir algo de materia vegetal. La cantidad es un tema muy debatido que tiene a mucha gente 'ladrándose' ferozmente los unos a otros en Internet. Algunos utilizan el 5%. Algunos 10%. Otros más. Debido a las diferencias, es difícil dar una proporción exacta, pero si me tuerces el brazo, recomendaría algo en torno a 7:1:1:1, lo que nos daría un 10% de ingredientes vegetales.

Por ahora, no se obsesionen con los ratios o porcentajes. Aunque son las mejores prácticas, deja que los fabricantes de alimentos crudos para perros se encarguen de las proporciones de los ingredientes. Para ti, estas cifras son aceptables. Cuando tú preparas dietas crudas, es muy difícil calcular la cantidad de hueso que se les da, como un ejemplo. Suele estar escondido dentro de la carne. No queremos que la gente ande corriendo con tablas y calculadoras (un vestigio de la exigente industria de las croquetas para mascotas).

A lo largo de las próximas páginas desglosaremos cada categoría - carne, vísceras, huesos y vegetales- con la esperanza de dejarte en la mejor posición para que prepares una dieta cruda para tu perro lo más ideal posible.

Carne

Cualquier carne que puedas encontrar en un supermercado es buena para tu perro - pollo pavo, pato, cerdo, cordero, vacuno, conejo, venado, pescado... cualquier cosa. La única carne que no daría a los perros sería la procedente de otros carnívoros (que suele provenir de animales atropellados). Hay un dicho que se remonta a la antigua Roma "los perros no comen perros". Hay mucho de cierto en esto. Por razones de parásitos, los carnívoros tienden a evitar los cadáveres de otros carnívoros.[1]

Y quieren cualquier parte del animal - filetes, recortes, mejilla, mollejas, falda, cola, pecho, cuello, cabeza triturada (sí, esto existe y es de lo que están hechas la mayoría de tus hamburguesas) por nombrar algunas, incluso las propias cabezas. Todo está en el menú para ellos y cuanto mayor sea la variedad de carnes y, de hecho, de partes de la carne que les des, mejor estarán.

¿CÓMO SERÍA LA DIETA CRUDA IDEAL PARA PERROS?

Algunas carnes son más grasas que otras y hay que vigilar eso. Aunque los animales más grandes suelen ser más grasos, como hemos comentado en la sección 2, los perros son ahora más propensos a cazar presas más pequeñas con proporciones de proteína y grasa de un máximo de cuatro partes de proteína por una parte de grasa, la mayoría de las presas salvajes son mucho más magras. Por lo tanto, podemos suponer que una dieta magra es lo que le conviene al perro adulto medio. La mayoría de las carnes se encuentran en el supermercado, sobre todo las carnes picadas, tienen un contenido de grasa significativamente mayor de lo que cabría esperar en este sentido (criadas de forma intensiva, algunas partes son notoriamente más grasosas), pero los propios fabricantes de alimentos crudos para perros sirven algunos de los productos más grasos que existen, a menudo con partes iguales de proteína y grasa. Esto se debe a varias razones, la mayoría se debe al hecho de que la proteína de la carne es cara y la mayor parte del material magro se destina al mercado humano con un rendimiento económico mucho mayor.

Es tentador para los fabricantes limitarse a triturar la carcasa, que es grasa y hueso, lo que da lugar a una relación proteína/grasa mucho menor. Otros utilizan cortes más grasos, como carne picada de vacuno o de cerdo de muy baja calidad. No es que esto se admita siempre en la etiqueta (recuerda las lecciones del sector de las croquetas, nadie comprueba el contenido de nutrientes de los alimentos para mascotas, secos o crudos). Las dietas con alto contenido de carne grasa no deberían evitarse en un perro con cáncer. Si el ideal evolutivo fuera un concepto que te importa, entonces lo más magro puede ser más saludable para el perro promedio a largo plazo. En general, las carnes blancas (pollo, pavo, pescado) suelen ser más magras que las rojas, por lo que son mejores para los gordos (aunque el pescado azul, sobre todo el de piscifactoría, puede ser bastante graso). Las carnes rojas (ternera, cerdo, cordero, pato) tienden a ser más altas en grasa, lo que sería mejor para los tipos más activos. Y normalmente, cuanto más salvajes y más libres sean los animales, más magra será la carne.

El pescado es estupendo, pero es la única carne que podría congelar primero durante un par de días (existe la posibilidad de que los gusanos de las variedades silvestres y la congelación los mate). Además, ten en cuenta que muchas especies de pescado contienen tiaminasa, que descompone la tiamina (vitamina B1) en el perro, por lo que no puede ser un componente habitual de su dieta. Los pescados que contienen tiaminasa son, entre otros, los siguientes: arenque, caballa, pescados blancos, sardinas y el atún. Los pescados que no contienen tiaminasa y, por lo tanto, pueden utilizarse más fácilmente en las dietas pre-elaboradas son el bacalao, la merluza, la caballa del Atlántico, el fletán, la trucha y el eglefino. El salmón no tiene tiaminasa, aunque tampoco alimentaría demasiado con salmón de piscifactoría. Dejando a un lado las enormes diferencias nutricionales y la gran cantidad de medicamentos las piscifactorías son muy perjudiciales para el medio ambiente, aunque toda carne producida en masa lo es. Tu pescadero puede proporcionarte pescado barato en forma de cabezas de pescado. Son estupendas, tienen mucha carne y el beneficio añadido de otorgar a tus perros el acceso a la nutrición de los ojos y el cerebro, que suelen estar ausente en la dieta cruda promedio para perros. Mejor entrega las cabezas frescas al aire libre. Idealmente, en el jardín de otra persona. No es agradable observarlo.

Las latas de pescado están bien, pero ten en cuenta que están cocidas. Escoge las variedades de pescado graso como la sardina, el arenque o la caballa y evita los que llevan aceite de girasol. En primer lugar, es alto contenido en Omega-6, lo que anula el beneficio que se pretende obtener del aceite de pescado. En segundo lugar, se cocina a alta temperatura. Esto significa que puede esperarse que el aceite sea *inflamatorio*. Es como poner azúcar en las pequeñas botellas de probióticos que tomas para tu intestino, la industria rara vez piensa en tu salud cuando venden estos productos. Elige latas en agua fresca, tomate o salmuera (que puedas eliminar).

Elige la carne ecológica y lo más ética posible en lugar de la de cría intensiva

Pero más importante de qué partes de la carne entregar, es la calidad de esta. Comparto firmemente la opinión de Pitcairn de que los animales que proporcionan la carne deben ser criados al aire libre con prácticas de agricultura ecológica y utilizando el trato más humano posible.[2] No puedo ver cómo nuestros veterinarios equilibran su juramento de "no hacer no hacer daño", con la promoción de productos que contienen carne de países con una terrible reputación de bienestar animal, o incluso carnes que salen de mataderos sin aturdimiento previo. Lamentablemente, es algo que muchas fábricas de carne en Irlanda y el Reino Unido están más que felices de hacerlo a gran escala, en contra de las peticiones de los consejos veterinarios y las organizaciones de derechos de los animales de todo el mundo. Como vegetariano que soy, lucho diariamente con el dilema de que un labrador se comerá aproximadamente 2.000 pollos en diez años. ¿Quiénes somos nosotros para condenar tantas vidas, en favor de un solo animal de compañía en casa? Creo que lo menos que podemos hacer es asegurar, por unos pocos centavos más, que los animales vivan lo mejor posible.

Dejando de lado el bienestar, hay algunos temas menos comentados en que tu perro viva con carne de cría intensiva. En primer lugar, desde el punto de vista microbiológico, las vacas alimentadas con hierba tienen aproximadamente 1/300 de posibilidades de albergar *E. coli* en comparación con las vacas alimentadas con grano.[3]

Además, la carne de cría intensiva, como la de vacuno y la de pollo, contiene una cantidad anormal de Omega-6, resultado del grano de mala calidad con el que se les alimenta,[4] siendo el pollo, el peor de todos. Un amplio análisis de más de 200 estudios reveló que la carne (y los productos lácteos) ecológicos tienen un mayor contenido de Omega-3[5] debido a que los animales se alimentan de forraje fresco. En mi opinión, si se formulan dietas crudas a base de carne criada intensivamente, debería considerarse la suplementación con Omega-3.

Por último, en las últimas décadas se ha producido un aumento espectacular de las enfermedades cutáneas y gastrointestinales tanto en perros como en gatos. La Sección 2 nos mostró que hoy en día, las afecciones cutáneas e intestinales recurrentes se encuentran entre las tres principales razones de visita al veterinario. Las reacciones alimentarias adversas son una explicación muy común para estos problemas. Además del trigo, las sensibilidades al pollo o a la carne de vacuno son muy comunes, lo que, si lo pensamos bien, debería ser tan extraño como que una vaca sea alérgica al pasto. Ya hemos aludido a dos teorías al respecto.

La primera son las duras condiciones de procesamiento utilizadas en los alimentos para mascotas, que han demostrado desnaturalizar las proteínas y, por tanto, hacerlas más antigénicas para el organismo, y el papel de la sobrevacunación por parte de nuestros veterinarios. La segunda teoría apunta el dedo directamente a los residuos de antibióticos en la cadena cárnica, sobre todo en los pollos criados de forma intensiva. En su revisión del tema, Di Cerbo *et al.* (2017),[7] destacan cómo un compuesto específico, la oxitetraciclina (OTC), puede ser la posible causa subyacente de muchas de estas patologías inflamatorias. La OTC es un componente común de los antibióticos más utilizados en la ganadería intensiva. Desgraciadamente, la OTC tiene una gran afinidad por los tejidos ricos en calcio, como los huesos y los dientes, donde puede acumularse y residir, incluso cuando los animales ya no están sometidos a él. Di Cerbo *et al.*[7] destacan, utilizando su investigación anterior, que los huesos de pollo pueden contener una cantidad tóxica de OTC y que el consumo crónico de dichos huesos y derivados de la carne de ave (harina de carne) por parte de los animales domésticos, puede dar lugar a la potenciación de los procesos inflamatorios materializándose en enfermedades cutáneas y gastrointestinales.

La importancia de la carne ecológica es aún más relevante para quienes compran carne en Estados Unidos. Además del uso liberal de antibióticos mencionado anteriormente, en EE.UU. se permite el uso de una serie de productos químicos preocupantes. Esta es la razón por la que la UE no puede importar su carne. Estos incluyen la ractopamina (desde Europa hasta China y Rusia, la ractopamina está prohibida en 160 países. Es un agente reparador que aumenta la síntesis de proteínas, esencialmente haciendo que la carne sea más magra), la hormona recombinante de crecimiento bovina recombinante (rBGH) (es el fármaco para animales lecheros más vendido en Estados Unidos. Desarrollado por Monsanto y vendido con el nombre de Posilac, surge del contenido de la bacteria *E. coli* genéticamente modificada. Se inyecta en las vacas para aumentar la producción de leche, pero está prohibido en al menos otras treinta naciones, entre ellas la UE, Canadá y Australia, por riesgo potencial para la salud humana) y por no hablar de algunos medicamentos a base de arsénico que están aprobados para su uso en la alimentación animal en los EE.UU. (hacen que los animales crezcan más rápido y provoca que la carne parezca más rosada y, por tanto, más "fresca". Prohibido en la UE, la FDA cree que el arsénico orgánico es menos tóxico que el otro en forma Inorgánica, que es un carcinógeno conocido).

Por lo tanto, la carne orgánica es ciertamente recomendable sobre la carne de cría intensiva. Pero, por favor, infórmate bien. Los animales orgánicos pueden ser tan intensamente criados como los animales de granja. Hay una serie de formas inteligentes de cobrarte más por lo que es esencialmente lo mismo que estas tratando de evitar.

Cómo abastecerse de carne

La fuente más probable de carne para los tutores de mascotas son los fabricantes de dietas crudas para perros. En este caso, no olvides las lecciones aprendidas de la industria de los alimentos para mascotas. El hecho de que los productores de alimentos crudos estén en el lado correcto de la discusión no los convierte necesariamente en los buenos. Hay que usar los ojos, nariz y cabeza a la hora de comprar cualquier cosa que lleve la imagen de un perro en la parte delantera del envase. Si se compran piezas enteras, es más fácil ver lo que se está comprando, pero todavía el producto más popular en el mercado para los dueños de mascotas es la carne picada y los huesos. En este caso, sólo me fío de las mezclas que están molidas gruesas, quiero ver la carne y el hueso. No me fío de los picados finos.

Aunque hay algunos productores muy buenos, la triste verdad es que muchos productores de alimentos crudos simplemente se aprovechan de un mercado creciente sin tener más conocimiento o pasión por la nutrición canina ideal. Las mismas leyes básicas de los negocios se aplicarán aquí y que es que cuanto menos músculo de carne real incluya el productor en sus mezclas, más caro será el automóvil que conducirá a final de año. Así, aunque se espera que los alimentos crudos contengan aproximadamente un 10% de hueso, pueden contener mucho más que eso, ya que utilizan algo de huesos molidos (cuellos y carcasas) en sus mezclas. Cuando este material se muele en una papilla fina homogeneizada, incluso los más experimentados practicantes de dietas crudas tendrían dificultades para decir cuánta es la cantidad de carne que contiene. Lo primero que sabrás es que las heces de tu perro serán dura como una roca, seca y de color más blanco. Esto no es bueno. Mientras que una caca firme es ideal para que se expresen las glándulas anales, no queremos que hagan fuerza o se constipen. La adición de fibra vegetal (brócoli crudo mezclado o camote cocido (papa dulce o boniato) con cáscara) aliviará el problema temporalmente hasta que se encuentre un proveedor mejor. La otra protección básica que tienes es tu nariz. La carne debe oler bien, nunca mal. No hay excusa para ello. Por último, usa la cabeza, analiza tu vendedor. Llámalos. Pregúntales por sus proveedores. ¿Están registrados ante las autoridades competentes? ¿Qué dice todo el mundo en Internet? Los productores de alimentos crudos para perros no deben ser tu única fuente de carne. Comienza a recorrer los pasillos de descuentos de los supermercados. Recuerda que es un perro. Entierra huesos carnosos y los desentierra una semana después para morderlos. Para el "antes es mejor, pero tampoco es malo después". Pregúntale a alguien que trabaje allí cuando habrá reposición de carne o pollo y ve cuando los estantes estén llenos. También deberías hacerte amigo de tu carnicero local. Tienen cosas en sus contenedores que estarán encantados de darte, sobre todo si compras con ellos, es lo que deberías hacer, mantener tu dinero en la comunidad. Pero cuidado, hay carniceros que venden a menudo "carne picada para perros", pero, al igual que los fabricantes de alimentos crudos para perros menos escrupulosos, no ganan dinero al agregar carne muscular. Una mezcla de grasa y sangre puede parecer engañosamente carnosa. O pueden incluir una gran cantidad de carne hígado que no pueden vender. Si vas a comprar este tipo de producto, dile que lo quieres entero o, al menos, que lo pique en trozos, para que puedas ver lo que contiene.

Órganos

Los seguidores de dietas crudas necesitan hacer compras un poco más inteligentes y no limitarse a las cosas que comúnmente se venden para los seres humanos. Aquí es donde entran los órganos. En la alimentación cruda, hay dos tipos de órganos, uno que podemos utilizar como carne y, por lo tanto, podemos utilizarla abundantemente en nuestras mezclas, y los otros se denominan "órganos secretores". Este último grupo se considera tan importante para los perros como las verduras para los humanos, pero sólo incluimos una parte de ellos, ya que pueden ser muy potentes. Los órganos "cárnicos" son corazón, la lengua, la tripa verde (estómago de vaca/oveja), el pulmón, el diafragma, la molleja y el pene. De todos los órganos cárnicos, la tripa y el corazón son los más utilizados. Ambos son excelentes cortes de carne, también son baratos de obtener, ya que los humanos son menos propensos a comerlos, por lo que la mayoría de los fabricantes de alimentos crudos los incluyen en sus productos.

Sin embargo, la lealtad a la tripa verde es curiosa. Aunque es una fuente barata de proteína de carne, muchos practicantes de dietas crudas juran que es un elixir para los perros, otorgando maravillosos beneficios para la salud. Me cuesta verlo y sospecho que se debe a que los criadores de antaño que iban a la puerta del matadero y pedían el trozo más barato de la vaca que pudieran conseguir. El estómago de la vaca o la *tripa*, prácticamente inútil para el mercado humano, era ese trozo. Estos criadores al llegar a casa lo mezclaban con una "galleta" barata (que ni siquiera era un alimento "completo", sino simplemente un cereal de relleno para perros) y los perros prosperaban. Sin embargo, cualquier carne en este punto tendría ese efecto y un muslo de pollo ofrece muchas más proezas nutricionales que su peso en tripa. Algunos dicen que la tripa es un pre o probiótico para los perros. Sin embargo, la vida en el intestino de la vaca seguramente se parece poco a la vida en el intestino del perro.

Dicen que como es verde, las tripas sin lavar son aparentemente las mejores, son una excelente fuente de clorofila. Tal vez sea así. Sin embargo, prefiero dejar que el perro elija lo que quiera comer mientras sale de paseo. Me resulta difícil ignorar que, como nos mostró la Sección 1, los carnívoros como los lobos no consumen regularmente el estómago de su presa. Puede que prueben el tejido adiposo del exterior, por supuesto, y quizás se coman algunos de los intestinos, pero el contenido ácido del estómago es poco probable que esté en el menú. He visto a los perros comer presas más grandes; nunca, nunca tocan el estómago de la vaca, y mucho menos el contenido, aunque tal vez esto sería diferente si se hubieran criado comiendo este contenido. Si fuera un elemento vital, seguramente estarían encima de ella. Pero lo que sea que funcione para ti. Es un buen ingrediente y una fuente barata de proteínas de buena calidad.

Una última nota sobre la tripa, la gente se preocupa por las "tripas lavadas" en gran medida porque los carniceros suelen llamarlas "tripas blanqueadas". La gente se confunde al pensar que usan lejía para blanquear, pero normalmente se hace con agua tibia o con peróxido de hidrógeno (agua oxigenada) para hacerlas más atractivas y menos olorosas para los humanos.

Los órganos secretores son el hígado, el riñón, el bazo, los testículos, el páncreas y el cerebro. Mientras son atractivos y carnosos, también funcionan como una vertiente de vitaminas y minerales, además de producir una variedad de hormonas y compuestos bioactivos. El hígado, por ejemplo, almacena vitamina A, D, E, K y B12 y está repleto de minerales como hierro y cobre. Es un elixir para los perros. Sin embargo, deben entregarse con moderación o pueden sufrir diarrea o incluso enfermar peligrosamente si se les alimenta de forma excesiva a lo largo del tiempo. La mayoría de los practicantes de dietas crudas que no utilizan alimentos prefabricados, mezclarán órganos con una adición de huesos, como la carcasa, para bajar un poco la consistencia. Vital para su dieta general, se estipula que el hígado debe constituir tal vez el 5% de su dieta semanal, y todos los órganos de almacenamiento deben constituir aproximadamente el 10-15% de la dieta en total, con una variación lo más amplia posible.

Los cerebros son increíblemente nutritivos. Sin embargo, son difíciles de conseguir desde que las fábricas de piensos pensaron que estaba bien alimentar al ganado con cerebros de vaca, lo que provocó la crisis de la Encefalopatía Espongiforme Bovina (teniendo esto en cuenta, uno no puede dejar de preocuparse por el número de perros que siguen consumiendo alimentos secos en Estados Unidos y otros países). Sin embargo, como consumidor de animales enteros, creo que los órganos de la cabeza, incluyendo el cerebro y los ojos, como cualquier otra pieza, son importantes para los perros. En este sentido, en Europa, sus opciones incluyen cabezas de oveja o cordero de menos de 1 año de edad, roedores enteros que puedes encontrar en la sección de congelados de las tiendas de animales y cabezas de pescado. Ofrecen una nutrición fantástica y su valor es poco o nada, ya que son otro producto de desecho de la industria de la carne humana.

Los testículos son otro órgano a destacar, ya que con su alto contenido en hormonas sexuales incluida la testosterona, son sin duda un gran alimento para los perros castrados. Sin embargo, no estoy seguro de cuántos testículos elegiría comer una perra. Quizás algún ovario sería una mejor opción para la hembra castrada, si es que puede encontrarlos.

Huesos Carnosos

La Sección 2 nos mostró que es absolutamente necesario alimentar tus perros con huesos carnosos crudos (RMB en inglés o HC en español) para limpiar sus dientes. Ocho de cada diez perros son alimentados con croquetas y ocho de diez tienen enfermedad de las encías a los tres años de edad. Esto no es una coincidencia. Sin embargo, va más allá de la simple abrasión y limpieza de los dientes. Los HC proporcionan una nutrición vital al perro. Son su principal fuente de calcio, además de ofrecer grandes cantidades de zinc y hierro y micro-minerales como el selenio, cobre y magnesio. Aportan lisina, que es vital para el crecimiento de los huesos, así como grasas buenas, condroitina y vitamina C, que son cruciales para las articulaciones. De este modo, los huesos carnosos crudos son un alimento prácticamente esencial para los cachorros y perras preñadas que están tratando de construir dientes, articulaciones y huesos fuertes. Los HC también aportan fibra que es muy necesaria en su dieta. Tiene un efecto limpiador/depurador en el sistema digestivo del perro, posiblemente eliminando parásitos y fomentando movimientos fecales que estimulan las glándulas anales.

Comencemos por esto último.

Por desgracia, la gente suele tener miedo en dar un hueso a su perro. Hay varias razones para ello. La primera es que pueden producirse accidentes, como te dirán los veterinarios. La fractura de dientes, la impactación (el hueso no digerido se acumula en el intestino actuando como tapón) y las perforaciones intestinales, cuando el hueso no digerido se astilla y perfora el intestino. Sin embargo, estos accidentes tienen algunos factores comunes. Más importante, es que la gran mayoría ocurre con huesos cocidos y en perros alimentados con croquetas (con menor capacidad de procesamiento debido a los ácidos estomacales más débiles). Recuerda, Brown y Park (1968)[8] no observaron efectos nocivos tras alimentar con colas de buey a doscientos perros durante más de seis años. El secreto era que los huesos estaban crudos, no demasiado duros y rodeados de carne. El resto de los accidentes se producen por el uso huesos crudos inadecuados.

Algunos otros consejos sobre los huesos

- **Nada de huesos cocidos**: El peor hueso que existe es el hueso cocido. Son los que pueden enviar a tu perro al veterinario por una obstrucción. La cocción provoca reacciones de Maillard, cuyo resultado final es un trozo de hueso mucho más resistente a la digestión. Lo que antes era, en una forma fresca, un hueso flexible y elástico se convierte en una masa muy dura y quebradiza que se astilla al romperse. Estas astillas pueden pasar al intestino, pudiendo provocar una impactación o laceración. Así que, por favor, no le des los huesos de un asado dominical y, desde luego, no compres huesos cocidos envueltos en bolsas de plástico que se venden en tiendas de animales. Se trata de fémures de cerdo cocidos dos veces y son probablemente el alimento más peligroso que se vende hoy en día en las tiendas de animales. Sólo entrega huesos frescos, cuanto más carnosos mejor (ayudan a la lubricación).

- **Los mejores huesos**: incluyen los cuellos, alas, carcasas, costillas y colas.

- **Entrega un hueso acorde a su tamaño**: Una regla sencilla es que cuanto más grande sea el perro, más grande será el hueso, para que no se lo trague. Por lo tanto, puedes utilizar cuellos y alas de pollo para un yorkie. Un cuello de pato para un Cocker. Un cuello de pavo, una carcasa de pollo o cola de buey para un Labrador. Además, evita los huesos pequeños, como los cuellos de pollo para los Labradores, ya que tienden a tragárselos como una gaviota a un pescado.

- **No fémures grandes (huesos de la pierna):** Estos son los huesos de soporte y por lo tanto son los más fuertes del cuerpo. Reforzados con hierro y zinc, suelen tener forma triangular, lo que les confiere una mayor resistencia. Sin embargo, esta forma que tienen puede hacer que los perros empleen enormes cantidades de presión para que ocurran una de estas dos cosas: que el hueso se rompa o que sus o sus dientes pierdan el control y patinen. El resultado es el mismo: un choque de dientes que puede dar lugar a fracturas

- **Sirve una o dos veces por semana**: Las opiniones varían en cuanto a la cantidad de huesos recreativos que debes darle a tu perro. El consenso actual es de al menos uno a la semana para mantener los dientes y las encías sanas.

- **Evita darlos antes o después de la cena**: Los HC necesitan todo el espacio del estómago para una digestión adecuada. Si das demasiado hueso de una sola vez, puede que no se digiera correctamente y el perro se arriesga a pasar algunos fragmentos astillados al intestino.

¿CÓMO SERÍA LA DIETA CRUDA IDEAL PARA PERROS?

- **La asfixia es poco probable, PERO los accidentes pueden ocurrir**: Aunque aún no lo he visto personalmente, he oído hablar de un perro que se atragantó con un hueso en el que el dueño tuvo que tomar medidas. La asfixia mata a miles de estadounidenses cada año, más que los accidentes de tráfico. Los tres principales culpables son los perros calientes (hot-dogs), la goma de mascar y las verduras crudas, pero ¿alguien usaría un ejemplo de alguien que se ahoga con un brote crudo como razón para prohibir todas las verduras de la dieta humana? Por supuesto que no. Los perros en general tienen esófagos extra anchos y endurecidos para poder comer huesos. Sin embargo, las razas de cara chata con falta de dientes lo tienen más difícil. Hay que vigilarlos. Si te preocupa, aplasta los huesos con un mazo mientras el perro se acostumbra a su nuevo estilo de vida. Aparte, anda a YouTube y aprende a hacer la Maniobra de Heimlich en un perro de su tamaño.

- **Los huesos no los hacen agresivos**: En primer lugar, los perros son criaturas extremadamente pasivas, más que los humanos, y en su mayor parte evitan la confrontación a toda costa. Pero es posible que un perro proteja un hueso, del mismo modo que puede proteger un buen trozo de carne o incluso su juguete favorito. Según mi experiencia que esto ocurre más a menudo en perros alimentados con croquetas. Supongo que les dan más valor. Si un perro no renuncia a su hueso, entonces necesita ser entrenado para hacerlo. Empieza con un hueso viejo y seco de poco valor y ofrécele una salchicha para que suelte el hueso con las palabras "déjalo o suéltalo". A continuación, con el tiempo, reduce la calidad de la golosina y aumenta la calidad del hueso, hasta que entiendan el juego.

¿Qué cantidad de hueso crudo necesita un perro en su dieta?

La mayoría de los practicantes de dietas crudas e incluso los fabricantes de alimentos crudos para perros permiten un contenido específico de hueso del 10% en la comida para perros. Esto se basa probablemente en el hecho de que el peso medio del esqueleto de un conejo es del 8%[9], una cifra que aumentaría ligeramente para las variedades más magras en la naturaleza. El peso del esqueleto depende del tamaño del cuerpo[2], lo que significa que cuanto más grande es el animal, más hueso contiene. Los ratones tienen un peso esquelético que comprende el 6% de su peso corporal total, mientras que casi el 50% del peso corporal de animales gigantes, como las ballenas azules, consiste en hueso. Sin embargo, no muchos de nosotros alimentamos a los perros con conejos enteros. Los alimentamos con vacas, cerdos, ovejas y aves de corral criados en granjas.

La Sección 2 nos mostró que las proporciones de calcio:fósforo de las presas comunes del perro parecen estar peligrosamente alejadas de lo que recomienda

AAFCO. Este se debe a que el calcio en su forma natural se maneja de forma diferente al calcio que se encuentra en los alimentos ultra-procesados para mascotas. Sin embargo, si los fabricantes de alimentos crudos quieren decir "completo" en sus etiquetas, están obligados a cumplir las directrices nutricionales de AAFCO/FEDIAF. Esto significa que se permite un máximo del 2% de calcio en las mezclas crudas para adultos, mientras que un máximo del 1,6% de calcio para la fase inicial de crecimiento de los cachorros.

Lo que no tienen en cuenta los practicantes de dietas modelo presa ni los fabricantes de alimentos crudos es que los huesos de diferentes animales varían en su concentración de calcio. El tipo de hueso utilizado, la edad del animal en el momento del sacrificio, con que fue alimentado y si ese animal estaba libre para pastear, todo ello afectará la concentración de calcio en tu preparación.

Por ejemplo, los huesos de cerdo son notoriamente duros, considerando el peso que deben soportar, no es sorprendente. Un hueso de cerdo puede tener un 63% de cenizas (contenido mineral orgánico, es todo lo que queda después de incinerar el material en un laboratorio) y el 32% de eso es calcio.[10] Con una tasa de inclusión del 10%, esto equivaldría a un contenido de materia seca del 2% de calcio (donde 10g de hueso fresco contiene 6,3g de ceniza, el 32% de ésta equivale a 2g de calcio), demasiado alto para un cachorro en crecimiento, según AAFCO.

Luego hay que tener en cuenta la edad. A medida que los huesos maduran, gran parte de su contenido de humedad se sustituye por un mayor contenido mineral, lo que hace que el hueso aumente su densidad y masa con el tiempo para permitir el aumento del peso corporal. Field *et al.* (1974)[11] analizaron el contenido de cenizas y calcio de varios huesos de animales de granja a medida que el animal edad del animal. En los cerdos, descubrieron que el contenido de materia seca (MS) de los huesos de los cerdos aumentaba con la edad, desde el 63% de MS a los 6-8 meses hasta el 75% en los animales de 24-48 meses. El contenido de cenizas aumentó del 53% al 57%, con lo que el calcio pasó del 19% a 22%. Con una tasa de inclusión del 10% en el alimento del perro, esta es la diferencia entre un contenido de calcio del **1,2% Ca/MS** (el 19% de 6,3g de MS equivale a 12g de calcio por 10g de hueso fresco de cerdo, si el animal tiene entre 6 y 8 meses de edad en el momento del sacrificio) y un contenido de calcio de **1,65% Ca/MS** (22% de 7,55g de MS equivale a 16,5g de calcio por 10g de hueso fresco de cerdo, si el animal tiene entre 24 y 48 meses de edad en el momento del sacrificio), esta última es una cifra inaceptable para la fase de crecimiento de los perros

Aunque se acepta que la gran mayoría de los cerdos de granja se envían al matadero a los 6 meses de edad, no siempre es así. La carne de cerdo producida de forma más ética a menudo se le da más tiempo de vida. Sin embargo, la situación es ciertamente más complicada con el ganado. La mayor parte del ganado vacuno

¿CÓMO SERÍA LA DIETA CRUDA IDEAL PARA PERROS?

se sacrifica a los 18 meses de edad (los terneros jóvenes, conocidos como ternera, se sacrifican días después de nacer). Pero también las vacas lecheras constituyen una gran parte de la cadena cárnica. Viven entre 4 y 7 años antes de ser enviadas al matadero (para ser utilizadas en gran medida en la industria de las hamburguesas). Los subproductos de todos estos animales son utilizados como uno solo por la industria de alimentos para mascotas, tanto croquetas como crudas.

Field *et al.* (1974)[11] también estudiaron la variación del contenido de cenizas y calcio de los huesos del ganado vacuno a diferentes edades de sacrificio. El contenido de MS de los huesos del ganado vacuno (12-24 meses) y del ganado "lechero" (48 meses o más) oscila entre el 68% y el 73%, mientras que el contenido de calcio es del 21% y el 24%, respectivamente. El resultado es la diferencia de un contenido de calcio que se aproxima al **1,4% Ca/MS** utilizando un 10% de hueso de animales más jóvenes (el 21% de 6,8 g de MS equivale a 14,3 g de calcio por 10 g de hueso fresco, si el animal tiene entre 12 y 24 meses de edad en el momento del sacrificio) y un contenido de calcio del **1,75% Ca/ MS** (el 24% de 7,3 g de MS equivale a 17,5 g de calcio por 10 g de hueso fresco, si el animal tiene más de 4 años en el momento del sacrificio), lo cual es excesivo para el perro en crecimiento. También analizaron los huesos de un ternero de 2 a 3 meses y descubrieron que contienen mucha agua, con un contenido de MS de sólo el 45%. Esto equivale al ideal **0,8% de Ca/MS** de calcio para el perro que consume una mezcla cruda que contiene un 10% de huesos de estos animales.

Lo mismo ocurre con la diferencia entre los huesos de oveja y de cordero. Field *et al.* (1974)[11] encontraron que el contenido de MS en los huesos de un cordero de 6 meses es alrededor del 61%, aumentando al 77% en una oveja de 4 años. El contenido de cenizas aumentó del 54% al 63%, y el contenido de calcio aumentó del 20% al 24%, respectivamente. El resultado final para el perro es un **1,1% de Ca/MS** utilizando un 10% de hueso de cordero fresco (el 20% de 5,4 g de MS equivale a 10,8 g de calcio por cada 10g de hueso fresco, si el animal tiene 5-6 meses de edad en el momento del sacrificio) y un contenido de calcio del **1,5% Ca/MS** por 100 g de mezcla utilizando un 10% de hueso de oveja (el 24% de 6,3 g de MS equivale a 15,1 g de calcio por 10 g de hueso fresco, si el animal tiene más de 4 años en el momento del sacrificio).

Y lo mismo ocurre con los pollos. La mayoría de los pollos se sacrifican muy jóvenes, con apenas once semanas y, como es de esperar, sus huesos a esta edad no sólo contienen más agua, sino que son significativamente menos densos que los de las gallinas que ponen huevos durante un año antes del sacrificio. Field *et al.* (1974)[11] compararon los dos grupos y descubrieron que el contenido de MS aumentó (y por tanto el contenido de agua disminuyó) del 50% al 61%, el contenido de cenizas aumentó del 47% al 55% y el contenido de calcio aumentó del 18% al 21%, en pollos de 2 a 3 meses de edad y en los pollos de 12 meses, respectivamente. El resultado para el perro que consume una mezcla cruda que contiene un 10% de estos huesos es un contenido de calcio de 0,9% **Ca/MS** por cada 100 g de mezcla elaborada con los huesos de un pollo joven, hasta el **1,3% Ca/MS** de calcio si la mezcla se basa en animales más viejos (es algo similar para los pavos).

A partir de aquí, debemos recordar que tanto la dieta como la actividad física pueden afectar en gran medida a la masa, fuerza y a la densidad ósea.[12] Aunque las cifras aún no están disponibles, podríamos esperar que los animales criados al aire libre, en libertad, con una dieta más natural y nutritiva que, por ejemplo, el ganado criado de forma intensiva en las CAFO alimentadas con trigo y maíz que conforman la mayor parte de la oferta cárnica de EE.UU., destacada en la Sección 2.

Y sin embargo, como el cuerpo parece manejar las formas naturales de calcio y fósforo de forma diferente a las que se encuentran en los alimentos ultra-procesados para mascotas, se promueven las dietas de carne cruda y huesos, a pesar de que los alimentos crudos para perros tienen un contenido de calcio al borde de lo normal. La sección 3 nos mostró que aún consiguen tener un efecto protector contra la displasia de cadera canina en el Pastor Alemán.

Y esto **si** es que los fabricantes incluyen sólo un 10% de hueso. Sabemos que esto no es siempre el caso. La carcasa y el cuello son los rellenos más comunes utilizados en las dietas crudas, ya que la proteína de la carne es mucho más cara. Existe la tentación de utilizar un poco más de este material óseo de lo indicado para ahorrar un poco de dinero. Al igual que en las croquetas, nadie verifica formalmente el estado nutricional de estos productos. Sabrás que tienes uno de estos productos cuando tu perro tenga unas heces más firmes, más secas y de color blanco amarillento, una señal segura de que necesitas un nuevo proveedor. Si quieres comprobar formalmente el producto de un competidor, envíalo a un laboratorio y comprueba el calcio. Puedes deducir el contenido óseo de las cifras que te he dado. Ya es hora de que empecemos a exigir responsabilidades a esta gente, ya sea en seco o en crudo. Por ahora, los productores/fabricantes de alimentos crudos necesitan tener estas cifras en mente cuando formulen sus mezclas según los criterios de AAFCO.

Nota del autor:

> Si, por cualquier motivo, tu perro no puede comer huesos crudos, por ejemplo los que toman caldo por problemas intestinales o los que sufren enfermedades renales donde el mejor consejo estipula mantener bajo el contenido de fósforo de la comida, es decir, que no haya huesos en la mezcla, ya que tienen un alto contenido de fósforo. En ambos casos, el perro sigue necesitando el calcio que los huesos le habrían proporcionado. La solución temporal en este caso sería incluir un poco de cáscara de

¿CÓMO SERÍA LA DIETA CRUDA IDEAL PARA PERROS?

huevo molida (ten cuidado al comprar esto a granel en Internet - a menudo las hornean en seco, lo que no es una buena idea en el frente de calcio) con sus cenas de carne, a una tasa de inclusión de aproximadamente una cucharadita rasa por cada 10 kg de perro (una cucharadita de cáscara de huevo en polvo contiene aproximadamente 1,8 g de calcio).

Ahora bien, claramente y de forma muy sensata, pocas personas piensan tanto en el contenido de calcio, pero una cosa que puede molestar a los novatos en la alimentación cruda es cuando se les indica que deben alimentar con un "10% de hueso". ¿Cómo vamos a calcular la cantidad de hueso que hay en la mezcla? ¿Tenemos que sacar una hoja de cálculo cada vez que preparemos su comida?- cuánto cuello he utilizado, cuál es su contenido en huesos, ¿Cuánta carne picada sin hueso he puesto? Esto sería un impedimento innecesario. Por este motivo, prefiero el término más amplio de "carne con hueso" en el modelo de presas y verduras. Esto incluye piezas enteras (con hueso) como cuellos de pavo, cola de buey y muslos de pollo, piezas que contienen mucho más hueso que la que la codiciada cifra del 10% indicada anteriormente. Pero esta categoría también puede contener piezas de "carne", incluidos los recortes, entrañas, la carrillada (charchas o mejilla) y la cabeza picada, así como los órganos de carne como la tripa y el corazón. Estos trozos "aumentan" un poco el contenido de carne muscular de la dieta.

Si lo que buscas es un contenido de hueso "ideal" de alrededor del 10% en tu mezcla, un cálculo si quieres perder el tiempo es una parte de carne con hueso a una parte de carne sin hueso (1:1). Digo "perder el tiempo" porque cada pieza de carne con hueso tendrá un contenido diferente de hueso. Tomemos el pollo como ejemplo. Información del National Nutrient Database del Departamento de Agricultura de EE.UU. (útil herramienta en línea para quien busca el posible contenido de nutrientes de algunos ingredientes alimentarios típicos) nos informa de que el contenido medio en huesos de un pollo entero, crudo, de la estantería (por lo tanto, sin vísceras u órganos) es de alrededor del 32%. En cuanto a las distintas partes del pollo (con piel), su contenido óseo varía de la siguiente manera: ala 46%, espalda 44%, cuello 36%, pierna 27% y muslo 21%. Obviamente, los animales criados al aire libre serán diferentes, al igual que el contenido óseo en otras especies de aves. Es sólo una guía aproximada. Seguramente, a medida que el estilo crudo continúe su avance en el mercado de las mascotas, tendrás disponible información más precisa en línea para tus partes de elección. Por ahora, imaginemos que las piezas de carne que hemos elegido tienen una media de aproximadamente un 30% de contenido óseo. Si estas piezas de carne con hueso constituyen 4 kg de una mezcla de 10 kg, esa mezcla contendrá alrededor de un 12% de hueso. A esto le añadimos 4kg de carne sin hueso para acercarnos a la proporción "ideal" de inclusión de carne y hueso del 80%. El resto se compone de órganos secretores y verduras. Pero, de nuevo, esto variará con las piezas utilizadas. No lo pienses demasiado. Hay que pasar tanto tiempo preguntándose si el perro tuvo un 8% o un 15% de materia ósea fresca durante la semana como uno lo hace con sus hijos. Consuélate con el hecho de que la mayoría de los fabricantes de productos crudos tampoco lo hacen bien, hasta que sepamos más, los perros están más que bien.

Dejando a un lado el contenido exacto de los huesos, la carne con hueso es casi con toda seguridad la mejor manera de alimentar a un carnívoro. Satisface la necesidad física y posiblemente emocional del perro de masticar, crujir y tragar la comida de esta manera. El masticar limpia sus dientes, masajea sus encías y limpia sus entrañas. Pero también sabemos que la carne con hueso es probablemente más "segura" desde el punto de vista microbiológico. Las bacterias malas sólo pueden crecer en el exterior de la carne. Cuando se muele ese producto, lo mezclas con la comida. Por lo tanto, puedes comer filetes muy crudos (la cocción rápida cada lado (sellado) elimina el contenido bacteriano) mientras que los productos de carne picada tienden a ser más altos en bacterias patogénicas.[13] Esto no sería muy preocupante si lo cocináramos a fondo para el perro, pero en lugar de eso, confiamos en que los jugos digestivos del perro hagan el trabajo, y así lo hacen. Pero, aunque no tenemos estudios de orientación aquí, suponemos que el trabajo se hará más fácil si los trozos de carne golpean esta pequeña piscina de ácido, trozos que requieren algo de tiempo para digerirse a diferencia de los bocados de carne picada que se digieren y pasan rápidamente.

Dicho esto, la carne con hueso no es para todos. Puede ser más difícil de conseguir, más difícil de manejar, más difícil de almacenar, más difícil de descongelar. Si tienes una manada grande, también puede ser más difícil. Los productos de carne y huesos triturados de los productores de alimentos crudos para perros son una alternativa perfectamente aceptable y necesaria. No te preocupes. Un hueso carnoso crudo ocasional sustituirá la necesidad de masticar y un buen proveedor se asegurará de que su contaminación bacteriana sea mínima.

Materia Vegetal

Creo que se puede y se debe utilizar algo de materia vegetal en la dieta del perro, y parece que la mayoría de las autoridades mundiales en materia de nutrición canina cruda tienen en cuenta esto (Billinghurst, Browne, Lonsdale, Pitcairn, Dodds, Thompson, Becker). Aunque se acepta que la biología del perro, y de hecho los estudios disponibles indican que optan por una dieta rica en carne cuando son libres, no debemos ignorar las lecciones aprendidas en las secciones 1 y 2, que indican que la materia vegetal debe haber estado en el menú de los perros en algún grado a lo largo de su reciente evolución. La lista de razones incluye las siguientes:

- Los perros tienen entre tres y treinta y dos copias más de un gen que es crucial para la digestión de los carbohidratos que los lobos.

- El hígado y el páncreas del perro producen glucoquinasa hepática (GCK), una enzima utilizada para digerir el azúcar. Es cierto que los carnívoros obligados, como los gatos domésticos, los búhos, los delfines y las truchas, no la producen.
- Los perros tienen casi el doble de la capacidad para asimilar la glucosa que los gatos.
- Los perros pueden realizar varios trucos metabólicos (como convertir el caroteno en vitamina A, triptófano en niacina, cisteína en taurina y linoleato en araquidonato) que los carnívoros obligados no pueden.

Sabemos que los perros pueden digerir parte del material vegetal cuando se les presenta correctamente, es decir, cuando se licuan o muelen o incluso cuando se cocinan para que las paredes celulares de la planta se rompan y así el perro tenga acceso a los nutrientes. Y una vez dentro, estos compuestos bioactivos benefician enormemente a los perros. Teniendo esto en cuenta, he aquí mis cinco principales razones para incluir algo de material vegetal en su dieta:

1. Una fuente de vitaminas y minerales más difíciles de encontrar

Aunque una dieta bien variada de carne, órganos y huesos puede contener suficientes nutrientes es un hecho que algunos ingredientes vegetales pueden proporcionar algunas vitaminas y minerales más difíciles de encontrar, como el manganeso, el magnesio, el yodo, el ácido fólico y la vitamina K. Becker y Brown realizaron un experimento anecdótico en el que compararon el contenido nutricional de dos dietas aparentemente completas para perros, una con verduras y otra sin ellas. Esta última era baja en potasio, manganeso ácido fólico y vitamina K. Creo que los seguidores de dietas modelo presa están subestimando lo nutricionalmente pobres que son algunas carnes de granja. La erosión del suelo, junto con las malas prácticas agrícolas, como sustratos alimenticios baratos y no naturales, como los cereales, están produciendo una calidad de carne muy diferente a la que con el perro evolucionó. El valor nutricional de la presa depende de lo que ella consuma. Las presas de origen silvestre probablemente sean más densas en nutrientes que las presas de granja.[14] Una solución, por supuesto, es alimentar sólo con carnes silvestres, pero otra alternativa es un poco de espinaca para las vitaminas del complejo B o una pizca de algas para el yodo, etc.

2. Los estudios demuestran que se obtienen importantes beneficios para la salud (al menos cuando se añaden a un plato de croquetas)

Evitar los ingredientes vegetales es evitar la ciencia que demuestra que sus fitoquímicos ofrecen enormes beneficios a los perros, al menos a los alimentados en seco, ya que aún no hay estudios en poblaciones alimentadas con alimentos crudos. Milgram *et al.* (2005)[15] preservaron la función cognitiva de Beagles alimentados con croquetas añadiendo vegetales simples a una tasa de inclusión del 1%, incluyendo copos de espinacas, orujo de tomate, cubos de zanahoria, pulpa de cítricos y hollejo de uva. Dunlap *et al.* (2006)[16] aumentaron los niveles de antioxidantes en perros de trineo alimentados en parte con croquetas y en parte con dietas crudas suplementando su dieta con arándanos, evitando así el daño oxidativo inducido por el ejercicio, lo que sin duda aumentó el rendimiento y los tiempos de recuperación, aunque esto aún no se ha medido. Y estos son sólo los estudios de ingredientes vegetales enteros. La inclusión de verduras de hoja verde y vegetales de color amarillo-naranja tres veces a la semana redujo la incidencia de cáncer de vejiga en perros alimentados con croquetas.[17]

Del mismo modo, los brotes de brócoli son eficaces contra el cáncer de mama en ratones y en perros.[18] Múltiples estudios demuestran ampliamente que los compuestos vegetales bioactivos como el sulforafano, aislado de las verduras crucíferas, y el licopeno, aislado de los tomates y la sandía, son eficaces para combatir varios tipos de cáncer canino.[19,20,21] Los aislados del zumo de uva son eficaces para reducir la agregación plaquetaria en los perros, lo que puede ser útil para el tratamiento de perros y humanos con problemas cardíacos.[22] ¡No es que debas alimentar a los perros con uvas! La adición de polisacáridos de almidón vegetal, como la inulina y el extracto de la pared celular de levaduras, a las dietas crudas puede aumentar la producción de ácidos grasos de cadena corta fecales, que pueden ser beneficiosos para la salud canina.[23]

3. Fibra

Ya hemos hablado de la importancia de la fibra en la Sección 2, pero allí nos centramos únicamente en la fibra vegetal, ya que es el tipo más utilizado por los productores alimentos para mascotas. A pesar de ser en gran medida carnívoros, los perros en libertad seguramente ingieren una pequeña cantidad de fibra vegetal a lo largo de su vida, incluyendo plantas de menor importancia para el sustento, el consumo medicinal de material vegetal como la hierba, el contenido estomacal de presas demasiado pequeñas como para separarla y su afición para comer caca. Ya hemos demostrado que este material vegetal fibroso afectará el flujo de la digestión a través de su intestino, al igual que en los humanos.[24,25] La fibra vegetal soluble es eficaz en la reducción de la diarrea en perros alimentados con croquetas,[26] preservando la salud de las membranas intestinales cuando están enfermos.[27] Por estas razones, los productores de alimentos para mascotas pueden y utilizan, la fibra vegetal para regular la calidad de las heces de los perros. Sin embargo, como la mayoría de la fibra vegetal son, de hecho, restos de la elaboración de alimentos para humanos (pulpa de remolacha, harina de soja, gluten de maíz), también son excelentes para aumentar los valores, sobre todo porque pueden aportar proteínas a la mezcla, aunque la mayoría de ellas sean indigeribles para el perro. Como no es un requerimiento mencionar los carbohidratos y la fibra en la etiqueta de los alimentos para mascotas, se sospecha que las adiciones de fibra vegetal barata se utilizan en exceso muy a menudo en las croquetas para mascotas.

Se sospecha que un exceso de fibra vegetal interrumpe el flujo normal de la digestión en los perros que consumen estos productos, lo que acaba provocando problemas digestivos. Autores observan una disminución de la digestibilidad de los nutrientes en los perros con altos niveles de fibra en la dieta,[28,29] probablemente como resultado de la reducción del contacto entre la comida con las enzimas y con las superficies de absorción de las heces acumuladas con agua.[30] Más preocupante es la alteración del bioma intestinal por la fibra vegetal[31,32] que tiene implicaciones en la cardiomiopatía dilatada y también en la producción de gas, una preocupación particular para los perros de pecho profundo con riesgo de distensión y torsión. En los gatos, el aumento de los niveles de fibra cruda no sólo altera los patrones de fermentación y el aumento de la producción fecal, sino que también sino que también altera la absorción de glucosa, la secreción de insulina, la microbiota del colon y, en altos niveles, puede reducir la digestibilidad de la dieta.[33]

Teniendo en cuenta todo esto, las pequeñas cantidades de fibra vegetal que surgen del 5-10% de ingredientes vegetales frescos menos fibrosos que podemos triturar en la licuadora (o incluso cubos de boniato (papa dulce o camote) con piel ligeramente cocido, si es que tienes un perro propenso al estreñimiento) se espera que no sólo sea bien tolerado, sino también sea potencialmente beneficioso para los perros, sobre todo para los que se alimentan con una dieta seca que no es demasiado rica en fibra.

Cada vez es más probable que la microbiota de los carnívoros se beneficie enormemente de una mayor cantidad de prebióticos de origen animal. Estos incluyen las partes no digestibles de sus presas, como el pelo, las uñas, las plumas y la piel[34], pero también de una gran variedad de péptidos proteicos que se considera que actúan como prebióticos en los bebés humanos, estimulando el crecimiento de las especies de *Bifidobacteria*.[35, 36]

Alentada por el hecho de que alimentar con presas enteras (con piel) tiene un efecto protector contra la diarrea en guepardos cautivos, Sarah Depauw investigó la importancia de las fuentes de fibra animal en el guepardo (un carnívoro obligado) para su doctorado. Comparó guepardos alimentados con presas enteras (conejo) con guepardos alimentados con una dieta suplementada de carne de vacuno. Los guepardos alimentados con presas enteras tenían una mayor producción fecal y las heces eran más firmes, tal y como se preveía en una dieta más rica en fibra indigestible. También se observó que algunos de los guepardos que sólo comían carne de vaca tenían diarrea intermitente. Pero lo más sorprendente fue su trabajo sobre los compuestos de putrefacción. Subproductos de la fermentación de proteínas, compuestos putrefactivos como amoníaco, fenoles, aminas alifáticas y compuestos volátiles que contienen azufre son producidos por ciertos grupos bacterianos que pueden llegar a la sangre donde se relacionan con enfermedades inflamatorias intestinales crónicas en los seres humanos. En particular, estos metabolitos tóxicos pueden ser toxinas urémicas que provocan inflamación renal y enfermedad renal crónica, una de las principales causas de muerte de los guepardos (y de los perros y gatos). De este modo, los prebióticos erróneos no sólo pueden alterar el ecosistema intestinal sino también influir en el metabolismo general del huésped. La alimentación de presas enteras a los guepardos redujo significativamente el número de compuestos de putrefacción en comparación con una dieta de carne de vacuno suplementada. Esta autora concluyó destacando la importancia de promover patrones de fermentación beneficiosos para la salud general de carnívoros como el guepardo. Pero no hay razón para no esperar tales beneficios en un perro que come presas enteras. Por desgracia, fuera de los seguidores de las dietas modelo presa, el pelo, las plumas y la piel no son un componente atractivo o deseado de las dietas crudas. La gente puede considerarlo como un relleno de baja calidad. Espero que estas actitudes cambien en el futuro, ya que la atención se desplaza muy lentamente hacia una óptima nutrición canina.

4. Algunos perros (¿y los dueños?) *podrían* beneficiarse de una adición de carbohidratos

A diferencia de la mayoría de los perros que son máquinas de correr largas distancias, los Galgos y los Lurchers han sido diseñados para esprintar. Como resultado, el músculo de los galgos es heterogéneo y está compuesto por un gran porcentaje de fibras de contracción rápida,[37] y estos músculos utilizan mucha glucosa (también conocida como azúcar). Algunos teorizan que estos perros antes de la carrera pueden beneficiarse de la inclusión estratégica de carbohidratos en la dieta. Sin embargo, la opinión general no está segura de ello, y me atrevería a decir que cada vez es menos popular hacerlo. Hasta hace poco se creía que, como los músculos funcionan con glucosa, cuanta más glucosa se almacenaba antes de una carrera, mayor era el tiempo de duración en la pista, por decirlo de alguna manera. Tiene sentido y ha sido la dieta base de los corredores de maratón desde entonces. Sin embargo, como se mencionó en la Sección 2, algunos de los primeros defensores de llenarse de carbohidratos antes de la carrera están cuestionando esta teoría, y que posiblemente se trate más de adicionar grasa que carbohidratos. Cada vez más atletas, desde las carreras hasta el ciclismo y claramente nadadores de larga distancia, están cambiando los carbohidratos por grasa en este sentido. Parece que las posibilidades de que la adición de carbohidratos se aplique en un animal que no necesita carbohidratos vegetales son cada vez más escasas.

La única vez que utilizaría carbohidratos en mi perro es simplemente en forma de sobras. Es un pecado desperdiciar comida y es totalmente innecesario con un perro cerca, una vez alimentado con moderación. De hecho, dar un gran uso de las sobras se está convirtiendo en un concepto cada vez más importante hoy en día. Después de que la industria de alimentos para mascotas criminalice esta acción en los años 70, las sobras están volviendo a aparecer. Los perros evolucionaron para pasar el rato con nosotros por una razón. Es una forma ecológica de deshacerse de las sobras, siempre que no contengan ingredientes nocivos (como cebolla o xilitol, etc.). Así que, si me sobra un poco de papilla por la mañana, puedo añadir una porción en su comida. No puedo evitar pensar que el aprecia una buena comida caliente en una fría mañana de invierno irlandesa. No lo pienso demasiado.

5. ¿Reducción de costos?

Hay otra razón por la que podrías incluir los carbohidratos en su dieta y es el costo. Los carbohidratos vegetales son muy baratos en comparación con la carne. Aunque está claro que a algunas personas no les va a gustar esto, el hecho es que el precio es una preocupación muy real para muchos tutores de mascotas. De repente, entender que su perro es un carnívoro, particularmente si se trata de una raza gigante y, desde luego, si se tiene más de uno, puede suponer una gran preocupación económica para el tutor. Un Labrador puede comer 1 kg de carne al día. Aunque hay muchas soluciones, se mire como se mire, los carnívoros pueden ser animales caros de alimentar. Los informes de Euromonitor nos dicen que el mercado de alimentos para mascotas está dividido a la mitad, donde uno elige el mejor alimento para su perro y la otra mitad lo que pueden pagar. Estos últimos quieren a sus perros tanto como los primeros y, obviamente, quieren lo mejor para ellos. Los segundos aman a sus perros tanto como los primeros y, obviamente, quieren lo mejor para ellos, pero no todos pueden permitírselo. Si no damos a estas personas ninguna opción, se quedarán con un alimento para mascotas barato y a base de cereales, provocando un deterioro de la mascota que tienen a su cargo. Debemos tener cuidado de no de no desanimar a la gente desde el principio. Pasito a pasito. Creo que este es un punto importante que los veterinarios deben tener en cuenta.

Yo estaría encantado de seguir una dieta casera basada en un 75% de carne, órganos y huesos, pero que incorpore algún relleno vegetal barato, si esto significa que el perro siga con una dieta preparada en casa y no se cambie a una dieta barata y ultra-procesada, obscenamente alta en carbohidratos de rápida digestión. Si bien no es lo ideal, los perros seguramente estarán bien con este tipo de dietas, sobre todo si tiene suficientes elementos de calidad. En términos de relleno, una adición de plantas baratas, no de grano como un 25% de amaranto sería lo que yo usaría primero. Parece un grano, pero en realidad es una pequeña planta perenne. Como es más alta en proteínas, más baja en carbohidratos y más lenta de digerir que el grano, es mucho más adecuado para los carnívoros, pero contiene ácido fítico que no es ideal a largo plazo, ya que puede retener el calcio y el zinc de la dieta. El único grano real que usaría es una papilla hecha de avena remojada/hervida. Más lenta de digerir y con carga glucémica más baja que la mayoría de los cereales, son más adecuados para los carnívoros que los carbohidratos de digestión rápida como el trigo, el maíz, el arroz (blanco o integral) o la patata.

Pero de nuevo, aunque no puedo decir que no veremos mucha flatulencia en una dieta de 25% gachas cocidas, debemos recordar que la avena viene con fibra soluble, lo que me pone en alerta por la posible producción de gas y potencialmente la dilatación gástrica con vólvulo gástrico en razas de pecho profundo. ¿Ves? ¡Es un asunto complicado no darles comida normal!

Las verduras recomendadas incluyen, entre otras, las verduras de hoja verde, zanahorias, frejoles verdes, brócoli, algas, hierbas y tal vez algo de fruta, de la que yo no me preocuparía. Los perros no necesitan el azúcar. Los estudios demuestran que los estudios demuestran que los azúcares simples promueven el estrés oxidativo y la inflamación de bajo grado en los perros[30], aunque, para ser justos, hacen lo mismo en los humanos. Mis favoritos son un puñado de bayas oscuras (moras y arándanos), pero también una rodaja de manzana o melón, que probablemente le daría por separado de la comida principal de carne y huesos. Cualquier cosa realmente, pero cuidado con el carozo (semilla, cuesco), nada de melocotones (duraznos) enteros, etc., ya que suelen atragantarse.

De todos los complementos vegetales, me fascinan las algas. Los únicos suplementos que vendo desde mi sitio www.dogsfirst.ie son en su mayoría a base de algas. Cuando la gente piensa en algas, automáticamente piensa en "kelp", que forman los bosques submarinos por los que nadan las focas. Sin embargo, el verdadero kelp (*Laminaria digitata*) no es más que un tipo de alga. Hay más de 10.000 tipos diferentes. De hecho, hay más algas por debajo de las olas que hierbas por encima de ellas. Las algas marinas son simplemente increíbles desde el punto de vista de las vitaminas y los minerales, por lo que las uso como un multivitamínico para mi perro. Es notoriamente una gran fuente de yodo que es crucial para la salud y el bienestar de tu mascota, pero es algo que el sector de los alimentos para mascotas puede proporcionar en muy poca cantidad. Los alimentos ultra-procesados para mascotas varían enormemente en su contenido de yodo, donde muchos contienen nada.[38,39] De hecho, los estudios realizados en gatos revelan que tienen cuatro veces más probabilidades de desarrollar hipertiroidismo en comparación con gatos que comían alimentos suplementados con yodo.[40]

Los alimentos crudos para perros tampoco se libran de este problema. Los piensos no naturales junto con el agotamiento del suelo asegura que nuestra cadena de carne sea ahora muy deficiente en yodo. El principal secretor animal de yodo es la glándula tiroides. Sin embargo, la tiroides, en general, no se incluye en los alimentos crudos para perros por una muy buena razón, ya que las únicas glándulas tiroideas que se pueden aislar fácilmente son las de la vaca y éstas son demasiado altas en tiroxina y tu mascota se enfermaría al ser alimentada con ellas. Una alerta de la FDA en marzo de 2017 destacó exactamente esto, donde dos líneas de comida enlatada para perros, junto con un tipo de golosina para mascotas, fueron señaladas por tener altos niveles de hormonas tiroideas y estas pueden provocar hipertiroidismo a las mascotas que consuman esos productos. El uso de tiroides, ciertamente de carne de vacuno, en los alimentos para mascotas no se acepta por esta razón. Mientras que los cuellos de pollo y pato son un elemento bastante común utilizado por los fabricantes de dietas crudas para mascotas, la tiroides de las aves de corral por lo general reside más abajo del cuello dentro de la canal, y a menudo se elimina en el faenado del ave. Es raro encontrar una glándula tiroides en un cuello de pollo por esta razón.

Los únicos otros concentradores animales de yodo son los ovarios, las glándulas salivales y el cerebro, elementos que se excluyen regularmente de los alimentos para mascotas. En mi opinión, todos los perros alimentados con dietas crudas deberían consumir algas marinas en su dieta. Los perros necesitan 1 mg de yodo por kilo de alimento seco para perros (MS) que comen.[41] Si usas algas como el kelp como se describe, debes saber que es la alga más rica en yodo, posee el doble que la siguiente más cercana, de hecho, contiene aproximadamente (hay una gran variación estacional) 1,3 mg de yodo por gramo de alga seca. Así, 1 gramo de *Laminaria* seca sería suficiente para dos kilos de mezcla húmeda (con agua) como dosis media.

Sin embargo, más que simple yodo, las algas contienen una gran gama de propiedades antioxidantes y antiinflamatorias, en gran medida porque vive en un entorno tan hostil con cambios de temperatura dos veces al día, salinidad y, a menudo, exposición al aire. Muchos de estos compuestos bioactivos sólo se encuentran bajo las olas, como los fucoidanos y la fucoxantina. En su revisión, Cornish y David (2010)[42] citaron numerosos artículos que demuestran ampliamente lo anticancerígenas que pueden ser las algas marinas. Asegúrate de que las algas que compras se cosechan de forma sostenible en aguas limpias y se secan al aire libre si es posible; los azúcares bioactivos odian las altas temperaturas. En la actualidad, nos hemos asociado con un científico especializado en algas para crear una gama de suplementos de alta calidad de forma sostenible en la costa oeste de Irlanda. La variedad incluye especies individuales, como *Laminaria*, pero también otras para enfermedades específicas, como para los ojos llorosos (Oculus Prime), glándulas anales (StoolRite) o la salud intestinal (BioFunction8). Puedes encontrarlos en www.dogsfirst.ie y enviamos a todo el mundo.

También me encanta un poco de ajo crudo. Ahora bien, en este punto, algunas personas pueden recular, creyendo que el ajo crudo es peligroso debido a que es de la familia de la cebolla. Sin embargo, no es tan sencillo. Mientras que el ajo crudo contiene tiosulfato, que es responsable de la anemia del factor Heinz en perros y gatos, la cantidad de tiosulfato en el ajo es insignificante. El único estudio que puedo encontrar (y que de hecho es referido como razón para no utilizarlo) es el de Lee *et al.* (2000).[43] Se trata de un estudio bastante terrible de sobredosis en el que utilizaron el equivalente a 5 g de ajo crudo por kilo de peso corporal del perro y descubrieron después de una semana alteraciones en los valores sanguíneos. Para contextualizar la cifra, si utilizaran perros de 20 kg, serían 100 g de ajo crudo al día, o 20 dientes enteros. Ni en un elefante se pensaría tales dosis, mucho menos en un perro.

Los estudios demuestran que el ajo está repleto de vitaminas y minerales, pero también es anticancerígeno. Aumenta la función del hígado, riñones y corazón, ayuda a reforzar las defensas y actúa como antiparasitario natural. Medio diente crudo por cada 15 kg de perro al día. Y no lo mezcles con su comida. El ajo es medicinal y, como todas las adiciones medicinales, como las hierbas y los remedios caseros, deben ofrecerse por separado de la comida. El perro lo comerá si lo quiere/necesita, de acuerdo con los mejores principios de la zoofarmacognosis animal. Nunca uses ajo seco y evita el uso en cachorros de menos de seis meses o en perros que toman anticoagulantes.

Hay una variedad de semillas molidas que también uso a menudo (los perros no pueden digerirlas enteras). Las semillas están repletas de todo tipo, pero sobre todo de vitamina E y zinc. Mencionado anteriormente, en mi opinión, AAFCO requiere de forma anormal altas dosis de estos dos nutrientes en las mezclas de alimentos para perros. Yo uso algunas semillas de cáñamo (ya que no contienen ácido fítico) para mantener a todos contentos. La otra semilla que me encanta son las semillas de calabaza, ya que tienen el beneficio agregado de contener tanto cucurbitina y ácido kaínico, lo que significa que son antihelmínticas[44]. Los aceites de estos dos pueden ser utilizados pero dejas en el camino sus excelentes compuestos.

Puntos a destacar

- ✓ El modelo presa es un estilo de alimentación cuyo objetivo es proporcionar al perro lo más parecido posible a una dieta de presa completa. Por lo general, implica una proporción de 8:1:1 que comprende 8 partes de carne, 1 parte de órgano secretor y 1 parte de hueso.

- ✓ El modelo presa y planta es probablemente más popular. En lugar de simplemente presa sola, permite algo de material vegetal. Lo habitual es un 10% aproximadamente.

- ✓ Si no entregas presas enteras y evisceradas (con carne de pechuga), puedes "reforzar" la mezcla con adiciones de carne sin hueso, incluyendo carne de pechuga y cualquier corte de carne que se consuma habitualmente entrañas, tapapecho, así como corazón, tripas (callos), carrillada (charchas) y lengua, mollejas, todo son excelentes proteínas para tu perro.

- ✓ Cualquier animal sirve, pero nada de animales atropellados y sirve sólo presas típicas. Congela el pescado primero y evita los que tienen tiaminasa a largo plazo. Evita el pescado en conserva en aceite.

- ✓ Mantén la dieta magra: 4 partes proteína y 1 parte de grasa es un buen promedio.

- ✓ Los dietas crudas pre-elaboradas pueden tener un alto contenido en grasa, ya que muchos muelen simplemente las carcasas, que son grasa y hueso (recuerda que nadie comprueba el contenido nutricional de estos alimentos - pueden indicar lo que quieran en la etiqueta).

- ✓ Si compras carne a proveedores de alimentos para mascotas, evita lo muy molido, utiliza molido grueso como mínimo. Establece relaciones con carniceros y recorre los pasillos que tengan ofertas a mitad de precio.

- ✓ Escoge productos orgánicos y lo más éticos posible. Los no orgánicos tienen más contenido de Omega-6 y los huesos pueden almacenar oxitetraciclina, que está relacionada con procesos inflamatorios. En Estados Unidos, la carne también puede contener ractopamina, la hormona de crecimiento bovina recombinante y algunos fármacos a base de arsénico, todos ellos no están aprobados en la Unión Europea.

- ✓ Hay dos carnes del tipo "vísceras". Un tipo se considera "carne" (por ejemplo corazón, lengua, tripa verde, pulmón, diafragma, molleja, pene), el otro como "órganos secretores" (hígado, riñón, bazo, testículos, páncreas, cerebro). Cuando decimos "víscera en la dieta" nos referimos a los órganos secretores.

- ✓ Calcular exactamente la cantidad de hueso que hay en la mezcla es difícil yes absolutamente innecesario. Por ejemplo, agrega 1 parte de carne sin hueso a 1 parte de carne con hueso para conseguir un contenido óseo más equilibrado

- ✓ Los huesos carnosos son vitales para la salud dental. También son muy nutritivos y proporcionan fibra al perro. Tienen que estar crudos. Nada de huesos cocidos ni huesos grandes de las patas. Los mejores huesos son los cuellos (de pollo, pato, pavo, cordero), alas, carcasas, huesos de vacuno más pequeños. Si alimentas con carne con hueso no es necesario entregar huesos carnosos, no alterarás la dieta si lo haces ocasionalmente.

ALIMENTACIÓN EN PERROS

- ✓ La gran mayoría de los seguidores de dietas crudas asumen que el 10% es el contenido ideal de huesos para perros. Esto se basa en una media aproximada del esqueleto peso de la presa típica del perro. Esto significa que SI los fabricantes de alimentos crudos incluyen sólo un 10% de huesos de ternera, cerdo o cordero, ya están en el límite máximo de 'calcio' permitidos por AAFCO para cachorros en crecimiento. Y aun así la comida cruda para perros tiene un efecto protector contra la displasia de cadera en comparación con los alimentos secos ultra-procesados, ya que el cuerpo el maneja el calcio natural de forma diferente a la del carbonato de calcio.

- ✓ Los fabricantes de dietas crudas pueden incluir más hueso del que se indica en la etiqueta. Si a tu perro le cuesta hacer caca o hace balas blancas, debes cambiar de proveedor

- ✓ Si no puedes alimentar con hueso por cualquier motivo, es posible (aunque no es lo ideal) utilizar una cucharadita rasa de cáscara de huevo en polvo por cada 10 kg de perro por día. Entrégale a tu perro un hueso carnoso al menos una vez a la semana en una zona con pasto para mantener sus dientes limpios.

- ✓ Existe un gran debate sobre el uso de materia vegetal en la dieta del perro.

Sabemos que debe haber sido una característica regular de la dieta del perro en algún grado ya que el perro ha desarrollado copias adicionales del gen AMY2B para la producción de amilasa pancreática. Otras adaptaciones incluyen la presencia de GCK hepática en el hígado para digerir el azúcar, lo que da lugar a una capacidad de asimilación de la glucosa dos veces superior que los gatos.

- ✓ Las razones para incluir materia vegetal son las siguientes:
  - una fuente de vitaminas y minerales más difíciles de encontrar
  - mayores beneficios de los compuestos bioactivos de las plantas
  - una fuente de fibra
  - si es necesario, una adición menor de carbohidratos para reducir el costo

- ✓ Las plantas favoritas son las verduras de hoja verde, las algas, zanahorias, hierbas y ocasionalmente alguna fruta con bayas oscuras. Las algas no sólo son una fuente sostenible de nutrientes con vitaminas y minerales, sino también una serie de compuestos antiinflamatorios muy beneficiosos que no se encuentran fuera del mar.

¿CÓMO SERÍA LA DIETA CRUDA IDEAL PARA PERROS?

> ✓ Un poco de ajo crudo es beneficioso. Aumenta la inmunidad y protege de los parásitos. Medio diente molido por cada 15 kg de perro al día está bien, pero déjalo al lado de su plato. Es medicinal. Si lo necesitan, lo tomarán.
>
> ✓ Las semillas molidas también son estupendas, llenas de vitamina E y zinc. Las semillas de calabaza son excelentes, ya que también son antihelmínticas. Sin embargo, como adición general a una mezcla, las semillas de cáñamo son las mejores, ya que no contienen ácido fítico.

Referencias Capítulo Veintidós

1. Moleón, M., Martínez-Carrasco, C., Muellerklein, O.C. et al. (2017). Carnivore carcasses are avoided by carnivores. Journal of Animal Ecology, 86(5): 1179–1191
2. Reynolds, W.W. and Karlotski, W.J. (1977). The Allometric Relationship of Skeleton Weight to Body Weight in Teleost Fishes: A Preliminary Comparison with Birds and Mammals. Copeia, 1: 160–163
3. Russell, J.B., Diez-Gonzalez, F. and Jarvis, G.N. (2000). Potential effect of cattle diets on the transmission of pathogenic Escherichia coli to humans. Microbes and Infection, 2(1): 45–50
4. Simopoulos, A.P. (2016). An Increase in the Omega-6/Omega-3 Fatty Acid Ratio Increases the Risk for Obesity. Nutrients, 8(3): 128
5. Średnicka-Tober, D., Barański, M., Seal, C.J. et al. (2016). Higher PUFA and n-3 PUFA, conjugated linoleic acid, α-tocopherol and iron, but lower iodine and selenium concentrations in Organic milk: a systematic literature review and meta- and redundancy analyses. British Journal of Nutrition, 115(6): 1043–1060
6. Watson, T.D.G. (1998). Diet and skin disease in dogs and cats. Journal of Nutrition, 128(12): 2783S–2789S
7. Di Cerbo, A., Pezzuto, F., Guidetti, G. et al. (2017). *Functional Pet Foods*. Published in Superfood and Functional Food: An Overview of Their Processing and Utilization. Eds. Waisundara, V. and Shiomi, N.
8. Brown, E.N. and Park, J.F. (1968). Control of dental calculus in experimental beagles. Laboratory Animal Care, 18: 527–535
9. Brewer, N.R. and Cruise, I.J. (1994). The Biology of the Laboratory Rabbit. 2nd Ed. Manning, P.J., Ringler, D.H., Newcomer, C.E. Eds. San Diego Academic Press. pp63–70
10. Prikoszovits, A. and Schuh, M. (1995). The mineral content of calcium, phosphorus and magnesium in the serum and bones and the serum activity of alkaline phosphatase in slaughtered fattening pigs [Article in German]. Dtsch Tierarztl Wochenschr, 102(1): 53–57
11. Field, R.A., Riley, M.L., Mello, F.C. et al. (1974). Bone composition in cattle, pigs, sheep and poultry. Journal of Animal Science, 39(3)

12   Office of the Surgeon General (2004). Bone health and osteoporosis: A report of the surgeon general. PMID: 20945569
13   Tassew, H., Abdissa, A., Beyene, G. et al. (2010). Microbial flora and food borne pathogens on minced Meat and their susceptibility to antimicrobial agents. Ethiopian Journal of Health Science, 20(3): 137–143
14   Dierenfeld, E.S., Alcorn, H.L. and Jacobsen, K.L. (2002). *Nutrient Composition of Whole Vertebrate Prey (Excluding Fish) Fed in Zoos*. U.S. Department of Agriculture. Published online, www.researchgate.net
15   Milgram, N.W., Head, E., Zicker, S.C. et al. (2005). Learning ability in aged beagle dogs is preserved by behavioral enrichment and dietary fortification: a two-year longitudinal study. Neurobiological Aging, 26: 77–90
16   Dunlap, K.L., Reynolds, A.J. and Duffy, L.K. (2006). Total antioxidant power in sled dogs supplemented with blueberries and the comparison of blood parameters associated with exercise. Comparative Biochemistry and Physiology Part A: Molecular & Integrative Physiology, 143(4): 429–434
17   Knapp, D.W., Ramos-Vara, J.A., Moore, G.E. et al. (2014). Urinary bladder cancer in dogs, a naturally occurring model for cancer biology and drug development. Institute for Laboratory Animal Research, 55(1): 100–118
18   Curran, K.M., Bracha, S., Wong, C.P. et al. (2018). Sulforaphane absorption and histone deacetylase activity following single dosing of broccoli sprout supplement in normal dogs. Veterinary Medical Science, 4(4): 357–363
19   Shieh, P., Tsai, M.L., Chiu, M.H. et al. (2010). Independent effects of the broccoli-derived compound sulforaphane on Ca^{2+} influx and apoptosis in Madin-Darby canine renal tubular cells. Chinese Journal of Physiology, 53(4): 215–222
20   Wakshlag, J.J. and Balkman, C.E. (2010). Effects of lycopene on proliferation and death of canine osteosarcoma cells. American Journal of Veterinary Research, 71(11): 1362–1370
21   Rizzo, V.L., Levine, C.B. and Wakshlag, J.J. (2017). The effects of sulforaphane on canine osteosarcoma proliferation and invasion. Veterinary and Comparative Oncology, 15(3): 718–730
22   Osman, H.E., Maalej, N., Shanmuganayagam, D. et al. (1998). Grape juice but not orange or grapefruit juice inhibits platelet activity in dogs and monkeys. Journal of Nutrition, 128: 2307–2312
23   Beloshapka, A.N., Duclos, L.M., Vester Boler, B.M. et al. (2012). Effects of inulin or yeast cell-wall extract on nutrient digestibility, fecal fermentative end-product concentrations, and blood metabolite concentrations in adult dogs fed raw meat-based diets. American Journal of Veterinary Research, 73(7): 1016–1023
24   Burrows, C.F., Kronfeld, D.S., Banta, C.A. et al. (1982). Effects of fiber on digestibility and transit time in dogs. Journal of Nutrition, 1 12: 1726–1732
25   Lewis, L.D., Magerkurth, J.H., Roudebush, P. et al. (1994). Stool characteristics, gastrointestinal transit time and nutrient digestibility in dogs fed different fiber sources. Journal of Nutrition, 124: 2716S–2718S
26   Gagné, J.W., Wakshlag, J.J., Simpson, K.W. et al. (2013). Effects of a synbiotic on fecal quality, shortchain fatty acid concentrations, and the microbiome of healthy sled dogs. BMC Veterinary Research, 9:246

27. Apanavicius, C.J., Powell, K.L., Vester, B.M. et al. (2007). Fructan supplementation and infection affect food intake, fever, and epithelial sloughing from *Salmonella* challenge in weanling puppies. Journal of Nutrition, 137(8): 1923–1930
28. Earle, K.E., Kienzle, E., Optiz, B. et al. (1988). Fiber affects digestibility of Organic matter and energy in pet foods. Journal of Nutrition, 128: 2798S–2800S
29. Castrillo, C., Vicente, F. and Guada, J.A. (2001). The effect of crude fibre on apparent digestibility and digestible energy content of extruded dog foods. Journal of Animal Physiology and Animal Nutrition, 85: 231–236
30. De Haer, L.C.M. and De Vries, A.G. (1993). Feed intake patterns and feed digestibility in growing pigs housed individually or in groups. Livestock Production Science, 33: 277–292
31. Russell, T.J. (1998). The Effect of Natural Sources of Non-Digestible Oligosaccharides on the Fecal Microflora of the Dog and Effects on Digestion. Missouri: Friskies R&D centre, Friskies-Europe
32. Hooda, S., Minamoto, Y., Suchodolski, J.S. et al. (2012). Current state of knowledge: the canine gastrointestinal microbiome. Animal Health Research Reviews, 13(1): 78–88
33. Kienzle, E. (1994). Effect of Carbohydrates on Digestion in the Cat. The Journal of Nutrition, 124: 2568S-2571S
34. Depauw, S., Bosch, G., Hesta, M. et al. (2012) Fermentation of animal components in strict carnivores: A comparative study with cheetah fecal inoculum. Journal of Animal Science, 90: 2540–2548
35. Lieple, C., Adermann, K., Raida, M. et al. (2002). Human milk provides peptides highly stimulating the growth of bifidobacteria. European Journal of Biochemistry, 269: 712–718
36. Arihara, K. (2006b). Functional properties of bioactive peptides derived from meat proteins. In *Advanced Technologies for Meat Processing,* Publisher: Boca Raton, CRC Press pp.245–273
37. Dobson, G.P., Parkhouse, W.S., Weber, J.M. et al. (1988). Metabolic changes in skeletal muscle and blood of greyhounds during 800-m track sprint. American Journal of Physiology, 255(3): R513–R519
38. Ranz, D., Tetrick, M., Opitz, B. et al. (2002). Estimation of iodine status in cats. The Journal of Nutrition, 132(6): 1751S–1753S
39. Hodgkinson, S., Rosales, C.E., Alomar, D. et al. (2004). Chemical nutritional evaluation of dry foods commercially available in Chile for adult dogs at maintenance. Archivos de Medicina Veterinaria, 36(2): 173–181
40. Edinboro, C.H., Scott-Moncrieff, C., Janovitz, E. (2004). Epidemiologic study of relationships between consumption of commercial canned food and risk of hyperthyroidism in cats. Journal of the American Veterinary Medical Association, 224(6): 879–886
41. Association of American Feed Control Officials (AAFCO, 2016). *Dog and Cat Food Nutrient Profiles*. Official Publication, see www.aafco.org
42. Cornish, M.L. and David, D.J. (2010). Antioxidants from macroalgae: Potential applications in human health and nutrition. Algae, 25: 155–171
43. Lee, K.W., Yamato, O., Tajima, M., et al. (2000). Hematologic changes associated with the appearance of eccentrocytes after intragastric administration of garlic extract to dogs. American Journal of Veterinary Research, 61(11): 1446–1450
44. Amin, T. and Thakur, M. (2013). *Cucurbita mixta* (pumpkin) seeds – a general overview of their health benefits. International Journal of Recent Scientific Research, 4(6): 846–854

CAPÍTULO 23

Prepara una Dieta Cruda para Perros

Para empezar, aquí tienes algunas ideas de recetas sencillas. Puedes utilizar todas y cada una de las carnes y partes mencionadas anteriormente. Por favor, recuerda que no estamos presentando esto como como una comida "completa" para ser utilizada durante meses, pero es lo más parecido a lo que tu perro puede optar. Para más recetas para perrosen particular y condiciones de salud, visitawww.dogsfirst.ie.

Receta de Dieta Cruda Estándar para Perros

10kg de Pollo Orgánico, Vacuno y Vegetales

Ninguna receta puede considerarse seriamente como "completa", ya que no sabemos qué es una dieta "completa" para un perro, pero esta receta haría aproximadamente 10 kg de comida Mercedes Benz para perros. No te preocupes si no tiene todos los ingredientes a la vez, ya los tendrás la próxima vez. Sólo te estoy mostrando lo FABULOSO que se ve. Esta mezcla sería suficiente para un perro medio de 15 kg para 23 días a una tasa de inclusión del 2,5% del peso corporal. Sería un valor calórico medio y adecuado para adultos medios y perros senior de todos los tamaños y razas (para cachorros aumentaría ligeramente el contenido calórico).

Ingredientes

8 kg de carne y huesos:

5,5 kg de aves de corral frescas con hueso (por ejemplo, muslos o espalda de pollo o simplemente en carne picadacon hueso)

1 kg de tripa verde de vacuno

1 kg de sardinas crudas y enteras (que hayan sido congeladas).

500 g de corazón de vacuno

1 kg de órgano secretor:

500g de hígado de vacuno

500g de riñón de vacuno (alternar con bazo cuando se pueda encontrar)

1 kg de vegetales mezclados:

300g de brócoli

300g de kale (col rizada)

200g de zanahoria

200g de arándanos o moras

Excelentes Extras:

Dos cucharadas de algas de buena calidad

1 cucharada de semillas de cáñamo/ semillas de calabaza molidas

Un puñado de mejillones (congelados, por el manganeso, en caso de que no ofrezcas pelo y pluma en alguna forma, ve más abajo)

3-4 huevos crudos

Método

Implementos que necesitarás:

Una cubeta muy grande para mezclar los ingredientes (yo lo hago en ellava-platos/fregadero, más fácil de limpiar)

Un guante de goma (es más fácil mezclar con la mano que con un cucharón)

Recipientes grandes con cierre de clip para guardar la mezcla (más fácil que las bolsas, reciclables, ocupan menos espacio en el congelador)

Spray antibacteriano, para limpiar todo después

Algo de espacio, tiempo y música

ALIMENTACIÓN EN PERROS

Lo que hay que hacer:

1. Picar la carne y vísceras.
2. Licuar o pre-cocinar los ingredientes vegetales (si es quelos utilizas).
3. Añade los complementos y mezcla todos los ingredientes.
4. Calcula las necesidades diarias de tu perro (véase más abajo) y guarda el contenido de 3 días en cada recipiente (para no tener que sacarlo todos los días).
5. Mantén un recipiente en la nevera (refrigerador) y congela el resto.
6. Limpia todas las superficies y herramientas con agua caliente y un producto de limpieza antibacteriano.

Consejos:

- Evita los excesos/deficiencias de nutrientes variando en la selección de las carnes y órganos utilizados cada vez.
- Si alimentas con mezclas de carne y huesos triturados, recuerda darles huesos frescosuna o dos veces a la semana para sus dientes.
- Si tienes uno o varios perros grandes, es posible que tengas que comprar un congelador. Esto te permite comprar al por mayor para ahorrar dinero y aprovechar mejor las ofertascuando aparezcan.

Consejosde manejo.

1. Sabemos que la carne puede contener bacterias potencialmente dañinas, así que trátelacon cuidado. Lava tus manos y las superficies con un antibacteriano después de manipular sus preparados. Estas preparaciones debes dejarlas en el estante inferior de tu nevera para evitar que gotee encima de tu comida.
2. Al descongelar la carne, es mejor hacerlo en el frigorífico por debajo de los 4° Celsius ya que los patógenos luchan por crecer por debajo de los 6° Celsius. El error que comete mucha gente El error que comete mucha gente es dejar el producto en el lavaplatos o en un colador durante toda la

noche. Esto significa que el exterior del producto puede alcanzar la temperatura ambiente mientras se descongela. Los bichos malostienen toda la noche para crecer en número.

3. La carne descongelada dura 4 días en el refrigerador/nevera antes de que empiece a estropearse... para humanos. Aunque unos días más en este punto no supondrán ningún problema para tu perro se alimenta con una dieta con bacterias patógenas, es de esperar que las transmita en sus heces, lo que debe evitarse, sobre todo si hay niños cerca.

¿Tienes un perro activo que necesita más calorías? (También apto para cachorros)

Los perros de trabajo, como los de trineo, queman grasa. Disminuye el contenido de pollo que calculamos arriba (ya que es más magro) de 5 kg a, por ejemplo, 2,5 kg. Reemplázalo por 2,5 kg de carne picada con grasa, como carne de vacuno o cerdo. Agrega más si es que hace mucho ejercicio. Y/o aumentar la cantidad alimentada. Para más información visita mi calculadora de alimentación en www.dogsfirst.ie.

¿Tienes un perro con sobrepeso que necesita menos calorías?

La dieta ideal para la pérdida de peso en tu perro es baja en calorías, alta en proteínas, baja en grasas y sin carbohidratos. Esto dará lugar a una pérdida de peso gradual, pero mantendrá la masa corporal magra, crucial para todo el proceso. En la mezcla estándar anterior, eliminalas carnes rojas, ya que tienen más grasa. Utilice únicamente carnes blancas como pollo, pavo o pescado picado ya que son mucho más bajas en calorías. Quita la piel que puedas verpara reducir aún más el contenido de grasa. También puedes aumentar la adición de verduras de 1 kg a 3 kg, por ejemplo (ya que son muy bajas en calorías), pero es preferible la carne más magra. Y vigila las golosinas durante al menos un mes. Prepara sus propias golosinas, a base de carnes magras, como filetes o corazones de pollo/pavo (secados al horno a fuego lento). Mide su barriga cada semana para ver resultados. Para más información, visita www. dogsfirst.ie.

Puntos a Destacar

✓ Ninguna receta puede considerarse seriamente como "completa", ya que no sabemos lo que es una dieta "completa" para un perro no sabemos qué es una dieta "completa" para un perro. Pero una GRAN receta para unos 10 kg de comida cruda estándar para perros podría ser

- ❖ 8 kg de carne y huesos ecológicos (5,5 kg de aves de corral frescas y ecológicas con hueso, 1 kg de tripa de ternera verde, 1 kg de sardinas crudas enteras congeladas, 500 g de corazón de vacuno).
- ❖ 1 kg de órgano secretor (500 g de hígado y 500 g de riñón/bazo).
- ❖ 1 kg de vegetales.
- ❖ Las adiciones vegetales incluyen algas, polvo de semillas de cáñamo/calabaza, mejillones, huevos.

Mezclar en el lavaplatos/fregadero, lavar con un antibacteriano después. Almacenar en fiambreras en el congelador. Descongelar en el estante inferior de la nevera, no en una superficie de la cocina.

✓ Para evitar discrepancias nutricionales, variar las carnes y asegúrate de obtener la mejor variación de órganos que pueda.

✓ Los perros activos necesitan preparaciones con más grasa.

✓ Los perros con sobrepeso necesitan mezclas más magras, no necesariamente menos comida, y un estricto control de las porciones.

CAPÍTULO 24

Preguntas Frecuentes

¿Qué cantidad de comida cruda necesitan los perros?

Un perro *adulto* medio que sigue una dieta de carne fresca con calorías promedio comerá entre el 2 y el 2,5% de su peso corporal al día. En principio, me inclino por esta última cifra, 2.5%. Por ejemplo, un Westie adulto de 8 kg podría necesitar 200 g de comida fresca al día (el 1% de 8 kg son 80 g multiplicados por 2,5). Por supuesto, cada perro es diferente por lo que hay que estar atento. Si tu perro es un poco pesado o un poco perezoso, puedes darle un poco menos de comida (o elegir opciones de comida más magra). ¿Está bien ejercitado? Entonces, aliméntalo con un poco más, pero también aumenta el contenido calórico de la comida incluyendo cortes más grasos (los perros queman grasa para obtener energía). Los perros de trabajo pueden comer entre un 3 y un 5% de su peso corporal al día, dependiendo de lo que hagan.

Los cachorros son muy diferentes. La regla general es que un cachorro de 8 semanas comerá hasta un 10% de su peso corporal al día, de una mezcla adecuada para cachorros (la comida de un cachorro difiere ligeramente de la de un adulto en que necesita más grasa). Cuando alcanzan el 50% de su peso corporal de adulto, sólo comerá el 5% de su peso corporal. Cuando alcancen el tamaño completo de su cuerpo, sólo comerán el 3% de su peso corporal al día.

Este tipo de porcentajes son guías generales que permitirán a ti o a tus clientes empezar y evitar que el perro pase hambre. Sin embargo, los resultados exactos dependen en gran medida del tipo de comida que se le dé. Obviamente, una mezcla magra ofrece menos calorías por kilo que una mezcla con más grasa. Por esta razón, al evaluar las necesidades energéticas de un perro en particular, es mejor hablar de las calorías o de las necesidades energéticas en reposo. La fórmula del requerimiento de energía en reposo (RER) de tu perro es 70 x (el peso corporal de su perro en kg) ^ 0,75. Una vez que haya calculado el RER de tu perro, puedes utilizar los siguientes multiplicadores en función de su estado fisiológico (pero debes saber que dos perros del mismo sexo y de la misma camada con el mismo estilo de vida pueden diferir en sus necesidades de EM hasta en un 20%):

Media de adulto castrado	1,6
Media de adulto intacto	1,8
Pérdida de peso	1,2
Trabajo ligero	2
Trabajo moderado	3
Trabajo pesado	5-6
Crecimiento (<4 meses)	3
Crecimiento (>4 meses)	2

Para una evaluación más precisa de las necesidades de un perro, especialmente en cachorros, consulta nuestra calculadora online gratuita de calorías/peso en www.dogsfirst.ie

¿Cómo introduzco la comida cruda a un perro alimentado con pienso?

1. Introducir una dieta cruda a un perro sano

Si este perro ha estado comiendo una dieta de croquetas durante mucho tiempo, su estómago puede estar condicionado a ella. Todo ese burbujeo y ruido acuoso que oyes antes de la cena son todos sus ácidos y enzimas que se liberan al estómago como preparación para la llegada de la comida, en gran medida, a base de plantas. Si a continuación, le das un montón de comida cruda, podrías tener problemas. Además, como hemos comentado en la Sección 1, los perros aprenden qué alimentos son "seguros" desde muy temprano en la vida. Si nunca se les ha ofrecido carne fresca, podría parecerles un poco inusual, tanto la textura como el olor, y podrían rechazarla. Queremos evitar eso. Como me gusta decir, la primera vez que vayas a comer pulpo, no los veas vivos. Por estas dos razones, suelo aconsejar introducir la comida cruda (una carne que sabes que les gusta) gradualmente, con el paso de los días, un 5% de crudo mezclado con su comida habitual un día, un 10% al siguiente, etc. Una vez que hacen el baileteo feliz de la carne cuando abres la nevera, ya sabes que cayó. Yo les haría pasar hambre durante un día e introduciría su nueva cruda. Prefiero este método, ya que funciona incluso con los perros más precavidos.

En este momento, el mundo de la nutrición canina está dividido en cuanto a cuál es el mejor método para pasar a un perro promedio, sano y robusto a una alimentación cruda. Una opción es el enfoque gradual. La otra es pasar de golpe. Simplemente cortar un día el alimento seco y al día siguiente pasar directo al crudo.

PREGUNTAS FRECUENTES

Sin embargo, esta decisión aparentemente inofensiva parece haber dividido familias y naciones. La preocupación radica en la mezcla de alimentos secos a base de cereales con carne cruda. Esta es la hipótesis: hace tiempo que sabemos que las enzimas necesarias para digerir la carne cruda y los huesos funcionan mejor en un entorno ácido. Saint-Hilaire *et al.* (1960)[1] descubrieron que diferentes alimentos estimulaban una cantidad diferente de secreción de ácido en el estómago del perro. La carne, el pescado y los productos lácteos estimulaban una mayor secreción de ácido (y, por lo tanto, un pH más bajo), mientras que las frutas y los cereales son los que menos estimulan (y, por lo tanto, un pH más alto). De todos los factores, la proteína fue el componente de los alimentos que más estimuló la acidez. Numerosos autores han comprobado desde entonces en perros, que el consumo de proteínas cárnicas estimula a las células secretoras de ácido del estómago para que produzcan ácido clorhídrico, lo que provoca un notable descenso del pH del estómago del perro.[2,3,4] Cuando el quimo (alimento mezclado con los jugos gástricos) sale del estómago y entra en el intestino delgado, su acidez desencadena el proceso digestivo por el que el hígado libera la bilis y el páncreas libera sus enzimas digestivas (las necesarias para la digestión de las proteínas).

Del mismo modo, si un perro consume un alimento para mascotas a base de cereales, que es alto en carbohidratos con algo de proteína vegetal y poca o ninguna proteína cárnica, la falta de proteínas no induciría tal concentración de ácido intestinal, el pH no desciende y el pH más alto en el quimo desencadenará una cascada diferente de enzimas pancreáticas menos adecuadas para la digestión de cualquier proteína cárnica cruda que haya en su interior.

La hipótesis es que, si se alimentan juntos, las croquetas a base de cereales aumentarán ligeramente el pH del estómago del perro (probablemente) y esto tendrá un impacto negativo en la digestión de la proteína de la carne presente en la línea (posible, aunque no está probado). La proteína parcialmente digerida puede pasar al intestino y alterar el equilibrio de la microbiota intestinal, como vemos en los perros con síndrome del intestino irritable.

Dejando de lado la incorrecta digestión de las proteínas, la preocupación es más bien por la posible digestión parcial de cualquier hueso presente, por no mencionar el hecho de que algunos patógenos pueden estar al acecho cuando podrían haber sido destruidos en un ambiente ácido más bajo.

Numerosos autores señalan el efecto protector de una baja acidez intestinal en los carnívoros, actuando como una barrera contra una multitud de agentes patógenos transmitidos por los alimentos.[5-9] Dicho esto, parece que parece que muchos patógenos transmitidos por la carne nos preocupan, como la *Salmonella*, *E. coli* y *Helicobacter pylori*, que pueden eludir las condiciones altamente ácidas del estómago. Han desarrollado mecanismos de adaptación que permiten a estas bacterias sobrevivir en entornos ácidos y así poder pasar al tracto intestinal.[7] Esto explica el por qué cuanto más patógenos consuma un perro alimentado con dietas crudas, más tienden a desecharlas en las heces en los días posteriores, como se destaca en la Sección 2.

Sobre el debate de los tiempos de digestión, se sabe un poco más. Hay radiografías del tracto intestinal de perros después de ser alimentados con una comida cruda de carne y huesos (en este caso muslo de pollo) mezclada con croquetas que muestran que las croquetas pasan primero (por ser carbohidratos) y la porción de carne del muslo de pollo le sigue después. El fragmento de hueso es retenido por el estómago durante horas, como es de esperar.

No he encontrado de primera mano perros sanos que coman croquetas con carne (introducida lentamente) que sufran como resultado de ritmos digestivos diferentes, al igual que no he visto ni oído hablar de tal problema en algún humano que coma alimentos de ritmos digestivos diferentes, y sabemos que los perros tienen una capacidad de procesamiento mucho mayor. Estoy seguro de que alguien investigará esto en breve, pero hasta entonces, el asunto sigue siendo una hipótesis interesante en los perros, no una teoría y, desde luego, no un hecho.

Sin embargo, dado que la hipótesis parece sólida y que cada perro es diferente, sería negligente por nuestra parte no tenerla en cuenta. Por lo tanto, para los que hacen el enfoque de introducción gradual en un perro sano y robusto, lo mejor es utilizar un producto de carne cruda picada, como una carne picada de ternera o de pavo. Siéntete libre de cocinarla como medida de precaución adicional desde el punto de vista microbiológico. A partir de ahí, si deseas mezclar croquetas con dieta cruda, ciertamente si entregas carne con hueso sería mejor hacerlo en comidas separadas. Si detectas problemas digestivos, ya tendrías al responsable.

2. Introducir la comida cruda a un perro quisquilloso

Si sabes que tienes un perro sano, pero quisquilloso, puedes ir más lento aún y poner media cucharadita de carne molida cruda en una taza de agua caliente y usarla como una especie de salsa ligera sobre su comida normal. Con el tiempo, haces que tu salsa cada vez más carnosa.

A pesar de tus esfuerzos, en raras ocasiones, puedes tener un perro indeciso (los gatos son notorios, se enganchan a la sal de la comida seca). Una forma segura de ayudar a la transición es cocinar un poco. Haz una pequeña hamburguesa de su mezcla cruda y cocínala en la sartén durante un corto período de tiempo, digamos 2 minutos por cada lado. Esto les encantará, ya que sin duda han comido carne cocinada en forma de sobras y golosinas alguna vez en el pasado. La próxima vez cocínala durante 1 minuto y 50 segundos, cocinando cada vez menos con el tiempo. Para mejorar aún más, puedes espolvorear un poco de sal por ambos lados, utilizándola en menor cantidad con el tiempo. Un poco drástico, pero qué más da, es sólo un corto período de transición. Y a los perros les encanta.

Si te encuentras con que tienes que darle de comer de tu mano, sabes que hiciste algo mal en alguna parte. Los perros no necesitan esto. Es increíble lo bien que pueden entrenarnos. Este punto es más una cuestión de comportamiento que un asunto de dieta. Para alterar este comportamiento, necesitas cambiar lo que les estás dando, cambiar a quienes los alimentan, cambiar el lugar donde comen, ponerlos en una habitación solos o incluso llevarlos a la casa de un amigo durante unos días (alguien que no se deje engañar por todas esas pequeñas señales).

3. Introducir una dieta cruda a un perro enfermo o con problemas intestinales

Si tu perro alimentado previamente con croquetas sufre problemas intestinales recurrentes (problemas de tipo EII/colitis, diarrea periódica, etc.), probablemente debido a una sensibilidad alimentaria, tendremos un poco más de cuidado al pasarlos a su nueva dieta, en particular, si sospechamos que el intestino está funcionando mal, tal vez en un estado de "intestino permeable", donde el intestino se ha deteriorado hasta el punto de que se han desarrollado pequeñas brechas en el revestimiento intestinal. Esto es peligroso, ya que pueden entrar no sólo las proteínas de los alimentos parcialmente digeridas, sino también una multitud de bacterias malas que pueden estar presentes en los alimentos. Por lo tanto, el cuerpo provocará una respuesta inmunitaria, que puede ser bastante perjudicial para el animal en cuestión.

Para evitar que esto ocurra, servir caldo de huesos es una buena idea para comenzar con un perro con problemas intestinales. Este caldo debe estar hecho de una sola proteína animal (idealmente una que haya sido determinada como segura por el propietario o por una prueba de sensibilidad alimentaria). El proceso de cocinar en agua los huesos ayuda a extraer sus nutrientes vitales, especialmente el colágeno, prolina, glicina, arginina y glutamina, que refuerzan el sistema inmunitario, reducen la inflamación y son fundamentales para la reparación del epitelio intestinal dañado. También garantiza que se utilice un alimento relativamente inerte, eliminando cualquier amenaza de bacterias dañinas.

Para preparar el caldo, simplemente toma todos los ingredientes de una de las dietas mencionadas anteriormente (la dieta utilizarás durante las próximas semanas). Necesitas usar carne con hueso, por lo que son excelentes los codillos de ternera y las patas de cerdo. Si usas aves de corral, lo mejor es comprar un pavo o pato entero orgánico y cortarlo en trozos. Sin embargo, nunca empiezo con pollo en un perro enfermo del intestino, ya que a menudo pueden ser intolerantes a él. Por tanto, prueba primero con otras carnes.

Pon la mezcla de carne y huesos en una olla muy grande y cúbrela con agua. Añade un chorrito de vinagre de sidra de manzana (ayuda a filtrar las sustancias beneficiosas de los huesos) y déjalo a fuego lento durante 24 horas. Con el tiempo la grasa flotará en la parte superior y la carne y los huesos se separarán en el fondo. Cuando se enfríe, simplemente elimina los huesos cocidos y lo demás es la cena de su perro.

¿Cuánto debo darle? Bueno, deja que él te guíe. Empieza con la sopa para acostumbrarlo. La adorará. Tendrás una idea de la cantidad de mezcla que utilizaste en el comienzo. Digamos que 3 kg de carne y hueso y verduras. Supongamos que el 15% era hueso, que tiraste a la basura. Por lo tanto, tienes alrededor de 2,5 kg de alimento allí (excluye el agua de tus cálculos).

A esta dieta yo siempre añadiría probióticos caninos para ayudar a restaurar su microbiota intestinal. Además, para casos complicados, considera el calostro de cabra, los factores de crecimiento que contiene son excelentes para intestinos dañados.

Después de 4-8 semanas de caldo, aunque muchos veterinarios naturales tratan los casos complicados hasta por 12 semanas, empiezas a pasarlo gradualmente a crudo cocinando la sopa de carne y hueso cada vez menos con el tiempo.

Mientras que este método es excelente para tu perro con problemas del intestino, muchas personas utilizan este método para pasar a su perro sano o quisquilloso. Lo que sea que funcione para ti.

Para obtener más información sobre cómo cambiar a perros enfermos del intestino o que sufran intolerancias alimentarias visita www.dogsfirst.ie.

¿Necesito Complementar con Algo estas Dietas Naturales?

Hay un par de elementos nutricionales difíciles de encontrar que puedes tener en cuenta. El National Research Council (NRC) nos dice que los perros necesitan una cantidad sorprendente de manganeso, alrededor de 2,3 mg de manganeso al día por cada libra de comida para perros que comen (en base a la materia seca, requisitos del NRC). Si dividimos esta cifra por tres (ya que la comida fresca contiene, por ejemplo, entre un 65 y un 80% de agua), esto supone 0,7 mg de manganeso por cada libra (454 g) de alimento fresco para perros. Sin embargo, la carne, la grasa y los huesos no ofrecen ni de lejos el grado de manganeso que requiere el perro. La mayor cantidad de manganeso en una fuente de carne que pude encontrar fue el hígado, donde el hígado crudo contiene 0,35 mg de manganeso por 100 g. Todo lo demás palidece en comparación, pero esto significaría que tendría que alimentar a su perro con un 50% de hígado crudo cada día, lo que le haría enfermar muy rápidamente (el hígado es un órgano de almacenamiento, una hipervitaminosis es posible si lo alimentas con demasiada cantidad).

PREGUNTAS FRECUENTES

Y sin embargo, Dierenfeld *et al.* (2002)[10] nos mostraron que las necesidades de manganeso de perros y gatos se cubrirían probablemente con la mayoría de las presas *enteras*. El problema es que la mayor parte del manganeso que tu perro o gato necesita está en el pelo, la piel y plumas de la presa que consumen. El pelo es una excelente fuente de manganeso, por muy indigestible que sea.[11] Es una fibra carnívora y se espera que ayude a mantener el flujo de la digestión en los intestinos y puede limpiar el tracto intestinal de parásitos. El problema es que los fabricantes de dietas crudas para perros no incluyen este material en sus mezclas, ya sea por desconocimiento del tema o por el hecho de que el mercado podría ver dicho material como un abaratamiento de costos por parte del fabricante.

Por esta razón, muchas dietas crudas prefabricadas tienen una gran carencia de manganeso. La mejor fuente animal de manganeso que veo son los mejillones, que contienen alrededor de 43 mg de manganeso por cada 1.000 kcal. Lo mejor es comprarlos congelados en el supermercado, crudos si puedes, aunque la mayoría están cocidos. Pero no te preocupes, el manganeso es bastante resistente a la cocción. Un mejillón al día le proporcionará no sólo suficiente manganeso, sino también algunas grasas de excelente calidad. La segunda mejor opción es comprar mejillones en lata (lo mejor es encontrar los envasados en agua dulce o en salmuera y vierte el exceso de líquido. Aunque los que vienen en aceite vegetal también servirán si no hay otra alternativa, sólo queremos evitar alimentar a los perros con la menor cantidad posible de aceite vegetal cocido).

Otro alimento para tomar en cuenta, las espinacas crudas son igual de buenas. Sin embargo, las espinacas también son bastante altas en contenido de ácido oxálico que, si se usa demasiado, puede anular los buenos efectos. La papa dulce o camote es otra buena fuente vegetal de manganeso (con piel, hervir algunos cubos y servir – buena fuente de fibra también), aunque no todo el mundo quiere dar a sus perros carbohidratos. Por último, me encantan las semillas de calabaza, ya que también son antihelmínticas, lo que significa que mantienen alejados a los gusanos (tritúralas en un procesador de alimentos).

El yodo es comúnmente bajo en las dietas crudas para perros, ya lo conversamos en nuestro artículo sobre las algas.

Otro ingrediente importante mencionado anteriormente es el ácido linoleico conjugado (CLA) que suele encontrarse en los lácteos crudos no pasteurizados (son más difíciles de encontrar), pero también se encuentra en la carne de vacuno que ha sido alimentado con hierba. Aquí, en Irlanda y el Reino Unido, es norma que los vacunos se alimenten con hierba. Sin embargo, en Estados Unidos la gran mayoría los vacunos se crían en operaciones concentradas de alimentación animal (CAFOs). Estos pobres animales viven con una dieta a base de cereales pobres en nutrientes y, por tanto, su carne tiene menos CLA. Si tu perro se alimenta de la carne de estos animales, es posible que tengas que buscar lácteos crudos o un suplemento de CLA decente. La mayoría de ellos se fabrican alterando químicamente aceites vegetales.

Por último, la comida cruda para perros es naturalmente baja en sal, por lo que una pizca ocasional de sal de buena calidad ofrece un gran refuerzo nutricional para tu perro. Además, no olvides mi consejo de terapia de sal en la Sección 2. De vez en cuando, ofrécele a tu perro una variedad de aguas con un poco de sal de buena calidad. Observa que es lo que elige.

Cómo Elegir un Buen Alimento Crudo Prefabricado

Lo único bueno que tiene la comida seca sobre la cruda es la comodidad. El número de comidas que se hacen en los hogares de EE.UU. está disminuyendo constantemente,[12] así que puedes ver por qué las croquetas han llegado a ser tan populares. Cada vez estamos más ocupados o somos más perezosos a la hora de cocinar, probablemente un poco de ambas cosas. Así que las dietas crudas prefabricadas desempeñarán un papel importante en la alimentación de los perros en el futuro. Sin embargo, voy a repetir la advertencia - después de años dentro de la industria, puedo decir con algo de autoridad que el hecho de que un fabricante de alimentos crudos para perros esté en el lado correcto de la discusión, no hace que sean los buenos de la película. O incluso los más informados, nutricionalmente hablando. Hay un montón de productos malos por ahí, con estudios que demuestran que también tienen desequilibrios de nutrientes.[13] Dicho esto, a diferencia de las croquetas, las dietas crudas prefabricadas no tienen mascotas muertas en sus cuentas. Por lo tanto, si utilizas estas dietas agrega siempre tus propios complementos y varía los productos lo más a menudo posible para evitar inconvenientes.

El hecho es que, al igual que las empresas de alimentos secos, todavía no he conocido a un fabricante de productos crudos que utilice solomillo (churrasco) como carne de vacuno en sus productos. Si lo hicieran, su precio sería cinco veces mayor. A partir de ahí, la pregunta es ¿qué cortes *utilizan*? En los productos avícolas - pollo, pato, pavo y de caza silvestre, el relleno es siempre el cuello y la carcasa. Estos elementos cuestan al fabricante unos 30 centavos por kilo cuando se compran por toneladas. Si utilizan en gran medida este tipo de hueso carnoso, molerán el producto muy finamente, por lo que no sabrás cuando lo mires. Por desgracia, el productor es libre de indicar "pato" o "pollo" en la etiqueta y no especificar qué parte utiliza. Esto significa que puedes estar pagando más de 4 euros el kilo por un producto que cuesta una décima parte de eso, un dinero que estaría mejor invertido en carne con hueso del supermercado.

PREGUNTAS FRECUENTES

Los perros necesitan esa carne muscular. Por desgracia, hay nada que impida esto. Del mismo modo, algunos productores pueden indicar "patas y carcasas de pollo" como su ingrediente principal. De nuevo, podrían comprar una sola tonelada de patas al año para cumplir esta oferta. No tendría mucho sentido para el mercado incluir una pieza que es cuatro veces más cara que la otra si sus clientes no saben la diferencia. Aunque la mayoría de los perros se alimentan bien con estas mezclas de huesos, el riesgo es que sus clientes puedan delatarlos haciendo caca blancas y muy secas.

Así que, aunque conozco a muchos grandes productores de alimentos crudos, quiero inculcar precaución. No confíes a nadie la salud de tu mascota. Aquí hay algunas recomendaciones que pueden ayudar a confiar en tu productor y en el producto que elijas:

- Nunca compres un producto finamente molido. Lo ideal es que esté en trozos para que puedas ver la proporción entre carne, grasa y hueso con tus propios ojos. Confío en lo que veo y *huelo*.

- Las mezclas con mucha grasa son aceitosas al tacto. Para hacerse una idea del contenido de grasa de tu producto, toma 100g de la mezcla y ponla en agua hirviendo durante 15 minutos (la estás renderizando efectivamente). La grasa flotará en la parte superior. Deja que la mezcla se enfríe, raspa la grasa de la parte superior y pésala. Debe corresponder más o menos a lo que está escrito en el paquete.

- ¿Las mezclas contienen todo en la proporción correcta? ¿Una buena proporción de vísceras? ¿Qué cantidad de hueso utilizan? Si sólo utilizan el 10%, es poco probable que tu perro se pueda estreñir. Si usan verduras, ¿cuánto utilizan?

- Averigua quién está detrás de la empresa. ¿Tienen un buen aspecto? ¿Suenan bien? ¿Hay alguien con experiencia real en perros allí? ¿Hay alguien creíble asociado con la empresa?

- Ponte en contacto con ellos. ¿Son abiertos y amables? Puedes obtener una gran sensación de un producto con sólo llamarlos por teléfono durante 5 minutos.

- Busca en Google la empresa que has elegido. Ve quiénes son los directores, intenta averiguar información sobre ellos, puede que sean propiedad de una empresa de croquetas con mala reputación.

- Pregúntales qué partes de carne utilizan y quiénes son sus proveedores, luego contacta con el proveedor y pregunta de dónde procede su carne. La carne extranjera puede pasar por dos o tres empresas para cubrir sus huellas. Ninguna de ellas está obligada a facilitarte esta información, pero dice mucho si no lo hacen.

Congelar la Carne para Controlar los Parásitos

La congelación mata primero a algunos parásitos comunes en nuestra cadena cárnica, pero no a otros. Una preocupación común para los nuevos practicantes de dietas crudas es el consumo de carne de cerdo cruda por parte del perro, en gran parte como resultado del gran temor que tenemos a la carne de cerdo cruda en la cadena alimentaria humana. Sin embargo, la carne de cerdo es tan limpia como las demás carnes. Siempre lo ha sido, al menos en Europa. En Estados Unidos tuvieron un brote de *Trichinella spiralis*, un gusano redondo que puede causar todo tipo de problemas en un humano si se ingiere, y en tu perro, también, aunque es difícil encontrar ejemplos aquí. No puedo encontrar un caso en un perro doméstico. En su *Trichinellosis Fact Sheet* (CDC 2012) (Hoja Informativa Sobre Triquinelosis o Triquinosis), los Centros para el Control y la Prevención de Enfermedades de EE.UU. (CDC) informan de que esta enfermedad ya está casi totalmente controlada, con sólo veinte casos estadounidenses al año, y eso que comen mucha carne de cerdo. Está casi totalmente ausente en la carne europea.

Otra preocupación con la carne de cerdo es la incidencia de toxoplasmosis.[14] Aunque nuevamente, esta enfermedad se da en gran medida en la carne de cerdo americana y asiática, es mucho menos frecuente en la europea. Es responsable de casi una cuarta parte de todas las muertes en Estados Unidos por patógenos transmitidos por los alimentos, enviando 4.428 estadounidenses al hospital en 2017 y matando a 327 de ellos.[15] Es un parásito simple y unicelular extremadamente exitoso. Mientras que su huésped primario o definitivo (en donde el parásito madura y se reproduce) es el gato, se sabe que la toxoplasmosis se desarrolla en numerosos animales de sangre caliente. Por desgracia, los humanos son un huésped secundario o intermediario común (que mantiene el parásito durante un breve período de transición). Por increíble que parezca, se calcula que entre el 30 y el 50% de la población humana mundial, sobre todo en las regiones más pobres, es portadora de toxoplasma.[16] La infección se adquiere por la ingestión de quistes en carnes poco cocinadas, carnes mal curadas, agua contaminada o por los ovocitos excretados por los gatos que contaminan el medio ambiente. Inicialmente, los signos de infección son leves, tal vez algunos síntomas son parecidos a los de la gripe o, en la mayoría de los casos, a ninguna enfermedad. A partir de entonces, el parásito rara vez causa síntomas en adultos sanos. Sin embargo, en individuos enfermos e inmunocomprometidos, como los enfermos de SIDA o mujeres embarazadas, pueden sufrir problemas cerebrales como encefalitis (inflamación del cerebro) y cáncer cerebral, además de provocar numerosas enfermedades neurológicas como la depresión, ansiedad y esquizofrenia. El cerebro es un órgano popular para que el parásito se instale, aunque también puede afectar a la mayoría de los demás órganos. Una parte clave del éxito del parásito es cómo puede afectar al comportamiento de sus huéspedes intermedios, entre los que se encuentran los roedores. Las ratas y ratones infectados temen menos a los gatos, y algunas ratas infectadas incluso buscan zonas marcadas con orina de gato de gatos,[17] lo que, por supuesto, es ventajoso para el parásito, ya que puede cumplir su ciclo de vida.

Un parásito muy similar a *Toxoplasmosis gondii* es *Neospora caninum*, ya que comparten una forma similar y, de hecho, los síntomas de la enfermedad. De hecho, hasta 1988, se suponía que ambos eran la misma cosa. Sin embargo, una infección por *N. caninum* puede tener un impacto más grave en el sistema neurológico y muscular del perro. Un parásito común de los cánidos salvajes (lobos y coyotes), *Neospora* puede utilizar el ganado, ovejas, cabras, caballos y ciervos como huéspedes intermediarios. Rara vez el ganado vacuno presenta problemas, aunque el aborto del feto es un síntoma de una gran infestación. En los lugares donde coexisten perros y ganado, la transmisión es posible a través de la contaminación de la carne infectada. La madre puede transmitir *Neospora* a sus crías a través de la placenta.

Si te preocupan estos bichos de la carne, la buena noticia es que congelar de 2 a 3 días, dependiendo del bicho, es muy probable que elimine a los parásitos mencionados (toxoplasmosis, neosporosis) y también matará cualquier gusano presente. Los gusanos son comunes en los peces y en las presas salvajes, pero son extremadamente raros en los animales de granja. Por lo tanto, si entregas pescado crudo podrías considerar esta medida preventiva para esterilizar tus productos cárnicos.

Sin embargo, ten en cuenta que la congelación es menos eficaz para las bacterias patógenas. Aunque puede reducir el número de *Campylobacter* con el tiempo, no las erradicará de forma segura.[18] La congelación no tiene ningún efecto sobre las bacterias patógenas como *E. coli*, *Salmonella* y *Listeria*, más allá de ponerlas en estasis. Una vez que la carne se encuentre por encima de los 5°C, volverán a prosperar alegremente. Sólo el calor por encima de los 70°C durante un período de tiempo o productos químicos matarán a estos malos.

La congelación tampoco mata a *Brucella suis*. Hace dos años, un perro holandés de estado de salud desconocido se infectó con *Brucella suis*.[19] Aunque no era la primera vez que se detectaba este parásito en un perro,[20,21] es la primera vez que el problema se atribuye a una fuente de carne (en este caso, el perro fue alimentado con cabezas crudas de liebres argentinas). El perro fue primero castrado (ahí residía la infección) pero se le practicó la eutanasia dos semanas después al no recuperarse. *Brucella suis*, en particular los biovares 1 y 3, son una especie zoonótica (se transfiere de animales a humanos) relativamente común en las Américas. Puede infectar a la mayoría de ganado, por lo general los cerdos, y muchos animales salvajes, incluidos los conejos, liebres y ciervos. En Europa existe el biovar 2, que es considerablemente menos patógeno.[14]

¿Se puede alimentar con comida casera cocinada?

Sí, absolutamente. De hecho, un estudio reciente y premiado descubrió que a algunos perros con sensibilidad intestinal les va mejor una dieta de carne cocinada que con una cruda. Seguramente no es nutricionalmente mejor y una vida de carne cocida dista mucho de ser ideal, pero una dieta con los ingredientes arriba mencionados cocinados a la menor temperatura posible, es muy superior a cualquier alimento seco y procesado que pretenda utilizar los mismos ingredientes. De hecho, siempre que no se procese en exceso, la carne muy poco cocinada puede ser más fácil de digerir, ya que algunos de los enlaces peptídicos que la mantienen unida se han roto antes entrar al proceso de digestión. Las pitones experimentan un 13% menos de costes de digestión cuando se alimentan con carne ligeramente cocinada en lugar de cruda,[22] por lo que lo mismo debería aplicarse a los perros. Así que no seas tan duro contigo mismo. Hay mucho miedo al principio, así que haz lo que te haga sentir cómodo y cuando llegues a sentirte así, puedes empezar a cocer cada vez menos.

Pero recuerda que no hay que darles huesos cocidos. Si haces comida casera cocida, sólo puedes utilizar carnes sin hueso y agregarle cáscara de huevo, como se ha mencionado anteriormente.

¿Qué No Debo Dar de Comer?

La siguiente lista alfabética consiste en cosas que REALMENTE no deben darse a un perro. Su metabolismo es un poco diferente y hay que tenerlo en cuenta. Quedan excluidos de esta lista el café, el alcohol, los cigarrillos y la marihuana. Aunque pueden ser malos (pero divertidos) para los humanos, son positivamente tóxicos para las mascotas.

Chocolate: Por desgracia, el chocolate es un no rotundo. Esto se debe a la teobromina y teofilina, que pueden ser tóxicos para los perros, especialmente el chocolate negro. Puede provocar jadeos, vómitos y diarrea, así como daño en el corazón y en el sistema nervioso. Por supuesto, todos hemos oído hablar de un perro que se ha comido una caja entera de chocolates y nada le pasó, pero la misma caja de chocolates podría matar a uno.

Huesos cocidos: Son realmente malos para los perros. Pueden causar la fractura de dientes, perforar la garganta e intestinos, así como provocar impactación.

Maíz con mazorca: La mazorca no se descompone. Si se traga, puede alojarse fácilmente en el intestino delgado.

PREGUNTAS FRECUENTES

Palitos Dentales: Traído por las mismas empresas que enfermaron de las encías a tu perro, la mayoría de estas "golosinas" tienen gluten de trigo (o caseína de la leche) como su ingrediente número uno, la proteína más antigénica en la tierra para los perros. El tercer ingrediente es el azúcar, el cuarto la sal, y el quinto el azúcar de nuevo. ¡Para los dientes! Recomiendo encarecidamente eliminar estos de la dieta. Reemplázalo por huesos carnosos frescos. Son gratis (la mayoría de las veces) e infinitamente más nutritivos.

Grasa (en exceso): Los perros pueden comer los restos de grasa de tu cena, eso está bien, ciertamente para un perro alimentado con crudo. Sin embargo, los perros alimentados en seco son un poco diferentes. Como se ha mostrado en la Sección 1, es de esperar que su páncreas esté bajo una enorme presión de intentar digerir una dieta con un 50-60% de carbohidratos en cada comida y luego producir suficiente insulina para equilibrar los elevados niveles de azúcar en sangre. Con un perro alimentado en seco, dar un poco de grasa de un filete puede ser suficiente para poner al límite a este pobre páncreas.

Pescado fresco: Mucha gente alimenta a sus perros con pescado fresco, pero probablemente no sea una buena práctica. Al menos, el mejor consejo es congelar primero el pescado durante unos días. La congelación mata los gusanos que puedan tener.

Uvas y pasas: Las uvas contienen una toxina (posiblemente ácido tartárico como responsable) que puede causar daños graves en el hígado e insuficiencia renal en los perros.

Multivitamínicos humanos: A menudo tienen un alto contenido en cosas equivocadas, no se las des a tu perro. En cualquier caso, los perros alimentados con dietas crudas no las necesitan. Los perros alimentados con croquetas podrían, pero sería mucho mejor usar algo como algas.

Nueces de macadamia: Contienen una toxina que puede inhibir las actividades locomotoras en los perros, lo que provoca debilidad, jadeo, hinchazón de las extremidades y temblores, así como posibles daños en los sistemas digestivo, nervioso y muscular del perro. No es bueno.

Leche de vaca: Al igual que el 75% de los humanos del planeta después de los 2 años de edad, los perros son intolerantes a la lactosa. Simplemente no retienen las enzimas para la digestión de la leche. No va a matarlo como tal, sólo bloqueará la absorción de nutrientes y minerales, y te someterá a unos pedos malolientes con una diarrea ocasional.

Cebollas y cebollín: No importa la forma en que se encuentren (secas, crudas, cocidas, en polvo, dentro de otros alimentos), las cebollas contienen disulfuros y sulfóxidos (tiosulfato), ambos pueden causar anemia y dañar los glóbulos rojos de los perros.

Melocotones (duraznos) y ciruelas (enteros): Los carozos o cuescos de melocotón y ciruela suelen causar obstrucción intestinal y enteritis en los perros. Evítalos a toda costa.

Orejas de cerdo y Cueros Crudos (raw-hide o "huesos de cartílago"): Al igual que con muchas otras golosinas baratas para mascotas, sobre todo los cueros crudos, la mayoría se importan de India y China, donde el uso de productos químicos es muy cuestionable. Se trata de trozos de carne de muchos meses, que han estado en una húmeda caja de acrílico durante semanas, y sin embargo no se descomponen... Desde 2007, los informes de la FDA indican que las golosinas para mascotas importadas (pollo, pato y patata) procedentes de China han enfermado a miles de mascotas y en la década de 2007 a 2016 mataron a 1.140 mascotas,[23] posiblemente como resultado de los residuos antimicrobianos y antivirales. El problema continúa.

Postres: El verdadero problema aquí es el xilitol. Aunque se nos dice que no causa ningún daño aparente daño a los humanos, es extremadamente tóxico para los perros. Incluso pequeñas cantidades pueden causar baja de azúcar en la sangre, convulsiones, insuficiencia hepática o incluso la muerte de un cachorro.

Los perros alimentados con dietas crudas tendrán lecturas de sangre diferentes

Los perros que consumen dietas más proteicas tienen niveles elevados de nitrógeno ureico en plasma.[24] ANTECH Diagnostics® es la mayor empresa de análisis veterinario del mundo, más de 19.000 hospitales de animales en toda América del Norte, opera más de 50 laboratorios de referencia en Estados Unidos y Canadá y procesa más de 45.000 muestras al día. En 2003, ANTECH llevó a cabo un "estudio de dieta cruda" en el que compararon 227 perros alimentados con dietas crudas con 75 perros adultos sanos alimentados con una dieta comercial a base de cereales. Los perros alimentados con alimentos crudos presentaban un hematocrito más alto (es decir, la cantidad de glóbulos rojos en la sangre), mayor nitrógeno ureico en sangre (BUN), (19,9 frente a 15,5 mg/dL) y mayor creatinina sérica en algunos (1,20 frente a 1,07 mg/dL). Concluyen que los perros (a los que denominan "carnívoros naturales") alimentados con carnes crudas tienen mayores niveles de glóbulos rojos y BUN que los perros alimentados con comida a base de cereales. Por lo tanto, los valores de referencia para los perros alimentados con dietas crudas probablemente deberían ser revisados.

Jean Dodds es una hematóloga e inmunóloga veterinaria de prestigio mundial. En 2005, ella y Susan Wynn examinaron las diferencias en el rango de referencia de la sangre entre perros alimentados con dietas crudas (n=227) y con croquetas (n=75) durante 9 meses.[25] Encontraron que los perros alimentados con dietas crudas tenían un hematocrito más alto respecto a los alimentados con croquetas (51-53,5% frente al 47,6%, en perros alimentados con crudo y en seco, respectivamente). Los niveles "normales" de hematocrito aceptados son del 37-55%, aunque estas cifras provienen de un estudio en perros alimentados con croquetas bajas en proteínas y a base de cereales.

Además, descubrieron que el BUN (un producto de desecho derivado de la descomposición de las proteínas en el hígado) también era mayor en los perros que comían alimentos crudos (18,8-22,0mg/dL frente a 15,5mg/dL, en los perros alimentados con dietas crudas y secas, respectivamente), siendo los valores normales aceptados (de nuevo para los perros alimentados con croquetas) de 6 a 24 mg/dL.

Por último, la mayoría de los perros alimentados con dietas crudas tenían una creatinina en sangre más alta (también resultado de la desaminación de las proteínas) que los perros alimentados en seco (1,20 mg/dL frente a 1,07 mg/dL, para perros alimentados en crudo y en seco, respectivamente), siendo los valores normales aceptados en los perros alimentados con croquetas de 0,4-1,4 mg/dL.

El BUN y la creatinina suelen expresarse como una relación BUN/creatinina por lo que un cociente creciente sugiere la acumulación de proteínas en la sangre. Es la principal prueba utilizada para comprobar el funcionamiento de los riñones. Cuando uno o ambos niveles son bajos, puede indicar una ingesta inadecuada de proteínas o algo más siniestro como como un daño hepático. El aumento de los niveles puede ser el resultado de problemas renales, pero también de una baja ingesta de agua, una mala digestión, una hemorragia intestinal, incluso una insuficiencia cardíaca o reacciones con algunos medicamentos. Este puede indicar proteinuria (proteínas en la orina) y un empeoramiento de la función renal. O puede ser simplemente que el animal esté comiendo más proteína y que el cuerpo esté excretando más. En este caso, los perros alimentados con dietas crudas suelen tener un BUN más alto porque consumen más proteínas.

En las manos equivocadas, este análisis de sangre podría ser malinterpretado. Un veterinario convencional podría comparar los resultados sanguíneos de tu perro alimentado con crudo con perros alimentados en seco que consumen una dieta baja en proteínas y concluir que la mayor cantidad de proteínas en sangre es algo más siniestro.

Ayuno en perros

Digerir la comida es un trabajo duro. Requiere mucha energía. Por eso quieres dormir después de llenarte de comida en Navidad. Todos los recursos se dirigen al intestino para conseguir digerir y absorber la comida. Se cree que si no comes durante un período prolongado, el cuerpo tendrá más energía disponible para hacer otras cosas como la reparación, la eliminación de toxinas y la regeneración. Una limpieza básica, en realidad, que es la esencia de la cuestión. Además, la ciencia lo apoya firmemente.

Mientras que todavía estamos sólo adivinando los procesos exactos involucrados, se cree que durante los tiempos de restricción calórica, el cuerpo pasa por un programa de desintoxicación, matando a las células más viejas o que funcionan mal. Este proceso de limpieza celular se conoce como autofagia y proviene del griego *auto* (yo) y *phagein* (comer). En 2016, Yoshinori Ohsumi ganó el Premio Nobel de Medicina por descubrir que la autofagia se activa mediante la privación de nutrientes. Durante este tiempo, la actividad de los macrófagos aumenta. Los macrófagos engullen y destruyen bacterias, virus y otras sustancias extrañas, pero también ingieren células del cuerpo desgastadas o anormales.

Este proceso de limpieza tiene enormes beneficios para el organismo. Un estudio fascinante en ratones reveló que si se hace pasar hambre a los ratones cada dos días pero se les permite alimentarse ad libitum en los días intermedios, no sólo están más sanos sino que viven más tiempo.[26] De hecho, cuando los ratones pasan hambre durante 48 horas antes de recibir una alta dosis quimioterapia, están mucho más protegidos de los daños.[27] Sólo se produjo una muerte entre los 28 ratones a los que se les privó de comida durante 48 horas antes de recibir los fármacos. Los otros 27 ratones no sólo recuperaron el peso perdido sino que no mostraron ningún otro efecto secundario. En el grupo de control que no fue privado de comida, sólo 17 de 37 sobrevivieron a la administración del fármaco. Estos son resultados sorprendentes que se han repetido muchas veces desde entonces.[28]

Es la razón por la que tú y casi todos los animales del planeta tienen aversión a comer cuando están enfermos, tu cuerpo está desconectando el hambre para desviar su atención al frente. Un grupo de investigadores se propuso investigar el dicho "alimenta un resfriado, mata de hambre la fiebre". Resulta que es cierto. La diferencia radica en que si se trata de un virus (resfriado) o de una infección bacteriana (fiebre). Parece que en los humanos, mientras dejamos de comer cuando nos infectamos con cualquiera de los dos, volvemos a comer más rápido si se trata de un virus. Para investigar esta perspectiva, inyectó a ratones con una infección bacteriana o vírica y dividió a los ratones en grupos que comían o ayunaban. Los ratones que comieron con infecciones virales se recuperaron más rápido. Los ratones que comieron con una infección bacteriana murieron todos.[29]

El ayuno también puede impulsar la recuperación tras una lesión medular aguda. En comparación con controles, las ratas en ayunas con la médula espinal dañada se recuperaron mejor, tenían lesiones más pequeñas en el lugar de la injuria y una mayor regeneración neuronal en comparación con las ratas alimentadas de forma más abundante.[30]

PREGUNTAS FRECUENTES

La restricción dietética a largo plazo, en la que se reduce el consumo de calorías en un 20-40%, ha demostrado que reduce el cáncer y las enfermedades cardiovasculares en los monos. De hecho, la literatura está repleta de estudios que indican claramente que la restricción de la dieta y el ayuno son eficaces para prevenir la obesidad, diabetes tipo 2, inflamación, hipertensión y aterosclerosis, también mejora la claridad mental y la concentración en los seres humanos.

> ...la inanición durante 48 horas o más protege a las células normales de levaduras y mamíferos pero no a las células cancerosas de la quimioterapia, un efecto que denominamos resistencia diferencial al estrés (DSR). En un artículo reciente, diez pacientes [humanos] pacientes que ayunaron en combinación con la quimioterapia, informaron que ayunar no sólo era factible y seguro, sino que provocaba una reducción de una amplia gama de efectos secundarios acompañados de una eficacia de la quimioterapia aparentemente normal y posiblemente aumentada...
> **Raffaghello *et al*. 2010**[31]

Es seguro decir que es algo que probablemente podrías considerar en tus perros.

Hay dos formas de ayunar (tú o ellos). Una es el ayuno vieja escuela de todo un día (dos días en los seres humanos es aún mejor. Yo lo hice varias veces y puedes saborear las cetonas afrutadas después de 24 horas). En este caso, simplemente, tu perro no se alimentará un día en una semana, aunque debe tener pleno acceso a agua fresca. Pero no pierde alimento de todos modos. Si tu perro come actualmente 1 kg de comida cruda fresca y biológicamente apropiada cada día, entonces simplemente aumentaría su alimentación diaria a 1,1 kg durante 5 días, y luego quizás darle 1,25 kg antes del ayuno. De este modo, tu perro sigue recibiendo todo lo que necesita, sólo se modifica un poco para permitir que el ayuno haga lo suyo. Y no, no importa el tamaño o la raza del perro, todos son iguales por dentro.

La otra forma es aún más fácil. Un estudio en ratones revela que alimentarlos simplemente en línea con su ritmo diurno tiene efectos netos positivos en su salud general.[32] Esto también tiene sentido. A lo largo de los milenios, tu computador interno se ha adaptado a un patrón de alimentación matutino y vespertino, típico de la mayoría de los animales que viven en grupo, y ha desarrollado mecanismos para apagar las aplicaciones que no utiliza durante el día, desviando la energía al mantenimiento del sistema, por así decirlo. Se llama ayuno intermitente, la clave, aparentemente, es consumir las dos comidas con 6-8 horas de diferencia. Esto le da al sistema 16-18 horas sin comida, que es el número mágico para el cuerpo entre en cetosis (quema de grasa, lo cual es bueno, pero también es donde muchas de sus toxinas se almacenan).

De esta manera, la tendencia actual es pasar de dos comidas al día (que yo actualmente hago) a una comida al día - la noche es lo mejor (tu hígado trabaja mejor por la noche, por lo visto). Por supuesto, es difícil disfrutar del desayuno mirando su carita, así que no podrás suprimir su comida de un momento a otro, en un día. El truco consiste en reducir el tamaño de la comida de la mañana con el tiempo. He estado calculando mentalmente cuánto tiempo podría durar Dudley en el planeta y calculando con no darle su desayuno. Creo que si el pudiera votar, cambiaría con gusto unas pocas semanas o meses.

Es importante señalar aquí que no estamos hablando de pasar hambre. De hecho, los perros son notablemente capaces de pasar mucho, mucho tiempo sin comida. En la época en que se podían hacer pruebas horribles en perros por diversión, los científicos tienen constancia de que los perros pueden pasar más de 100 días sin comer, con acceso adecuado de agua, etc. Así que, no te preocupes, tú y tu perro no van a morir por falta de comida en el transcurso del día. Dicho esto, por favor, no ayunes a los cachorros, perros con diabetes, perras que estén amamantando o gatos con sobrepeso (que pueden contraer la enfermedad del hígado graso).

¿Puede mi hijo enfermarse si mi perro alimentado con dieta cruda lo lame?

Como fue indicado en la Sección 2, parece que hoy en día tú y tu familia están estadísticamente más seguros si alimentan a la mascota con comida cruda que con comida seca. Tal vez los propietarios que alimentan con dietas crudas están, por necesidad mejor formados en nutrición canina y tienden a investigar por su cuenta en Internet. De este modo, habrán aprendido no sólo los beneficios de la comida fresca, sino también sus peligros, y tomarán las medidas adecuadas para evitar la contaminación. Asegúrate de que tus manos, superficies, platos, las zonas de alimentación y aseo se limpien y desinfecten con regularidad. Asegúrate de que la comida se almacene correctamente y siempre, siempre, recoge sus cacas. Diariamente.

Otro temido vector de infección, a menudo citado pero menos probable, es un perro lamiéndose el trasero y que transmita los gérmenes de ahí a su boca, lista para lamerte la cara y las manos. Sin embargo, la Sección 2 nos mostró que el perro tiene un desinfectante oral incorporado donde un número de factores antibacterianos aseguran que sus bocas, fuera de las horas de comida, estén mucho más limpias que las tuyas. A lo largo de la historia, esto se ha aprovechado, por ejemplo, para limpiar las heridas en los campos de batalla. Esto implica que la boca del perro es menos probable que sea un vector de enfermedades. Dicho esto, "no te beses con tu perro". Pero entonces, ¡tampoco se podría besar a los humanos! Sin ese nivel de protección en nuestra cavidad bucal, muchas de nuestras bocas son auténticas selvas. Se calcula que hay más de 100 millones de gérmenes en cada mililitro de saliva con más de 600 especies diferentes. Es cierto que la mayoría son inofensivos, como las numerosas subespecies de *Streptococcus*, pero en las circunstancias adecuadas, todos hemos tenido gargantas infectadas por ellos. Luego está *Porphyromonas gingivalis,* responsable de las enfermedades periodontales (encías), así como *Staphylococcus epidermidis* y algunos *Lactobacillus*, dependiendo del individuo y de su higiene bucal. Por no hablar de los virus, como el viejo conocido herpes simple (herpes labial) y su amigo el virus del papiloma humano, así como algunas infecciones fúngicas como la candidiasis oral (*Candida albicans*). Y eso, para que lo tengas en cuenta la próxima vez que te encuentres con tu pareja en el aeropuerto. Mejor sería dar un estrechón de manos... En realidad, si me pusiera a hablar de las manos...

Alimentación cruda en cachorros

La alimentación correcta de los cachorros comienza en realidad cuando se están desarrollando en el útero. La madre y los cachorros nunca han necesitado tantos ingredientes frescos. Una dieta sugerida para cachorros se indicó anteriormente, pero yo no empezaría con esta dieta. Los cachorros deberían pasar a la comida real desde el destete, que es a las 3-4 semanas de edad. Durante los primeros días de la transición, se cree que las mejores carnes para empezar son las simples, crudas y sin huesos, blancas, como el pollo, el pescado o el pavo. Siéntete libre de dejar un hueso grande y carnoso de ternera para que lo muerda, pero asegúrate de que no sea lo suficientemente pequeño como para masticarlo. Esto ayudará a triturar esos pequeños dientes de cachorro que están molestando su mandíbula y, en última instancia, destruyen los muebles. Después de un par de días de carnes blancas, puedes pasar a las carnes rojas (pato, ternera, cerdo, vísceras) y éstas pueden contener hueso molido, como el que regurgitaría mamá. Por supuesto, si tiene una Si tienes una raza miniatura, deberás seleccionar un producto cuyo contenido óseo se haya triturado en una mezcla homogénea. La mayoría de las razas comen carne con hueso a partir de las 6 semanas.

¿Cuánta comida cruda necesitan los cachorros?

Un cachorro de 8 semanas comerá el 10% de su peso corporal al día en comida fresca. Cuando alcanzan el 50% de su peso corporal adulto, este porcentaje se reduce al 5% de su peso corporal al día y al 3% cuando alcanzan su tamaño completo. Sin embargo, todos los perros difieren en función de su tamaño adulto previsto y de su ritmo de crecimiento. Para obtener una cifra más precisa, consulta mi calculadora de alimentos para perros en línea (www.dogsfirst.ie).

¿Con qué frecuencia se debe alimentar a los cachorros?

La mayoría de los cachorros jóvenes se alimentan de tres a cuatro veces al día (yo prefiero esto último). Reduce la frecuencia a tres comidas al día a los 3 meses. A los 5-6 meses, aliméntalos con dos comidas. Sin embargo, tu perro puede pasar por períodos de crecimiento bastante predecibles (pregunta a tu criador o investiga su raza en Internet), ya que las hormonas entran en acción a distintas edades. Durante este período, tu cachorro necesitará una alimentación extra, así que no temas darle una comida extra si crees que lo necesita. Después de los 6 meses, muchos se quedan con dos comidas o bajan a una comida al día, lo que más te convenga. Estarán contentos con cualquiera de los dos, aunque existen los posibles beneficios para la salud del ayuno ocasional, ya que los periodos de abstinencia de alimentos son más largos cuando sólo se alimenta una vez al día.

Alimenta a los cachorros con huesos frescos para sus dientes

Los cachorros tendrán sus dientes de leche entre las 4 y las 8 semanas de edad. Les saldrán muchos de dientes pequeños y afilados que asoman a través de sus encías. Es incómodo. Necesitan masticar cosas para aliviar la molestia. Las mejores cosas para que los perros mastiquen son los huesos carnosos (HC). Los cachorros masticarán y obtendrán un poco de carne, pero sobre todo trozos de cartílago y hueso con los que construirán sus propias articulaciones. Quizá los mejores huesos para los cachorros pequeños sean los grandes, para que no puedan tragarlos, sino roerlos. A los 4-6 meses, comenzará a aparecer la dentición adulta. Puede ser doloroso, verás una pequeña línea roja en sus encías. Los HCs son aún más importantes ahora, ya que los dientes de leche necesitan ser masajeados.

¿Qué pasa con la relación calcio/fósforo?

Recuerda la línea: ¿cuánto calcio le diste a tu hijo mientras crecía? Obtendrán lo que necesitan de su dieta. No recomendamos suplementar con calcio. Es un arte oscuro, sobre todo en perras preñadas y lactantes. Todo se puede hacer con la dieta, pero por favor, hazlo con un buen veterinario.

Mezcla de leche enriquecida para cachorros jóvenes

Para la desafortunada situación de tener que sustituir la leche materna prueba lo siguiente. Es combustible para cohetes y les ENCANTARÁ.

- Una taza (250 ml) de leche de cabra (nunca le des leche de vaca)
- Una lata de leche evaporada (para obtener energía)
- Una cucharada de yogur probiótico (para el intestino)
- Dos huevos crudos

PREGUNTAS FRECUENTES

- Cucharada de algas (multivitamínico y antioxidante natural)
- Opcional: Una o dos cucharaditas de aceite de coco o de almendras

Alimentación cruda en perras preñadas

Nada es excesivamente complicado en la alimentación cruda para una perra preñada. Recuerda, ¿qué consejos dietéticos reciben las mujeres embarazadas? Casi ninguno. Sin embargo, es natural que nos preocupemos, así que aquí hay algunos consejos para guiarla.

Una comida cruda bien equilibrada hecha con ingredientes buenos, frescos y orgánicos tiene todo lo que necesita para construir mini copias de sí misma; simplemente necesitará más cantidad. Una variedad de ingredientes es crucial durante el embarazo para evitar discrepancias nutricionales. Cada carne ofrece un perfil de aminoácidos diferente, cada órgano una de nutrientes y compuestos bioactivos. Los ingredientes difieren en función del lugar donde crecen temporada, edad de inclusión. No confíes en que un solo producto o receta le proporcionará todo lo que necesita, especialmente durante el embarazo ya que sus necesidades nutricionales fluctúan casi a diario. La variedad, como cambiar las recetas cada semana, conduce al equilibrio con el tiempo (y tiene la ventaja extra de reducir la probabilidad que los cachorros sean selectivos con su comida).

Durante la primera mitad del embarazo, no cambiará mucho para la madre y comerá normalmente. Muchos criadores prefieren utilizar un poco más de músculo cardíaco, que puede que puede ser más alto en ácido fólico, pero sospecho que esto es una preocupación humana empujada hacia los perros. No causa ningún daño, de todos modos. Yo recargaría mis recetas, con algunos huevos crudos, buenas algas, algo de aceite de pescado (sin vitamina A añadida), algunos mejillones congelados (para el manganeso) y un puñado de arándanos aquí y allá (antioxidantes).

Como siempre, necesita tener acceso a agua fresca y sin cloro. Además, no olvides el consejo de la "terapia de sal" de la que hablamos en la Sección 2. La comida cruda para perros es naturalmente baja en sal.

Un poco de sal de buena calidad (cualquier marca, que no sea refinada) disuelta en un recipiente de agua separado ofrece minerales más difíciles de encontrar como el potasio y el magnesio. Deja que tome los electrolitos que necesite.

A partir de la quinta semana, empieza a aumentar la cantidad que le das. La regla general es que en la semana 6 la comida habrá aumentado en un 5-10%, en la semana 7 habrá aumentado en otro 5-10%, para la octava semana habrá aumentado otro 5-10%, dependiendo de lo que creas que necesita.

ALIMENTACIÓN EN PERROS

En la sexta semana, yo empezaría a adaptarme a reducir el tiempo entre alimentos sirviendo comidas más pequeñas con más frecuencia. Puede pasar de dos a tres e incluso a cinco comidas al día, lo que funcione.

También pasaría a darle mezclas ligeramente más ricas en grasa (simplemente cambiando lo de su dieta habitual por carne picada de vacuno con alto contenido en grasa es una forma simple de hacerlo), ciertamente en las últimas etapas: menos espacio, más comida.

En Internet verás que se menciona la importancia de bajar el contenido de hueso comenzando alrededor de la sexta semana y reduciéndolo a cero en la semana anterior al nacimiento de las crías. Hay dos razones citadas para esto. La primera es que no queremos que esté estreñida. Es comprensible, aunque las dietas crudas bien elaboradas no deberían estreñir. La segunda es el miedo a que un exceso de calcio pueda afectar negativamente a su embarazo. El calcio se almacenado en los huesos. Antes del nacimiento, la paratiroides extrae el calcio de los huesos para ayudar a formar el esqueleto de las nuevas crías, pero también para aumentar la contractibilidad de las paredes del corazón y del útero. La preocupación, al parecer, es que alimentar con demasiado calcio pueda causar estragos en este sistema. Sin embargo, el apoyo de la literatura aquí es lamentablemente escaso, sobre todo en los perros a los que se les proporciona comida real y que consumen calcio en su estado natural. Como hemos demostrado en la Sección 2, el cuerpo no metaboliza de la misma manera el calcio natural y el suplementado.

Sin embargo, como no soy veterinario, no puedo aconsejar en estas cuestiones. Personalmente, apunto hasta que se sepa más sobre los perros alimentados con dietas crudas. En la última mitad del embarazo, Yo entrego alimento molido, para reducir la carga de trabajo en el estómago. Reduzco el contenido de huesos alrededor del 5% añadiendo carne sin hueso a su comida habitual en la séptima y octava semana, y en la novena semana ya come casi sin huesos. Crucialmente, después del nacimiento, se aumenta el calcio a través de las comidas, pero también ofreciéndole más HCs. La producción de leche es una fuente importante de calcio, así que déjala tomar lo que necesita. La falta de calcio en la perra recién parida puede provocar eclampsia (convulsiones), algo que no quieres experimentar.

Lo que sí sabemos con certeza es que nunca hay que dar suplementos de calcio a una perra preñada a menos que esté bajo la orientación de un buen veterinario.

En la octava semana, puede consumir hasta un 50% más de comida que antes de la preñez. En la 9ª semana, empezará a comer menos, por lo que debe reducir gradualmente la cantidad de comida que se le ofrece. Uno o dos días antes del parto, algunas perras dejarán de comer por completo. No te preocupes, les has dado muchas reservas para que recurra a ellas.

Justo antes del parto, el Dr. Ian Billinghurst, autor de *Give Your Dog a Bone*, recomienda aumentar la cantidad de materia vegetal cocida que se le ofrece. Esto tiene un efecto laxante en la perra, permitiéndole evacuar mejor sus intestinos, facilitando más espacio para los cachorros y contribuir a un parto más cómodo. Este puede conseguirse con verduras cocidas y trituradas o con papa dulce con piel.

Después del nacimiento, debe ser alimentada ad-lib, tanto como necesite durante las siguientes 3-4 semanas hasta el destete de los cachorros, momento en el que se empieza a reducir la cantidad de comida que se le ofrece, lo que a su vez empezará a desactivar la producción de leche. El Dr. Billinghurst recomienda además un gran batido para las mamis a primera o segunda semana después del parto. Lo he modificado a continuación:

- 1 taza de leche entera de cabra
- 1 cucharadita de miel cruda
- 2 cucharaditas de aceite de pescado (¡sin vitaminas añadidas!)
- 1 huevo crudo
- Media cucharadita de algas (¡si no están en su comida!)
- Una pizca de fenogreco y cardo mariano (estimula la producción de leche)

¿Puedo alimentar a mi perro con una dieta vegetariana/vegana?

Este es un tema interesante y muy debatido. En primer lugar, es totalmente posible formular una dieta vegana o vegetariana de croquetas para perros y gatos sin utilizar carne, otra de las muchas cuestiones del perfil nutricional de la Association of American Feed Control Officials (AAFCO).

> ...Las dietas vegetarianas caninas, tanto secas como húmedas, están formuladas para cumplir los niveles nutricionales establecidos por los Perfiles Nutricionales de AAFCO para el mantenimiento...
> **Royal Canin en correspondencia por correo electrónico a Knight y Leitsberger, 2016**

> ...La adecuación nutricional de nuestros productos [vegetarianos] es fundamental. Nos aseguramos de ello a través de formulación, pruebas de alimentación y estrictos procesos de fabricación. Cumplimos o superamos todas las normas de calidad y seguridad de los alimentos, incluyendo las emitidas por la FDA, USDA, AAFCO y FEDIAF...
> **Nestlé Purina en correspondencia por correo electrónico a Knight y Leitsberger, 2016**

ALIMENTACIÓN EN PERROS

Knight y Leitsberger (2016)[32] señalan que no estaba claro en estas declaraciones si los fabricantes realmente realizaron los ensayos de alimentación de AAFCO con sus productos. V-Dog, en EE. UU., admitió no haberlo hecho, y en su lugar citó que "llevan en el negocio once años y han visto a *miles* de perros prosperar hasta sus años dorados". Otra empresa de comida vegana para mascotas parece haber realizado "estudios de alimentación casera" que incluían encuestas a los clientes y cuyo objetivo era evaluar el rendimiento de sus productos en un "entorno doméstico real". Los participantes recibían muestras gratuitas de sus productos a cambio de participar.

También sabemos que muchas de estas dietas tendrán los mismos problemas nutricionales que sus homólogas a base de cereales y carne. Kienzle y Engelhard (2001)[33] estudiaron 86 perros y ocho gatos vegetarianos en Alemania, Suiza y Bélgica. Los autores, utilizando las directrices de alimentación de AAFCO, sólo pudieron recomendar dos de doce alimentos estudiados. Gray *et al.* (2004)[34] analizaron la dieta completa enlatada Evolution para gatos adultos y encontraron que era deficiente en taurina, metionina y ácido araquidónico, así como en varias vitaminas del grupo B, retinol, calcio, fósforo y proteínas en general. Kanakubo *et al.* (2015)[35] examinaron 13 dietas vegetarianas secas y 11 enlatadas para perros y gatos. Encontraron que el 25% no cumplía todos los requisitos mínimos de aminoácidos.

Dicho esto, la Sección 2 nos mostró que los alimentos para mascotas a base de cereales fracasan tanto si no más, a la hora de cumplir los objetivos mínimos que se proponen (el 94% de los alimentos enlatados "completos" y el 62% de los alimentos secos "completos" vendidos en el Reino Unido no cumplían con las directrices de FEDIAF/AAFCO). De este modo, los estudios sugieren que los alimentos vegetarianos para mascotas pueden ciertamente competir lo suficientemente bien con los alimentos para mascotas a base de cereales que contienen una cantidad simbólica de harina de carne. Semp (2014)[36] realizó un seguimiento de 20 perros y 15 gatos indoor alimentados con una dieta vegana. Los perros participantes habían consumido dietas veganas de 6 meses a 7 años, con una media de 2,83 años. Los animales fueron sometidos a un examen clínico (incluyendo la apariencia general, condición corporal, piel y pelaje, linfonódulos, defecación y signos vitales, incluyendo sistema cardiovascular, respiratorio y digestivo) y no se detectaron anomalías.

Semp también realizó pruebas de sangre, incluyendo análisis del hígado, riñón y páncreas y evaluación de los niveles de magnesio, calcio, hierro, proteínas totales, ácido fólico, vitamina B_{12} y niveles de L-carnitina. Los 20 perros vegetarianos se compararon con 20 perros "sanos" alimentados con una comida convencional, seca y a base de cereales. Encontraron lo siguiente

- 5/20 (25%) de los perros alimentados con comida vegetariana estaban fuera del rango de referencia (RR) de vitamina B_{12}, en comparación con 7/20 (35%) de los perros alimentados de forma convencional.

- 2/19 (11%) de los perros alimentados con productos veganos estaban fuera del rango de referencia para el hierro, en comparación con 5/20 (25%) de los perros alimentados convencionalmente.
- Todos los perros alimentados de forma vegana tenían una cantidad adecuada de proteínas, mientras que 2/20 (10%) de los perros alimentados de forma convencional no.
- 5/17 (30%) de los perros alimentados de forma vegana estaban fuera del RR para el ácido fólico, en comparación con 5/20 (25%) de los perros alimentados de forma convencional.
- 3/7 (43%) estaban fuera del RR para L-carnitina, en comparación con 12/20 de perros alimentados convencionalmente (60%).

Curiosamente, cuando se comparó a los gatos alimentados con productos veganos con los alimentados con comida seca convencional, sólo 1/15 gatos estaban fuera del RR de vitamina B_{12}, en comparación con 10/20 (50%) de los gatos alimentados convencionalmente y sólo 1/15 gatos veganos estaban con el hierro fuera de rango, frente a un impactante 13/30 (65%) de los gatos alimentados convencionalmente, aunque los gatos alimentados con comida seca obtuvieron mejores resultados con el ácido fólico (el único hallazgo estadísticamente relevante $p<0.001$).

Todas estas cifras eran demasiado pequeñas para atribuirles un valor estadístico real, pero los resultados son interesantes en la medida en que ambos productos son igual de pobres a la hora de proporcionar a la mascota lo que necesita cada día de las dietas convencionales, excepto el ácido fólico en los gatos que aparece de manera constante, pero no de forma considerable, peor en términos de análisis de sangre. De hecho, otros autores se han hecho eco de este hallazgo al comparar análisis de sangre de poblaciones de gatos alimentados con comida seca convencional o vegetariana/vegana.[41]

Brown et al. (2009)[37] realizaron un interesante, aunque pequeño, estudio de 12 Huskies Siberianos de competición alimentados con una dieta comercial (que contenía un 43% de harina de ave, recomendada para perros activos, n = 6) o una dieta sin carne (en la que la harina se sustituía por gluten de maíz y harina de soja, n = 6). Todos los perros se mantuvieron con estas dietas durante 16 semanas, que incluían 10 semanas de competición, con controles de salud y análisis de sangre intermitentes, todos ellos realizados por un veterinario que no conocía los regímenes dietéticos. Los resultados hematológicos de todos los perros, independientemente de la dieta, estuvieron dentro de los rangos normales durante todo el estudio y el veterinario consultor evaluó todos los perros en "excelente condición física".

Por lo tanto, dependiendo de tu opinión sobre las directrices de AAFCO, de tu necesidad de evidencia y de tu enfoque hacia la nutrición de los animales de compañía en general, parece que los alimentos vegetarianos/veganos para mascotas formulados con los mejores ingredientes vegetales, pueden al menos competir con los alimentos a base de cereales que contienen algo de harina de carne. Pero seguramente esto no debería ser una sorpresa. A menudo, con no más de un 4-10% de harina de carne, estos últimos son en realidad lo más parecido a un alimento vegetariano que puedas conseguir. De hecho, se podría argumentar que sería mejor que tu perro no recibiera ese polvo antigénico en primer lugar.

Sobre esto no puedo decir mucho más, excepto que soy vegetariano y me encantaría leer un estudio, realizado durante años, que compare un gran grupo de perros alimentados con una dieta vegetariana con un gran grupo alimentado con una dieta basada en carne fresca. Un estudio que cubra los efectos de estas dietas en las perras preñadas, el crecimiento de los cachorros, la solidez de las articulaciones, el índice de masa corporal, comportamiento, microbiota intestinal, salud general y, sobre todo, longevidad. Sin embargo, esto es poco probable que se materialice, teniendo en cuenta los recursos necesarios para un ensayo de este tipo. Hasta entonces, es nuestra obligación garantizar que los animales a nuestro cargo reciban los cuidados adecuadamente. En mi opinión, teniendo en cuenta la gran importancia de la carne que va mucho más allá de los nutrientes considerados en el perfil de alimentación de AAFCO, actualmente no es posible ni aconsejable alimentar a un animal carnívoro con un producto vegetariano/vegano a largo plazo. Para obtener un máximo beneficio para la salud, debemos darles la comida con la que evolucionaron. Para los perros, esto significa carne fresca y huesos. Si esto choca con tus principios, por favor, reconsidera la mascota con la que compartirá tu hogar en el futuro.

El futuro de los perros, los alimentos para mascotas y nuestro planeta

A medida que el mercado siga avanzando hacia los ingredientes frescos, llegará un punto de inflexión en el que las multinacionales cotizarán el coste financiero de emitir un mensaje erróneo y no participar en el lado correcto de la discusión. En ese momento, inevitablemente, utilizarán sus interminables recursos y empezarán a comprar pequeñas marcas de alimentos frescos, obteniendo no sólo su producto, sino también la confianza y la lealtad del cliente que tanto les ha costado ganar. Al principio, es posible que ni siquiera se note el cambio.

Durante un tiempo, este movimiento será una buena noticia para los perros. Los colosales presupuestos publicitarios se traducirán en anuncios que dirán: "... después de muchos años de investigación (de marketing), en X hemos descubierto que los perros y los gatos pueden beneficiarse de comer ingredientes frescos...". Millones de perros se convertirán a una dieta fresca. El negocio se disparará, y millones de perros estarán mejor.

Esa es la buena noticia. La mala noticia es que estas empresas deben obtener ganancias año tras año. Una forma de hacerlo es vender más. Una vez que la primera oleada natural haya pasado, se pueda esperar que estas empresas empiecen a ahorrar costos. La calidad de los ingredientes será la primera en caer. Como la mayoría de estos productos serán carne, eso significa formas cada vez más inteligentes de utilizar carne de baja calidad en sus mezclas. El uso de carcasas sería una forma conocida. Aunque me temo que otra sería aprovechar carne que es más barata en países con leyes menos estrictas de bienestar animal. Esto es tan triste como inevitable en un mundo capitalista.

Pero que millones de perros se conviertan a una dieta adecuada, plantea un problema mayor y es que, cuanto más alimentemos a los perros con comida biológicamente apropiada, mayor será nuestro impacto en el calentamiento global.

Como ya he dicho, no como carne. No es correcto encerrar a un hermoso, inteligente, y sensible animal en condiciones deplorables durante toda su muy-corta vida para luego ser sacrificado, a menudo de forma bárbara, para que podamos pasar 30 segundos comiendo una hamburguesa de carne barata, por muy sabrosa que sea.

Pero dejemos el debate sobre el bienestar por un momento. Ya lo intentaron. Ahora está tan seguro detrás de las puertas cerradas que ese mensaje claramente no funciona en las masas. Otra gran razón para que los humanos no coman carne es la salud, ciertamente carne roja, carne cocida y carne procesada.

Otra razón que destaca por encima de las otras dos es que la carne no nos sirve por el calentamiento global. Al igual que las bacterias en un jarro, la población humana sigue creciendo, consumiendo todo lo que encuentra y arrojando residuos a su paso. Simplemente no podemos continuar en el camino del consumo sin sentido que estamos llevando a cabo. Y de todos los sectores, la carne es posiblemente el peor en términos de producción de carbono.

Sólo el sector de la carne de vacuno produce más gases nocivos que TODA la industria del transporte, coches, aviones, trenes, etc.,[38] lo que sorprende a muchos. A medida que Asia se convierte lentamente a la dieta occidental, no hay suficiente espacio agrícola disponible para producir el cereal que necesitaría el ganado para alimentarse. Ni siquiera hoy, y mucho menos dentro de 30 años cuando la población humana aumentará un 30%.

Ahora, un poco de matemáticas para poner todo en contexto...

Los perros son depredadores, están en la cima de la pirámide. Como tal, normalmente no habrían muchos de ellos, ya que son animales energéticamente muy caros de alimentar, en comparación con los herbívoros. Así es como funciona un nicho de alimentación. Como la cantidad de carne es limitada, para compensar, los carnívoros siempre tienen grandes áreas de distribución. Por ejemplo, la vieja Irlanda, una isla de sólo 84.000 km². Si se le diera libertad de acción y teniendo en cuenta que todos los demás pequeños depredadores también necesitan alimentarse, normalmente podríamos albergar poco más de 3.000 perros salvajes (basándonos en cifras aproximadas en las que 10 a 30 jaurías perros salvajes africanos en el Serengeti requieren 1.500 km2, esto equivale a que Irlanda albergue 56 manadas de 20 perros). En cambio, somos el hogar de 300.000 perros.

Dudley, mi Cocker Spaniel, pesa 12,5kg y come 400g de carne al día. Si vive 15 años, será responsable de la muerte de más de 1.100 pollos. El peso promedio de un pollo vivo a los 47 días es de 2,6kg mientras que el de la canal es de 2kg y tu perro puede comérselo entero. Un típico Labrador necesita cerca de 3.000 pollos en su vida.

Ahora ampliemos un poco la escala. Además de los 300.000 perros de Irlanda, hay 8 millones en el Reino Unido y 70 millones en Estados Unidos. Si añadimos el resto de países de los que tenemos información, como Australia (4 millones), Colombia (5 millones), Canadá (6 millones), Argentina (7 millones) Japón (10 millones), Brasil (30 millones), Europa continental (35 millones), China (110 millones) y África (140 millones, la mitad de los cuales son callejeros), suman más de 500.000.000 – medio billón de perros en el planeta. Y todos estos perros necesitan carne. Si el peso medio de un perro de estos tres países es de 16,5 kg (promedio basado en las 50 principales razas) y ese perro necesita 663g de carne y hueso al día, se necesitarían 330 millones de toneladas de carne al día para alimentarlos, cerca de 120.000 millones de toneladas al año. Sólo en pollos, equivale a 60.000 millones de pollos. Y en 2002, la Organización de las Naciones Unidas para la Alimentación y la Agricultura (FAO) estimó que teníamos 15.800 millones de pollos en el planeta.

Así que, ahí está.

Por supuesto, no todos los perros recibirán esta dieta, lo cual es triste pero también inevitable. También podrías decir que están comiendo las sobras de la industria, pero... (1) eso ya no es cierto, desde luego con la llegada de dietas crudas decentes para perros, y (2) incluso si lo hicieran, simplemente están proporcionando un valioso punto de venta para este material. Esto de hecho, abaratará el resto de la carcasa. Los ganaderos sólo necesitan una cantidad para que el animal sea competitivo, lo que significa que los precios de la carne bajarán, y el mercado humano consumirá más.

Ahora hablemos de la elección de la carne. De todas las carnes, la de vacuno es la peor, en un alto grado. Como se mencionó anteriormente, produce más gases nocivos que TODA la industria del transporte. En su revisión de la literatura disponible sobre el tema, Desjardins *et al.* (2012)[39] descubrieron que la huella de carbono total de una vaca promedio incluyendo sus pedos, el costo de su alimentación, alojamiento y sacrificio es de 8 kg a 22 kg de CO_2 por kg de peso vivo, dependiendo de cómo y dónde se haya criado el animal. El peso vivo medio de una vaca es de 600 kg. Por tanto, una vaca promedio, desde el nacimiento hasta el estante del supermercado, emitirá entre 4,8 toneladas (8 x 600 kg) y 13,2 toneladas de CO_2 durante su vida, más o menos.

Para contextualizar esta cifra, compárala con la de un coche familiar, que emite 1,56 toneladas de CO_2 al año (un automóvil nuevo de eficiencia estándar emite unos 130 g de CO2 por kilómetro y el automóvil promedio de la Unión Europea hace unos 12.000 km al año).

Mientras que 2010 fue el año en que superamos los mil millones de coches en la carretera,[30] al mismo tiempo teníamos 1.400 millones de vacas en el planeta,[31] lo que equivale a entre 6.700 millones y 18.500 millones de toneladas de CO^2 sólo en el sector de la carne de vacuno.

> …La producción de alimentos basado en la ganadería… causa una quinta parte de las emisiones de gases de efecto invernadero, es el principal usuario de la tierra y fuente de contaminación del agua por la sobreabundancia de nutrientes…
>
> **Eshel *et al.*, (2014)[36]**

Y hasta ahora, sólo hemos hablado de la carne de vacuno y sólo hemos mencionado el dióxido de carbono. Ni siquiera vamos a tocar el metano y el óxido nitroso, que, aunque constituyen una cantidad menor, causan un daño significativamente mayor. Tampoco discutiremos los efectos de las enormes cantidades de pesticidas y fertilizantes químicos utilizados para cultivar el maíz con el que alimentamos al ganado.

Luego están los residuos no tratados. Libra por libra, un cerdo produce cuatro veces más desechos que un ser humano. Y no los tiramos por el sistema de alcantarillado.

> Según el tipo y el número de animales de la explotación, la producción de estiércol puede oscilar entre 2.800 toneladas y 1,6 millones de toneladas al año (Government Accountability Office [GAO], 2008). Las grandes explotaciones pueden producir más residuos que algunas ciudades de EE.UU.: una operación de alimentación con 800.000 cerdos puede producir más de 1,6 millones de toneladas de residuos al año.

ALIMENTACIÓN EN PERROS

Esa cantidad es una vez y media más que los residuos sanitarios anuales producidos por la ciudad de Filadelfia, Pensilvania (GAO, 2008). Se calcula que los animales de ganadería de EE.UU. producen anualmente entre 3 y 20 veces más estiércol que las personas en US, es decir, entre 1.000 y 2.370 millones de toneladas de residuos (EPA, 2005). Aunque las plantas de tratamiento de aguas residuales son necesarias para los residuos humanos, no existe ninguna instalación de tratamiento para los residuos ganaderos.

CDC, 2010[41]

En los deplorables CAFOs, de donde procede el 90% de la carne de vacuno y de cerdo de EE.UU., no se tratan sus aguas residuales, estas se filtran y caen en nuestras aguas subterráneas, causando zonas muertas en nuestros océanos.

...En algún lugar de Iowa, un cerdo está siendo criado en un corral confinado, apiñado tan apretado con otros cerdos que sus colas rizadas han sido cortadas para que no se muerdan unos a otros. Para evitar que se enfermen en un espacio tan reducido, se les administran antibióticos. Los residuos producidos por el cerdo y sus miles de compañeros de corral en la granja industrial donde viven van a parar a unas lagunas de estiércol que contaminan el aire y el estómago de las comunidades vecinas. Alimentados con maíz americano que fue cultivado con la ayuda de subsidios del gobierno y millones de toneladas de fertilizantes químicos, cuando el cerdo es sacrificado, a los 5 meses de edad de edad, se convertirá en salchicha o tocino que se venderá barato, alimentando una adicción americana a la carne que ha contribuido a una epidemia de obesidad que actualmente afecta a más de dos tercios de la población. Y cuando las lluvias lleguen, el exceso de fertilizante que sacó tanto maíz del suelo será arrastrado al río Mississippi y al Golfo de México, donde ayudará a matar a los peces en kilómetros y kilómetros a la redonda. Ese es el estado de tu tocino cerca de 2009...

Getting Real About the High Price of Cheap Food **Time Magazine, Viernes, 21 de agosto, 2009**

La carne de cría intensiva es una catástrofe medioambiental a muchos niveles, pero por ahora volvamos al coste de CO_2 de nuestros perros. Mi Cocker Dudley come 400g de comida fresca al día, la mayor parte de la cual es carne. Su dieta actual es aproximadamente mitad de pollo, una cuarta parte de pato y una cuarta parte de ternera. A nivel de producto acabado, envuelto y en la estantería, la mejor estimación del costo por kilo de CO_2 para 1kg de carne de vacuno de la UE es de unos 21-28 kg de CO_2, 19-28 kg por 1 kg de carne de ovino y caprino de la UE, y los no rumiantes como el cerdo (7-10 kg) y la carne de ave (5-7 kg) son mucho más bajos, aunque son más altos en otras cosas. Esto equivale a una media de 13 kg de CO_2 por kilo de dieta de Duds. O, en esencia, la dieta de Dudley le cuesta al planeta 5,2 kg de CO_2 al día o 1,9 toneladas de CO_2 al año. Recuerda que un automóvil familiar emite 1,56 toneladas de CO_2 al año. Por lo tanto, si tienes un perro de tamaño medio de 16,5 kg, entonces son los equivalentes a casi dos coches en la carretera al año. ¿Eres dueño de un pastor de 40 kg? Eso es el equivalente a tres automóviles en la carretera...

En 2012, las emisiones mundiales de CO_2 relacionadas con la energía, procedentes de la combustión total de gas, gasolina y carbón, ascendían a 32.300 millones de toneladas de CO_2 al año.[41] Si los 500 millones de perros tuvieran la suerte de comer como Dudley, eso equivaldría a unos 1,56 trillones de toneladas de CO_2 al año, es decir, cuarenta y ocho veces las emisiones TOTALES de CO_2 de la producción de electricidad y calor de todo el planeta.

Si asumimos con cautela que, como raza, no podemos retroceder más y mantener animales en peores condiciones de las que están sufriendo actualmente, entonces creo que está bastante claro que algo tiene que ceder.

Una cosa podría ser eliminar la carne roja, especialmente la de vacuno, de su dieta (y de hecho, la nuestra). Más que cualquier otra carne, la de vacuno tiene una huella de carbono colosal. Como ya hemos señalado, una vaca equivale a un automóvil en la carretera durante cuatro años. Todo el mundo se centra en los mil millones de coches que circulan por nuestras carreteras y, sin embargo, tenemos 1.400 millones de vacas caminando por el planeta. El simple hecho de dejar de comer carne de vacuno reducirá tu huella de carbono de la forma más rápida, sencilla y ecológica posible.

> ...los costes medioambientales por caloría consumida de productos lácteos, aves de corral, cerdo y huevos son comparables entre sí (con un factor de 2), pero sorprendentemente más bajos que los impactos de la carne de vacuno. La producción de carne de vacuno requiere 28, 11 y 5 veces más tierra, riego y agua, respectivamente, que la media de las demás categorías de ganado...
>
> **Eshel *et al.*, (2014)**[40]

Por lo tanto, no alimentarlos con carne de vacuno es una opción muy probable. Otra es no alimentar a los perros como carnívoros estrictos e incorporar más vegetales. Los estudios muestran que las emisiones de gases de efecto invernadero (medidas en kilos de dióxido de carbono por día) de los humanos que comen carne son aproximadamente el doble que las de los vegetarianos.

5,63 para los consumidores de carne medios (50-99 g/d)

4,67 para los consumidores de poca carne (< 50 g/d)

3,91 para los consumidores de pescado

3,81 para los vegetarianos y

2,89 para los veganos.

Scarborough *et al*., (2014)[42]

Si fuera una solución inmediata lo que necesitamos, aumentar ligeramente la materia vegetal y eliminar el vacuno de la dieta para perros es sin duda una opción más probable que tratar de decirle a un a un propietario de perros que deje de tenerlos, me imagino que sería como debatir la necesidad de tener rifles automáticos con la American National Rifles Association. El problema es que, incluso con un 50% de materia vegetal y un 50% de coste de carbono en de la carne, quinientos millones de perros siguen aumentando la producción total de CO_2 de la Tierra en múltiplos.

¿Empiezas a sentirte deprimido? Yo también.

Dos buenas noticias. En primer lugar, los rumiantes son en realidad una parte muy necesaria del medio ambiente. El pastoreo y el estiércol enriquecen el entorno y las granjas ecológicas los necesitan, pero no en la cantidad que actualmente se encuentran en los establos sucios, calientes e infectados de todo el mundo. Por lo tanto, siempre habrá algo de carne disponible.

Otra opción que veo son los avances en la carne cultivada en laboratorio, un proceso que ya ha comenzado. Hoy en día existen nuggets de pollo procedentes de pollos que todavía andan por ahí, tan sanos como siempre. No se trata de carne transgénica (GMO). Es la misma carne que encontrarías en ese pollo, sólo que las células son replicadas en un líquido denso en nutrientes, líquido a base de plantas, en lugar de un cuerpo animal denso en nutrientes. Las células en crecimiento no conocen la diferencia. Desde el punto de vista nutricional, cabría esperar que esta carne fuera idéntica. Aunque su coste es todavía prohibitivo, en un futuro próximo la necesidad de sustitutos de la carne impulsará esta industria a un ritmo rápido. Si esto es lo que el mercado necesita para destetarse de la carne, entonces estoy a favor.

Hasta entonces, mi predicción para la comida para perros y, de hecho, para la tenencia de perros es la siguiente:

Por razones de bienestar, salud y ahora el calentamiento global, e impulsado por los influencers en línea, parece que el consumo de carne ha llegado a su punto máximo en Occidente. El vegetarianismo y el veganismo están avanzando rápidamente, al menos en Europa y Norteamérica, y estas zonas siguen marcando las tendencias mundiales. Por ejemplo, en 2016 la población vegana de Gran Bretaña había aumentado de 150.000 a 542.000 en el espacio de una década (junto con una población vegetariana de 1,14 millones) y esa cifra está aumentando rápidamente.[43] Canadá está comiendo significativamente menos carne roja, sustituyéndola por pollo. En las últimas tres décadas, el consumo de carne de vacuno y de cerdo ha disminuido constantemente, pasando de 39kg y 32kg por año, respectivamente, a 27kg y 22kg por año, respectivamente en 2013. Demoskop, en Suecia, encuestó al azar a 1.000 suecos y descubrió que 1 de cada 10 es vegetariano o vegano. Por tanto, fue el país elegido por McDonald's para probar su nueva hamburguesa vegana.

Las ventas de alternativas a la carne y productos lácteos se están disparando. Este efecto se magnificará cuando se aplique el impuesto sobre el carbono y se penalice a la industria y a los consumidores por las malas elecciones en materia de carbono. En este punto, el consumo de carne por parte de los humanos va a ir, sin duda, por el camino de la comida a base de cereales. Esto es una buena noticia, ya que las mega-sociedades de Asia, donde vive la gran mayoría de la población mundial, generalmente copian lo que hacen las sociedades más ricas, al menos en cuanto a la dieta. Así como vemos ahora, con Asia, tristemente, copiando las dietas americanas. Los dueños de mascotas que deseen alimentar adecuadamente a sus mascotas se enfrentarán un gran dilema económico y ahora medioambiental. Por estas razones, podemos esperar que el tamaño y el número de perros disminuyan en el futuro. Es probable que al tener un grupo de seis Pastores Alemanes paseando por tu barrio *sólo porque puedes*, se convierta en un lujo sólo para los súper ricos y los traficantes de drogas ocasionales, comparándolo socialmente con alguien que quema basura en su jardín trasero.

Pero no te preocupes, en una nota ligeramente más positiva, la buena noticia es que siempre será probable que los tengamos cerca. Estamos aprendiendo que el desperdicio de alimentos añade mucho a nuestra huella de carbono, no sólo en los alimentos desperdiciados por los procesadores/fabricantes (¡sólo envían las frutas y verduras de aspecto perfecto para su venta!), supermercados y restaurantes, sino en nuestros propios hogares. Hasta hace poco, tirábamos los residuos de comida a la basura. Esto va al vertedero donde se descompone, añadiendo más gases de efecto invernadero a la atmósfera. Debemos deshacernos de nuestros residuos alimentarios correctamente, lo que significa utilizar un cubo de compostaje donde puedan convertirse en energía como fertilizante. También podemos dar parte de la carne que no usamos (la industria no va a desaparecer en mucho tiempo, si es que lo hace, ya que los rumiantes desempeñan un papel en la agricultura ecológica) y la mayoría de nuestros vegetales sobrantes de la cena (por favor, no uses verduras en descomposición en los perros) en el perro. Sabemos que adoran nuestras sobras y si sigue siendo sólo una pequeña porción de una buena dieta en general, es otra razón para tenerlos cerca.

ALIMENTACIÓN EN PERROS

Ahora todos estamos empezando a evaluar seriamente nuestro propio impacto en el planeta. De este modo, insto a los tutores de perros alimentados con dietas crudas a que sean lo más respetuosos posible con el medio ambiente. Compra la carne de origen más ético que puedas permitirte y controla tu propio consumo de carne. Apoya a las empresas de alimentos para mascotas que intentan de marcar la diferencia. Lava los envoltorios de plástico y llévalos a tu centro de reciclaje local. Obliga a las empresas a utilizar envases compostables rechazando a las que no hacen el esfuerzo. Deja de comprar alimentos en plástico de un sólo uso y recoge el plástico de la playa. Compra en tu localidad y cultiva tus propios alimentos. Nosotros los que practicamos la alimentación cruda en nuestras mascotas debemos hacer algo bueno en esta situación en la que nos encontramos.

Mientras tanto, me mantengo despierto por las noches. Amo a los animales y me preocupa incesantemente por el declive general de su bienestar y, de hecho, por la disminución de su número en la naturaleza, en el camino de la implacable fuerza del progreso humano. Pero de todas las especies de la tierra, la que más amo son los perros. Cuando empecé, mi intención era que este libro ayude al mayor número posible de ellos. Pero 10 años después, cuando me siento y reflexiono, aquí estoy, un vegetariano que está aumentando inadvertidamente, pero de forma significativa, la cantidad de carne que consumen tanto los perros como los humanos en todo el mundo, en gran menoscabo de los animales que la suministran, los humanos que la comen y el planeta que la produce.

Similar a la inquietud que siento ahora en este agradable y cálido día, a menudo me encuentro mirando a mi querido Dudley, preguntándome si mis hijos experimentarán la absoluta alegría de compartir un hogar con otro perro cuando él se haya ido.

Puntos a Destacar

- ✓ En promedio, los perros necesitan entre un 2 y un 2,5% de su peso corporal al día en dieta cruda.

- ✓ Los cachorros necesitan mucho más. Un cachorro de 8 semanas consumirá el 10% de su peso corporal al día en cuatro comidas, el 5% de su peso corporal a los 6 meses y el 3% de su peso corporal a los 12 meses, aunque esto varía mucho según el tamaño del perro. Comprueba con la calculadora de dogsfirst.ie.

- ✓ Hay dos formas de introducir una dieta cruda para perros - rápidamente (saltarse una o dos comidas en un perro adulto y pasar directamente a ella) o gradualmente (disminuir lentamente la cantidad de comida seca y aumentar la cantidad de comida cruda a lo largo de los días). Esta última opción debería ayudar a los perros quisquillosos, pero hay quienes opinan que podría provocar un aumento del pH ácido del intestino, lo que podría hacer entrar proteínas no digeridas o, peor aún, huesos al intestino. Aunque la hipótesis parece sólida, en miles de perros aún no he oído hablar de un problema de este tipo. Pero, ¡qué bien he mirado!

- ✓ Para los perros quisquillosos, prepara una salsa de carne cruda y vierte un poco en su comida favorita. Aumenta la dosis de carne cada vez. O prepara una hamburguesa, cocina cada lado y agrega una pizca de sal. Reduce el tiempo de cocción y la sal con el paso de los días.

- ✓ Si cambias a perros enfermos del intestino a una dieta cruda, siempre hay que empezar con caldo. No olvides retirar los huesos cocidos. Agrega probióticos y calostro para los casos complicados.

- ✓ Cualquier dieta cruda sin pelo o plumas, etc., necesitará una fuente de manganeso. Una bolsa de mejillones congelados es estupenda en este caso, una pizca de algas de buena calidad para el yodo. Por último, los perros necesitan el ácido graso CLA en su dieta. Por último, considera una pizca de sal de buena calidad.

- ✓ Al igual con el cambio de las mareas, puedes contar con que habrá malos productores de dietas crudas. Muchos trituran las carcasas y te las venden como pollo o pavo, etc. Es probable que se muela finamente, por lo que no podrás ver que es lo que estás recibiendo. Otro problema son las mezclas con mucha grasa (típicas con las carnes rojas como la de vacuno, cerdo y cordero, donde el músculo de la carne se vende a los humanos a precios más altos).

- ✓ Los consejos para elegir un buen proveedor son los siguientes: ¿Quiénes son?

    ¿Puedes hablar con ellos? ¿De dónde sacan la carne? ¿A qué huele la carne? ¿Cómo son las heces de tu perro?

- ✓ La congelación durante 2-3 días mata algunos parásitos, ciertamente gusanos y sus huevos, pero también organismos unicelulares como el toxoplasma. Sin embargo, es menos eficaz para las bacterias patógenas. Reducirá *Campylobacter* pero no tiene ningún efecto sobre *E. coli*, *Salmonella* y *Listeria*.

- ✓ Está bien alimentar con una dieta casera ligeramente cocinada.

ALIMENTACIÓN EN PERROS

- ✓ No les des de comer a los perros chocolate, huesos cocidos, mazorcas de maíz, palitos dentales, pescado fresco, uvas o pasas, nueces de macadamia, leche de vaca, cebollas, melocotones y ciruelas con hueso, orejas de cerdo, cueros blanqueados (raw-hide) de tiendas de animales.

- ✓ Los perros alimentados con dietas crudas tienen niveles más elevados de nitrógeno ureico en plasma, hematocrito y creatinina que los perros alimentados con croquetas a base de cereales, ya que consumen más proteínas en su dieta. Asegúrate que tu veterinario entienda esto cuando interprete los exámenes de sangre de tu perro.

- ✓ Los estudios demuestran que ayunar de vez en cuando tiene importantes beneficios para la salud, muchos que se derivan del hecho de que el cuerpo entra en autofagia cuando ya no asimila los alimentos. Tu cuerpo probablemente sabe esto y desactiva el hambre durante las enfermedades, como en infecciones. El ayuno también estimula recuperación de las lesiones, y es beneficioso para el cáncer, obesidad, diabetes e hipertensión.

- ✓ El ayuno intermitente consiste en consumir todas las comidas del día en un plazo de 6 a 8 horas. Por lo tanto, una comida al día para un perro adulto promedio podría ser mejor. Si tu perro recibe dos comidas y deseas cambiar a una comida al día, simplemente reduce el tamaño de una comida (la de la mañana, preferiblemente) y aumentar la comida de la noche con el tiempo.

- ✓ Las cacas son el vector más probable de enfermedades, así que recógelas regularmente. Gracias a la gama de desinfectantes orales incorporados, los lametones del perro son una preocupación menor. Desde luego, es más limpia que la tuya. No permitas que tu perro te lama o tus hijos poco después de una comida de carne cruda.

- ✓ Los cachorros pueden ser destetados y pasar a carne cruda a partir de la tercera semana. Comienza con carnes blancas sin hueso y deje un hueso grande de ternera para que lo exploren y lo mastiquen. A partir de la cuarta semana, se pueden pasar a una diera pre-elaborada con hueso. (sería mejor comenzar con los productos más molidos primero).

- ✓ Alimenta a los cachorros como lo harías con los adultos, aunque tal vez aumenta el contenido de grasa un poco. Un cachorro de 8 semanas comerá el 10% de su peso corporal al día en comida fresca (en cuatro comidas). Cuando alcanzan el 50% de su peso corporal peso corporal adulto, esto se reduce a un 5% de su peso corporal al día (en dos comidas) y a un 3% cuando alcanzan el tamaño adulto. Estas cifras varían según el tamaño del perro.

✓ Las perras preñadas deben ser alimentadas normalmente hasta la quinta semana, luego aumenta la cantidad ofrecida en un 20-30%. En la sexta semana se empieza a aumentar la grasa a medida que disminuye su espacio abdominal disponible. Comienza a reducir el contenido de hueso en la semana 8, puede comer un 50% más, repartido en más comidas. El contenido de huesos debe ser casi nulo. En la 9ª semana, empezará a comer menos. Algunas dejan de comer. Antes del parto, aumenta el contenido de fibra para asegurarse de que se vacíe el intestino. Después del nacimiento, aumenta el contenido de hueso ofrecido una vez más.

✓ ¿Se puede dar una dieta vegetariana a un carnívoro? No, se aconseja no hacerlo hasta que sepamos más. Los estudios sugieren que una dieta vegetariana seca y ultra-procesada podría ser favorable.

✓ La buena noticia es que el estilo crudo se está imponiendo. La mala noticia es que al aumentar el valor de sus productos de desecho de la carne (carcasa, cuellos, órganos), la carne será aún más barata para los humanos, lo que hará que se consuma más carne. Es insostenible alimentar a todos los perros del planeta con la dieta que se merecen. La industria cárnica es una de las más contaminantes y es extremadamente costosa en carbono. Pronto nos veremos obligados a elegir alimentos más sostenibles, probablemente a través de un impuesto sobre el carbono. Si el cambio climático te preocupa, aliméntalos con carne blanca en lugar de roja. Se prevé que los perros disminuirán en tamaño, si no en número.

Referencias del Capítulo 24

1   Saint-Hilaire, S., Lavers, M.K., Kennedy, J. et al. (1960). Gastric acid secretory value of different foods. Gastroenterology, 39(1): 1–11

2   Banta, C.A., Clemens, E.T., Krinsky, M.M. et al. (1979). Sites of organic acid production and patterns of digesta movement in the gastrointestinal tract of dogs. Journal of Nutrition, 109(9): 1592–1600

3   Carpentier, Y., Woussen-Colle, M.C. & de Graef, J. (1977). Gastric secretion from denervated pouches and serum gastrin levels after meals of different sizes and meat concentrations in dogs. Gastroenterology of Clinical Biology, 1: 29–37

4   Carrière, F., Laugier, R., Barrowman, J.A. et al. (1993). Gastric and pancreatic lipase levels during a test meal in dogs. Scandinavian Journal of Gastroenterology, 28: 443–454

5   Cook, G.C. (1985). Infective gastroenteritis and its relationship to reduced gastric acidity. Scandinavian Journal of Gastroenterology, 111: 17–23
6   Hunt, R.H. (1988). The protective role of gastric acid. Scandinavian Journal of Gastroenterology, 23(146): 34–39
7   Smith, J.L. (2003). The role of gastric acid in preventing foodborne disease and how bacteria over some acid conditions. Journal of Food Protection, 66(7):1292–1303
8   Martinsen, T.C., Bergh, K. and Waldum, H.L. (2005). Gastric juice: a barrier against infectious diseases. Basic and Clinical Pharmacology and Toxicology, 96(2): 94–102
9   Callaway, E. (2014). *Microbes help vultures eat rotting meat*. Nature. Published online, Nov 26th, www.nature.com
10 Dierenfeld, E.S., Alcorn, H.L. and Jacobsen, K.L. (2002). Nutrient Composition of Whole Vertebrate Prey (Excluding Fish) Fed in Zoos. U.S. Department of Agriculture. Published online, www.researchgate.net
11 Combs, D.K., Goodrich, R.D. and Meiske, J.C. (1982). Mineral concentrations in hair as indicators of mineral status: a review. Journal of Animal Science, 54(2): 391–398
12 Kant, A.K. and Graubard, B.I. (2004). Eating out in America, 1987-2000: trends and nutritional correlates. Preventative Medicine, 38: 243–249
13 Freeman, L.M. and Michel, K.E. (2001). Evaluation of raw food diet for dogs. Journal of the American Veterinary Medical Association, 218: 705–709
14 Dubey, J.P., Hill, D.E., Jones, J.L., *et al.* (2005). Prevalence of viable Toxoplasma gondii in beef, chicken, and pork from retail meat stores in the United States: Risk assessment to consumers. Journal of Parasitology, 91(5): 1082–1093
15 Centre for Disease Control and Prevention (CDC, 2017). *Estimates of Foodborne Illness in the United States*. Official Publication. Available on www.cdc.gov
16 Flegr, J., Prandota, J., Sovičková, M., *et al.* (2014). Toxoplasmosis – A Global Threat. Correlation of Latent Toxoplasmosis with Specific Disease Burden in a Set of 88 Countries. PLoS One. 2014; 9(3): e90203
17 Berdoy, M., Webster, J.P. and Macdonald, D.W. (2000). Fatal attraction in rats infected with *Toxoplasma gondii*. Proceedings of Biological Science, 267(1452): 1591–1594
18 Bhaduri, S. and Cottrell, B. (2004). Survival of cold-stressed *Campylobacter jejuni* on ground chicken and chicken skin during frozen storage. Applied Environmental Microbiology, 70(12): 7103–7109
19 van Dijk, M.A.M., Engelsma, M.Y., Visser, V.X.N. *et al.* (2018). *Brucella suis* infection in dog fed raw meat in the Netherlands. Emerging Infectious Diseases, 24(6): 1127–1129
20 Lucero, N.E., Ayala, S.M., Escobar, G.I. *et al.* (2008). *Brucella* isolated in humans and animals in Latin America from 1968 to 2006. Epidemiology and Infection, 136: 496–503
21 Mor, S.M., Wiethoelter, A.K., Lee, A. *et al.* (2016). Emergence of *Brucella suis* in dogs in New South Wales, Australia: clinical findings and implications for zoonotic transmission. BMC Veterinary Research, 12(199)
22 Boback, S.M., Cox, C.L., Ott, B.D.*et al.* (2007). Cooking and grinding reduces the cost of meat digestion. Comparative Biochemical Physiology, 148: 651–656
23 Wall, T., (2016). FDA update: Jerky treats sickened 6,200 dogs, killed 1,140. Pet Food Industry Magazine. Published online, May 16th, www.petfoodindustry.com
24 ANTECH Diagnostics (2003). *ANTECH News*. ANTECH Online Journal, June issue, see www.antechdiagnostics.come

25 Dodds, J. (2015). Raw Diets and Bloodwork results: should you be concerned? Published online, 6th Dec 2015, www.drjeandoddspethealthresource.tumblr.come
26 Mitchell, S.J., Bernier, M., Mattison, J.A. et al. (2019). Daily fasting improves health and survival in male mice independent of diet composition and calories. Cell Metabolism, 29(1): 221–228
27 Lee, J.H., Verma, N., Thakkar, N. et al. (2020). Intermittent Fasting: Physiological mImplications on Outcomes in Mice and Men. Physiology, 35(3): 185–195
28 Raffaghello, L., Lee, C., Safdie, F.M. et al. (2008). Starvation-dependent differential stress resistance protects normal but not cancer cells against high-dose chemotherapy. PNAS, 105(24): 8215–8220
29 Wang, A., Huen, S.C., Luan, H.H. et al. (2016). Opposing effects of fasting metabolism on tissue tolerance in bacterial and viral inflammation. Cell, 166(6): 1512–1525
30 Jeong, M., Plunet, W., Streijger, F. et al. (2011). Intermittent fasting improves functional recovery after rat thoracic contusion spinal cord injury. Journal of Neurotrauma, 28(3): 479–492
31 Raffaghello, L., Safdie, F., Bianchi, G. et al. (2010). Fasting and differential chemotherapy protection in patients. Cell Cycle, 9(22): 4474–4476
32 Knight, A. and Leitsberger, M. (2016). Vegetarian versus Meat-Based Diets for Companion Animals. Animals, 6(9): 57
33 Kienzle, E. and Engelhard, R.A. (2001). Field study on the nutrition of vegetarian dogs and cats in Europe. Compendium Continuing Education for Practicing Veterinarian, 23: 81
34 Gray,C.M., Sellon, K., Freeman, L.M., (2004). Nutritional adequacy of two vegan diets for cats. Journal of the American Veterinary Medical Association 225:1670–1675
35 Kanakubo, K., Fascetti, A.J. and Larsen, J.A. (2015). Assessment of protein and amino acid concentrations and labelling adequacy of commercial vegetarian diets formulated for dogs and cats. Journal of the American Veterinary Medical Association, 247: 385–392
36 Semp, P.G. (2014). *Vegan nutrition of dogs and cats.* Master's Thesis, Veterinary University of Vienna, Vienna, Austria
37 Brown, W.Y., Vanselow, B.A., Redman, A.J. et al. (2009). An experimental meat-free diet maintained haematological characteristics in sprint-racing sled dogs. British Journal of Nutrition, 102: 1318–1323
38 Matthews, C. (2006). Livestock a major threat to environment. Food and Agriculture Organisation of the United Nations. Published online, see www.fao.org
39 Desjardins, R.L., Worth, D.E., Vergé, X.P.C. et al. (2012). Carbon Footprint of Beef Cattle. Sustainability, 4(12): 3279–3301
40 Eshel, G., Shepon, A., Makov, T. et al. (2014). Land, irrigation water, greenhouse gas, and reactive nitrogen burdens of meat, eggs, and dairy production in the United States. PNAS, 111(33): 11996–12001
41 Hribar, C. (2010). Understanding concentrated animal feeding operations and their impact on communities. Official Publication of the Centres for Disease Control and Prevention (CDC). Available online www.cdc.gov
42 Scarborough, P., Appleby, P.N., Mizdrak, A. et al. (2014). Dietary greenhouse gas emissions of meat-eaters, fish-eaters, vegetarians and vegans in the UK. Climatic Change, 125(2): 179–192
43 Hancox, D. (2018). The unstoppable rise of veganism: how a fringe movement went mainstream. The Guardian Newspaper. Published online, Apr 1st, www.theguardian.com

Abbreviations

AAFCO	Association of American Feed Control Officials
AAHA	American Animal Hospital Association
AAI	Animal Assisted Intervention
AAVLD	American Association of Veterinary Laboratory Diagnosticians
ACE	Angiotensin–converting enzyme
ACTH	Adrenocorticotropic Hormone
AGE's	Advanced glycation end products
AJCN	American Journal of Clinical Nutrition
ALA	Alpha-linolenic acid
AND	Academy of Nutrition and Dietetics
APN	Acute polyradiculoneuritis
ATP	Adenosine tri-phosphate
ATPF	Association for Truth in Pet food
AVMA	American Veterinary Medical Association
BAHVS	British Association of Homeopathic Veterinary Surgeons
BARF	Bones and raw food OR Biologically-appropriate raw food
BDNF	Brain-derived neurotrophic factor
BHA	Butylated hydroxyanisole
BHT	Butylated hydroxytoluene
BMI	Body mass index
BMJ	*British Medical Journal*
BPA	Bisphenol A
BSE	Bovine spongiform encephalopathy
BUN	Blood urea nitrogen
BW	Body weight
CAFO	Concentrate Animal Feed Operations

ABBREVIATIONS

CD	Coeliac disease
CDC	Centres for Disease Control
CDV	Canine Distemper Virus
CFIA	Canadian Food Inspection Agency
CHD	Canine hip dysplasia
CKF	Chronic Kidney Failure
CLA	Conjugated linoleic acid
CO	Cardiac output
CP	Colgate-Palmolive
CPV	Canine parvovirus
CVM	Center for Veterinary Medicine
CVMA	Canadian Veterinary Medical Association
DCM	Dilated cardiomyopathy
DCPAH	Diagnostic Center for Population and Animal Health
DEHP	Diethylhexyl phthalate
DHA	Docosahexaenoic acid
DM	Dry matter
DSR	Differential stress resistance
DTI	Department of Trade and Industry
DVM	Doctor Veterinariae Medicinae
EAA	Essential amino acids
EMA	European Medicines Agency
EPA	Environmental Protection Agency
EPI	Exocrine Pancreatitic Insufficiency
FDA	Food and Drug Administration
FDAAA	Food and Drug Administration Amendments Act
FEDIAF	The European Pet Food Industry Federation
FFDCA	Federal Food, Drug, and Cosmetic Act
FOI	Freedom of Information
FSH	Follicle-stimulating hormone
GALT	Gut Associated Lymphoid Tissue
GCK	Hepatic glucokinase

GH	Growth hormone
GI	Glycaemic index
GL	Glycaemic load
GMO	Genetically modified organism
GSD	German Shepherd dogs
HCA	Heterocyclic amines
HDL	High-density lipoprotein
HPCSA	Health Professions Council of South Africa
IAVH	International Association for Veterinary Homeopathy
IBD	Irritable Bowel Disorder
IgA	Immunoglobulin A
IgE	Immunoglobulin E
IgG	Immunoglobulin G
IOM	Institute of Medicine
JAVMA	*Journal of the American Veterinary Medicine Association*
LA	Linoleic acid
LCHF	Low-carbohydrate-high-fat
LDL	Low-density lipoprotein
LH	Luteinizing hormone
LHL	Low, then high, then low
MBM	Meat and bone meal
ME	Metabolisable energy
MMI	Mark Morris Institute
MRCVS	Member of the Royal College of Veterinary Surgeons
MRP	Maillard reaction products
MRSA	Methicillin-resistant *Staphylococcus aureus*
MSD	Merck, Sharp & Dohme
NBC	National Broadcasting Company
NGO	Non-Governmental Organisation
NHMRC	National Health and Medical Research Council
NRC	National Research Council
NSAID	Nonsteroidal anti-inflammatory

ABBREVIATIONS

OSHA	Occupational Safety and Health Administration
OTC	Oxytetracycline
PAHO	Pan American Health Organisation
PET	Positron emission tomography
PFMA	Pet Food Manufacturers Association
PLoS	Public Library of Science
PMS	Premenstrual syndrome
PR	Public relations
PTH	Parathyroid hormone
RCVS	Royal College of Veterinary Surgeons
RDA	Recommended daily allowance
RFD	Raw food diet
RFR	Reportable Food Registry
RMB	Raw meaty bones
RMBD	Raw meat and bone diets
RR	Reference range
RVC	Royal Veterinary College
SACN	Small Animal Clinical Nutrition
SPB	Sodium pentobarbital
TB	Tuberculosis
TPR	Total peripheral resistance
TSH	Thyroid-stimulating hormone
UCSF	University of California San Francisco
UKRMB	UK Raw Meaty Bones
UNICEF	The United Nations Children's Fund
USDA	US Department of Agriculture
VCA	Veterinary Centres of America
VNA	Veterinary Nutrition Advocate
VPI	Veterinary Pet Insurance
WABA	World Alliance for Breastfeeding Action
WHO	World Health Organisation
WSAVA	World Small Animal Veterinary Association

Agradecimientos

En primer lugar, quiero dar las gracias a mis amigos y a mi familia por mantenerme cuerdo durante este proyecto. Soy plenamente consciente de que he sido una carga durante gran parte de los últimos diez años mientras me obsesionaba con este manuscrito. Quiero agradecer especialmente a mi esposa, Elaine. En todos los niveles, has sido la diferencia para terminar este libro y también cuando ni siquiera lo había empezado. Aprecio sinceramente tu paciencia y apoyo. Quiero dar las gracias a todos mis correctores (demasiado numerosos para mencionarlos) y a mi editora Orla Kelly. Estoy seguro de que ésta ha sido una de las peores experiencias de su vida. Su paciencia ante mis constantes retoques ha hecho que este libro sea mucho más sólido. Gracias por todo tu trabajo. Quiero agradecer a mis padres: a mi padre por inculcarme el amor a la naturaleza y al aire libre y a mi madre por alimentar mi amor por los perros llevándome semanalmente a esos refugios de animales (un viaje de ida y vuelta de 90 minutos... todas las semanas) y por inculcarme una fuerte ética de trabajo a lo largo de los años. Tengo que dar las gracias al Dr. Hubert Fuller. Mi mentor en la universidad, Hubert me sacó del abismo en el que me encontré tras unos malos resultados de los exámenes en un año. Mi mejor amigo había fallecido unos meses antes y yo no teníani el corazón ni la cabeza para centrarme en mi trabajo. Me animó a volver a intentarlo y, sin duda, con su ayuda entre bastidores, superé cojeando ese año. A partir de ahí, las cosas mejoraron y volví a centrarme. No estaría haciendo esto sin él.

Por último, tengo que dar las gracias a algunos veterinarios. Me he metido hasta el cuello en la investigación y es justo decir, mucho de ello fue bastante negativo. Es difícil entrar en la cueva del lobo y no darse cuenta de lo oscuras que se han vuelto las cosas. Eso puede ser peligroso. Cuanto más aprendí de la corrupción en la ciencia, más temía que el tema se deteriorara sin poder repararse, reduciendo el campo a un truco de marketing. Fue conocer a personas como el Dr. Nick Thompson que me devolvió la fe en la ciencia y el descubrimiento con más fuerza. Nick es un veterinario brillante y una mente formidable. El lleva mucho más tiempo en este juego que yo, todas mis ideas se las doy a él y el contenido de este libro es más fuerte con sus aportes. Al Dr. Brendan Clarke también. Un intelectual formidable. Me encanta debatir varios temas científicos contigo y un día,

AGRADECIMIENTOS

si Dios quiere, ganaré uno. Gracias a la Dra. Anna Hielm-Bjorkman y a su equipo Dog Risk, Universidad de Helsinki, Finlandia, por todo lo que hacen. Todavía, uno de los pocos, si no el único, grupo universitario que activamente compara a los perros alimentados con dietas crudas y procesadas. Necesitan nuestro apoyo. Y gracias a todos los miembros de la Raw Feeding Veterinary Society a quienes molesto constantemente. Maravillosos, maravillosos veterinarios y enfermeras veterinarias, a todos y a cada uno. Gracias por recordarme lo vital que es la profesión que ejercen y lo crucial que es que preservemos su integridad en el futuro.

www.ingramcontent.com/pod-product-compliance
Lightning Source LLC
Chambersburg PA
CBHW082107280426
43661CB00090B/924